JN331413

癌転移のメカニズムがよくわかる
肝転移のすべて

大阪大学大学院 教授　　大阪大学大学院 教授
門田 守人　　松浦 成昭

編 著

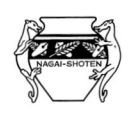

永井書店

執筆者一覧
(執筆順)

松浦　成昭	大阪大学大学院機能診断科学　教授
田　　海	大阪大学大学院機能診断科学
中瀬　隆之	大阪大学大学院機能診断科学
東山　繁樹	愛媛大学医学部分子遺伝学　教授
小池　哲史	福島県立医科大学外科学第二
佐久間　浩	福島県立医科大学外科学第二
竹之下誠一	福島県立医科大学外科学第二　教授
刀坂　泰史	静岡県立大学薬学部医薬生命化学
奥　　直人	静岡県立大学薬学部医薬生命化学　教授
神奈木玲児	愛知県がんセンター研究所分子病態学　部長
横崎　　宏	神戸大学大学院外科病理学　教授
加藤　洋隆	神戸大学大学院外科病理学
Upik Anderiani Miskad	神戸大学大学院外科病理学
松川　泰子	神戸大学大学院外科病理学
仙波　秀峰	神戸大学大学院外科病理学
宮崎　　香	横浜市立大学木原生物学研究所　教授
梁　　幾勇	東京大学医学研究所腫瘍細胞社会学
清木　元治	東京大学医学研究所腫瘍細胞社会学　教授
伊藤　和幸	大阪府立成人病センター研究所生物学　部長
谷口俊一郎	信州大学大学院分子腫瘍学　教授
三善　英知	大阪大学大学院生化学・分子生物学　助教授
谷口　直之	大阪大学大学院生化学・分子生物学　教授
梁　　甫伎	大阪大学大学院免疫動態学
寒川　延子	大阪大学大学院免疫動態学
白　　忠彬	大阪大学大学院免疫動態学
郭　　子進	大阪大学大学院免疫動態学
張　　明浩	大阪大学大学院免疫動態学
早坂　晴子	大阪大学大学院免疫動態学
田中　稔之	大阪大学大学院免疫動態学
宮坂　昌之	大阪大学大学院免疫動態学　教授
山本　浩文	大阪大学大学院消化器外科学
門田　守人	大阪大学大学院消化器外科学　教授
浜田　淳一	北海道大学遺伝子病制御研究所　助教授
佐治　重豊	岐阜大学　名誉教授
長田　真二	岐阜大学大学院腫瘍外科学　講師
澤口　智哉	東京大学大学院生体異物学
入村　達郎	東京大学大学院生体異物学　教授
宇都宮　徹	広島赤十字・原爆病院外科　部長
森　　正樹	九州大学生体防御医学研究所分子腫瘍学　教授
上野　真一	鹿児島大学大学院腫瘍制御学消化器外科
又木　雄弘	鹿児島大学大学院腫瘍制御学消化器外科
愛甲　　孝	鹿児島大学大学院腫瘍制御学消化器外科　教授
桑野　信彦	久留米大学先端癌治療研究センター　教授
細井　文仁	久留米大学先端癌治療研究センター分子外科学
大家　真治	九州大学コラボセンターⅡ
小野　眞弓	九州大学大学院医学研究院医化学　講師／久留米大学先端癌治療研究センター　客員教授
済木　育夫	富山大学和漢医薬総合研究所病態生化学　教授
高山　卓也	東京大学医科学研究所先端医療センター
田原　秀晃	東京大学医科学研究所先端医療センター　教授
竹政伊知朗	大阪大学大学院消化器外科学
池田　正孝	大阪大学大学院消化器外科学
関本　貢嗣	大阪大学大学院消化器外科学
大上　直秀	広島大学大学院分子病理学
伊藤　玲子	放射線影響研究所放射線生物学／分子疫学部
安井　　弥	広島大学大学院分子病理学　教授
佐々木　茂	札幌医科大学第1内科学
篠村　恭久	札幌医科大学第1内科学
今井　浩三	札幌医科大学　学長
小林　　聡	金沢大学大学院経血管診療学
松井　　修	金沢大学大学院経血管診療学　教授
金　　東石	大阪大学大学院放射線統合医学
村上　卓道	大阪大学大学院放射線統合医学　助教授
中村　仁信	大阪大学大学院放射線統合医学　教授
井上　達夫	近畿大学医学部消化器内科学
工藤　正俊	近畿大学医学部消化器内科学　教授
稲葉　吉隆	愛知県がんセンター中央病院放射線診断部　部長
山浦　秀和	愛知県がんセンター中央病院放射線診断部
佐藤　洋造	愛知県がんセンター中央病院放射線診断部
林　　孝行	愛知県がんセンター中央病院放射線診断部
安田　聖栄	東海大学医学部消化器外科学　助教授
幕内　博康	東海大学医学部消化器外科学　教授
中條　秀信	四谷メディカルキューブ画像診断センター
安井　健三	愛知県がんセンター中央病院消化器外科　副部長
清水　泰博	愛知県がんセンター中央病院消化器外科
加藤　知行	愛知県がんセンター中央病院　院長
小池　幸宏	関東中央病院消化器内科　医長
小俣　政男	東京大学大学院消化器内科学　教授
若林　　剛	岩手医科大学第1外科学　教授
田邊　　稔	慶應義塾大学医学部外科学　講師
上田　政和	慶應義塾大学医学部外科学
島津　元秀	慶應義塾大学医学部外科学　講師
河地　茂行	慶應義塾大学医学部外科学
北島　政樹	慶應義塾大学医学部外科学　教授

織内　　昇	群馬大学大学院画像核医学　助教授
遠藤　啓吾	群馬大学大学院画像核医学　教授
北川　　大	九州大学大学院消化器・総合外科学
武富　紹信	九州大学大学院消化器・総合外科学
掛地　吉弘	九州大学大学院消化器・総合外科学
前原　喜彦	九州大学大学院消化器・総合外科学　教授
森　　武生	東京都立駒込病院　院長
福本　　巧	神戸大学大学院肝・移植外科学
冨永　正寛	神戸大学大学院肝・移植外科学
岩崎　　武	神戸大学大学院肝・移植外科学
楠　　信也	神戸大学大学院肝・移植外科学
杉本　武巳	神戸大学大学院肝・移植外科学
木戸　正浩	神戸大学大学院肝・移植外科学
武部　敦史	神戸大学大学院肝・移植外科学
田中　基文	神戸大学大学院肝・移植外科学
木下　秘我	神戸大学大学院肝・移植外科学
具　　英成	神戸大学大学院肝・移植外科学　教授
奥野　清隆	近畿大学医学部外科学（下部消化管）　教授
今野　弘之	浜松医科大学外科学第二　教授
田中　邦哉	横浜市立大学大学院腫瘍外科学
嶋田　　紘	横浜市立大学大学院腫瘍外科学　教授
嶋村　　剛	北海道大学病院臓器移植医療部　助教授
鈴木　友己	北海道大学病院臓器移植医療部
谷口　雅彦	北海道大学病院臓器移植医療部
山下健一郎	北海道大学病院臓器移植医療部
古川　博之	北海道大学病院臓器移植医療部
藤堂　　省	北海道大学大学院消化器外科・一般外科　教授
渡邉　聡明	東京大学大学院腫瘍外科学　助教授
名川　弘一	東京大学大学院腫瘍外科学　教授
山田　靖哉	大阪市立大学大学院腫瘍外科学
野田　英児	大阪市立大学大学院腫瘍外科学
六車　一哉	大阪市立大学大学院腫瘍外科学
澤田　鉄二	大阪市立大学大学院腫瘍外科学
大平　雅一	大阪市立大学大学院腫瘍外科学
平川　弘聖	大阪市立大学大学院腫瘍外科学　教授
大東　弘明	大阪府立成人病センター外科　医長
江口　英利	大阪府立成人病センター外科　医長
石川　　治	大阪府立成人病センター　副院長
木村　康利	札幌医科大学医学部外科学第一
平田　公一	札幌医科大学医学部外科学第一　教授
信岡　隆幸	札幌医科大学医学部外科学第一
水口　　徹	札幌医科大学医学部外科学第一
佐々木　文	札幌医科大学附属病院病理部
向谷　充宏	函館協会病院外科
桂巻　　正	札幌医科大学医学部外科学第一
別宮　好文	東京大学大学院肝胆膵・人工臓器移植外科　講師
幕内　雅敏	東京大学大学院肝胆膵・人工臓器移植外科　教授
矢野　聖二	徳島大学病院呼吸器・膠原病内科　講師
曽根　三郎	徳島大学大学院分子制御内科学　教授
西田　俊朗	大阪大学大学院臓器制御外科学　講師
松永　卓也	札幌医科大学内科学第四
新津洋司郎	札幌医科大学内科学第四　教授
嶋田　　裕	京都大学大学院腫瘍外科学　講師
後藤　　健	九州大学大学院泌尿器科学
内藤　誠二	九州大学大学院泌尿器科学　教授
植田　政嗣	大阪医科大学応用外科系産婦人科学　助教授
楠崎　克之	三重大学医学部整形外科学
松原　孝夫	三重大学医学部整形外科学
松峯　昭彦	三重大学医学部整形外科学
内田　淳正	三重大学医学部整形外科学　教授
岩川真由美	放射線医学総合研究所フロンティア研究センター
上野　秀樹	防衛医科大学校第１外科学
橋口陽二郎	防衛医科大学校第１外科学
望月　英隆	防衛医科大学校第１外科学　教授

序　文

　平成16年に第14回日本がん転移学会会長の任を受け，この1年間微力ながらも癌撲滅に一石を投じたいと考えてきた．当学会の主たる活動の一つに研究推進事業があり，これを機会に長年の構想であった肝転移についての総合的な書物を刊行したいと考え，癌転移学会の会員の先生を始め多くの先生にご協力をお願いした．
　日本がん転移学会は基礎，製薬，臨床がクロスオーバーして参加する学会で，その趣旨は3者の知識を用いあわせることにより現実的な癌転移の治療方法を開発することを目的としている．したがって，本書も前半部分を基礎編として肝転移のメカニズムを解明することを目的とし，後半は臨床編として肝転移の診断から，治療までの現状を紹介していただいており，総合的に肝転移を理解することを目的としている．

肝転移の基礎

　肝転移の成立過程は，癌転移に共通して関係する原発巣から癌細胞が遊離して血管内に侵入するまでの段階と，臓器特異的と考えられる標的臓器の血管内皮に接着してから転移巣として成長するまでの段階に分けられる．主に前半を支配するのは接着分子，細胞運動因子，蛋白分解酵素などであり，後半は増殖因子，血管新生因子，局所免疫などが関与するであろう．特に，転移に関する基本マシナリーはかなりの部分まで解明されてきたので，今後は臓器特異的な転移メカニズムの解明を期待したい．また，臨床経験では肝転移は肺転移など他の臓器の転移より成長が早い，化学療法が効きにくいという印象をもつ．このような臨床家の素朴な疑問も基礎的に解明してゆきたい．網羅的遺伝子解析は近年の医学研究におけるもっとも大きなトピックスであるが，この手法は転移の原因遺伝子を検索するのに有効なだけではなく，遺伝子発現パターンを解析することにより，原発巣と転移巣の癌は同じなのだろうか？癌はどの段階で転移能を獲得するのか？といった転移に関わる根源的問題を解明しつつある．

肝転移の臨床

　剖検では癌の半数に肝転移が認められ，肺，リンパ節などと並びもっとも頻度の高い癌の転移形式である．また，大腸癌，肝細胞癌などは肝臓以外に転移のみられないというケースも多くある．解剖学的な要因なのか生物学的要因かは明らかではないが，これらの癌では肝転移は治療標的として他の臓器の転移とは重要性が全く

異なる．根治の可能性があるということはPET，SPIO MRIなど最新の診断技術を駆使し早期発見，多発転移を診断することが重要になってくる．肝転移が局所病であるならば外科切除，移植などが究極の治療になるが，そうでないケースでは化学療法やablationなどの適応になってくる．肝転移といえば大腸癌と考えられがちであるが，実際は膵，胃，食道，乳癌など多くの癌で肝転移は最も多い血行性転移である．臨床実地では手術適応，抗癌剤選択などの肝転移治療は臓器特異性が非常に強い．本書ではかなりの部分を割いて各臓器ごとの肝転移の意義を検討したので肝転移の診療ガイドラインとして参照していただきたい．また，最近のホットな話題としては，分子標的治療である抗血管新生薬が肝転移に有効であるというのが臨床試験で報告されている．抗血管新生薬の開発は，臨床，基礎，製薬の融合として本学会の理想とするモデルであり，今後どこまで成績，適応を伸ばしてゆくか注目される．

　最新の知識と技術を充満させた本書においても，近年の生物学，医学の急速な進歩に対しては10年間その価値を維持し続けるのは困難かもしれない．しかし，いくら臨床，基礎の個々の研究者が断片的な知識を持ちあわせていたとしても，総合的な理解がなければ患者の利益に結びつくような新規の治療法の開発に結びつかないと懸念される．本書が基礎と臨床の最新の知識交換の場として利用され，現実の診療において少しでも患者利益に還元されることを期待したい．

　末筆ながら，お忙しい中，分担執筆を快諾いただいた諸先生方，また乏しい予算と時間的制約の中でご尽力いただいた永井書店の松浦氏に改めて感謝の念を申し上げたい．

　　平成17年11月

門 田 守 人

目　次

◆◆◆基　礎　編

1. 肝転移の病理 ……………………………………………………………………… 3
　　Ⅰ．肝転移の頻度と原発巣 ……………………………………………………… 3
　　Ⅱ．肝転移の肉眼像，組織像 …………………………………………………… 5
　　Ⅲ．転移のメカニズム …………………………………………………………… 6
　　　　1．癌細胞の間質への浸潤と血管内への流入 ……………………………… 6
　　　　2．癌細胞の流血中の移行 …………………………………………………… 6
　　　　3．癌細胞の血管内皮細胞への接着 ………………………………………… 7
　　　　4．癌細胞の血管外への離脱 ………………………………………………… 7
　　　　5．転移臓器での癌細胞の増殖 ……………………………………………… 8
　　Ⅳ．転移の臓器特異性と seed and soil theory からみた肝転移 …………… 8
　　Ⅴ．肝転移の自然史 ……………………………………………………………… 9
2. 肝転移の分子機構
　　1）増　殖　因　子 ……………………………………………………………… 12
　　　　Ⅰ．肝細胞増殖因子と肝細胞癌における増殖因子の発現 ……………… 12
　　　　Ⅱ．肝癌細胞で見られる膜型 HB‐EGF（proHB‐EGF）の腫瘍生存因子活性 … 12
　　　　Ⅲ．proHB‐EGF の shedding ………………………………………………… 15
　　　　Ⅳ．proHB‐EGF の shedding によって生じるカルボキシ末端側（HB‐EGF‐C）
　　　　　　を介した新たな細胞内シグナル伝達経路 …………………………… 16
　　2）カドヘリン …………………………………………………………………… 19
　　　　Ⅰ．分類とメカニズム …………………………………………………… 19
　　　　Ⅱ．肝細胞癌および転移性肝癌での検討 ………………………………… 21
　　　　　　1．免疫組織学的なアプローチ ………………………………………… 21
　　　　　　2．臨床的な E‐カドヘリンの意義 …………………………………… 21
　　3）インテグリン ………………………………………………………………… 23
　　　　Ⅰ．インテグリンの機能 ………………………………………………… 23
　　　　Ⅱ．インテグリンと肝転移 ……………………………………………… 24
　　4）セレクチンと肝転移 ………………………………………………………… 28
　　　　Ⅰ．癌細胞と血管内皮細胞との接着へのセレクチンの関与と糖鎖リガンド …… 28
　　　　Ⅱ．三種のセレクチンと血行性転移 ……………………………………… 31
　　　　Ⅲ．血管内皮細胞の E‐セレクチン発現 ………………………………… 32
　　　　Ⅳ．糖鎖不全現象による発癌早期のシアリルルイス a/x 糖鎖の発現誘導 …… 33
　　　　Ⅴ．Epigenetic gene silencing と糖鎖不全現象 ……………………… 34
　　　　Ⅵ．局所進行癌における低酸素環境と癌のプログレッション ………… 35

  Ⅶ．転写因子 (hypoxia inducible factor；HIF) とシアリルルイス a/x 糖鎖
   の発現亢進 ……………………………………………………………………… 36
5) PRL - 3 …………………………………………………………………………………… 39
  Ⅰ．PRL ファミリーチロシンフォスファターゼ ………………………………… 39
  Ⅱ．PRL - 3 ………………………………………………………………………… 40
  Ⅲ．PRL - 3 と癌転移に関する研究の動向 ……………………………………… 40
6) 細胞外マトリックス分子と癌の悪性増殖 ………………………………………………… 44
  Ⅰ．細胞外マトリックス（ECM）分子の作用 …………………………………… 44
  Ⅱ．インテグリン …………………………………………………………………… 46
  Ⅲ．ラミニン 5 ……………………………………………………………………… 46
7) 肝転移にかかわるマトリックスメタロプロテアーゼ ……………………………………… 50
  Ⅰ．MMP とは ……………………………………………………………………… 50
  Ⅱ．癌と MMP の関係 ……………………………………………………………… 53
   1．大腸癌肝転移と MMP ……………………………………………………… 53
   2．膵癌と MMP ………………………………………………………………… 54
  Ⅲ．肝間質における微小環境と癌転移 …………………………………………… 54
  Ⅳ．腫瘍血管新生と MT1 - MMP ………………………………………………… 56
  Ⅴ．MMP の抑制は肝転移を制御しうるか？ …………………………………… 56
8) 細胞運動因子 ……………………………………………………………………………… 58
  Ⅰ．がん細胞の接着・運動の分子機構 …………………………………………… 58
   1．どのようにして癌細胞は運動能を獲得するようになるのか
    －EMT and MAT － ………………………………………………………… 59
   2．EMT に関与する因子 ……………………………………………………… 59
   3．MAT による compensation ………………………………………………… 59
   4．運動方向性の制御 ………………………………………………………… 60
  Ⅱ．細胞の接着，運動と転移の新しい分子標的 ………………………………… 60
   1．運動の阻害 ………………………………………………………………… 60
   2．EMT の制御 ………………………………………………………………… 61
   3．細胞の方向性の制御 ……………………………………………………… 61
  Ⅲ．将 来 展 望 ……………………………………………………………………… 61
9) 細胞骨格に着目した癌転移の抑制－癌細胞と宿主の両面から－ …………………… 63
  Ⅰ．アクチン細胞骨格分子に着目した癌転移形質解析の自験例 ……………… 63
   1．アクチンおよび関連遺伝子操作による癌転移形質の制御 …………… 63
   2．カルポニンについて ………………………………………………………… 64
   3．カルポニン h1 遺伝子による癌形質抑制 ………………………………… 64
  Ⅱ．癌細胞作用による宿主正常細胞カルポニン h1 の発現低下 ………………… 65
   1．悪性腫瘍内あるいは周辺の血管平滑筋におけるアクチン関連遺伝子
    の発現変化 ………………………………………………………………… 65
   2．カルポニン h1 欠失マウスと癌細胞の易転移性 ………………………… 65
   3．カルポニン h1 遺伝子による癌細胞の腹膜播種抑制 …………………… 67

- 10）糖鎖抗原・糖転移酵素 ……………………………………………………… 69
  - Ⅰ．癌の転移とシアリルルイスX抗原 …………………………………… 70
  - Ⅱ．GnT-Vとシアリルルイス X 抗原 ……………………………………… 70
  - Ⅲ．GnT-Vの標的分子マトリプターゼ …………………………………… 71
  - Ⅳ．GnT-Vと接着分子 ……………………………………………………… 72
  - Ⅴ．治療の標的分子としてのGnT-Vの可能性 ………………………… 73
- 11）ケモカインと癌転移 ………………………………………………………… 75
  - Ⅰ．ケモカインとは？ ……………………………………………………… 75
  - Ⅱ．ケモカインと癌の浸潤，増殖，転移 ………………………………… 77
    1. ケモカインと癌細胞の活性化，生存，増殖 ……………………… 77
    2. ケモカインと血管新生あるいはその阻害 ………………………… 77
    3. ケモカインにより誘導される炎症細胞，癌細胞間の相互作用 …… 78
    4. ケモカインと癌転移 ………………………………………………… 78
    5. ケモカインと局所での作用機構 …………………………………… 78
  - Ⅲ．治療への展望 …………………………………………………………… 79
- 12）血管新生因子 ………………………………………………………………… 80
  - Ⅰ．腫瘍血管新生 …………………………………………………………… 80
  - Ⅱ．VEGF と VEGF-R ……………………………………………………… 81
    1. VEGF（Vascular Endothelial Growth Factor）とは ……………… 81
    2. VEGFの発現調節 …………………………………………………… 82
    3. VEGFレセプター（VEGF receptor）……………………………… 82
    4. VEGF/VEGFレセプター系に働く血管新生阻害薬 ……………… 82
  - Ⅲ．Angiopoietin と Tie-2レセプター …………………………………… 82
  - Ⅳ．肝転移における血管新生のメカニズム ……………………………… 85
- 13）転写因子 ……………………………………………………………………… 87
  - Ⅰ．NF-κB/Relファミリー ………………………………………………… 87
  - Ⅱ．β-カテニン・LEF/TCF ………………………………………………… 89
  - Ⅲ．Snail ……………………………………………………………………… 89
  - Ⅳ．HOXファミリー ……………………………………………………… 89
- 14）腫瘍免疫 ……………………………………………………………………… 94
  - Ⅰ．免疫担当臓器としての肝臓 …………………………………………… 94
  - Ⅱ．肝転移に対する生体防御機構 ………………………………………… 95
  - Ⅲ．肝転移と腫瘍免疫 ……………………………………………………… 96
  - Ⅳ．腫瘍免疫の分子機構 …………………………………………………… 97
- 3．肝転移実験モデル ……………………………………………………………… 99
  - Ⅰ．大腸癌肝転移モデル …………………………………………………… 99
  - Ⅱ．胃癌肝転移モデル ……………………………………………………… 99
  - Ⅲ．膵臓癌肝転移モデル …………………………………………………… 100
  - Ⅳ．その他の肝転移モデル ………………………………………………… 101
  - Ⅴ．高転移性バリアント細胞と *in vitro* モデル ………………………… 101

4. 肝転移の予測因子 ……………………………………………………… 105
  I. 食道癌・胃癌 ………………………………………………………… 105
  II. 大 腸 癌 …………………………………………………………… 106
  III. 肝 細 胞 癌 ………………………………………………………… 107
  IV. 癌の幹細胞（Cancer stem-like cell）の転移への関与 …………… 108

5. 微 小 転 移 ……………………………………………………………… 113
  I. 血中癌浮遊細胞の検出法と臨床的意義 …………………………… 113
  II. 潜在的肝転移の検出法 ……………………………………………… 116

6. 分子標的治療 …………………………………………………………… 118
  I. 臨床応用されている分子標的薬剤 ………………………………… 118
    1. リンパ腫に対するモノクローナル薬剤
       ―リツキシマブ Rituximab（Rituxan）………………………… 118
    2. 白血病や消化器間質腫瘍（GIST）に対する低分子化合物
       ― Imatinib（Glivec）…………………………………………… 119
    3. EGFレセプター（EGFR）ファミリーを標的とした分子標的薬剤 … 119
    4. がんの間質応答である血管新生を標的とした
       VEGF抗体―モノクローナル抗体 Avastin（Bevacizumab）…… 121
  II. 臨床応用へ向けて期待したい分子標的薬剤 ……………………… 122
    1. 炎症応答の鍵を握る分子標的シクロオキシゲナーゼ2（COX2）
       とNF-κB-COX2阻害剤とプロテアソーム阻害剤 ……………… 122
    2. ヒストン脱アセチル化酵素阻害剤 ……………………………… 123

7. 漢方方剤による肝転移の抑制 ………………………………………… 125
  I. 十全大補湯および関連方剤 ………………………………………… 125
  II. 十全大補湯の経口投与による癌の悪性化進展（プログレッション）の抑制 … 126
  III. 十全大補湯およびその関連方剤の経口投与による癌転移の抑制効果と
       その作用機序 ………………………………………………………… 128
  IV. 漢方方剤の効果発現は体質（系統差）あるいは臓器選択性と
       関係しているか？ …………………………………………………… 130
  V. 現行の治療と漢方方剤との併用による転移抑制効果の増強 …… 131

8. 肝転移の遺伝子治療 …………………………………………………… 133
  I. 遺伝子治療のトランスレーショナルリサーチ …………………… 134
  II. 肝転移の遺伝子治療 ………………………………………………… 134
    1. Interferon-beta遺伝子治療 ……………………………………… 134
    2. Modified Cyclin G1遺伝子治療 ………………………………… 135
    3. IL-12遺伝子治療 ………………………………………………… 135
  III. 米国で生じた遺伝子治療による死亡例 …………………………… 135
  IV. 東京大学医科学研究所付属病院　先端医療研究センター
       治療ベクター開発室 ………………………………………………… 136
  V. 遺伝子治療の今後の展開 …………………………………………… 137

9. 網羅的遺伝子・タンパク解析
　1）DNA マイクロアレイ ………………………………………………………… 139
　　Ⅰ．癌の遠隔転移 ……………………………………………………………… 139
　　Ⅱ．DNA マイクロアレイ …………………………………………………… 140
　　Ⅲ．遺伝子発現プロファイル解析 …………………………………………… 141
　　Ⅳ．癌の遺伝子発現プロファイル …………………………………………… 142
　　Ⅴ．大腸癌肝転移に関与する発現プロファイル …………………………… 143
　　Ⅵ．DNA マイクロアレイの今後の展開 …………………………………… 143
　2）SAGE（Serial Analysis of Gene Expression） ……………………………… 147
　　Ⅰ．SAGE 法の原理 …………………………………………………………… 147
　　Ⅱ．大腸癌肝転移巣における SAGE 解析 ………………………………… 148
　　Ⅲ．胃癌リンパ節転移巣における SAGE 解析 …………………………… 148
　　Ⅳ．乳癌リンパ節転移巣における SAGE 解析 …………………………… 151

◆◆◆臨 床 編

1. 診　　断
　1）腫瘍マーカー ……………………………………………………………………… 155
　　Ⅰ．大　腸　癌 ………………………………………………………………… 155
　　　1．CEA ……………………………………………………………………… 156
　　　2．CA19-9 …………………………………………………………………… 156
　　Ⅱ．胃　　　癌 ………………………………………………………………… 156
　　　1．CEA ……………………………………………………………………… 157
　　　2．CA19-9 …………………………………………………………………… 157
　　　3．CA72-4 …………………………………………………………………… 157
　　Ⅲ．膵・胆道癌 ………………………………………………………………… 157
　　　1．CEA ……………………………………………………………………… 157
　　　2．CA19-9 …………………………………………………………………… 157
　　　3．SPAN-1 …………………………………………………………………… 158
　　　4．DUPAN-2 ………………………………………………………………… 158
　　Ⅳ．肝癌肝内転移 ……………………………………………………………… 158
　　　1．AFP ……………………………………………………………………… 158
　　　2．AFP-L3 分画 …………………………………………………………… 158
　　　3．PIVKA-Ⅱ ………………………………………………………………… 158
　　Ⅴ．乳　　　癌 ………………………………………………………………… 159
　　　1．CEA ……………………………………………………………………… 159
　　　2．CA15-3 …………………………………………………………………… 159
　　　3．ErbB-2 …………………………………………………………………… 159
　　Ⅵ．肺　　　癌 ………………………………………………………………… 159
　　　1．SCC ……………………………………………………………………… 159

2．CYFRA ………………………………………………………… 160
　　　3．NSE …………………………………………………………… 160
　　　4．ProGRP ……………………………………………………… 160
　　Ⅶ．婦人科癌 ………………………………………………………… 160
　　　1．CA125 ………………………………………………………… 160
2）Ｃ　　Ｔ …………………………………………………………… 162
　　Ⅰ．肝転移診断におけるCTの位置づけ ………………………… 162
　　Ⅱ．肝転移CT所見 ………………………………………………… 162
　　Ⅲ．肝転移CT所見からの原発巣推定 …………………………… 163
　　　1．形態学的特徴からの原発巣推定 …………………………… 163
　　　2．造影パターンによる原発巣推定 …………………………… 164
3）Ｍ　Ｒ　Ｉ ………………………………………………………… 166
　　Ⅰ．非造影MRI …………………………………………………… 166
　　Ⅱ．細胞外液性ガドリニウム造影MRI ………………………… 166
　　Ⅲ．SPIO造影MRI ……………………………………………… 169
　　Ⅳ．肝転移の診断のための画像診断モダリティの使い分け …… 170
4）エ　　コ　　ー ……………………………………………………… 172
　　Ⅰ．Bモード法 …………………………………………………… 172
　　Ⅱ．カラードプラ法 ……………………………………………… 173
　　Ⅲ．造影エコー法 ………………………………………………… 174
5）血管造影，血管造影下CT ………………………………………… 177
　　Ⅰ．肝転移の血管造影像 ………………………………………… 178
　　Ⅱ．血管造影下CT ……………………………………………… 179
　　Ⅲ．肝動注化学療法における血管造影の役割 ………………… 182
6）Ｐ　Ｅ　Ｔ ………………………………………………………… 185
　　Ⅰ．基　　　礎 …………………………………………………… 185
　　　1．PETの原理 ………………………………………………… 185
　　　2．癌と糖代謝 ………………………………………………… 186
　　　3．FDG ………………………………………………………… 186
　　　4．FDG以外のトレーサー …………………………………… 187
　　　5．ブドウ糖摂取の定量評価 ………………………………… 187
　　Ⅱ．臨　　　床 …………………………………………………… 187
　　　1．糖代謝測定 ………………………………………………… 187
　　　2．画　像　診　断 …………………………………………… 188

2．治　　療

1）手　術　療　法 …………………………………………………… 191
　　Ⅰ．大腸癌肝転移外科治療の歴史 ……………………………… 191
　　Ⅱ．肝切除適応と術式選択の現状 ……………………………… 192
　　　1．肝切除適応の現状 ………………………………………… 192

2．肝切除術式選択の現状 ………………………………… 193
　Ⅲ．肝転移切除関連予後因子 ………………………………… 193
　　1．大腸原発巣関連予後因子 ………………………………… 193
　　2．肝転移巣の予後因子－大きさ・数 ……………………… 193
　　3．肝転移巣の予後因子－局所進展因子 …………………… 194
　　4．肝転移巣の予後因子－生物学的悪性度 ………………… 194
　　5．肝外転移再発因子 ………………………………………… 194
　　6．その他の予後因子 ………………………………………… 194
　Ⅳ．根治的肝切除の治療成績 ………………………………… 195
　　1．根治的肝転移切除患者の予後 …………………………… 195
　　2．根治的肝切除後の再発 …………………………………… 196
　Ⅴ．肝転移切除成績向上のための対策 ……………………… 196
　　1．肝切除後残肝再発をいかに減らすか？ ………………… 196
　　2．リンパ節転移や肝外転移再発をいかに治療するか？ … 197
　　3．肝切除可能性の拡大 ……………………………………… 197
2) 転移性肝癌に対するラジオ波焼灼療法 ……………………… 200
　Ⅰ．転移性肝癌の特徴－原発性肝癌との比較－ …………… 201
　Ⅱ．切除不能転移性肝癌に対するラジオ波焼灼療法のコンセプト …… 202
　Ⅲ．転移性肝癌に対するラジオ波焼灼療法の実際 ………… 203
　Ⅳ．転移性肝癌に対するラジオ波焼灼療法の合併症・奏功率 … 205
　Ⅴ．切除不能大腸癌肝転移に対するラジオ波焼灼療法の治療成績 … 206
　Ⅵ．切除可能肝転移に対するラジオ波焼灼療法 …………… 206
　Ⅶ．化学療法の導入時期－RFAの前か？後か？あるいは併用か？ … 207
3) 転移性肝癌に対する凍結治療 ………………………………… 209
　Ⅰ．肝転移に対する肝切除 …………………………………… 210
　Ⅱ．肝転移に対するablationの意義 ………………………… 211
　Ⅲ．肝転移に対するcryoablationの実際 …………………… 214
　Ⅳ．肝転移に対するcryoablationの成績 …………………… 218
4) アイソトープ（RI）治療 ……………………………………… 220
　Ⅰ．アイソトープ治療に用いる放射性同位元素 …………… 220
　Ⅱ．RI標識モノクローナル抗体によるがん治療 …………… 221
　Ⅲ．症 例 呈 示 ………………………………………………… 222
　　1．悪性褐色細胞腫 …………………………………………… 222
　　2．大腸癌の肝転移 …………………………………………… 222
5) 全身化学療法 …………………………………………………… 225
　Ⅰ．大腸癌肝転移に対する全身化学療法 …………………… 225
　　1．全身化学療法の位置づけ ………………………………… 225
　　2．全身化学療法の変遷 ……………………………………… 225
　　3．経口治療薬 ………………………………………………… 227
　　4．抗 体 療 法 ………………………………………………… 227

5．術前化学療法と術後化学療法 …………………………………… 228
　Ⅱ．胃癌肝転移に対する全身化学療法 …………………………………… 229
　Ⅲ．乳癌肝転移に対する全身化学療法 …………………………………… 229
　　　1．化 学 療 法 ……………………………………………………… 230
　　　2．ホルモン療法 …………………………………………………… 230
　　　3．ハーセプチン療法 ……………………………………………… 231
　Ⅳ．肺癌肝転移に対する全身化学療法 …………………………………… 231
　　　1．Stage Ⅳ期非小細胞肺癌 ……………………………………… 231
　　　2．進展型小細胞肺癌 ……………………………………………… 231
6）動注化学療法 ……………………………………………………………… 235
　Ⅰ．5‐FU持続動注療法（HAI）………………………………………… 236
　Ⅱ．動注後肝切除 …………………………………………………………… 237
　Ⅲ．肝切除後残肝再発に対する予防的肝動注療法 ……………………… 239
　Ⅳ．動注療法と全身化学療法の併用 ……………………………………… 239
7）大腸癌肝転移に対する経皮的肝灌流化学療法 ………………………… 242
　Ⅰ．経皮的肝灌流化学療法（PIHP）……………………………………… 242
　Ⅱ．大腸癌肝転移に対するPIHP療法 …………………………………… 243
　Ⅲ．対象と方法 ……………………………………………………………… 243
　Ⅳ．抗腫瘍効果 ……………………………………………………………… 244
　Ⅴ．生　存　率 ……………………………………………………………… 245
　Ⅵ．副　作　用 ……………………………………………………………… 245
　Ⅶ．考　　察 ………………………………………………………………… 245
8）免 疫 療 法 ……………………………………………………………… 248
　Ⅰ．肝類洞の免疫機構 ……………………………………………………… 248
　Ⅱ．免疫化学肝動注療法 …………………………………………………… 250
　Ⅲ．ペプチド療法 …………………………………………………………… 253
9）抗体治療の現状 …………………………………………………………… 256
　Ⅰ．Trastuzumab（Herceptin®）………………………………………… 258
　Ⅱ．Bevacizumab（Avastin®）…………………………………………… 259
　　　1．血管新生と癌 …………………………………………………… 259
　　　2．腫瘍血管新生のシグナル伝達阻害 …………………………… 259
　　　3．bevacizumab …………………………………………………… 260
　Ⅲ．Cetuximab（Erbitux®）……………………………………………… 261
　Ⅳ．Panitumumab（ABX‐EGF）………………………………………… 263
　Ⅴ．肝転移に対する抗体医療の将来 ……………………………………… 263
10）集学的療法 ………………………………………………………………… 265
　Ⅰ．肝切除適応 ……………………………………………………………… 265
　Ⅱ．門脈塞栓術，多段階切除を応用した拡大肝切除 …………………… 266
　Ⅲ．化学療法とNeoadjuvant化学療法を併用した肝切除の成績 ……… 267
　Ⅳ．局所焼灼治療を併用した肝切除 ……………………………………… 269

Ⅴ．長期生存を得るための multidisciplinary therapy ………………………… 270
 11）肝 移 植 …………………………………………………………………………… 277
　　Ⅰ．肝転移に対する肝移植の歴史 …………………………………………… 277
　　Ⅱ．Neuroendocrine tumor（NET）肝転移に対する肝移植 ……………… 279
　　Ⅲ．今後の展望 ………………………………………………………………… 282

3．臓 器 別

 1）大 腸 癌 …………………………………………………………………………… 285
　　Ⅰ．大腸癌肝転移に対する治療 ……………………………………………… 285
　　Ⅱ．外科切除の適応 …………………………………………………………… 285
　　Ⅲ．外科切除の成績 …………………………………………………………… 286
　　　1．全国アンケート調査結果 …………………………………………… 286
　　　2．大腸癌治療ガイドライン …………………………………………… 289
　　Ⅳ．肝転移の治療方針 ………………………………………………………… 289
 2）胃　　癌 …………………………………………………………………………… 291
　　Ⅰ．胃癌肝転移症例の臨床病理学的特徴 …………………………………… 291
　　　1．占居部位 ……………………………………………………………… 291
　　　2．肉眼的分類 …………………………………………………………… 292
　　　3．病理組織学的因子 …………………………………………………… 292
　　Ⅱ．診　　断 …………………………………………………………………… 293
　　Ⅲ．治療法と予後 ……………………………………………………………… 293
 3）膵　　癌 …………………………………………………………………………… 298
　　Ⅰ．膵癌切除後の肝転移再発防止対策 ……………………………………… 298
　　　1．予防的肝照射 ………………………………………………………… 298
　　　2．局所化学療法 ………………………………………………………… 299
　　Ⅱ．すでに肝転移を有する進行膵癌 ………………………………………… 301
 4）膵内分泌腫瘍 ……………………………………………………………………… 303
　　Ⅰ．膵内分泌腫瘍の転移頻度 ………………………………………………… 303
　　Ⅱ．膵内分泌腫瘍の肝転移例に対する考え方 ……………………………… 304
　　Ⅲ．その他の治療 ……………………………………………………………… 304
　　　1．肝動注療法 …………………………………………………………… 304
　　　2．凝固焼灼による局所療法 …………………………………………… 304
　　　3．抗癌剤およびその他の薬剤を用いた全身化学療法 ……………… 304
　　　4．肝 移 植 ……………………………………………………………… 305
　　Ⅳ．症 例 提 示 ………………………………………………………………… 305
 5）肝癌の肝内転移 …………………………………………………………………… 309
　　Ⅰ．肝内転移の定義 …………………………………………………………… 309
　　Ⅱ．手術適応 …………………………………………………………………… 310
　　Ⅲ．手術手技 …………………………………………………………………… 311
　　　1．Ｓ5区域切除＋Ｓ6亜区域切除 ……………………………………… 312

2．S7亜区域切除 ……………………………………………… 314
　　　3．S3＋S4切除 ………………………………………………… 314
　Ⅳ．肝内転移を伴う肝細胞癌の予後 ……………………………… 315
6）肺　　癌 …………………………………………………………… 317
　Ⅰ．肺癌と肝転移 …………………………………………………… 317
　Ⅱ．肺癌肝転移の治療 ……………………………………………… 317
　Ⅲ．肺癌肝転移の分子機構の解析 ………………………………… 319
　　　1．肺癌の多臓器転移モデルの作製 ………………………… 319
　　　2．肝転移特異的に発現の上昇している遺伝子群の同定 … 320
　　　3．サイトカイン遺伝子導入による肝転移抑制 …………… 320
　　　4．分子標的薬による転移抑制の臓器間格差 ……………… 321
7）GIST・カルチノイド ……………………………………………… 324
　Ⅰ．Gastrointestinal Stromal Tumor（GIST）と肝転移 ………… 324
　Ⅱ．GIST の肝転移の診断 ………………………………………… 324
　Ⅲ．GIST の肝転移の治療 ………………………………………… 325
　Ⅳ．Neuroendocrine tumors の分類と Carcinoid ………………… 327
　Ⅴ．「カルチノイド腫瘍」の診断 ………………………………… 327
　Ⅵ．転移性肝カルチノイドの治療 ………………………………… 328
　　　1．TAE あるいは肝動脈化学塞栓療法 ……………………… 329
　　　2．放射線治療 ………………………………………………… 329
　　　3．Radiofrequency ablation or cryosurgery ………………… 329
　　　4．ソマトスタチンアナログ療法 …………………………… 329
　　　5．全身化学療法 ……………………………………………… 329
　Ⅶ．カルチノイド症候群の治療 …………………………………… 329
8）血液腫瘍，悪性リンパ腫 ………………………………………… 331
　Ⅰ．ホジキン病 ……………………………………………………… 331
　Ⅱ．非ホジキンリンパ腫 …………………………………………… 332
　Ⅲ．肝転移の鑑別診断 ……………………………………………… 332
　Ⅳ．悪性リンパ腫における黄疸 …………………………………… 332
　Ⅴ．肝転移の治療 …………………………………………………… 332
　Ⅵ．肝転移の過程における接着因子の役割 ……………………… 333
9）食　道　癌 ………………………………………………………… 335
　Ⅰ．食道癌肝転移の臨床病理学的検討 …………………………… 335
　　　1．食道癌肝転移の全国登録 ………………………………… 335
　　　2．食道癌肝転移の文献的考察 ……………………………… 336
　　　3．自験例における食道癌肝転移の臨床病理学的検討 …… 336
　　　4．自験例における肝転移とリンパ節転移の関係 ………… 336
　　　5．特殊組織型と肝転移 ……………………………………… 336
　Ⅱ．食道癌肝転移の分子生物学的予測因子 ……………………… 337
　　　1．分子生物学から見た食道癌の予後因子 ………………… 337

2．CyclinD1，E‐Cadherin の多施設共同研究 ……………………………… 338
　　3．Dysadherin ……………………………………………………………… 338
　　4．Osteopontin …………………………………………………………… 339
　　5．sLeX，sLeA，E‐Selectin ……………………………………………… 339
　　6．血中遊離癌細胞 ………………………………………………………… 339
　　7．細胞培養と血行性転移 ………………………………………………… 340
　Ⅲ．食道癌の肝転移に対する治療 ……………………………………………… 340
　Ⅳ．食道癌に対する臨床試験の評価 …………………………………………… 340
10）泌尿器科癌 ……………………………………………………………………… 343
　Ⅰ．腎　　癌 ……………………………………………………………………… 343
　Ⅱ．胚細胞癌 ……………………………………………………………………… 344
　Ⅲ．膀　胱　癌 …………………………………………………………………… 345
　Ⅳ．前立腺癌 ……………………………………………………………………… 345
11）婦人科癌 ………………………………………………………………………… 348
　Ⅰ．全身化学療法 ………………………………………………………………… 348
　Ⅱ．動注化学療法 ………………………………………………………………… 349
　Ⅲ．肝切除術 ……………………………………………………………………… 350
　Ⅳ．婦人科癌の進展制御 ………………………………………………………… 350
12）骨軟部腫瘍 ……………………………………………………………………… 355
　Ⅰ．発生頻度 ……………………………………………………………………… 355
　Ⅱ．診　　断 ……………………………………………………………………… 356
　Ⅲ．治　　療 ……………………………………………………………………… 357
13）小児腫瘍 ………………………………………………………………………… 358
　Ⅰ．神経芽腫の肝転移 …………………………………………………………… 359
　　1．神経芽腫の頻度 ……………………………………………………… 359
　　2．神経芽腫の臨床像 …………………………………………………… 359
　　3．神経芽腫の発生 ……………………………………………………… 359
　　4．神経芽腫の分子生物学的特徴 ……………………………………… 360
　　5．神経芽腫の肝転移：乳児神経芽腫 ………………………………… 360
　Ⅱ．ウィルムス腫瘍肝転移 ……………………………………………………… 361
　　1．ウィルムス腫瘍の頻度 ……………………………………………… 362
　　2．ウィルムス腫瘍の臨床像 …………………………………………… 362
　　3．ウィルムス腫瘍の病理像 …………………………………………… 363
　　4．ウィルムス腫瘍の発生 ……………………………………………… 363
　　5．ウィルムス腫瘍の肝転移：病期Ⅳ ………………………………… 363
　Ⅲ．ほかの小児腫瘍の肝転移 …………………………………………………… 365
14）他臓器転移を伴う肝転移 ……………………………………………………… 366
　Ⅰ．大　腸　癌 …………………………………………………………………… 366
　　1．肺転移を伴う肝転移 ………………………………………………… 366
　　2．肺転移以外の肝外転移を伴う肝転移に対する手術適応 ………… 368

Ⅱ．大腸癌以外の癌腫に由来する肝転移 …………………………………… 368
　1．肝切除の適応癌腫と予後 …………………………………… 368
　2．Cytoreductive surgery の意義 …………………………………… 369

索　引 ………………………………………………………………………… 373

基礎編

1. 肝転移の病理
2. 肝転移の分子機構
    1）増殖因子
    2）カドヘリン
    3）インテグリン
    4）セレクチン
    5）PRL-3
    6）細胞外マトリックス分子と癌の悪性増殖
    7）肝転移にかかわるマトリックスメタロプロテアーゼ
    8）細胞運動因子
    9）細胞骨格に着目した癌転移の抑制
    10）糖鎖抗原・糖転移酵素
    11）ケモカインと癌転移
    12）血管新生因子
    13）転写因子
    14）腫瘍免疫
3. 肝転移実験モデル
4. 肝転移の予測因子
5. 微小転移
6. 分子標的治療
7. 漢方方剤による肝転移の抑制
8. 肝転移の遺伝子治療
9. 網羅的遺伝子・タンパク解析
    1）DNAマイクロアレイ
    2）SAGE（Serial Analysis of Gene Expression）

1. 肝転移の病理

松浦 成昭* 田 海 中瀬 隆之

▶▶▶ はじめに

癌の悪性たる由縁は転移性という性格にあると言っても過言ではない．サイエンスが進歩して，癌の診断・治療は着実に向上しているが，依然として転移が大きな障壁として横たわっていることに変わりはない．癌の制圧のためには転移を制御することが必須であり，癌転移の研究者に科せられた責務は大きいと考えられる．なかでも肝転移は肺転移とともに最も頻度の高い転移臓器であり，外科治療などの進歩により原発巣の制御が完全になればなるほど，私たちの前に治癒を妨げる障害として現れてくる．肝転移の病理を概説し，本書のイントロとさせて頂く．

▶▶▶ I. 肝転移の頻度と原発巣

肝臓は身体の中心に位置する最大の臓器であり，また動脈および門脈の二重の血液支配を通じて多量の血液が循環しているので，全身諸臓器の癌から血行性の転移を来しやすい臓器で，転移を起こす臓器としては肺とともに最も頻度が高い．血液循環に従い，肝転移も主として腹腔臓器が原発の癌が経門脈性に起こる場合と腹腔外臓器に由来する癌が肝動脈を通って転移を起こす場合とがある．

癌の転移の頻度は癌のどのステージで転移を判定するのか，またどのような検索方法によるのか，によって大きく異なる．わが国では剖検された記録が記載された日本病理剖検輯報が毎年発行され，全国の病理解剖のすべてが網羅されている．剖検例は癌で死亡した症例全体の一部であること，また癌の最も末期のステージを見ていることなど問題点はあるが，肉眼的および組織学的検索が十分に尽くされており精度の高い記録と考えられる．今回，2001年〜2003年の3年間の記録[1]を集計して癌の肝転移の頻度を算出した．

2001〜2003年の3年間に全国で剖検された症例72,000例のなかで，悪性腫瘍は42,000例（58％）と半数以上を占めていた．このなかで各臓器への転移の頻度を見ると，肝には38％の症例で転移が認められ，肺（39％）とともに最も転移頻度の高い臓器であることが再確認された（図1）．肝転移を起こした癌の原発臓器を調べると，肺が最も多く，胃，膵，

大阪大学大学院医学系研究科保健学専攻機能診断科学講座　*教授

基 礎 編

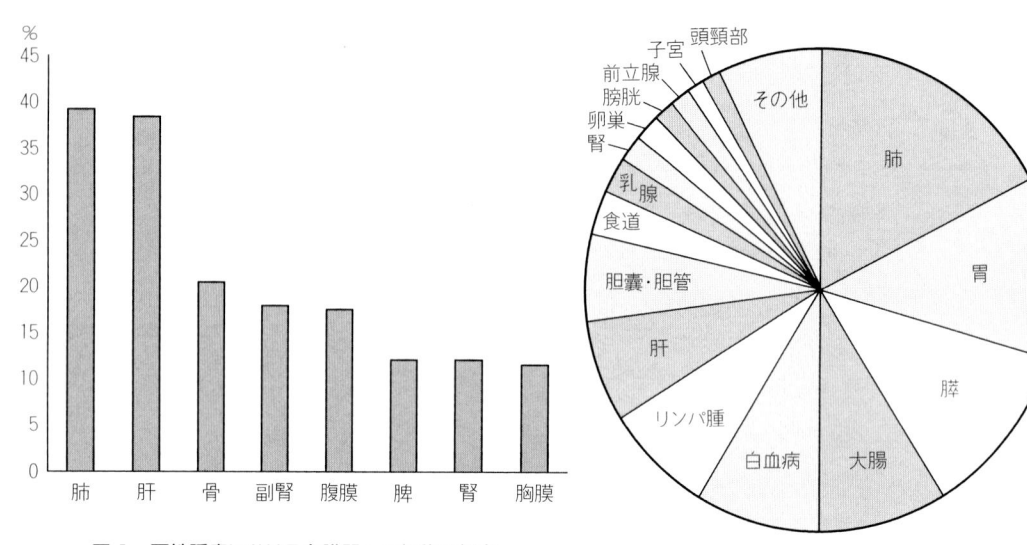

図1 悪性腫瘍における各臓器への転移の頻度
(日本病理剖検輯報より，2001～2003年の記録を集計)

図2 肝転移を起こした悪性腫瘍の頻度
(日本病理剖検輯報より，2001～2003年の記録を集計)

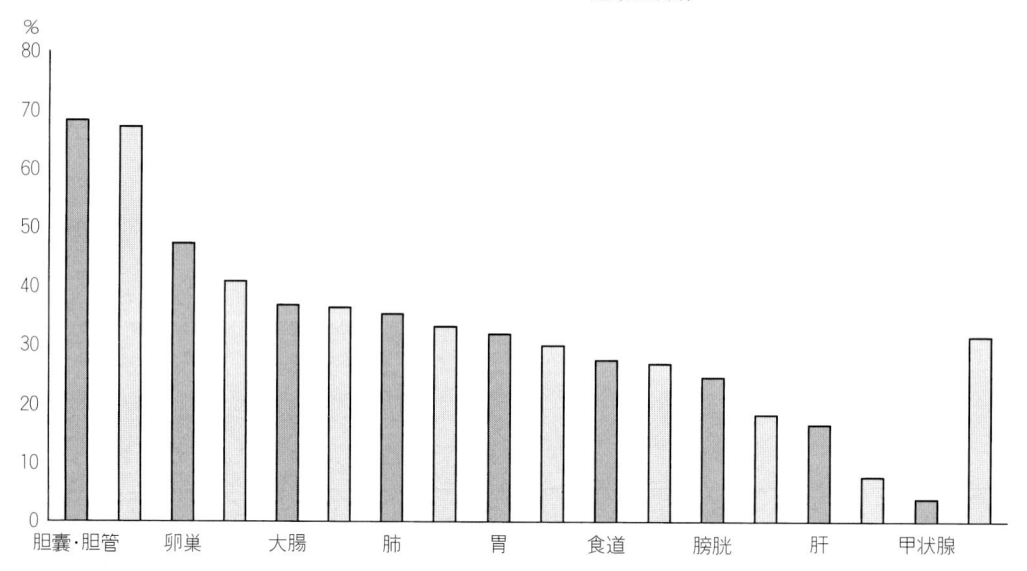

図3 各種悪性腫瘍の肝転移を起こす頻度
(日本病理剖検輯報より，2001～2003年の記録を集計)

大腸，白血病，リンパ腫が続いていた（**図2**）．経門脈性のルートで転移すると考えられる腹腔内臓器の割合は半数弱（46%）で，腹腔外の臓器とほぼ同数であった．各臓器の癌に着目して肝転移を起こす頻度を求めると，胆囊・胆管および膵原発の癌が最も高率に肝転移を起こし，続いて卵巣，リンパ腫，大腸，乳腺，肺，白血病，胃という順番であった（**図3**）．予想されたように腹腔内臓器原発の癌の頻度が高く，特に胆膵の癌は70%で，大腸・胃癌も30～40%と高率であった．しかし一方で，卵巣癌，リンパ腫・白血病，乳癌，肺癌も末期にはかなり高率に肝転移することが明らかにされた．

剖検で認められる肝転移は末期癌であるのに対して，臨床例で見られる肝転移は初発の転移で，何らかの治療による効果の期待できる比較的早い時期のものが多いと考えられる．草野ら[2]は，主に腹腔内臓器原発の癌を検討し，結腸癌（26%），膵癌（24%），直腸癌（24%）が高率に肝転移を起こすことを報告した．また，転移性肝癌の手術症例の検討では，全体の84%が大腸癌と切除対象となる肝転移の大部分は大腸癌であることが報告されている[3]．

▶▶▶ II. 肝転移の肉眼像，組織像

肝転移の肉眼像は転移の初期の段階から終末像まで種々のものが含まれ，また原発腫瘍の影響を受けて多彩な像を示す．最もよく見られる肉眼像は，小結節あるいは大小不同の結節が両葉にわたり多数，散在性に存在するパターンである．進行したものでは互いの結節が癒合し，肝全体が腫瘍に置換されたような形態像を示し，特に膵癌の肝転移でよく見られる．しかし，大腸癌の肝転移では小結節が散在性に見られたり，単発性の大結節を形成したりする例もあり，切除対象になりやすいと考えられる．腫瘍の色調は白色〜黄白色が多いが，出血や壊死などの二次的変化を来すと色調の変化が見られる．原発性肝癌に見られるような腫瘍内部の線維性隔壁は転移性肝癌では通常見られない．時に腫瘍辺縁に石灰化を起こしている転移巣も見られる．転移巣と非腫瘍部との境界は腫瘍の発育様式により異なる．大腸癌のように膨張性発育の傾向の強い例では境界は比較的明瞭で，薄い線維性被膜を認めることもあるが，肝細胞癌のような厚い被膜は見られない．膵癌や乳癌のような浸潤性発育を示す場合には境界は不鮮明である．肝転移の肉眼分類には種々のものが提唱されてきたが，原発性肝癌のように特徴が明らかにされているものはない．Edmondsonは表1のような肉眼分類を行い，原発巣との関連がある程度見られると述べた[4]．一方，臨床の立場から肉眼分類により予後を予測出来ないかと言う観点から，安井らは転移巣周囲が平滑で膨張性の発育をする単純結節型と転移巣周囲が不整で浸潤性の発育を示す多結節融合型に大きく2分類し，前者の方が根治切除後の予後が有意に良好であること示した[5]．

肝転移の組織像についても多くの研究がなされてきた．他部位の転移と同様に，原発巣

表1 転移性肝腫瘍の肉眼分類

分類	原発巣
1. Expandin	
a. Massive	大腸，胆嚢，精巣
b. Uniform nodular	肺，メラノーマ，膵
2. Infiltrativ	
a. Massive	肺，乳腺，膵，膀胱
b. Uniform nodular	乳腺，膵，肺，メラノーマ
c. Diffuse	乳腺，膵，リンパ腫
3. Suface spreading	大腸，卵巣，胃
4. Incidental	一定傾向なし
5. Miliary	前立腺
6. Mixed	一定傾向なし

（Edmondson HAら：Diseases of the liver, Lippincott, 1987[4] より改変）

と同様の腫瘍細胞が原発巣に類似した組織パターンを取りながら，増殖・進展することにより，転移臓器で腫瘍結節を形成するのが基本と考えられる．しかし，原発巣に比べて，肝転移巣の方が低分化傾向を示す症例が20～35％程度存在するという報告も見られる[6]．肝は他の転移臓器と比べると，元々線維成分が少なく，実質成分である肝細胞が大部分を占めており，その間に類洞構造の血管が豊富に存在するのが特徴と考えられる．したがって，転移癌細胞は容易に類洞内に浸潤性の増殖を示したり，肝細胞を圧排しながら増殖し，変性・壊死に陥った肝細胞の間を進展して行く像が多く見られる．癌蜂巣に取り囲まれて残っている肝細胞（ELC；entrapped liver cell）を数えて，多いものは浸潤性が著明で予後不良の因子になるという報告も見られる[7]．転移巣と腫瘍周囲との境界は，肉眼的所見同様に組織学的にも薄い線維は存在するものの，肝細胞癌で見られるようなしっかりした被膜は，通常認められない．被膜形成の程度が予後に大きな影響を与えると言う報告も見られる．上記の組織所見を反映して，転移腫瘍は分葉状の形態を呈することが多く，周辺の肝小葉構造を圧排するように増殖して行く．近接した肝細胞は萎縮に陥り，辺縁部の類洞には炎症細胞浸潤が見られる．転移巣ではかなり初期から中心部の壊死が著明に見られ，大きなものでは大部分が壊死に陥っている転移巣も認められる．

▶▶▶ III. 転移のメカニズム

　血行性転移は以下にあげるような多くのステップからなり，これらのステップを乗り越えたものだけが，転移という現象を起こすと考えられる．各ステップで接着分子，蛋白分解酵素，増殖因子，血管新生因子，細胞遊走因子，ケモカインなど多くの分子が関与している[8]（図4）．肝と言う特徴的な臓器への転移という観点から簡単に見て行きたい．

1．癌細胞の間質への浸潤と血管内への流入

　癌細胞は，原発巣から周囲へ増殖し，浸潤性に発育する．組織学的に，癌細胞の浸潤はまず基底膜を破壊することから始まり，間質へ広がっていき，遭遇した血管内に侵入することにより血行性転移の第一歩が踏み出される．浸潤というのは，癌細胞が細胞外基質を部分的に壊しつつ，基質への接着を足場に遊走し移動していく現象である．癌細胞が回りに浸潤するためには，基底膜や間質にあるコラーゲンなどの基質分解酵素が必要で，MMP（matrix metalloprotease）が中心的な役割を演じている．癌細胞が浸潤して行くためには，基質を壊す一方，基質を足場にして遊走することが必要である．基質を認識する癌細胞表面のレセプターは接着分子の1つインテグリン・ファミリーで，接着のみならず癌細胞の運動にも関係している．細胞の運動にかかわる因子として，ほかに増殖因子やケモカインがある．癌細胞が浸潤するためには，細胞相互の接着性が低下して，ばらばらか小胞巣になるほうが有利で，カドヘリン（または裏打ち蛋白のカテニン）の発現の消失や低下が起こっている．

2．癌細胞の流血中の移行

　流血中は癌細胞にとって快適な環境ではない．血管内に入る過程で，癌細胞はかなり変形して狭い血管壁を通過してきているので，機械的な傷害を受け，流血中の癌細胞は短時

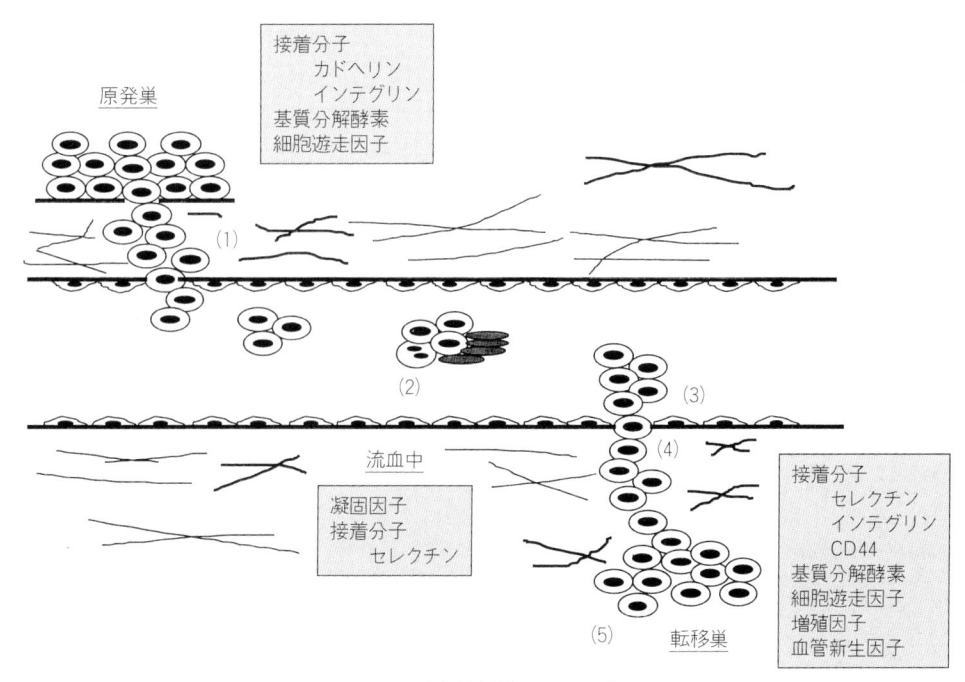

図4 血行性転移のステップ

間で死滅すると報告されている．また，血液中には癌細胞を傷害する好中球，T細胞などの白血球が多く存在するし，肝の類洞壁内にはKupffer細胞が存在しており，癌細胞は攻撃を受けると考えられる．癌細胞にとって流血中の浮遊状態は不安定で，白血球の攻撃を組織中より強く受けやすいと言われている．したがって，できるだけ短時間に血管外に脱出，少なくとも血管内皮細胞に接着した癌細胞のみが生き延びて，転移することができる．一方，癌細胞同士は互いに接着し，あるいは血小板との凝集により微小塞栓を形成し，白血球からの攻撃を防御したり，転移臓器の血管内で塞栓の形成，内皮細胞との接着を起こすことにより次のステップに進んで行く．

3．癌細胞の血管内皮細胞への接着

上で述べたように，癌細胞はできるだけ早く血管内皮細胞に接着し，血管外へ脱出することは転移が成立するための必要条件である．癌細胞と血管内皮細胞との接着に関係する分子は，リンパ球のホーミングや白血球の炎症部位への浸潤のメカニズムをヒントに研究が進められており，セレクチンとインテグリンが重要な役割を果たしていると考えられている．多くの消化器癌の癌細胞は門脈に侵入し，癌細胞の塞栓を頻回に生じ，肝の血管内皮細胞のmicroinjuryを引き起こすことにより，これら接着分子の発現が亢進していると言われている．また，類洞内皮細胞は腸管からの細菌や毒素に常に暴露されており，接着分子のupregulationが起こっていると考えられている．

4．癌細胞の血管外への離脱

癌細胞が血管内皮細胞に接着すると，癌細胞は容易に内皮細胞間から基底膜に達する．

基底膜や血管外の基質には種々の基質蛋白が含まれており，これらは癌細胞の接着や遊走に重要な働きをする．これら基質蛋白との接着は主にインテグリンを介して起こる．また，基質分解酵素，細胞遊走因子はこのステップでも重要な働きをする．肝の類洞内皮細胞には明瞭な基底膜が欠如していると言われており，少なくとも内皮細胞間には pore があいていて，癌細胞はこのステップを比較的容易に通過出来ると考えられる．

5．転移臓器での癌細胞の増殖

二次臓器で癌細胞が増殖するためにはいくつかの因子が必要である．原発巣で癌が増殖するのと同様に，種々の増殖因子，血管新生因子が関係しているのは言うまでもない．最近，臓器特異的な局所の増殖因子が癌細胞の転移臓器における増殖に重要であると言われており，肝細胞あるいは間質細胞から分泌される種々の増殖因子・サイトカインが重要な役割を果たしていると考えられている．Microscopic な転移が肉眼的に認識されるまでに増殖するためには，血管新生が最も重要と考えられている．Strohmeyer らの検討により，大きさ 100〜200μm までの転移巣は類洞血管から栄養を受け取るが，腫瘍増大に伴って血管新生が発達することを報告した[9]．新生血管の血流支配は肝動脈優位であり，類洞血管も capillarization を起こすと考えられている．

▶▶▶ IV．転移の臓器特異性と seed and soil theory からみた肝転移

一般的に癌の転移には特定の臓器に好んで転移を起こすという臓器特異性（臓器親和性）が存在する．例えば，ほとんどの消化器癌は肝転移を起こすし，乳癌，前立腺癌は骨への転移が高頻度に見られる．この癌転移の臓器特異性は大部分，解剖学的位置関係による血液の流れで説明できるが，血流だけで理解できない場合も存在する．今から 100 年以上前にイギリスの乳腺外科医であった Paget[10] は，乳癌で死亡した 735 人の病理解剖所見を詳細に検討し，大部分の症例では肝や脳に転移が見られたのに対し，腎臓，脾臓にはほとんど転移が認められないことを見いだした．そして，癌の転移には転移する頻度の高い臓器とそうでない臓器が存在し，その説明として seed and soil theory という概念を提唱した．すなわち，植物の種は色々な場所に植えられることができるが，それに適した土壌でのみ発育，成長することが可能であり，癌細胞を種（seed）に，転移臓器を土壌（soil）になぞらえて，癌の転移の成立は癌細胞の増殖に適した臓器にのみ可能であると考えた．これに対して，1928 年には Ewing が，癌の転移臓器は血流の方向にのみに規定される考え方を提唱した (mechanical-anatomiacal theory)[11]．現在では両者の考えはともに部分的に正しく，互いに相矛盾するものではないと考えられている．すなわち，消化器癌が肝転移を高頻度に起こすのは，mechanical-anatomiacal theory から考えて自然なように見える．一方，腹腔外の癌では図 3 に見られるように，肝転移を起こしやすい癌とそうでない癌が存在している．卵巣癌，白血病・リンパ腫，乳癌，肺癌は高頻度であり，前立腺癌，甲状腺癌は低率である．この事実の説明には seed and soil theory の考え方が必要である．その詳細なメカニズムはまだ明らかにされていないが，肝臓という微小環境に適した癌細胞が転移を形成するということは分子レベルで考えてみると，癌細胞と臓器微小環境（細胞，基質）との接着性および微小環境に存在する「肥やし」となるべき増殖因子・血管新生因子がこ

▶▶▶ V. 肝転移の自然史

　肝転移がいつ起こり，どのように発育し，最終的に宿主を死に至らしめるかについては明らかになっていない点が多い．一般的に癌の自然史を論じるときに腫瘍のダブリングタイム（腫瘍体積倍加時間）の概念が提唱されてきた．ダブリングタイムは，元来は1個の癌細胞が2倍になるのに必要な時間としてとらえられたが，その延長線上に癌は対数的に増殖すると言うことが明らかにされた．肝転移も種々の報告から一定のダブリングタイムで指数関数的に発育することが見い出されている．表2に見られるように，いずれの癌も原発巣に比べて転移巣でダブリングタイムの減少が見られる．転移臓器で比較しても，胃癌において肝転移巣はリンパ節転移，腹膜播種より，また大腸癌においては肺転移よりもダブリングタイムが低下していた．肝転移巣のダブリングタイムは原発巣の癌細胞の性質により異なり，胃癌では13〜60日と比較的均一なのに対して，大腸癌，肺癌では広い範囲に分布し，胃癌よりも長かった．高橋らはダブリングタイムと生存期間の間には強い正の相関が見られ，予後規定因子として重要なことを指摘している[14]．

　肝転移の自然史を考える場合，初期病巣の大きさと増殖速度，血管支配なども考慮しなければならない．癌細胞が肝に着床する場合，白血病のような単一の細胞もあるが，多くは上皮性の癌腫からの転移なので，最低数個の癌細胞が集塊を形成している像が病理学的には観察されており一般的であろう．初期の増殖速度は検討するすべがないが，原発巣と同様と考えるのが合理的と思われる．血管支配は，先にも述べたように100〜200μmの転移巣を形成すると門脈支配から肝動脈優位に変わると考えられており，血流の増加に伴い増殖スピードも上昇すると考えられる．肝転移の経過中を通じてダブリングタイムが一定かどうかの問題であるが，高橋らの検討により臨床的に発見される最小単位の3mm程度以上の大きさではほぼ一定であると試算されている[14]．

表2　原発巣・転移巣におけるダブリングタイムの比較

報告者	藤田[12]	Steel[13]	高橋[14]
胃癌			
原発巣（早期癌）	555〜2,307		
原発巣（進行癌）	105〜305		302（51〜1,825）
転移巣（肝）	16〜60		28.2（13〜50）
転移巣（リンパ節）			43.3
転移巣（腹膜播種）			40.8
大腸癌			
原発巣（早期癌）	637	426〜938	
原発巣（進行癌）		620	
転移巣（肝）	32〜210	84〜107	59.7（10〜130）
転移巣（肺）			107（26〜360）
肺癌			
原発巣	17〜480	75〜181	
転移巣（肝）	7〜465	37〜111	

単位：日

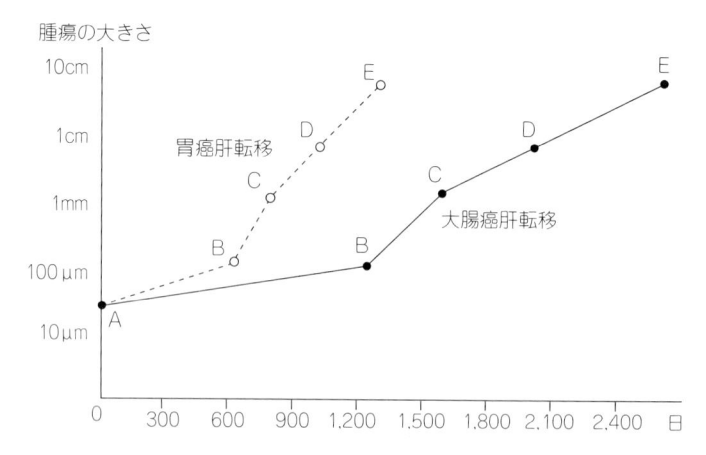

図5 肝転移の自然経過
　肝癌の原発巣，転移巣，大腸癌の原発巣，転移巣のダブリングタイムをそれぞれ300，30，600，60日として計算している．A．癌細胞の集塊が肝に着床．B．転移巣の大きさが100〜200μmになると血液支配が肝動脈優位になり，増殖速度が亢進する．C．数mmの大きさになると中心壊死が起こり，増殖速度が少し減少する．D．臨床的に発見される大きさになった時点では，全経過の3/4が過ぎている．E．10cmくらいの大きさになると，死亡すると考えられる．

　以上から，肝転移の自然経過は**図5**のようになる．まず，原発巣から癌細胞数個以上からなる集塊が肝に着床し，原発巣の癌腫と同じくらいの速度で増殖を開始する．最初は類洞血管から栄養を取っているが，転移巣の大きさが100〜200μmに達すると血管新生が起こり，動脈支配の新生血管から豊富な血液量と酸素を受け取り，増殖スピードが亢進すると考えられる．増殖スピードに血管新生が追いつかず，中心壊死が始まり，増殖癌細胞数が相対的に減少して発育速度は多少遅くなると考えられるが，数mmの大きさからはほぼ一定のダブリングタイムで増殖を続ける．転移巣の大きさが10cmに達すると肝不全で患者は死亡すると考えられる．**表2**のダブリングタイムで計算すると，30日の胃癌の場合は全経過が約3年，60日の大腸癌の場合約7年の経過と計算される．腫瘍径が1cmで発見されるとするといずれも全経過の3/4は臨床的にとらえられていないことになるが，大腸癌の場合はダブリングタイムが長いので臨床的にとらえられる時期が長く，それだけ治療対象となるチャンスが多いことが理解される．

▶▶▶おわりに

　肝転移の基礎編の総論として，頻度，病理像，転移形成のメカニズム，自然史を概説した．次項からの各論でそれぞれ詳細な議論が展開されるので，その一助となれば望外である．肝転移は種々の転移のなかでも診断・治療の進歩が著明な分野である．基礎と臨床が協力することにより，肝転移が制御されることを祈念して，稿を閉じたい．

■文　　献■

1) 日本病理学会：日本病理剖検輯報 44‐46 輯，2003～2005．
2) 草野満夫，近藤啓史，水戸廸郎：転移性肝腫瘍の治療．外科治療 57：595‐602, 1987．
3) 渡會伸治，田中邦哉，鬼頭礼子ほか：転移性肝腫瘍．外科 67：942‐946, 2005．
4) Edmondson HA, Craig JR：Neoplasms of the liver. In Schiff L, Schiff ER (eds)：Diseases ofthe liver, pp1109‐1158, Lippincott, Philadelphia, 1987.
5) Yasui K, Hirai T, Kato T, et al：A new macroscopic classification predicts prognosis for patientswith liver metastases from colorectal cancer. Ann Surg 226：582‐586, 1997.
6) 山鹿博史：転移性肝癌の病理形態学的研究．癌の臨床 33：1437‐1445, 1987．
7) Koike M, Yasui K, Torii A, et al：Prognostic signifcance of entrapped liver cells within hepaticmetastases from colorectal cancer. Ann Surg 232：653‐657, 2000.
8) Kumar V, Abbas AK, Fausto N：Neoplasia. In Robbins & Cotran Pathologic Basis of Diseasespp269, Elsevier, Philadelphia, 2005.
9) Strohmeyer T, Haugeberg G, Lierse W：Angioarchitecture and blood supply of micro- and macrometastases in human liver. J Hepatol 4：181‐189, 1987.
10) Paget S：The distribution of secondary growths in cancer of the breast. Lancet 1：571‐573, 1889.
11) Ewing J：A treatise on tumors. 3rd ed. WB Saunders, Philadelphia, 1928.
12) 藤田晢也，芦原　司：生長と増殖．菅野晴夫他編：腫瘍病理学, pp39‐51, 朝倉書店，東京, 1970．
13) Steel G：Growth kinetics of tumours. Clarendon Press, Oxford, 1977.
14) 髙橋　豊：Tumor formancy therapy. 医学書院，東京, 2000．

基礎編

2. 肝転移の分子機構
1) 増 殖 因 子

東山　繁樹

▶▶▶ I. 肝細胞増殖因子と肝細胞癌における増殖因子の発現

　肝細胞の増殖増進因子としては肝細胞増殖因子(hepatocyto growth factor；HGF)，トランスフォーミング増殖因子α(transforming growth factor-a；TGF-α)，ヘパリン結合性EGF様増殖因子(heparin-binding EGF-like growth factor；HB-EGF)などが知られている[1)-6)]．これらの因子は肝再生時にも一過性の発現が誘導され，肝細胞増殖に働いていることが示唆されている．一方，トランスフォーミング増殖因子β(transforming growth factor-β；TGF-β)を中心とする増殖抑制因子により，過剰な増殖が生じないように制御されていることが報告されている．TGF-βII型受容体の遺伝子変異が，遺伝性非ポリポーシス大腸癌(hereditary nonpolyposis colorectal cancer；HNPCC)において比較的高頻度に認められ，受容体の欠失が報告されている[7)]．また，TGF-βII型受容体の遺伝子変異はある種のヒト肝癌由来細胞株においても認められている．TGF-βII型受容体の遺伝子変異によってもたらされるTGF-βII型受容体の機能低下は，TGF-βによる細胞増殖抑制機構の破綻を招き，癌細胞の増殖が亢進するとされている．

　正常肝細胞では発現が認められないが，癌化により顕著に発現が誘導されるHB-EGFはオートクリン増殖因子としての特性を持つ．さらに，TGF-α，HB-EGFはEGFファミリー増殖因子であり，膜型増殖因子として細胞膜表面に発現したのち，メタロプロテアーゼADAM(a disintegrin and metalloprotease)によってsheddingされ，遊離型となり，オートクリン，パラクリン機構により作用する[8)]．また，膜型もジャクスタクリン機構により細胞増殖を制御する．

▶▶▶ II. 肝癌細胞で見られる膜型HB-EGF(proHB-EGF)の
　　　腫瘍生存因子活性

　HB-EGF遺伝子の転写産物は心臓，肺，胃，その他多くの臓器で発現しているが[9)]，正常の肝臓にはほとんど発現していない．肝炎，肝癌自然発症ラットであるLECラットの肝

愛媛大学医学部分子細胞生命科学講座生化学・分子遺伝学分野　教授/独立
行政法人科学技術振興事業機構　さきがけ21『情報と細胞機能』研究員

12

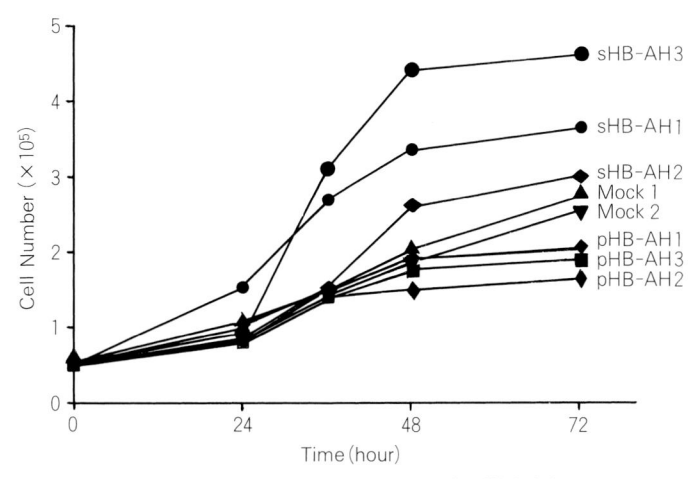

図6　HB-EGF発現AH66tc細胞の増殖速度
各クローンを10%血清存在下で培養し，経時的に細胞数を顕微鏡下で計測した．
Mock：コントロール細胞
1,2,3：sHB-AH66tc細胞クローン1，2，3，pHB-AH1,2,3：pHB-AH66tc細胞クローン1，2，3．

臓におけるHB-EGF mRNAの発現を検討すると，肝炎，前癌期にはほとんど発現がみられず，癌期に特異的に発現する．さらに癌部と非癌部を比較すると，癌部にのみHB-EGFの強い発現が認められる[10]．ヒト肝癌組織でも，免疫組織染色によって肝癌細胞に強い染色像が確認されている[11]．

肝癌における膜型HB-EGF(proHB-EGF)の役割は特に興味深い．分泌型HB-EGF(soluble HB-EGF；sHB-EGF)を産生するようにデザインしたHB-EGF cDNAプラスミド，proHB-EGFを産生する野性型HB-EGF cDNAプラスミドを，内在性のHB-EGFの発現が認められないラット肝癌細胞株AH66tcに遺伝子導入し，各々を安定に発現する細胞株を3クローンずつ樹立し，各種クローンの増殖能を経時的に細胞数を測定することにより評価した．その結果，増殖速度の変化は培養開始後24～36時間で顕著となり，sHB-AH66tc細胞では他の2群に比べて1.5～3倍の速さで増殖した．これは自らが分泌するsHB-EGFの作用によるものと考えられる．驚いたことに，proHB-AH66tc細胞ではコントロール群(ベクターのみを導入したもの)よりも増殖速度が遅く，細胞間接触が密になると(48時間以降)増殖をほぼ停止した(図6)[12]．この事実は，肝癌におけるproHB-EGFの特異的な機能を示唆していると思われる．では，proHB-EGFが肝癌細胞に対して示す増殖停止効果にはどのような意味があるのであろうか．

そこで3種類の細胞株に血清除去，TGF-β処理，抗癌薬の添加などを行った．まず，血清除去処理では，コンフルエントになった細胞の培溶液を無血清のものと交換し経時的に観察すると，野性型細胞，sHB-AH66tc細胞では生存細胞数は1週間後に半分以下となり，2週間でほとんどの細胞が死滅した．しかし，pHB-AH66tc細胞では，2週間後においても70～80%の細胞が生存していた(図7)．データには示さないが，同様にsHB-AH66tc細胞とproHB-AH66tc細胞をTGF-βで48時間処理すると，前者ではDNA ladderを伴うアポトーシスがみられるのに対し，後者では完全に阻害された．アドリアマイシン，シスプラチ

基 礎 編

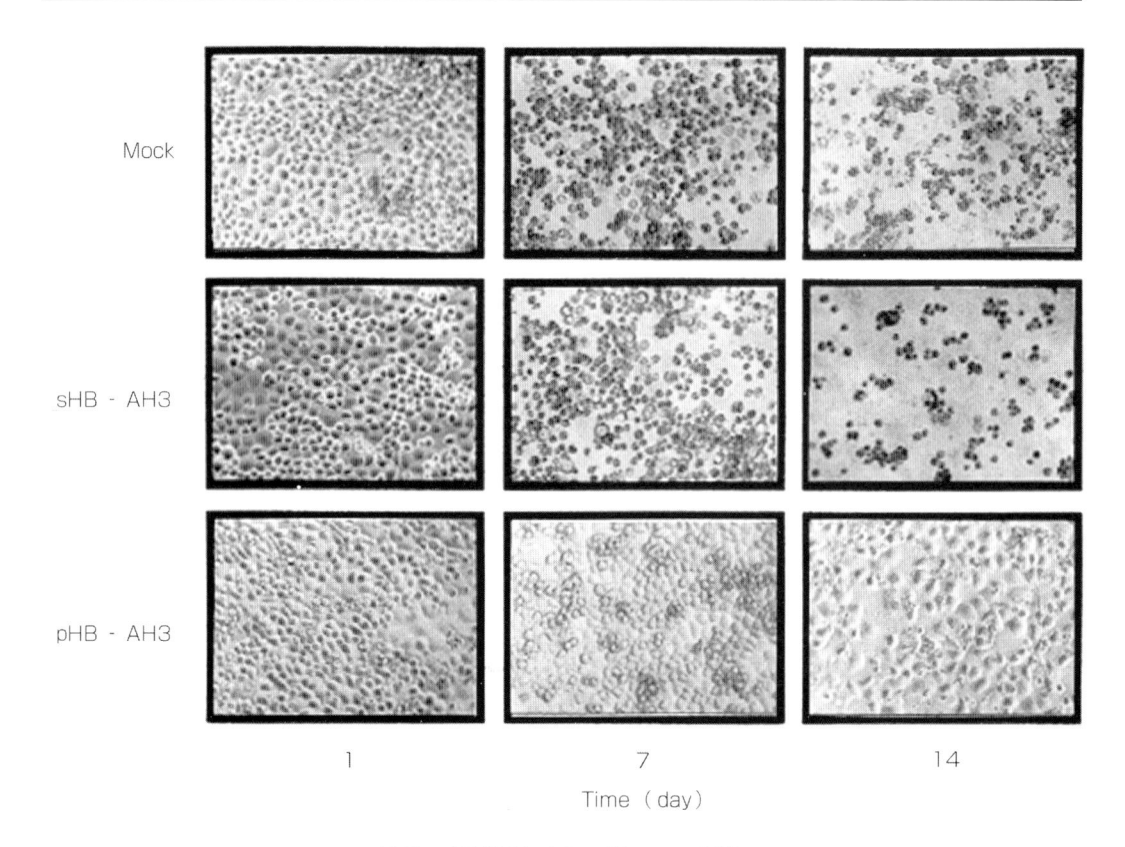

図7　血清除去によるアポトーシス誘導
　各クローンを10%血清存在下で培養後，コンフルエントの状態で無血清培地と交換し，1週間後，2週間後の細胞の状態を顕微鏡下に観察した．
Mock：コントロール細胞，sHB-AH3：sHB-AH66tc細胞クローン3，pHB-AH3：pHB-AH66tc細胞クローン3．

ンなどの抗癌剤の低濃度処理では，sHB-AH66tc細胞に較べproHB-AH66tc細胞は抵抗性を示した．以上の結果をまとめると，proHB-EGFは肝癌細胞の増殖を抑制し，種々の刺激に対するアポトーシス抵抗性を示したのに対し，sHB-EGFではこれらの効果は認められなかった[12]．proHB-EGFに特異的に見られるこれらの生物活性はTumor Survival Factor Activity(腫瘍生存因子活性)と言えるであろう．

　sHB-AH66tc細胞とproHB-AH66tc細胞の増殖シグナルに見られる分子機構の違いは，まずHB-EGFの受容体であるEGFRの動態変化に現れている．EGFRはsHB-AH66tc細胞では1～2時間後には細胞表面から消失するのに対し，proHB-AH66tc細胞では細胞表面での半減期の著明な延長が認められる．roHB-AH66tc細胞では，EGFRのリン酸化は低いレベルで維持されているが，リン酸化されたEGFRは細胞内へ取り込まれにくいため，持続したリン酸化のシグナルが伝達される．このシグナルはcyclin dependent kinase inhibitor p21を誘導する(図8)．このことから，proHB-AH66tc細胞ではEGFRを介したジャクスタクリンシグナルによりp21の誘導が起こり，細胞周期がG1で止まっているため(図9)，種々のアポトーシス誘導に抵抗性を示す腫瘍生存因子活性を発揮すると考えられる．

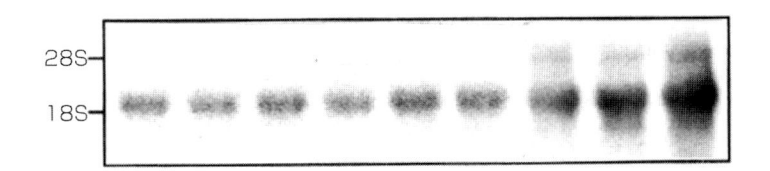

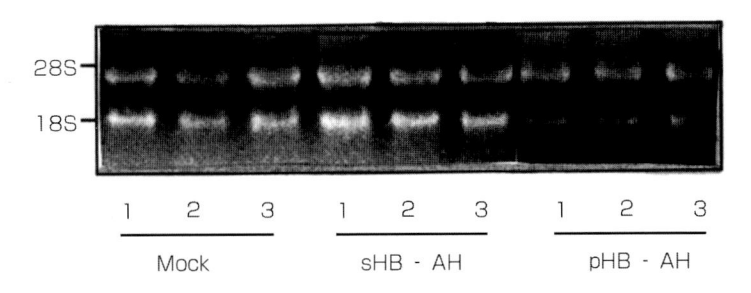

図8 ノーザンブロット法によるp21 mRNA発現の解析
1. 50%コンフルエント, 2. 100%コンフルエント, 3. 100%コンフルエント48時間後.
Mock:コントロール細胞, sHB-AH:sHB-AH66tc細胞, pHB-AH;pHB-AH66tc細胞.

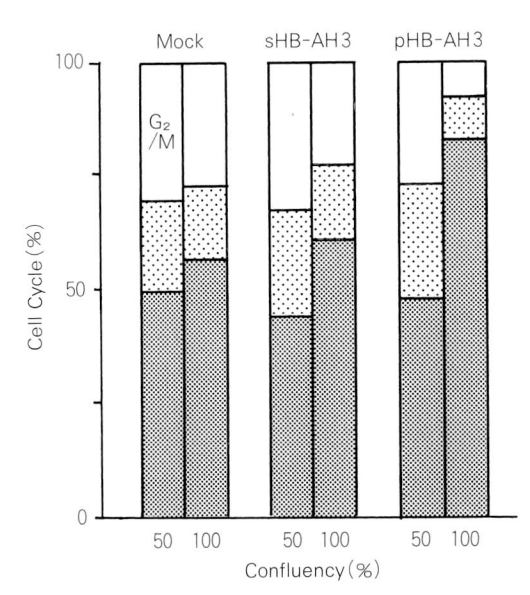

図9 FACSスキャンによる細胞周期の解析
propiodium iodideを用いて50%および100%コンフルエントのHB-EGF発現AH66tc細胞の細胞周期を検討した.
Mock:コントロール細胞, sHB-AH3:sHB-AH66tc細胞クローン3, pHB-AH3:pHB-AH66tc細胞クローン3.

▶▶▶ III. proHB-EGFのshedding

proHB-EGFの膜型から遊離型に返還する切断反応は, 上述したproHB-EGFの腫瘍生存因子活性発現の側面からも肝細胞癌の生存, 増殖において極めて重要な反応である. また, proHB-EGFのsheddingは, ある種のG蛋白質共役型受容体 (G-protein coupled receptor; GPCR) 刺激によるEGFRのリン酸化や, その後に続くMAPキナーゼのリン酸化が見られる

15

基礎編

反応，すなわちEGFRのトランス活性化に必須のステップであることが報告されており[8][13]，他の増殖因子やサイトカイン刺激によるEGFRのトランス活性化においても，HB-EGFや他のEGFファミリーメンバーのsheddingが重要なステップであることが報告されている．

　最近になり，Helicobater pyloli, prostaglandin E 2, estrogen, platelet-activatig factorなどによるHB-EGFのsheddingを中心としたEGF受容体のトランス活性化の報告が相次いでおり，各種の生理・病理反応においてその重要性の検証が進んでいる[13]．

　proHB-EGFのsheddingは，その多くの場合ADAMにより制御されている．これまでにわれわれのグループをはじめ幾つかのグループからHB-EGF切断酵素としてADAM9，ADAM10，ADAM12，ADAM17，MMP3，MMP7などの報告がある[8]．このように複数の酵素が同定されてきている背景には，用いた細胞ならびに実験系の違いもあるが，proHB-EGFの切断が色々な細胞外刺激に応答する反応であることから，複数の酵素が使い分けられているものと考えられる．

　また，proHB-EGF sheddingに破綻をきたしたマウス(恒常的に切断されるマウスと，逆に切断を受けないマウスを想定して作製したマウス)作製し解析した結果，両方のマウスともに心臓の発生ならびに機能維持に異常をきたし，致死であることが明らかとなった[14][15]．このことは，正常細胞ではproHB-EGF切断が極めて厳密に制御されていることを物語っている．

▶▶▶ IV. proHB-EGFのsheddingによって生じるカルボキシ末端側(HB-EGF-C)を介した新たな細胞内シグナル伝達経路

　前述のように，proHB-EGFのsheddingによってHB-EGFが細胞外に放出される．この切断はアミノ末端側であるHB-EGFの産生に留まるわけではなく，当然のことながらカルボキシ末端側の主に膜貫通領域と細胞内領域からなるペプチド断片HB-EGF-Cを産生する．われわれはこれまで切れ残りとしてしか認識されてこなかったHB-EGF-Cに注目し解析を行い，HB-EGF-Cが新たなシグナル伝達分子として機能することを発見した[16]．切断によって産生されるHB-EGFがEGFRに結合し細胞増殖を誘導することから，これを細胞増殖のアクセルとするなら，HB-EGF-Cはさながら細胞増殖ブレーキを解除する役割を担っている．これまでに明らかにすることができたHB-EGF-Cによる細胞増殖ブレーキ解除の分子機構の詳細を紹介する．

　proHB-EGFの細胞膜表面でsheddingを受けると，膜表面に切れ残るHB-EGF-Cは速やかに細胞内へ移行し，核内に蓄積する．核内に移行したHB-EGF-Cはpromyelocytic leukaemia zinc finger protein(PLZF)と結合し，これを核外に輸送する反応の引き金を引く．PLZFは細胞核に存在する転写抑制因子であり，cyclin Aなどの転写を抑制していることが知られている．すなわち，HB-EGF-CはPLZFを核外に移行させることによってその機能を失わせることを示している．

　図10に示したように，今回の研究結果はproHB-EGFのタンパク質切断による細胞内シグナル伝達経路には，『遊離型HB-EGFの細胞外への放出とそれによる形質膜表面の受容体の活性化』という経路と『HB-EGF-Cの細胞内移行とそれによる核内転写制御因子の

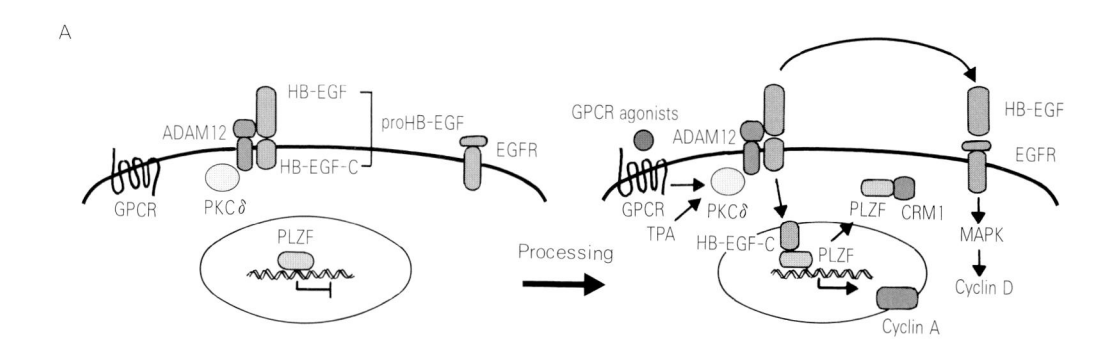

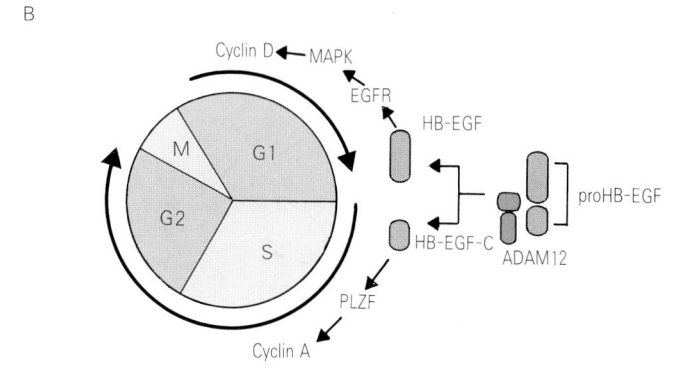

図 10　HB‐EGF‐C を介した細胞内シグナル伝達機構のモデル図

A：proHB‐EGF のプロセシングによって生じた HB‐EGF‐C は核内に移行し，転写抑制因子である PLZF を核外に移行させる．そのことによって PLZF の標的遺伝子である Cyclin A の発現上昇が起こる．

B：proHB‐EGF の切断による細胞増殖のブレーキ解除とアクセルの連携プレー．proHB‐EGF の切断によって生じる HB‐EGF と HB‐EGF‐C はそれぞれ Cyclin D と Cyclin A の発現を制御し，細胞周期の進行を連携プレーにより促進する．

細胞内局在の制御』という新たな経路が存在することを示している．HB‐EGF の EGFR への結合は MAP キナーゼ経路の活性化をもたらし，cyclin D の発現を伴う細胞周期の G 1 期の進行を促進する．一方，HB‐EGF‐C は PLZF を核外に移行させることによって cyclin A の発現抑制を解除し，S 期の進行を可能にする．このように proHB‐EGF は一分子内に 2 つの細胞周期制御因子を持ち，そのタンパク質切断によって始めて 2 つの細胞内シグナル伝達経路が調和的に機能し，細胞増殖を制御していると考えられる（図 10，B）．さらに，PLZF は数種の遺伝子発現を抑制していることが知られており，HB‐EGF‐C/PLZF を介した細胞内シグナル伝達経路による遺伝子発現が細胞周期以外の細胞機能にも深く関与していることが示唆される．

▶▶▶考　察

本研究により，肝癌における 2 つのタイプの HB‐EGF に関して，sHB‐EGF は癌細胞の増殖に，proHB‐EGF は増殖抑制と種々の刺激によるアポトーシスからの回避において機能することが示唆された．果たしてこの現象はどの程度 in vivo を反映しているのかは不明で

ある．臨床的に肝癌は，ある程度の大きさになると急速に増大することが知られている．このことを増殖因子の観点からみると，ごく初期の肝癌においては，proHB-EGF が免疫システムなどによるアポトーシスからの回避として働き，ある程度の大きさ以上になるとプロテアーゼによって shedding され，sHB-EGF となり細胞増殖に働くという大胆な仮説が成り立つ．

また，shedding 後に細胞膜表面に残る HB-EGF-C ペプチドにこれまで見いだされていなかったシグナル伝達分子としての機能が見いだされたことは，癌細胞の特性を理解するうえで極めて重要である．今後，HB-EGF のみならず TGF-α を含む EGF ファミリーについて再度検証する必要があると思われる．HB-EGF-C ペプチドが標的とする PLZF は転写抑制因子であり，Tumor Suppressor としての特性を持つ．肝癌細胞に限らず多くの癌細胞の増殖，転移を考えるうえで，HB-EGF-C を代表とする EGF ファミリーの shedding によって生じる C-末端ペプチドのシグナル伝達機能を，さらに追求することは大いに意味があると思われる．

■文　献■

1) Tsubouchi H, Hirono S, Gohda E, et al：Clinical significance of human hepatocyte growth factor in blood from patients with fulminant hepatic failure．Hepatology 9：875-881，1989．
2) Gohda E, Tsubouchi H, Nakayama H, Hirono S, et al：Purification and partia characterization of hepatocyte growth facto from plasma of a patient with fulminant hepatic failure．J Clin Invest 81：414-419，1988．
3) Nakamura T, Nawa K, Ichihara A, et al：Purification and subunit structure of hepatocyte growth factor from rat platelets．FEBS Lett 224：311-316，1987．
4) Mead JE, Fausto N：Transforming growth factor alpha may be a physiological regulator of liver regeneration by means of an autocrine mechanism．Proc Natl Acad Sci U S A 86：1558-1562，1989．
5) Ito N, Kawata S, Tamura S, et al：Heparin-binding EGF-like growth factor is a potent mitogen for rat hepatocytes．Biochem Biophys Res Commun 198：25-31，1994．
6) Kiso S, Kawata S, Tamura S, et al：Role of heparin-binding epidermal growth factor-like growth factor as a hepatotrophic factor in rat liver regeneration after partial hepatectomy．Hepatology 22：1584-1590，1995．
7) Markowitz S, Wang J, Myeroff L, et al：Inactivation of the type II TGF-beta receptorin colon cancer cells with microsatellite instability．Science 268：1336-1338，1995．
8) Higashiyama S：Metalloproteinase-mediated shedding of heparin-binding EGF-like growth factor and its pathophysiological roles．Protein Pept Lett 11：443-450，2004．
9) Abraham JA, Damm D, Bajardi A, et al：Heparin-binding EGF-like growth factor：Characterization of rat and mouse cDNA clones, protein domain conservation across species, and transcript expression in tissues．Biochem Biophys Res Commun 190：125-133，1993．
10) Miyoshi E, Higashiyama S, Nakagawa T, et al：High expression of heparin-binding EGF-like growth factor in rat carcinogenesis．Int J Cancer 68：215-218，1996．
11) Inui Y, Higashiyama S, Kawata S, et al：Expression of heparin-binding epidermal growth factor in human hepatocellular carcinoma．Gastroenterology 107：1799-1804，1994．
12) Miyoshi E, Higashiyama S, Nakagawa T, et al：Membrane-anchored heparin-binding EGF-like growth factor acts as a tumor survival factor in a rat hepatoma cell line．J Biol Chem 272：24349-14355，1997．
13) Nanba D, Higashiyama S：Dual intracellular signaling by proteolytic cleavage of membrane-anchored heparin-binding EGF-like growth factor．Cytokine Growth Factor Rev 15：13-19，2004．
14) Iwamoto R, Yamazaki S, Asakura M, et al：Heparin-binding EGF-like growth factor and ErbB signaling is essential for heart function．Proc Natl Acad Sci U S A 100：3221-3226，2003．
15) Yamazaki S, Iwamoto R, Saeki K, et al：Mice with defect in HB-EGF ectodomain shedding show severe developmental abnormalities．J Cell Biol 163：469-475，2003．
16) Nanba D, Mammoto A, Hashimoto K, et al：Proteolytic release of the carboxy-terminal fragment of proHB-EGF causes nuclear export of PLZF．J Cell Biol 163：489-502，2003．

2. 肝転移の分子機構
2）カドヘリン

小池　哲史　　佐久間　浩　　竹之下誠一*

▶▶▶ はじめに

　1955年，ヨハネス　ホルトフレーターにより「細胞選別」という現象が発見された．この現象は，「動物細胞の組織細胞をばらばらにしても，同じタイプの細胞同士が集合し，組織を再構築する」というもので，細胞がなぜ特定の相手を選別して結合するのかは謎であった．1982年，Takeichiらがこの細胞－細胞間の接着分子の1つである分子を発見し，カドヘリンと命名する．現在カドヘリンは120種類以上あるといわれているが，そのうち20種類をしめる「クラシック　カドヘリン　サブファミリー」の主なものとして，上皮由来のE-カドヘリン，神経由来のN-カドヘリン，胎盤由来のP-カドヘリンの3種があげられる．これらのうち，E-カドヘリンの量的異常や質的異常は，癌の転移，浸潤に深く関与しており，転移形成の原因になると考えられている．
　臨床においても，癌患者の血清E-カドヘリンは健常者に比べて有意に高く，その測定の臨床的意義は大きくなってきている．

▶▶▶ I. 分類とメカニズム

　カドヘリンはいくつかの分子からなる糖蛋白分子である．その機能にはカルシウムイオンの補助が必要不可欠で，隣りあう細胞のカドヘリン同士が結合している．すなわち，E-カドヘリンは接着剤としての機能を果たしていて，その機能が失われると細胞同士の結合能力が失われることになり，それが癌細胞だった場合は個々の癌細胞が腫瘍巣から遊離することを意味する．そのようにして遊離した癌細胞が体中を巡ると，遠隔転移の原因のひとつとなり得るのである（図11）．
　分子細胞学的にみると，カドヘリンには細胞内領域での他のさまざまな分子と相互作用して活性制御が働いていることがわかる[1]．なかでもカテニンと総称される分子によりカドヘリン機能がコントロールされることがわかっており，この機構にかかわる主なカテニンとしてはα-カテニン，β-カテニン，p120カテニンがあげられる．カドヘリンはまずβ-カテニンに作用し，次にβ-カテニンを通してα-カテニンと相互作用する[2]（図12）．

福島県立医科大学医学部外科学第2講座　*教授

基 礎 編

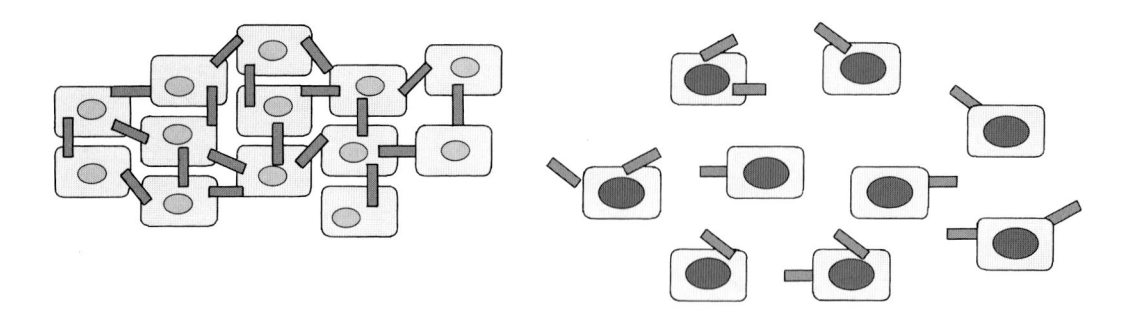

図11 癌細胞の遠隔転移とカドヘリンの関係
（左図）正常な細胞：E-カドヘリンは隣り合う細胞同士を接着させている．
（右図）癌細胞：細胞同士はバラバラになり，遠隔転移のファーストステップとなる．

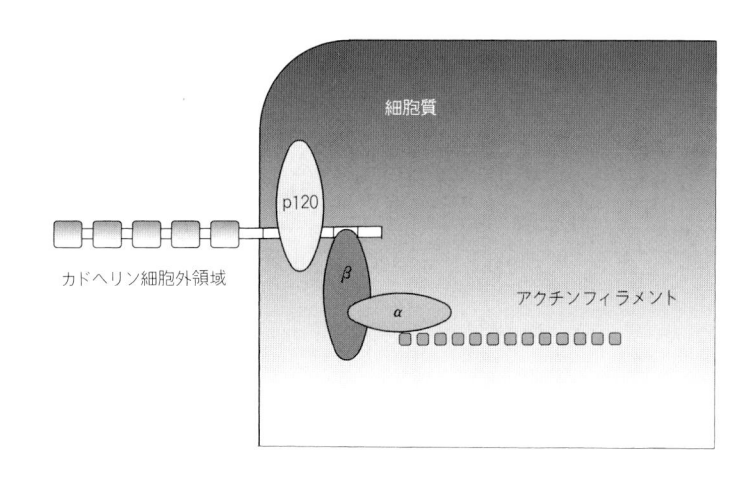

図12 カドヘリンの構造
カドヘリンとp120，β-カテニンは直接結合している．
α-カテニンはβ-カテニンを介して結合している．

　カドヘリンの機能が損なわれている細胞を調べるとα-カテニンが欠失していることがわかった．この細胞株にα-カテニンのcDNAを導入すると，カドヘリンの機能が回復するというHiranoらによる実験により，カドヘリンの結合メカニズムにはα-カテニンが必要不可欠な分子であることがわかった[3)4)]．また，カドヘリンの接着能獲得に関与するp120カテニンは，ニワトリの初代培養細胞より同定された分子量120Kの分子で，カドヘリンの活性を負に制御する結合分子であることが確認された[5)6)]．
　カドヘリンが接着能を失う際の糖鎖構造変化の解析では，アスパラギン結合型糖鎖が数ヵ所に結合することでカドヘリンの機能が制御されることがわかっている．Yoshimuraらにより，N-アセチルグルコサミン転移酵素III（GnT-III）を導入した細胞ではβ-カテニンのリン酸化が抑えられるために，カドヘリンの結合が減弱せずに結果的に転移を抑制する可能性があることが示された[7)]．

▶▶▶ II. 肝細胞癌および転移性肝癌での検討

1. 免疫組織的学なアプローチ

　各種癌の悪性度と転移能獲得を考えるために，E-カドヘリンの免疫組織学的検討がなされている．Kozyrakiらの報告によると，肝細胞癌においては腫瘍径の大きい症例，低分化度の症例，脈管侵襲陽性の症例といった，より悪性度の高いものにE-カドヘリンの減弱，または消失する傾向がみられる例が多いと報告している[8]．一方，Weiらは肝細胞癌患者組織の免疫組織染色により，E-カドヘリンとβ-カテニンとの相関を報告している．それによると，組織のE-カドヘリンの発現の強弱にかかわらずβ-カテニンの強発現がみられ，これらの間にダイナミックな機構が存在するだろう，と結論している[9]．

　食道癌や胃癌といった消化器系の癌でのE-カドヘリン発現は，壁深達度やリンパ節転移，肝転移例により悪性度が高いほど減弱しているという報告が多い[10)-12]．胃癌では，E-カドヘリンの発現は原発巣と転移巣で同じであることが多いとするMayerらの報告によると，E-カドヘリンの発現が弱いと再発が多いと結論されている[13]．

　一方，Gunjiらの報告によると，膵癌の肝転移には相関関係はなく，肝転移の原因は細胞同士の接着が維持されたままのCell Cluster（細胞塊）が主病巣から解離することが重要だというデータがでている[14]．

2. 臨床的なE-カドヘリンの意義

　血清のE-カドヘリンを測定すると，健常者に比べて胃癌患者，肝細胞癌患者，大腸癌患者で優位に高いといわれている[15]．その原因としては，癌細胞周辺よりのE-カドヘリンの血中への流出が考えられる．

　大腸癌の進行度別に測定したSugawaraらの実験では，Stageの進行とともにE-カドヘリンの血清濃度は上昇する，という結果を得ている．これらの結果からリンパ節転移陽性や，深達度といったStage分類は，E-カドヘリンの血清濃度に反映していることがわかる[16]．

　肝転移との関係をみてみると，大腸癌患者の血清E-カドヘリン濃度を肝転移陽性群と陰性群に分けて測定したところ，陽性群で有意に高値を示しており，その測定の意義は大きいといえる．

　また矛盾するようだが，とくに大腸癌の肝転移陽性例において，E-カドヘリン値が異常高値を示すような症例では，原発巣のE-カドヘリン免疫組織染色に減弱がみられないという報告もいくつか見られ，今後このメカニズムの解明が待たれるところである．

▶▶▶ おわりに

　癌は遺伝子異常で起こるが，各臓器ごとで仕組みが異なり，治療法も臨機応変に変えなければならない．しかし，E-カドヘリンの機構が各臓器に共通の因子であることが解明されれば普遍的な治療法になる可能性がある．

　従来の腫瘍マーカーと血清E-カドヘリンの濃度には相関は認められず，この物質が新しい腫瘍マーカーとなりうる要素をもつことを示唆している．

■文　　献■
1) Takeichi M, et al：Curr Opin Cell Biol 5：806-811, 1993.
2) Rimm D, et al：Proc Natl Acad Sci USA 92：8813-8817, 1995.
3) Hirano S, et al：Cell 70：293-301, 1992.
4) Watanabe-Uchida M, et al：J Cell Biol 142：847-857, 1998.
5) Reynolds AB, et al：Mol Cell Biol 9：629-638, 1989.
6) Aono S, et al：J Cell Biol 145：551-562, 1999.
7) Yoshimura M, et al：Proc Natl Acad Sci USA 92：8754-8758, 1995.
8) Kozyraki R, et al：Gastroenterology 110：1137-1149, 1996.
9) Wei Y, et al：Hepatology 3：692-701, 2002.
10) Kadowaki T, et al：Cancer Res 54：291-296, 1994.
11) Miyata M, et al：Int J Onchl 4：61-65, 1994.
12) Oka H, et al：Virchows Arch A Pathol Anat 421：149-156, 1992.
13) Mayer B, et al：Cancer Res 53：1690-1695, 1993.
14) Gunji N, et al：Cancer 82：1649-1656, 1998.
15) Katayama M, et al：Br J Cancer 69：580-585, 1994.

2. 肝転移の分子機構
3) インテグリン

刀坂 泰史　奥 直人*

▶▶▶はじめに

インテグリンは細胞膜に発現し，主に細胞外マトリックス(extracellular matrix；ECM)と結合する接着分子である．細胞の生存，運動，浸潤に関与し，癌の転移にも重要であることから，癌治療薬の標的分子としても注目されている．近年の研究から癌の転移は臓器選択的に起こることが明らかとなっている．肝臓は多くの癌の転移先の臓器であり，インテグリンと肝転移との関連が注目されている．本稿では，インテグリンのなかでも，とくに癌との関連が注目されている$\alpha v \beta 3$と肝転移との関係についての研究を中心に述べる．

▶▶▶I. インテグリンの機能

インテグリンはα鎖，β鎖の2つサブユニットのヘテロダイマーで構成される接着分子である．現在までにαサブユニットは18，βサブユニットは8種類が同定されており，インテグリンのサブタイプは24種類同定されている．インテグリンは細胞膜に発現し，細胞外マトリックス(extracellular matrix；ECM)との接着に関与し，細胞内では細胞骨格系と密接な関係を有している．インテグリン－ECM接着は細胞の生存，運動，浸潤の調節を担っている[1]．

インテグリン－ECM接着によるシグナルは，主にfocal adhesion kinase(FAK)，integrinlinked kinase(ILK)などを介する．さらにpaxicillin，p130CASを介してAkt，Racなどを活性化することで細胞生存，増殖，運動，浸潤などを促進させることが解明されている[1)-3)]．

細胞の運動・浸潤は癌の転移と密接に関連しており，さまざまな接着分子がこれらを制御している．癌の遠隔臓器への転移は主に血管を介した血行性転移であり，その過程は原発巣からの離脱と血管への侵入，血流による遠隔臓器への移行，血管内皮細胞への接着と血管外への脱出からなる[4]．これらの過程のうち，血管への侵入，さらに血管外への脱出の際には基底膜を通り抜けることが必要である．基底膜を通り抜けるために，癌細胞は基底膜と接着し，matrix metalloproteinase(MMP)などの消化酵素を分泌する．この基底膜との接

静岡県立大学薬学部医薬生命化学教室　*教授

着にインテグリンは重要な役割を担っており，癌細胞の浸潤に必須であることがいわれている．

また，インテグリンは腫瘍血管新生においても重要な役割を担っている[5]．腫瘍血管新生とは酸素や栄養の供給源である血管を新たに誘導する事象のことであり，癌の成長・転移に必須である．血管内皮細胞の生存にインテグリン－ECM 接着が必須であることや，内皮細胞の浸潤・遊走の際にインテグリンを介した MMP の活性化などが起こることが知られている．しかし，エンドスタチンやタムスタチンなどの内因性の血管新生抑制分子はインテグリンと結合し，その効果を発揮するという報告もあり，血管新生におけるインテグリンの作用メカニズムはいまだ不明な点が多い[1]．

▶▶▶ II. インテグリンと肝転移

癌細胞はさまざまな分子を変化させ，転移に有利な能力を獲得していく．癌転移には接着分子，基底膜分解酵素，細胞運動因子，血管新生因子，増殖因子などが関連することが明らかとなってきた．とくに細胞接着分子は転移過程において，血流中の癌細胞と血管内皮細胞との接着やそれに続く血管外への脱出と深く関連することが明らかとなっている．代表的な細胞接着分子としてカドヘリン，インテグリン，セレクチンなどがあり，転移治療薬の標的分子として期待されている．

癌の転移先の臓器はランダムに決定するわけではなく，選択的にある種の臓器に転移することが知られている[4]．そのなかでも肝臓は，癌細胞が転移する臓器として最も重要な host organ の1つである．その理由として，肝臓は血流量が多い(肺に次ぐ)ことや増殖に有利な環境が整っていることなどが挙げられる[6]．また，肝臓の構造の特徴として，シヌソイド(洞様毛細血管)を構成する内皮細胞の間隔が大きいことがある．肝臓は内皮細胞と肝実質細胞の間の空間に ECM 構成成分であるフィブロネクチン，ラミニン，さらにタイプ I，IV コラーゲンが存在しているが，肝臓の内皮細胞は不完全な層を形成しているため，これら ECM 構成成分と血流中の細胞とが直接相互作用できる．さまざまな研究で，このような ECM 構成成分と癌細胞との相互作用が肝転移に重要であることが示されており，インテグリンと肝転移とが深く関連していることが考えられる[7]．

筆者らは，インテグリンのなかでも特に転移性の高い癌細胞に多く発現している $\alpha v \beta 3$ に着目し，肝転移との関連について検討を行った[8]．インテグリン $\alpha v \beta 3$ はビトロネクチン，フィブロネクチンやトロンボスポンジンなどのマトリックス構成成分に含まれる Arg-Gly-Asp(RGD)配列と結合することが知られている．そこで，まずインテグリン $\alpha v \beta 3$ を強発現した細胞を作成し，in vitro でこの細胞の接着，浸潤能について検討を行った．結果，$\alpha v \beta 3$ 強発現細胞はビトロネクチンに対する接着能とビトロネクチンコートしたプレートでの浸潤能が顕著に亢進していた．このことから，$\alpha v \beta 3$ が安定に発現しており，その機能についても十分に亢進していることが示唆された．続いて in vivo において肝臓への初期の転移について検討するため，^{18}F 標識したこの細胞をマウスに尾静脈内または門脈内投与し，positron emission tomography(PET)を用いてその体内動態の検討を行った．その結果，尾静脈内投与では肺，肝臓への集積性に変化はみられなかったものの，門脈内投与ではコントロールと比較して肝臓に高い集積性を示すことが明らかとなった(図13)．また，

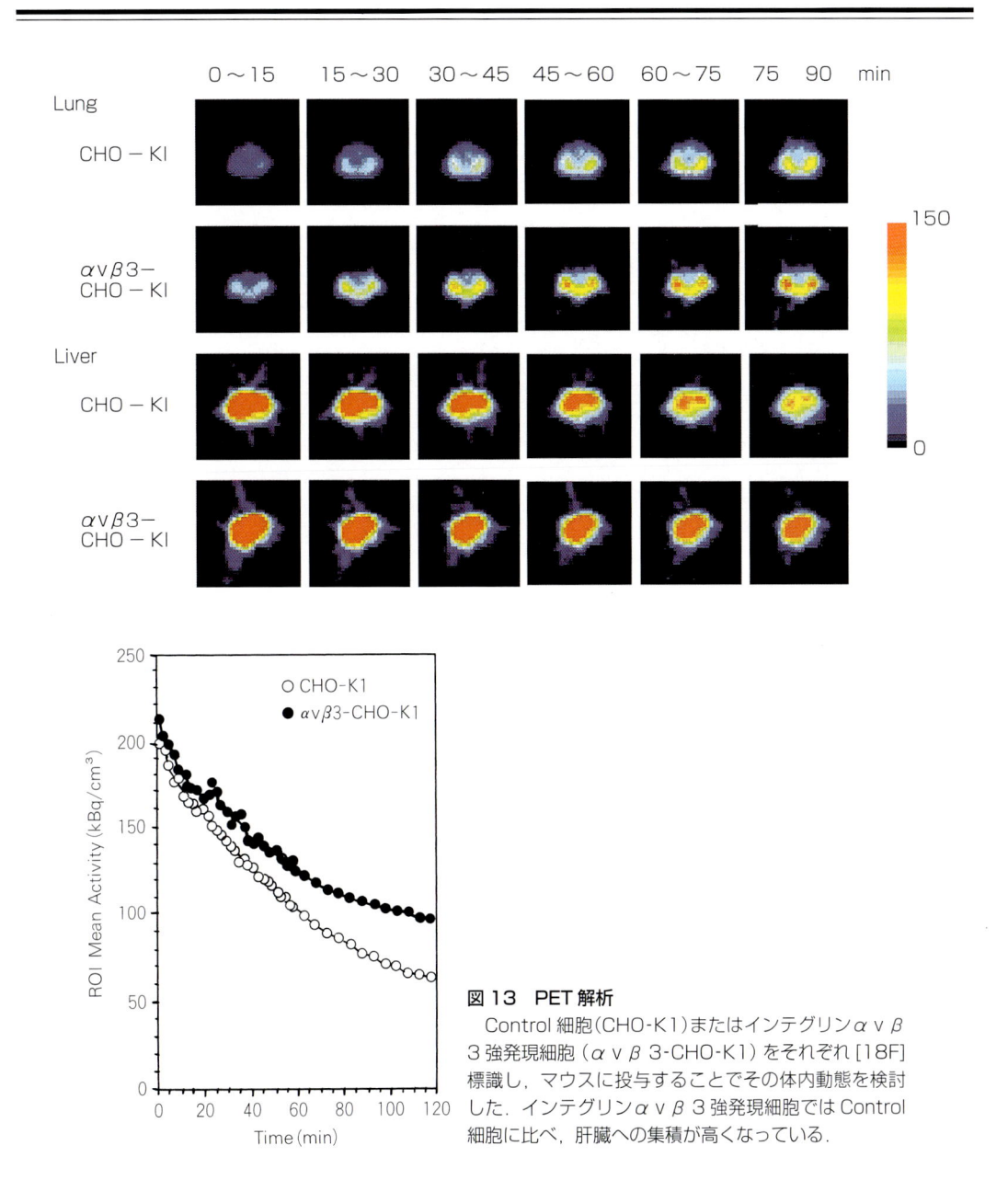

2. 肝転移の分子機構 − 3) インテグリン

図13 PET解析
Control細胞(CHO-K1)またはインテグリンαvβ3強発現細胞(αvβ3-CHO-K1)をそれぞれ[18F]標識し，マウスに投与することでその体内動態を検討した．インテグリンαvβ3強発現細胞ではControl細胞に比べ，肝臓への集積が高くなっている．

αvβ3強発現細胞にさらにGFPを発現させ，肝臓でintravital fluorescence microscopy (IVM) 解析を行った．この方法は，肝臓表面から50〜75μmの深さまでの細胞の局在を観測できる．この結果，コントロールと比較してαvβ3強発現細胞では，投与2時間後から血管内から血管外へと浸潤している細胞が増加していた(表3)．これらの結果からインテグリンαvβ3を強発現することで肝臓への集積性が高くなり，さらに臓器内への浸潤が亢進していることが明らかとなり，インテグリンαvβ3が肝転移に促進的に働いていることが示唆された．

インテグリンαvβ3は，転移に促進的に働くことや血管新生を誘導することなどから，

表3 IVM解析

Time	Cell number			%Invasion (S.D.)
	Total	Extravasated	Intravenule	
GFP - CHO - K1 Cell				
1 h	607	99	508	16.2 (2.5)
2 h	368	80	288	21.7 (3.8)
24 h	371	124	247	33.3 (5.7)
GFP - αvβ3 - CHO - K1 Cell				
1 h	614	889	526	14.2 (4.8)
2 h	336	181	155	53.9 (1.4)**
24 h	413	240	173	57.9 (4.5)*

Significantly different from the data for GFP - CHO - K1 Cells : *p＜0.01；**p＜0.001
肝臓組織内への浸潤能が，インテグリンαvβ3強発現細胞ではControl細胞に比べ，高くなっている．

抗癌剤の標的分子として注目されており，抗体や結合ペプチドによる創薬研究が進んでいる．抗αvβ3モノクローナル抗体であるVitaxin®は，血管新生阻害剤として臨床試験を実施中であり[9]，また抗β3抗体を用いてαvβ3を阻害することで肝転移が抑制されることが報告されている[10]．また，インテグリンαvβ3はRGD配列を認識し，ECMと接着することが知られている．RGD配列を含むペプチドはアンタゴニストとして働くことが明らかとなっており，臨床試験も実施されている[11]．さらにRGD配列を元にした低分子化合物の開発も行われている．αvβ3，αvβ5アンタゴニストであるS247がin vivoで肝転移を阻害することが報告されている[12]．

他のインテグリンについても肝転移との関連を示唆するさまざまな報告がある．インテグリンα6β4は他の分子を介して肝転移を促進するという報告や，α2β1とα3β1は肝転移と関連していることが報告されている[13)14]．またα5β1アンタゴニストであるATN-161を5-フルオロウラシルの低用量頻回投与と併用することで肝転移を抑制することも報告されており，α5β1が肝転移に促進的に働いていることが考えられる[15]．

▶▶▶おわりに

転移は多くの癌患者の主な死亡原因であり，転移の克服は癌治療において最も大きな目標である．インテグリンと転移との関連についてさまざまな研究が進んでおり，有効な治療標的となることが明らかになりつつある．実際に抗体やペプチド，低分子阻害薬による癌治療の有効性も報告されている．肝転移との関連についても解明されつつあり，組織選択的な転移治療薬としても期待できる．今後，よりインテグリンの機能が解明されていくにつれて，有効な転移治療薬の開発へとつながっていくことが期待される．

■文　献■

1) Guo W, Giancotti FG：Integrin signalling during tumour progression. Nat Rev Mol Cell Biol 5：816-826, 2004.
2) Mitra SK, Hanson DA, Schlaepfer DD：Focal adhesion kinase；in command and control of

cell motility. Nat Rev Mol Cell Biol 6：56-68, 2005.
3) Hannigan G, Troussard AA, Dedhar S：Integrin-linked kinase ; a cancer therapeutic target unique among its ILK. Nat Rev Cancer 5：51-63, 2005.
4) Fidler IJ：The pathogenesis of cancer metastasis ; the "seed and soil" hypothesis revisited. Nat Rev Cancer 3：453-458, 2003.
5) Kalluri R：Basement membranes ; structure, assembly and role in tumour angiogenesis. Nat Rev Cancer 3：422-433, 2003.
6) Takeda A, et al：Role of angiogenesis in the development and growth of liver metastasis. Ann Surg Oncol 9：610-616, 2002.
7) Enns A, et al：Integrins can directly mediate metastatic tumor cell adhesion within the liver sinusoids. J Gastrointest Surg 8：1049-1059, discussion 1060, 2004.
8) Kikkawa H, et al：Role of integrin alpha(v)beta3 in the early phase of liver metastasis ; PET and IVM analyses. Clin Exp Metastasis 19：717-725, 2002.
9) Gutheil JC, et al：Targeted antiangiogenic therapy for cancer using Vitaxin ; a humanized monoclonal antibody to the integrin alpha(v)beta3. Clin Cancer Res 6：3056-3061, 2000.
10) Yun Z, Menter DG, Nicolson GL：Involvement of integrin alpha(v)beta3 in cell adhesion, motility, and liver metastasis of murine RAW117 large cell lymphoma. Cancer Res 56：3103-3111, 1996.
11) Buerkle MA, et al：Inhibition of the alpha-nu integrins with a cyclic RGD peptide impairs angiogenesis, growth and metastasis of solid tumours in vivo. Br J Cancer 86：788-795, 2002.
12) Reinmuth N, et al：Alphavbeta3 integrin antagonist S247 decreases colon cancer metastasis and angiogenesis and improves survival in mice. Cancer Res 63：2079-2087, 2003.
13) Herlevsen M, Schmidt DS, Miyazaki K, et al：The association of the tetraspanin D6.1A with the alpha6beta4 integrin supports cell motility and liver metastasis formation. J Cell Sci 116：4373-4390, 2003.
14) Ura H, Denno R, Hirata K, et al：Separate functions of alpha2beta1 and alpha3beta1 integrins in the metastatic process of human gastric carcinoma. Surg Today 28：1001-1006, 1998.
15) Stoeltzing O, et al：Inhibition of integrin alpha5beta1 function with a small peptide (ATN-161) plus continuous 5-FU infusion reduces colorectal liver metastases and improves survival in mice. Int J Cancer 104：496-503, 2003.

基礎編

2. 肝転移の分子機構
4）セレクチンと肝転移

神奈木玲児

▶▶▶ I. 癌細胞と血管内皮細胞との接着へのセレクチンの関与と糖鎖リガンド

　癌の血行性転移は，癌細胞が原発巣を離脱して血管内への遊離し，血管内を移動したのち，転移先臓器血管の内皮細胞に接着し組織内へ脱出する，といった多段階のプロセスを経て成立する（図14）．このうち血流中の癌細胞と血管内皮細胞との接着はきわめて重要な段階であり，癌の血行性転移の成立を大きく左右する．この接着では，血管内皮細胞のセレクチンと癌細胞のリガンド糖鎖の結合を介した細胞接着が重要な役割を演じている[1)-3)]．

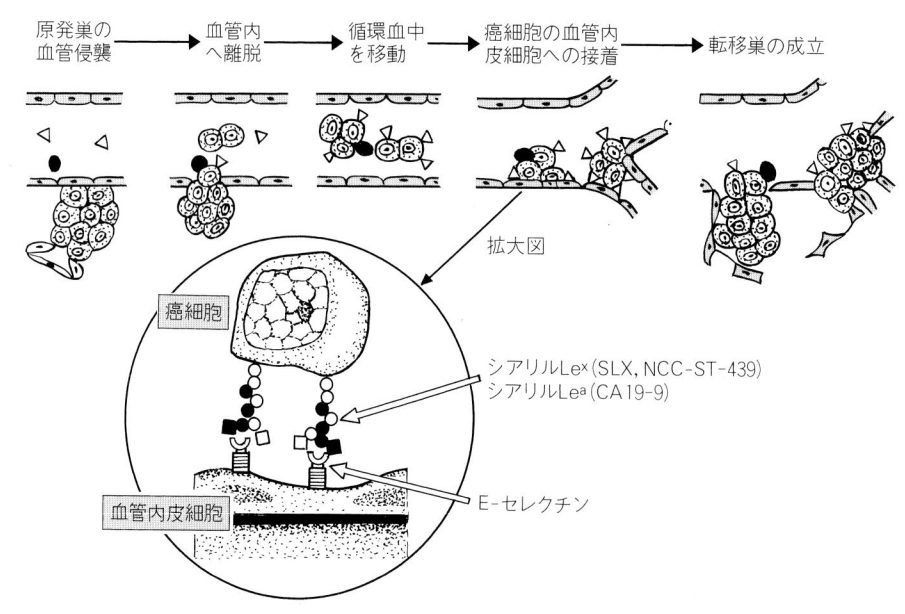

図14　癌の血行性転移におけるシアリルルイスa・シアリルルイスx糖鎖とセレクチンを介した細胞接着の関与を示す模式図

（Kannagi Rら：Cancer Sci，2004[1)]による）

愛知県がんセンター研究所分子病態学部　部長

2. 肝転移の分子機構 – 4) セレクチンと肝転移

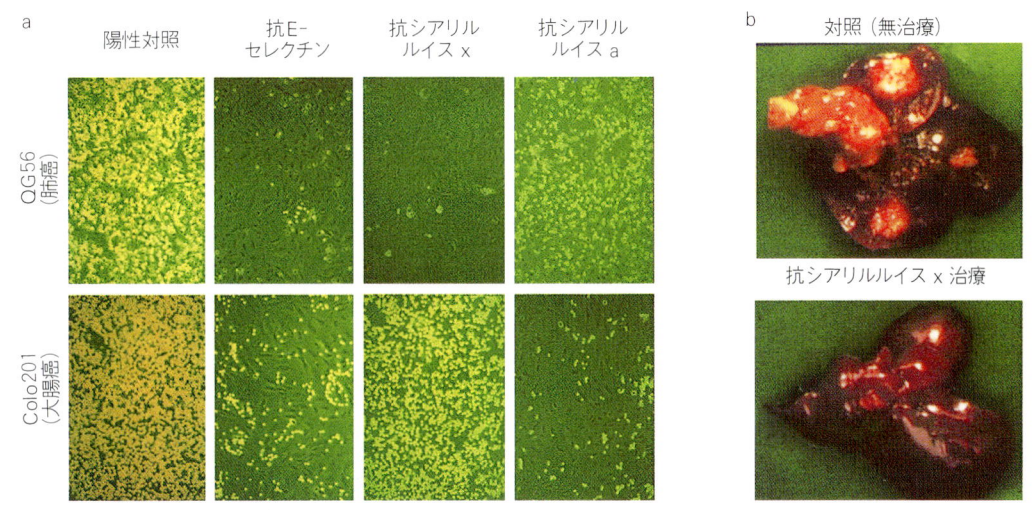

図15 癌細胞の血管内皮細胞への接着におけるE-セレクチンおよびシアリルルイスa/x糖鎖の関与を示す実験例
　aは癌細胞の臍帯静脈血管内皮細胞（HUVEC）へのin vitroの細胞接着阻害実験．肺癌細胞（QG56）においては，E-セレクチンとシアリルルイスxを介した血管内皮細胞への接着が，大腸癌細胞(Colo201)においては，E-セレクチンとシアリルルイスaを介した血管内皮細胞への接着が観察される．
(Takada Aら：Cancer Res，1993[5]) による）
　bは胃癌細胞(MKN74)のヌードマウスへの脾注肝転移におけるin vivoの抗シアリルルイスx抗体治療実験．シアリルルイスxを介して転移するMKN74細胞では，抗シアリルルイスx抗体の投与により転移が有意に抑制される．
(Nakashio Tら：Anticancer Res，1997[6]) による）

　このことは，はじめ癌細胞の血管内皮への接着に関与する細胞接着分子を同定する *in vitro* の細胞接着実験の結果から示唆された[4)5)]．細胞接着実験で上皮性の癌細胞と培養血管内皮細胞との接着を検討すると，胃癌・大腸癌・膵癌・肺癌・卵巣癌などの癌細胞の血管内皮細胞への接着においてE-セレクチンが強く関与していることが判明した[3)-5)]．実験例を**図15**に示した．血流中を高速で流れる癌細胞を捕捉できることは，セレクチンを介した細胞接着の特徴である．ヌードマウスにおける脾注肝転移実験においても，血行性肝転移におけるこの細胞接着の重要性が明らかになっている[6)]（**図15**）．
　癌細胞に発現するセレクチンの糖鎖リガンドはシアリルルイスaおよびシアリルルイスxである．これらの糖鎖は，CA19-9，SPan-1，SLX，NCC-ST-439などの名称で血清腫瘍マーカーとして臨床に応用されており，癌細胞に強く発現されている．
　大腸癌・膵癌・胆道系の癌など消化器癌ではシアリルルイスa糖鎖が優勢に発現されており，乳癌・肺癌・腎癌・卵巣癌などではシアリルルイスx糖鎖が優勢に発現されている．どちらの糖鎖も血管内皮細胞のE-セレクチンとの結合能を有し，血行性転移に深くかかわると考えられる．癌細胞でのセレクチンの糖鎖リガンドの発現の程度と癌患者の予後との相関関係を支持する成績が多数得られている[7)-13)]（**図16**）．このことは，癌の血行性転移の過程で，この接着が転移の頻度を左右する律速段階となっていることを示している．抗潰瘍薬シメチジンにはセレクチンを介した細胞接着を抑制する働きがある．大腸癌患者に術後シメチジンを投与した成績では，シアリルルイスa/x陽性の癌細胞を有する患者群で著明な予後の改善が得られたと報告されている[14)]．
　しかし，すべての癌においてこの細胞接着が主役を演じるわけではない．臨床統計を見

基 礎 編

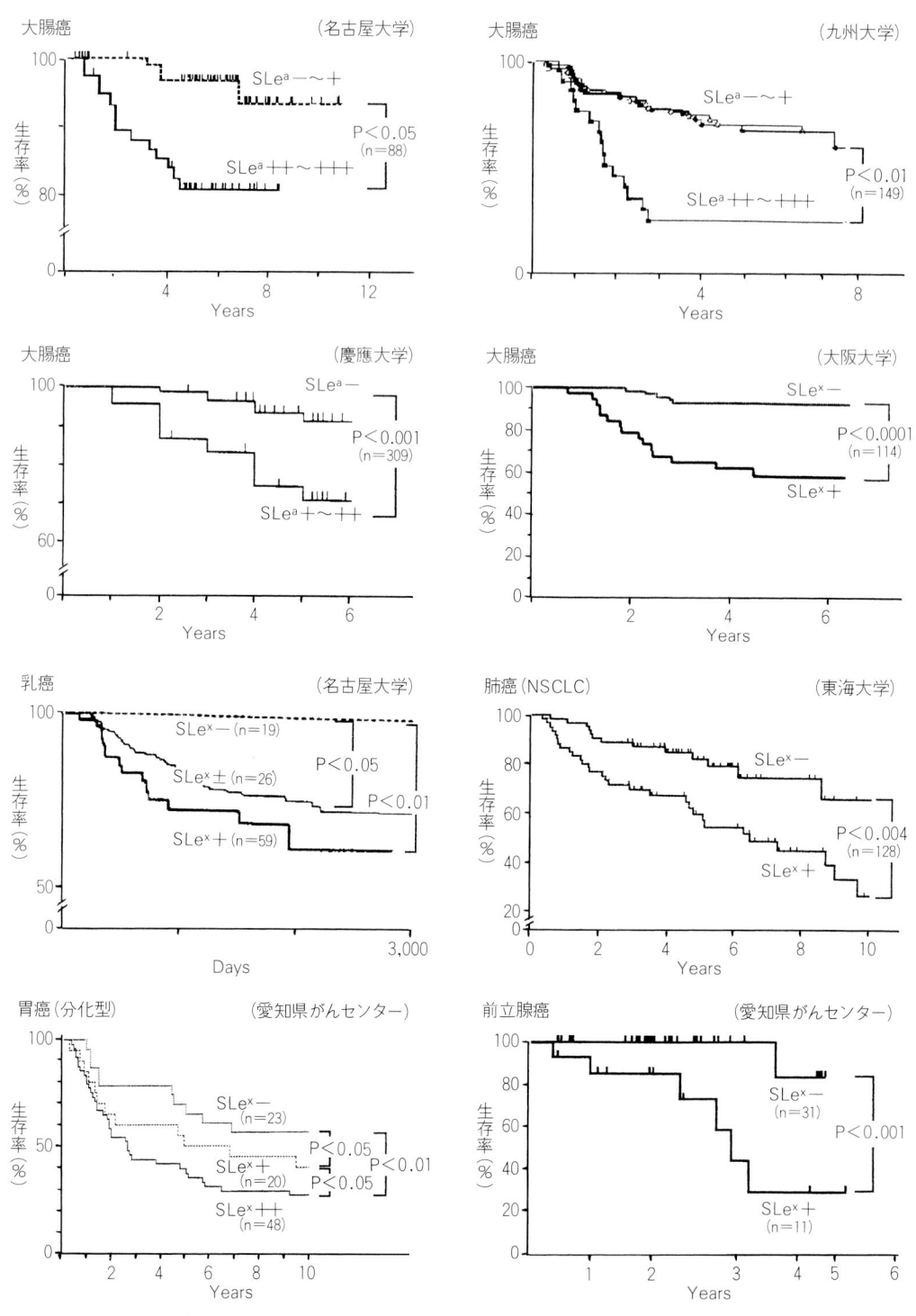

図16 癌組織におけるシアリルルイスa・シアリルルイスxの発現の程度と患者の外科手術後の予後との相関

(文献7〜13より引用，一部改変)

ると，セレクチンを介した細胞接着が重要な役割を演じるのは大腸癌が最も典型的であり，これについで胃癌・乳癌・膵癌・肺癌・卵巣癌があげられる．これに対して，原発性肝癌についてはこの細胞接着の重要性を示す結果は乏しい．原発性肝癌の肝内転移にはセレクチン以外の細胞接着分子が働いている可能性が高い．泌尿器においては，前立腺癌や膀胱癌ではセレクチンを介した細胞接着が重要な役割を演じるのに対して，腎癌についてはこの細胞接着の重要性を示す統計は少ない．また，メラノーマ，骨肉腫や神経芽細胞腫などの肉腫系の悪性細胞の血管内皮細胞への接着ではセレクチンの関与は乏しく，VCAM-1などの関与が検出されている．

▶▶▶ II. 三種のセレクチンと血行性転移

　セレクチン・ファミリーの細胞接着分子には，E-セレクチンのほか，P-セレクチンやL-セレクチンがある．セレクチン・ファミリーの細胞接着分子はいずれもN末端から順にC-タイプレクチン様ドメイン，EGF様ドメイン，および補体結合蛋白様ドメインを有する．補体結合蛋白様ドメインは何回か繰り返され，その繰り返しの回数はそれぞれのファミリーメンバーによって異なる（図17）．これらの分子はC-タイプレクチン様ドメインによって糖鎖リガンドを特異的に認識し，相手の細胞と接着する．三種のセレクチンのリガンド特異性は微妙に異なっている[15]．癌の転移との関係では，E-セレクチンは血管内皮細胞に発現しており，流血中の癌細胞との接着に直接関与する．これに対し，P-セレクチンは主に血小板に，L-セレクチンは主に白血球に発現されている．癌細胞が血流中を移動する間に，E-セレクチン以外のこれらのセレクチンとも遭遇する機会があると考えられる．セレクチンのKOマウスでは癌転移が抑制されることから，いずれのセレクチンも血行性転移に関与すると見られるが，E-セレクチンが最も重要と考えられている．

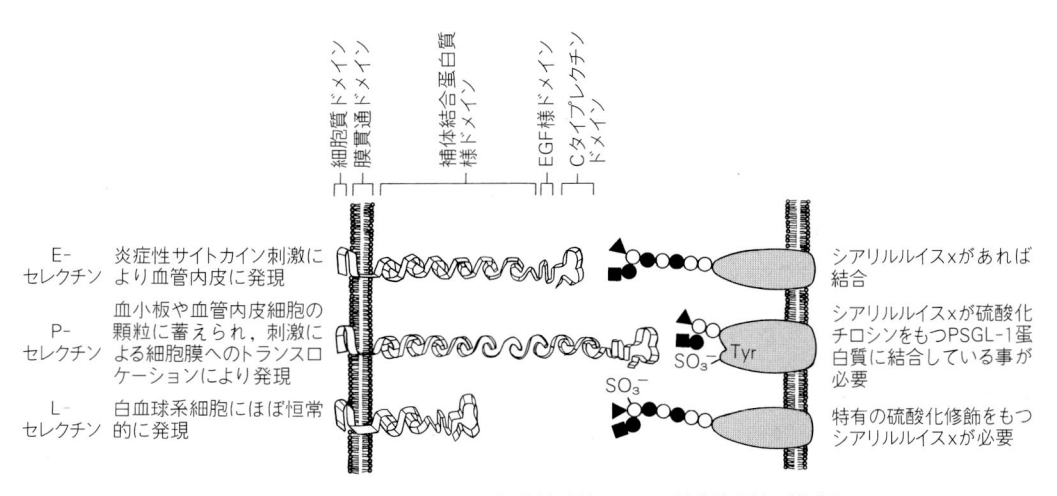

図17　セレクチンファミリーの細胞接着分子とその結合特異性の模式図

三種のセレクチンはいずれもN末端ドメインより順にレクチン様ドメイン，EGF様ドメインおよび補体結合蛋白様ドメインをもつ．そのリガンド特異性はそれぞれ異なる．

(Kannagi R : Curr Opin Struct Biol, 2002[15]による)

基　礎　編

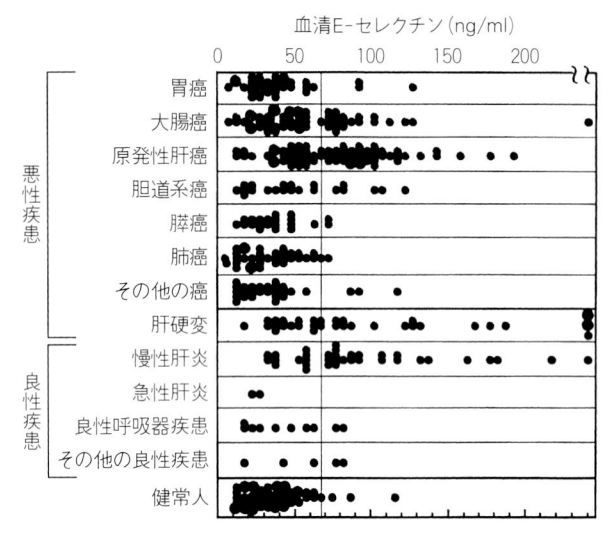

図18　各種疾患患者における血清E-セレクチンレベル

血管内皮では健常人でもE-セレクチンのある程度の発現があり，癌患者では増加する．また，肝疾患では著明に増加し，E-セレクチン産生臓器としての肝の重要性を示す．

（光岡ちか子ら：臨床免疫，1996[16]　による）

▶▶▶ III. 血管内皮細胞のE-セレクチン発現

　血管内皮のセレクチンがシアリルルイスa/x糖鎖と結合するわけであるから，血管内皮側のセレクチンの発現の程度もまた，癌細胞でのこれら糖鎖の発現と程度と並んで，患者の癌の血行性転移の起こりやすさを規定するうえで重要な因子となる．血管内皮細胞側にE-セレクチンが強く発現している患者ほど，血行性転移が起きやすいと考えられる．

　E-セレクチンは血管内皮細胞に常に発現されているわけではなく，*in vitro* では炎症性サイトカイン刺激によって合成が開始され，一過性に血管内皮細胞上に出現する．このことから推量すると，患者体内の血管内皮でのE-セレクチンの発現もさまざまな条件によって活発に変化していると推量される．E-セレクチンは血管内皮細胞に特異的で，しかも血管内皮に発現したE-セレクチンの一部は血中に遊離するので，血清中の可溶性E-セレクチンを測定することによって，患者体内の血管内皮細胞のE-セレクチンの発現の程度を間接的に評価できる[16]．特異的単クローン抗体を用いて血清E-セレクチンを測定すると，健常人の血中にも有意のE-セレクチンが検出される（図18）．このことは，健常人体内の血管の一部は，ほぼ恒常的にE-セレクチンを発現していることを示す．担癌患者では血清E-セレクチンが高値となる傾向がある．これは一部の癌細胞から血管内皮のセレクチン発現を誘導する液性因子が分泌されることによると考えられる．このため癌患者では血管内皮E-セレクチンの発現が亢進し，転移が起こりやすい準備状態となっている．肺癌患者では，癌細胞が糖鎖リガンド陽性の場合には血清E-セレクチン濃度が癌患者の予後と有意に相関するという成績が得られている[17]．

　E-セレクチンは炎症性サイトカイン刺激によって誘導される蛋白質であるから，多くの良性炎症性疾患でも高値となり，決して腫瘍特異的ではない．とくに肝良性疾患では著明に高値となる（図18）．このことは，肝血管床がE-セレクチン産生臓器として重要であることを示している．

▶▶▶ IV. 糖鎖不全現象による発癌早期のシアリルルイスa/x糖鎖の発現誘導

　癌においてシアリルルイスa/xの発現が亢進するメカニズムとして，従来はこれらの糖鎖の合成に関与する糖転移酵素が癌で増加しているのではないかと考えられてきた．この観点から，さまざまな糖転移酵素の活性やmRNA含量が癌と非癌部とで測定され比較されてきた．その結果，いくつかの糖転移酵素や糖トランスポーターが増加することが知られている．とくにフコース転移酵素Fuc-T VIIおよびIV，シアル酸転移酵素ST3O，UDP-ガラクトース輸送体UGT1などのmRNAが癌で有意に増加していることが知られている[18)-20)]．これらの遺伝子変化は，いずれも癌におけるシアリルルイスa/xの発現亢進に幾分かは関与していると考えられる．

　しかし，最近，癌細胞におけるシアリルルイスa/x糖鎖の発現亢進のメカニズムとして，以下に述べるような「糖鎖不全現象」の機構がよく適合すると思われる証拠が蓄積してきた．「糖鎖不全現象」とは，箱守仙一郎博士らによって癌化に伴って糖鎖異常をきたすメカニズムとして定式化されたもので[21)]，正常細胞で本来発現されるべき糖鎖の発現が癌細胞で障害されて，正常細胞よりも単純な構造を持った糖鎖が癌で蓄積する機構である．

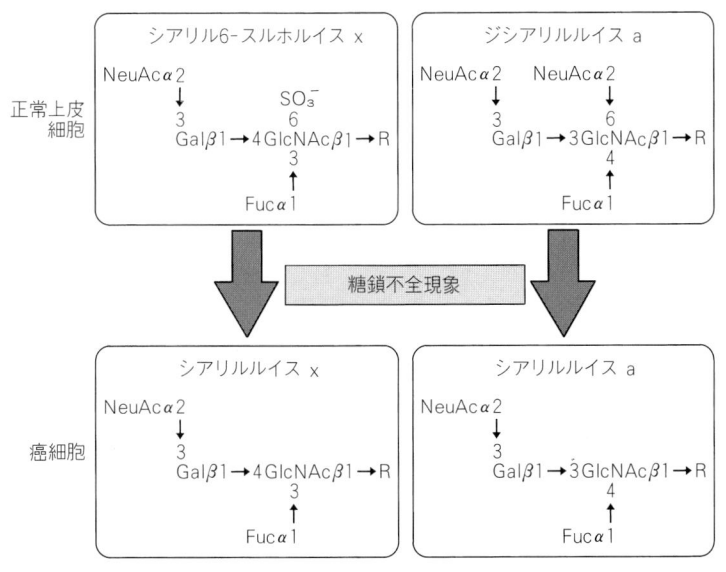

図19 癌細胞に発現するシアリルルイスxおよびシアリルルイスaの糖鎖構造と，正常上皮細胞に発現するさらに複雑な修飾をうけた糖鎖(シアリル6-スルホルイスxおよびジシアリルルイスa)の構造の比較

　糖鎖の合成不全に伴って複雑な修飾が消失し，癌細胞ではシアリルルイスxおよびシアリルルイスaの発現が増大する．正常の上皮細胞に発現する複雑な構造をもった糖鎖はそれぞれ特異的な細胞接着能を持ち，正常粘膜組織のホメオスタシスを保つうえで重要な役割を演じている．シアリル6-スルホルイスxはL-セレクチンの特異的リガンドであり[15)30)]，ジシアリルルイスaは白血球の抑制性リセプターSiglec-7/-9のリガンドである[26)]ことが判明している．
(Izawa Mら：Cancer Res, 2000[22)]/Miyazaki Kら：Cancer Res, 2004[26)]より一部改変，引用)

たとえば，消化管の正常上皮細胞がシアリルルイス a・シアリルルイス x よりも複雑な構造の糖鎖を発現していることが最近判明してきた．正常上皮細胞に発現する複雑な糖鎖としては，シアリルルイス x の系統の糖鎖ではシアリル 6-スルホルイス x が典型例であり，シアリルルイス a の系統の糖鎖ではジシアリルルイス a が代表的である(図 19)[22)-24)]．いずれの糖鎖も非癌上皮細胞に選択的に発現しており，癌細胞ではむしろ減少していることがわかっている．このことが意味するのは，非癌上皮細胞にはすでにシアリルルイス a/x 糖鎖の合成に必要な糖転移酵素はすべて備わっており，むしろそれをさらに複雑な構造の糖鎖にまで合成する酵素まで含有していることである．癌細胞ではこれらの複雑な糖鎖を合成する経路に障害が起こり(糖鎖不全現象)，そのためにより単純な構造を持つシアリルルイス a/x 糖鎖の発現が亢進すると考えられる．

シアリル 6-スルホルイス x は，シアリルルイス x の GlcNAc 基の 6 位に硫酸基がさらに結合した構造をしている(図 19)．癌化に伴い GlcNAc 基の 6 位への硫酸基の修飾能が障害されて糖鎖不全が起こるためにシアリル 6-スルホルイス x 糖鎖が消失し，代わりにシアリルルイス x が増加すると考えられ，この機序は大腸癌におけるシアリルルイス x 糖鎖の増加をよく説明する．癌化に伴う GlcNAc 基の 6 位への硫酸基の修飾能の低下については，6-硫酸基転移酵素の低下や硫酸基輸送の障害が原因となっていると見られる．

ジシアリルルイス a 糖鎖では，シアリルルイス a の構造のうち GlcNAc 基の 6 位にシアル酸がさらに結合している(図 19)[23)24)]．癌細胞ではこのジシアリルルイス a 糖鎖は減少し，代わりにシアリルルイス a が増加する．癌化に伴って GlcNAc 基にシアル酸を付加する反応が障害されて糖鎖不全が起こるためと考えられる．この 2→6 結合のシアル酸による修飾反応はシアル酸転移酵素 ST6GalNAc VI によって担われていると考えられ[25)]，この酵素のmRNA は非癌大腸上皮細胞に比べて大腸癌細胞では著明に低下している[26)]．

▶▶▶ V. Epigenetic gene silencing と糖鎖不全現象

発癌の早期には DNA のメチル化やヒストンの脱アセチル化などによって正常な遺伝子の発現が抑制されることが知られ，こうした epigenetic gene silencing は発癌の機構と緊密にかかわっていると考えられている．多くの培養癌細胞株ではシアリル 6-スルホルイス x やジシアリルルイス a 糖鎖の発現が失われているが，これをヒストン脱アセチル化酵素阻害剤や DNA メチル化阻害剤の存在下で培養するとシアリル 6-スルホルイス x やジシアリルルイス a 糖鎖の発現の回復が観察される[26)]．このことは，癌におけるこれらの「糖鎖不全現象」の背後に，これら複雑な糖鎖の合成に関与する糖転移酵素遺伝子の DNA のメチル化やヒストンの脱アセチル化による epigenetic gene silencing があることを示している．

シアリル 6-スルホルイス x やジシアリルルイス a 糖鎖の糖鎖合成不全は，その代謝経路から直接にシアリルルイス a やシアリルルイス x の発現亢進を導く．一方，正常上皮細胞には多彩な糖鎖が発現されており，これらの合成不全も余剰基質を生むという機序で間接的にシアリルルイス a/x の発現亢進を引き起こす．たとえば正常大腸上皮では，右半大腸では ABO (H) 血液型物質が，また左半大腸では Sd^a 血液型物質が主要糖鎖である．癌化に伴って ABO (H) 血液型糖鎖の合成が障害されると，余剰となった基質がシアリルルイス a/x 糖鎖の合成に振り向けられ，このことも癌におけるシアリルルイス a/x 糖鎖の発現

2. 肝転移の分子機構 − 4) セレクチンと肝転移

図20 糖鎖不全現象による癌細胞におけるシアリルルイスa・シアリルルイスx糖鎖の発現亢進

糖鎖合成不全が起こると，糖鎖の6-硫酸化や2→6シアル酸化よってシアリル6-スルホルイスxやジシアリルルイスaを合成する経路が障害され，シアリルルイスa/x糖鎖の発現が誘導される①．これにGalβ1→3/4GlcNAcβ基質を競合する他の合成系の不全が加わり，余剰の基質の転用によってさらにシアリルルイスa/x糖鎖の発現が亢進する②．

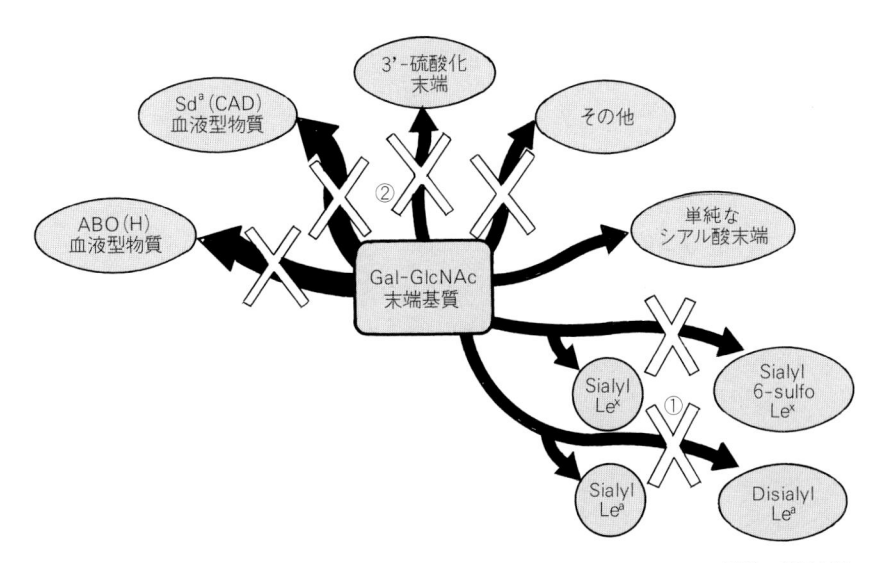

亢進のメカニズムの一つに数えられてきた[27]．ABO (H) 血液型物質の合成不全は，糖転移酵素遺伝子のDNAメチル化が要因となっていることもすでに報告されている[27]．また，Sd[a]血液型物質の合成不全もシアリルルイスaやシアリルルイスxの発現亢進を誘導出来ることが報告された[28]．大腸の正常上皮細胞には3'-スルホ修飾を持つ糖鎖も発現されており，この合成不全がシアリルルイスxの発現亢進を誘導する可能性もある[29]．実際の発癌の過程では，正常上皮細胞のこうした多彩な糖鎖の合成が epigenetic gene silencing によって次々と抑制され，シアリルルイスa/x糖鎖の発現がさらに亢進すると考えられる(図20)．

▶▶▶ VI. 局所進行癌における低酸素環境と癌のプログレッション

癌細胞の増殖がある程度進行すると，癌細胞巣の一部は低酸素状態におちいる．細胞は低酸素環境では通常アポトーシスを起こして死んでしまう．しかし癌病巣の低酸素領域では，癌遺伝子や癌抑制遺伝子の変異によって低酸素環境下でもアポトーシスを起こしにくい癌細胞クローンが生じ，こうした細胞が選択的に生き残って増殖を続け，さらに新しい癌細胞巣を形成する．局所進行癌では，このようにして癌のプログレッションが起こり，悪性度の高い癌細胞の増生を導く．こうした局所進行癌病巣中の悪性度の高い癌細胞が，次に血行性転移を引き起こす．

癌細胞の低酸素抵抗性が増強するにあたっては，低酸素誘導因子(hypoxia inducible factor；HIF)と呼ばれる転写因子が重要な役割を演じる．HIF-1は細胞が低酸素にさらされたときに働く転写因子である．そのαサブユニットは，通常酸素濃度におかれた細胞では

細胞質に存在し，活発にユビキチン化されてプロテアソーム内で分解される．しかし，低酸素状態になると，この分解が停止してHIF-1αが核内に移動し，核内に存在するβサブユニットと会合して，低酸素に対して適応するうえで必要な一連の遺伝子群の転写を誘導する．この変化は正常細胞では可逆的であり，環境が正常酸素濃度になるとHIF-1αの分解は元のレベルに回復する．癌細胞の場合にはこうした可逆的変化に加えて，がん遺伝子やがん抑制遺伝子の不可逆的な変化のためにしばしばHIF-1αの恒常的な過剰発現が引き起こされ，低酸素環境下ではこのような細胞が選択的に生き残って増殖する．

▶▶▶ VII. 転写因子 (hypoxia inducible factor；HIF) と シアリルルイス a/x 糖鎖の発現亢進

多くの進行癌患者の病巣では，HIF-1αを恒常的に高発現することによって癌細胞が低酸素抵抗性を獲得して，より悪性度の高い癌細胞となっている．そこで，われわれは癌細胞のシアリルルイス a/x 糖鎖の発現に対するHIF-1の影響を検索した．大腸癌細胞を低酸素条件下で培養すると，HIF-1α蛋白質の増加が認められ，シアリルルイス a/x 糖鎖の発現が増大し，セレクチンとの接着能が誘導されることが判明した[20]．ドミナントネガティブ体のHIF-1αを遺伝子導入するとシアリルルイス a/x 糖鎖の発現増大が見られなくなることから，少なくともこの現象はHIFの下流で引き起こされていると判断された．

DNAマイクロアレイおよびRT-PCRで低酸素培養による糖鎖関連遺伝子の変化を解析したところ，シアリルルイス a/x 糖鎖の発現誘導に関連する遺伝子としてFuc-T VII, ST3O, UGT1などの遺伝子が誘導されていることが判明した(**図21**)[20]．これらはいずれも，実際

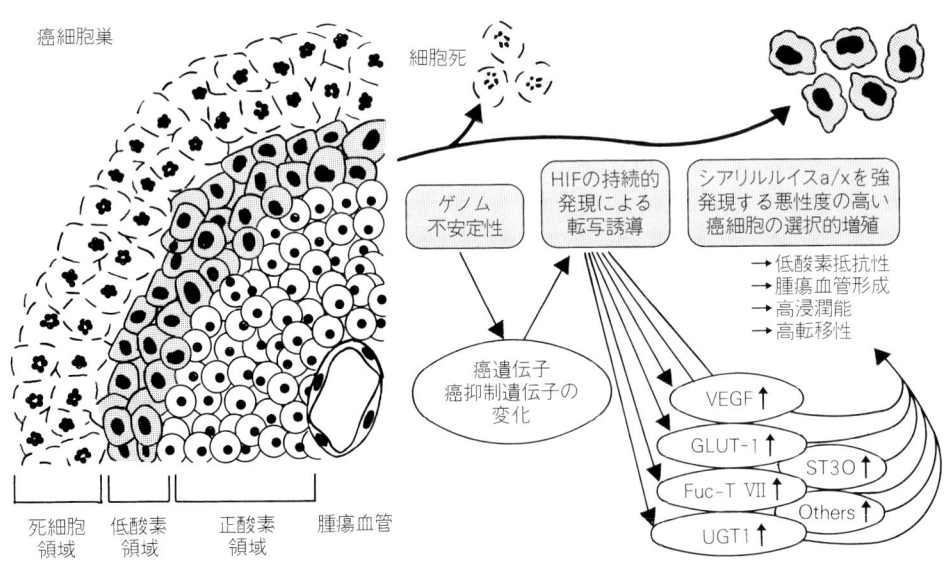

図21 固形癌のプログレッションにおけるHIF (hypoxia inducible factor) の役割と進行癌におけるシアリルルイス a/x 糖鎖の発現亢進との関係を示す模式図

癌細胞が増殖すると，癌病巣には低酸素部位が生じる．この部位では遺伝子変異の蓄積によってHIFを恒常的に発現し低酸素抵抗性を獲得した悪性度の高い癌細胞が生き残り増殖する．HIFは下流にあるFuc-T VII, ST3O, UGT1などの一連の糖鎖合成関連遺伝子の転写を誘導するため，こうした悪性度の高い癌細胞ではシアリルルイス a/x の発現がさらに亢進し，これらの癌細胞の血行性転移を促進する．

の患者大腸癌組織において非癌大腸上皮に比べて転写が増大している遺伝子であった．

　このことは，低酸素環境がそれに対する抵抗性を獲得した癌細胞クローンの選択的増殖をもたらすのみならず，シアリルルイスa/x糖鎖という血行性転移を媒介する分子の発現をも誘導することを示す[2]．癌細胞はHIFのはたらきによって，低酸素というストレス環境下で単に生存・増殖できるようになるだけではなく，さらに血行性転移を準備する状態になる（**図21**）．

■文　　献■

1) Kannagi R, Izawa M, Koike T, et al：Carbohydrate-mediated cell adhesion in cancer metastasis and angiogenesis. Cancer Sci 95：377-384, 2004.
2) Kannagi R：Molecular mechanism for cancer-associated induction of sialyl Lewis X and sialyl Lewis A expression - the Warburg effect revisited. Glycoconj J 20：353-364, 2004.
3) Kannagi R：Carbohydrate-mediated cell adhesion involved in hematogenous metastasis of cancer. Glycoconj J 14：577-584, 1997.
4) Takada A, Ohmori K, Takahashi N, et al：Adhesion of human cancer cells to vascular endothelium mediated by a carbohydrate antigen, sialyl Lewis A. Biochem Biophys Res Commun 179：713-719, 1991.
5) Takada A, Ohmori K, Yoneda T, et al：Contribution of carbohydrate antigens sialyl Lewis A and sialyl Lewis X to adhesion of human cancer cells to vascular endothelium. Cancer Res 53：354-361, 1993.
6) Nakashio T, Narita T, Sato M, et al：The association of metastasis with the expression of adhesion molecules in cell lines derived from human gastric cancer. Anticancer Res 17：293-299, 1997.
7) Kiriyama K, Watanabe T, Sakamoto J, et al：Expression and clinical significance of type-1 blood group antigens (Lea, Leb, CA19-9) in colorectal cancer-comparison with CEA. Nippon Geka Gakkai Zasshi 92：320-330, 1991.
8) Shimono R, Mori M, Akazawa K, et al：Immunohistochemical expression of carbohydrate antigen 19-9 in colorectal carcinoma. Am J Gastroenterol 89：101-105, 1994.
9) Nakayama T, Watanabe M, Katsumata T, et al：Expression of sialyl Lewisa as a new prognostic factor for patients with advanced colorectal carcinoma. Cancer 75：2051-2056, 1995.
10) Nakamori S, Kameyama M, Imaoka S, et al：Increased expression of sialyl Lewisx antigen correlates with poor survival in patients with colorectal carcinoma；Clinicopathological and immunohistochemical study. Cancer Res 53：3632-3637, 1993.
11) Narita T, Funahashi H, Satoh Y, et al：Association of expression of blood group-related carbohydrate antigens with prognosis in breast cancer. Cancer 71：3044-3053, 1993.
12) Ogawa J, Inoue H, Koide S：Expression of α-1,3-fucosyltransferase type Ⅳ and Ⅶ genes is related to poor prognosis in lung cancer. Cancer Res 56：325-329, 1996.
13) Futamura N, Nakamura S, Tatematsu M, et al：Clinicopathologic significance of sialyl Lex expression in advanced gastric carcinoma. Br J Cancer 83：1681-1687, 2000.
14) Matsumoto S, Imaeda Y, Umemoto S, et al：Cimetidine increases survival of colorectal cancer patients with high levels of sialyl Lewis-X and sialyl Lewis-A epitope expression on tumour cells. Br J Cancer 86：161-167, 2002.
15) Kannagi R：Regulatory roles of carbohydrate ligands for selectins in homing of lymphocytes. Curr Opin Struct Biol 12：599-608, 2002.
16) 光岡ちか子，神奈木玲児：可溶性E-セレクチン．臨床免疫　28：1157-1163, 1996.
17) Tsumatori G, Ozeki Y, Takagi K, et al：Relation between the serum E-selectin level and the survival rate of patients with resected non-small cell lung cancers. Jpn J Cancer Res 90：301-307, 1999.
18) Ito H, Hiraiwa N, Sawada-Kasugai M, et al：Altered mRNA expression of specific molecular species of fucosyl- and sialyltransferases in human colorectal cancer tissues. Int J Cancer

71：556-564，1997．
19) Kumamoto K, Goto Y, Sekikawa K, et al：Increased expression of UDP-galactose transporter mRNA in human colon cancer tissues and its implication in synthesis of Thomsen-Friedenreich antigen and sialyl Lewis A/X determinants. Cancer Res 61：4620-4627, 2001.
20) Koike T, Kimura N, Miyazaki K, et al：Hypoxia induces adhesion molecules on cancer cells-a missing link between Warburg effect and induction of selectin ligand carbohydrates. Proc Natl Acad Sci USA 101：8132-8137, 2004.
21) Hakomori S, Kannagi R：Glycosphingolipids as tumor-associated and differentiation markers；A guest editorial. J Natl Cancer Inst 71：231-251, 1983.
22) Izawa M, Kumamoto K, Mitsuoka C, et al：Expression of sialyl 6-sulfo Lewis x is inversely correlated with conventional sialyl Lewis x expression in human colorectal cancer. Cancer Res 60：1410-1416, 2000.
23) Itai S, Nishikata J, Yoneda T, et al：Tissue distribution of sialyl 2-3 and 2-6 Lewis a antigens and the significance of serum 2-3/2-6 sialyl Lewis a antigen ratio for the differential diagnosis of malignant and benign disorders of the digestive tract. Cancer, 67：1576-1587, 1991.
24) Itai S, Arii S, Tobe R, et al：Significance of 2-3 and 2-6 sialylation of Lewis A antigen in pancreas cancer. Cancer 61：775-787, 1988.
25) Tsuchida A, Okajima T, Furukawa K, et al：Synthesis of disialyl Lewis a structure in colon cancer cell lines by a sialyltransferase ST6GalNAc VI responsible for the synthesis of α-series gangliosides. J Biol Chem 278：22787-22794, 2003.
26) Miyazaki K, Ohmori K, Izawa M, et al：Loss of disialyl Lewis a, the ligand for lymphocyte inhibitory receptor Siglec-7, associated with increased sialyl Lewis a expression on human colon cancers. Cancer Res 64：4498-4505, 2004.
27) Hakomori S：Antigen structure and genetic basis of histo-blood groups A, B and O；their changes associated with human cancer. Biochim Biophys Acta Gen Subj 1473：247-266, 1999.
28) Kawamura Y, Kawashima R, Fukunaga R, et al：Introduction of Sd^a carbohydrate antigen in gastrointastinal cancer cells eliminates selection ligands and inhibits metastasis. Cancer Res 65：6220-6227, 2005.
29) Ikeda N, Eguchi H, Nishihara S, et al：A remodeling system of the 3'-sulfo Lewis a and 3'-sulfo Lewis x epitopes. J Biol Chem 276：38588-38594, 2001.
30) Kimura N, Mitsuoka C, Kanamori A, et al：Reconstitution of functional L-selectin ligands on a cultured human endothelial cell line by co-transfection of $\alpha 1 \beta 3$ fucosyltransferase VII and newly cloned GlcNAc β；6-sulfotransferase cDNA. Proc Natl Acad Sci USA 96：4530-4535, 1999.

2. 肝転移の分子機構
5) PRL-3

横崎　宏*　　加藤　洋隆　　Upik Anderiani Miskad
松川　泰子　　仙波　秀峰

▶▶▶ はじめに

　癌は局所で増殖する過程で十分な切除が行われればコントロール可能な疾患であるが，他臓器への転移により，多くの場合は患者を死に至らしめる．癌の転移は多段階の過程を含む複雑な生物学的現象であり，その背景には多数の遺伝子のさまざまな異常の蓄積が必要と考えられ，単一の遺伝子，分子の変化で説明することは不可能であるが，本稿ではその起点となる可能性のあるPRLファミリーチロシンフォスファターゼPRL-3について解説する．

▶▶▶ I. PRLファミリーチロシンフォスファターゼ

　チロシンフォスファターゼは，さまざまな生理学的ならびに病的な過程において細胞内シグナルを調節している[1]．PRL(phosphatase of regenerating liver)ファミリーチロシンフォスファターゼは，C端にユニークなプレニル化モチーフを有した新しいクラスのチロシンフォスファターゼであり，現在までにPRL-1, -2および-3が同定されている[2,3]．PRLファミリーチロシンフォスファターゼはC端がプレニル化された場合，初期エンドソームや細胞膜に局在するが，非プレニル化状態では核内に存在することが明らかとなっている[4]．これら3つのPRLはアミノ酸配列レベルで高い相同性を有するが，さまざまなリン酸化酵素によるリン酸化部位は大きく異なっている[3,5]．さらに，個々のPRLの発現には臓器特異性が確認され，これらの極めて多彩な機能が想定されている[3,6]．PRL-1は増殖刺激を受けた細胞や再生肝細胞において，発現が亢進する遺伝子として同定された[7,8]．また，PRL-1, -2を過剰発現させることにより，マウス線維芽細胞やハムスター膵上皮細胞は形質転換し，ヌードマウスに腫瘍形成を誘導することが示され，PRLファミリーチロシンフォスファターゼに関連した細胞内シグナルが発癌に関与する可能性が示唆されている[2,5]．

神戸大学大学院医学系研究科生体情報医学講座外科病理学分野　*教授

▶▶▶ II. PRL-3

　ヒトPRL-3は，特発性拡張型心筋症患者心筋cDNAライブラリーから同定された22KDの低分子量PRLファミリーチロシンフォスファターゼであり，正常ヒト組織では主として心筋，骨格筋ならびに平滑筋に発現している．PRL-1とは76%のアミノ酸配列レベルでの相同性を有し，ヒト胎児腎上皮細胞HEK293に導入することにより，その増殖を促進すること，およびアンギオテンシンII刺激によりp130^{cas}の脱リン酸化とともに細胞内カルシウムの移動を阻害することが示されている[3)6)]．一方，これらの基礎的研究とは独立して行われたserial analysis of gene expression(SAGE)法による網羅的遺伝子発現解析の結果，大腸癌肝転移巣細胞において原発巣癌細胞や正常大腸上皮に比較して発現の亢進している144遺伝子のうち，すべての肝転移巣検体において恒常的に過剰発現していたのがPRL-3であったのである[9)]．

▶▶▶ III. PRL-3と癌転移に関する研究の動向

　Sahaら[9)]の報告以来，PRL-3の癌転移における研究成果が集積されつつある．Bardelliらは，ヒト大腸癌手術検体パラフィン包埋切片に対する*in situ* hybridization法によるPRL-3 mRNA検出システムを開発し，大腸癌転移巣ではほぼ全病巣においてその発現が亢進しているが，正常大腸粘膜や転移を伴わない大腸癌組織では軽微か陰性であることを報告した[10)]．一方，われわれは同様の*in situ* hybridizationによる検索から，大腸癌原発巣においてもPRL-3 mRNA過剰発現を示すものがあり，肝転移，肺転移，静脈侵襲を認める例では，それらを認めない例と比較し有意にPRL-3高発現率が高いことが明らかにした．大腸癌転移巣では，肝・肺転移巣ではほぼすべての症例でPRL-3の高発現がみられた．また，原発巣において静脈内に腫瘍塞栓を生じた癌細胞は，PRL-3を著明に高発現していること(図22)，肝・肺転移を有する症例では，原発巣ではPRL-3高発現細胞がheterogeneous

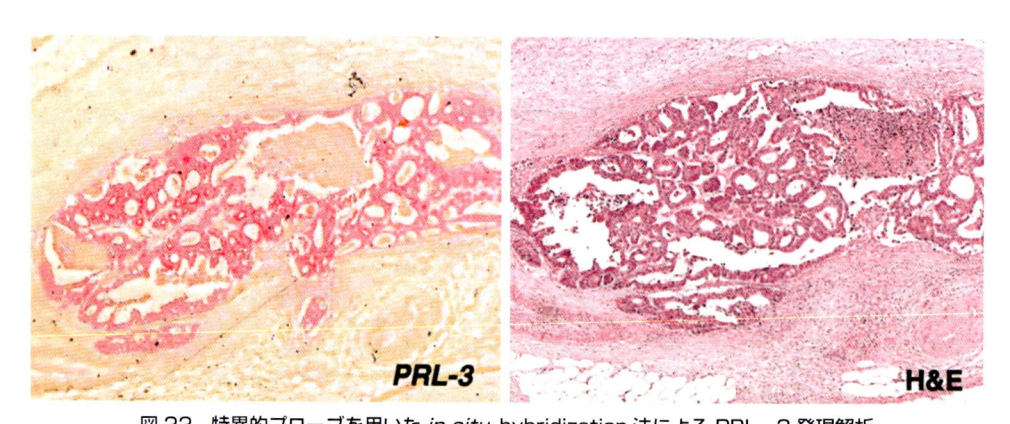

図22　特異的プローブを用いた *in situ* hybridization法によるPRL-3発現解析
　　左：*in situ* hybridization．静脈内に浸潤する大腸癌細胞に赤色で染色されるPRL-3 mRNA
　　　　シグナルが強く陽性所見を示す．
　　右：連続切片のヘマトキシリン・エオジン染色像．

2. 肝転移の分子機構－5）PRL-3

な分布を示すのに対し，転移巣ではすべての腫瘍細胞がほぼ均一にPRL-3を高発現していた．さらに，現在一般的な予測因子として用いられている腫瘍径，脈管浸潤度，リンパ節転移の存在などの因子と異時性肝・肺転移発生率との間には有意な相関がみられなかったのに対し，原発腫瘍組織でのPRL-3発現量の違いで術後の異時性肝・肺転移の出現率を比較した場合，PRL-3高発現例では低発現例に比べ有意に異時性肝・肺転移出現率が高かった[11]．

　PengらはPRL-3に対する特異的モノクローナル抗体を作成し，免疫組織化学的に正常大腸粘膜で7％，大腸癌原発巣で23.9％，大腸癌リンパ節転移巣で53.7％，大腸癌肝転移巣で66.7％にPRL-3タンパク発現を確認している[12,13]．一方，市販のPRL-3抗体（Zymed社）を用いた免疫組織化学的検索により，われわれは胃癌切除検体94例を解析し，原発巣の68％にPRL-3免疫活性を認め，所属リンパ節転移陽性例での陽性率（81.5％）は陰性例（50％）に比較して有意に高率であった[14]．さらに，各胃癌症例における臨床病理学的要因とPRL-3免疫活性の関連を解析したところ，原発巣におけるPRL-3の高発現は臨床病期，リンパ管侵襲，リンパ節転移の程度と有意に相関し，同一症例のリンパ節転移巣は原発巣に比して有意に強いPRL-3発現を示していた[14]．なお，われわれは同一胃癌症例に対してin situ hybridization法によるmRNA発現解析を行い，免疫組織化学的検索で得られたのとほぼ同様の臨床病理学的要因とPRL-3 mRNA過剰発現との相関を得ている．

　PRL-3をヒト胎児腎上皮細胞HEK293に導入すると，増殖が促進されることは前述した．転移能を有さないハムスター卵巣細胞株CHOに野生型PRL-3を導入し，恒常的に発現さ

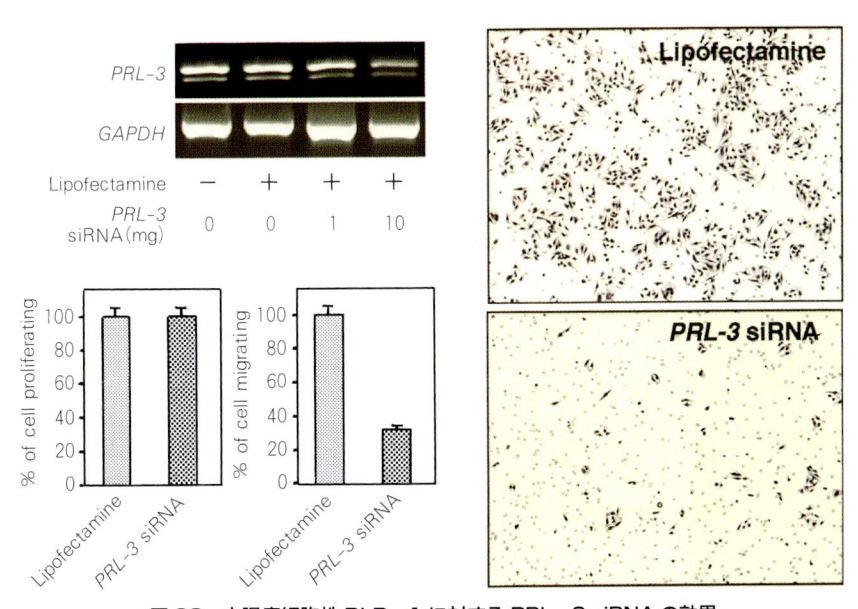

図23　大腸癌細胞株DLD-1に対するPRL-3 siRNAの効果
左上：PRL-3特異的siRNAは，10μgまでDLD-1細胞のPRL-3 mRNA発現を抑制した．
右および左下：siRNAを導入したDLD-1細胞（PRL-3 siRNA）は，コントロール（Lipofectamine）に比較して，著明な浸潤能の低下を示した．
左下：一方，siRNAによる一過性のPRL-3 mRNA発現抑制は，DLD-1細胞の増殖能には影響を及ぼさなかった．

せると，浸潤能や運動能が亢進し，ヌードマウス尾静脈注入による転移モデル系で，肝臓および肺への転移結節の形成が促進されるが，そのフォスファターゼ活性を失わせた変異型PRL-3の導入では細胞運動能の強く抑制されることが報告されている[15]．また，PRLの阻害剤であるペンタミジンは，腫瘍増殖を抑制することが知られている[16]．したがって，癌転移に関連してPRL-3が機能するためには，そのフォスファターゼ活性が重要であることが予想される．

　Wuらは，マウスB16メラノーマ高転移株B16-BL6は低転移性親株に比較してPRL-3を強く発現していることを見いだし，B16に野生型PRL-3を導入することにより，上皮細胞様から線維芽細胞様への形態変化とともに運動能が亢進し，ヌードマウス尾静脈注入による転移モデル系で，肝臓および肺への転移結節の形成が促進されること，ならびにこれらの変化はPRL-3特異的アンチセンスオリゴデオキシヌクレオチドやフォスファターゼ阻害剤の投与により阻害されることを報告した[17]．われわれはPRL-3に対するsiRNAを作成し，PRL-3高発現大腸癌細胞株DLD-1およびSW480に導入し，細胞増殖，運動，浸潤能に及ぼす影響を検討した(図23)．RT-PCR解析により，PRL-3 siRNAは $10\mu g$ まででそのmRNA発現を抑制することが確認されたが，細胞増殖能には影響を及ぼさなかった．一方，興味深いことにPRL-3 siRNA導入細胞では，著しく運動・浸潤能が低下することが確認された．PRL-3 siRNAのmRNA発現抑制効果は導入後48時間程度持続するが，導入DLD-1細胞をヌードマウス脾臓に注入し30日後に肝転移結節形成を見ると，転移巣の数，容積ともに親株に比較して有意の抑制を認めている[11]．前述の大腸癌組織での発現解析結果を併せ考えると，PRL-3は大腸癌細胞の原発組織から血管内への移動のステップと血管内から肝実質組織への移動のステップを促進することによって，大腸癌肝転移を助長している可能性が考えられる．

▶▶▶おわりに

　以上のごとく，PRL-3の発現は癌細胞の *in vitro* での増殖能，運動・浸潤能，*in vivo* での転移能に重要な役割を果たし，このためにはそのフォスファターゼ活性が必要であることが明らかにされつつある．しかしながら，PRL-3フォスファターゼの標的分子，シグナル伝達系に関しては，いまだ詳細が明らかになっていないのが現状である．一方，PRLファミリーチロシンフォスファターゼは，前述のごとくC端の特異的モチーフ(CAAX)によりプレニル化を受ける特徴を有しており[4]，細胞の転移能はPRL-3のプレニル化状態に依存し，プレニル化阻害剤FTI-277投与で核内に移行することが報告されている[4)15]．プレニル化されたPRL-3は細胞膜近傍に局在するが，われわれの免疫組織化学的検索でも，PRL-3を過剰に発現し，転移を有する胃癌組織では癌細胞の細胞膜に強いPRL-3免疫活性を確認している[14]．

　PRL-3を起点とした癌転移研究の今後の方向として，第一にそのシグナル伝達系の解明により，転移の初期相に関わる分子群の同定とそれらを標的にした転移の制御，第二にプレニル化阻害を標的としたPRL-3そのものの転移に関与した細胞内局在制御が期待される．

■文　　献■

1) Zhang ZY, Zhou B, Xie L : Modulation of protein kinase signaling by protein phosphatases and inhibitors. Pharmacol Ther 93 : 307-317, 2002.
2) Cates CA, Michael RL, Stayrook KR, et al : Prenylation of oncogenic human PTP (CAAX) protein tyrosine phosphatases. Cancer Lett 110 : 49-55, 1996.
3) Zeng Q, Hong W, Tan YH : Mouse PRL-2 and PRL-3, two potentially prenylated protein tyrosine phosphatases homologous to PRL-1. Biochem Biophys Res Commun 244 : 421-427, 1998.
4) Zeng Q, Si X, Horstmann H, et al : Prenylation-dependent association of protein-tyrosine phosphatases PRL-1, -2, and -3 with the plasma membrane and the early endosome. J Biol Chem 275 : 21444-21452, 2000.
5) Diamond RH, Cressman DE, Laz TM, et al : PRL-1, a unique nuclear protein tyrosine phosphatase, affects cell growth. Mol Cell Biol 14 : 3752-3762, 1994.
6) Matter WF, Estridge T, Zhang C, et al : Role of PRL-3, a human muscle-specific tyrosine phosphatase, in angiotensin-II signaling. Biochem Biophys Res Commun 283 : 1061-1068, 2001.
7) Mohn KL, Laz TM, Hsu JC, et al : The immediate-early growth response in regenerating liver and insulin-stimulated H-35 cells ; comparison with serum-stimulated 3T3 cells and identification of 41 novel immediate-early genes. Mol Cell Biol 11 : 381-390, 1991.
8) Montagna M, Serova O, Sylla BS, et al : 100-kb physical and transcriptional map around the EDH17B2 gene ; identification of three novel genes and a pseudogene of a human homologue of the rat PRL-1 tyrosine phosphatase. Hum Genet 96 : 532-538, 1995.
9) Saha S, Bardelli A, Buckhaults P, et al : A phosphatase associated with metastasis of colorectal cancer. Science 294 : 1343-1346, 2001.
10) Bardelli A, Saha S, Sager JA, et al : PRL-3 expression in metastatic cancers. Clin Cancer Res 9 : 5607-5615, 2003.
11) Kato H, Semba S, Miskad UA, et al : High expression of PRL-3 promotes cancer cell motility and liver metastasis in human colorectal cancer ; a predictive molecular marker of metachronous liver and lung metastases. Clin Cancer Res 10 : 7318-7328, 2004.
12) Peng L, Ning J, Meng L, et al : The association of the expression level of protein tyrosine phosphatase PRL-3 protein with liver metastasis and prognosis of patients with colorectal cancer. J Cancer Res Clin Oncol 130 : 521-526, 2004.
13) Peng L, Li Y, Meng L, et al : Preparation and characterization of monoclonal antibody against protein tyrosine phosphatase PRL-3. Hybrid Hybridomics 23 : 23-27, 2004.
14) Miskad UA, Semba S, Kato H, et al : Expression of PRL-3 phosphatase in human gastric carcinomas ; close correlation with invasion and metastasis. Pathobiology 71 : 176-184, 2004.
15) Zeng Q, Dong JM, Guo K, et al : PRL-3 and PRL-1 promote cell migration, invasion, and metastasis. Cancer Res 63 : 2716-2722, 2003.
16) Pathak MK, Dhawan D, Lindner DJ, et al : Pentamidine is an inhibitor of PRL phosphatases with anticancer activity. Mol Cancer Ther 1 : 1255-1264, 2002.
17) Wu X, Zeng H, Zhang X, et al : Phosphatase of regenerating liver-3 promotes motility and metastasis of mouse melanoma cells. Am J Pathol 164 : 2039-2054, 2004.

基 礎 編

2．肝転移の分子機構
6）細胞外マトリックス分子と癌の悪性増殖

宮崎 香

▶▶▶ はじめに

　近年，癌の発生や悪性増殖における細胞外微小環境の重要性が注目されている[1]．組織中の細胞は，多様な細胞表面受容体を介して細胞外からの情報を受容することにより，遺伝子発現や細胞機能が調節されている．そのため，細胞外環境によって細胞の機能は大きく変化する．癌の転移過程において，原発巣，間質の浸潤部位，血管内，さらには転移巣では，癌細胞は異なる細胞形態と形質を発現する．多様な環境因子のなかでも最も影響力の大きい成分は，サイトカイン／増殖因子類と細胞外マトリックス（または細胞外基質）（extracellular matrix；ECM）分子である．両因子はそれぞれの受容体を介して協調的に細胞内シグナルを誘導する．また，これらの分子の機能は細胞外の多様なプロテアーゼやそのインヒビターの影響を受ける．癌細胞は細胞外情報を受容するだけでなく，自分自身（オートクライン効果）と周囲の間質細胞（パラクライン効果）に作用する環境因子を生産する．癌細胞により誘導される血管新生や，腫瘍間質細胞におけるマトリックスメタロプロテアーゼ（MMP）の発現誘導はその典型的な例と言える．また，胃癌，大腸癌，膵癌の肝転移における腫瘍近辺の類洞周囲腔では肝星細胞によるIV型コラーゲンやラミニンの蓄積が亢進する[2]．このように，癌細胞は自己および周囲の細胞が産生するさまざまな因子と相互作用しながら，自らの増殖や浸潤に都合よく周囲の環境を変えているように見える（組織再構築：tissue remodeling）[1]．転移のそれぞれのステップ（異なる環境）で，生存し，増殖し，移動できることが，転移性癌細胞にとって最も重要な形質と言える．本稿では，とくにECM分子と癌細胞の相互作用について，研究の現状を紹介する．

▶▶▶ I．細胞外マトリックス（ECM）分子の作用

　ECMとは，その名の通り細胞の周囲を充填する構造支持体の総称である．転移の各過程で，癌細胞はそれぞれ異なるECM分子と相互作用する．基底膜では，IV型コラーゲン，ラミニン，エンタクチン，ヘパラン硫酸プロテオグリカンなどと，間質（結合組織）では間質型コラーゲン（I，II，III，V型ほか），フィブロネクチン，エラスチン，複合多糖類などと

横浜市立大学木原生物学研究所細胞生物学部門　教授

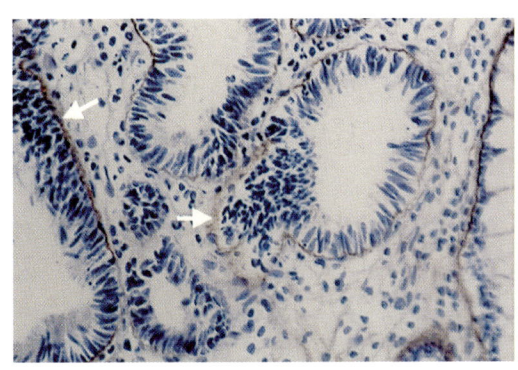

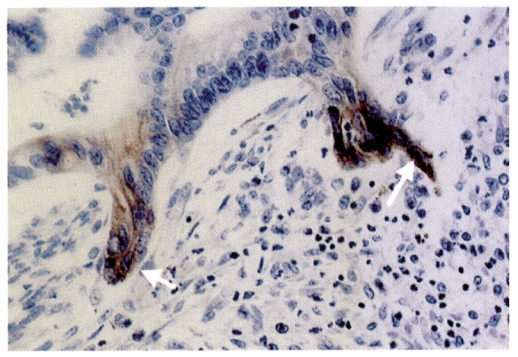

図24 ヒト高分化型胃癌とその浸潤先端部位におけるラミニンγ2鎖の発現
左図：高分化型胃癌の腺管構造．癌細胞が正常腺上皮細胞様に腺管構造を形成し，周囲の基底膜にラミニン5を蓄積する（矢印の染色部分）．
右図：高分化型胃癌の浸潤先進部位．細長い形態で間質に侵入する細胞が細胞内にラミニンγ2鎖を高発現する（矢印の染色部分）．これらの細胞にβ3，γ2鎖は検出されなかった．
(Koshikawa Nら：Cancer Res, 1999[5]による)

相互作用する．基底膜は癌細胞のバリヤーとなるため，マトリックスメタロプロテアーゼ(MMP)などによるIV型コラーゲンの分解，すなわち基底膜の破壊は癌転移の最も重要な過程と考えられてきた[1]（済木らの項参照）．

一方近年，ECM分子のより積極的な作用が注目されるようになった．ECMは細胞間の単なる詰め物ではなく，インテグリンなどの受容体を介して細胞の増殖，接着，運動，細胞死，分化などを調節する．インテグリンはα鎖とβ鎖からなる二量体の膜貫通型タンパク質で，その組み合わせの違いにより25種類のインテグリンが知られている．ECM分子－インテグリン相互作用はアクチン細胞骨格を調節し，細胞の接着と移動に必須の役割を果たす．また，このシグナルは細胞の生存を支えるとともに，増殖因子シグナルと協調的に細胞増殖や遺伝子発現を調節する[3,4]．したがって，ECM分子は癌の増殖，浸潤，転移に必須の分子群と言える．生体内には非常に多様なECM分子が存在し，それぞれ特異的なインテグリンを介して，異なる作用を細胞に与える．

多くの上皮細胞は基底膜に規則正しく接着・固定され，極性をもった細胞形態を示しながら，分化形質を発現する．このような細胞形質は，主として，インテグリン$α6β1$，$α6β4$，$α3β1$などを介した基底膜上のラミニン分子との相互作用と，カドヘリンなどの細胞間接着因子を介した細胞間相互作用によって維持されている．分化度が高い癌細胞は周囲に基底膜を形成し，正常細胞に近い細胞形態を示す(図24左)[5]．一方，浸潤性癌細胞は分化型の細胞極性を失い，繊維芽細胞様の形態で間質に侵入する(図24右)．これは一般に上皮-間葉転換(epithelial-mesenchymal transition)と呼ばれ，癌細胞の悪性化の代表的な形質と考えられている．このとき，浸潤した癌細胞はインテグリン$α2β1$や$α1β1$を介して間質内のコラーゲンと，またインテグリン$α5β1$や$αvβ3$を介してフィブロネクチンと相互作用する．これまでの研究では，フィブロネクチンは癌化に伴って減少し，癌の増殖を抑制的に調節する．一方，ラミニンは癌の増殖や転移を促進すると考えられている[6]．

基礎編

▶▶▶ II. インテグリン

　これまで，とくにインテグリン α6β4，α3β1，αvβ3などと癌の悪性形質との関係が指摘されてきた[3)7)]．

　インテグリンα6β4はラミニン5の受容体の一種である．とくに皮膚基底細胞の強固な接着構造であるヘミデスモゾーム構造の形成において中心的な役割を果たす．その一方で，インテグリンβ4鎖は腫瘍抗原として同定された．実際，甲状腺癌，乳癌，胃癌など，多くの癌の浸潤や悪性度と，このインテグリンの発現が相関する[7)]．また，インテグリンα6β4の強制発現は細胞運動を促進し，*in vitro* での浸潤能を大幅に高める[8)]．インテグリンα6β4シグナルによる運動促進は，プロテインキナーゼC，PI3-キナーゼ(PI3-K)，MAPキナーゼなどの活性化を介して起こる[3)]．逆に，ある種の乳癌や前立腺癌では，β4インテグリンの発現と病態とは逆相関するという報告もある．

　インテグリンα3β1もラミニンとくにラミニン5の主要な受容体である[9)]．このインテグリンは，ほとんどすべての成体組織に存在し，胎児期の組織形成においても中心的な役割を果たす．私たちは，ラミニン5上での効果的な細胞接着と移動は，このインテグリンα3β1を介して起こることを明らかにした．その後多くのグループによって，このインテグリンが多様な癌細胞の移動や浸潤，また皮膚創傷治癒における表皮細胞の移動などに，重要な受容体であることが示された[9)]．また，胃癌の肝転移や浸潤性肝癌細胞をはじめ，種々の癌の悪性増殖とこのインテグリンの発現の相関が報告されている[3)7)9)]．一方，肺癌や大腸癌などでインテグリンα3β1の発現低下と予後の不良が相関するなど，逆の関係を示す報告もある[3)]．

　インテグリンαvβ3とαvβ5は，ビトロネクチン，フィブロネクチン，von Willebrand factor，フィブリノーゲンなどの受容体である[4)]．これらのインテグリン，とくにαvβ3はメラノーマの浸潤部位で発現し，メラノーマや大腸癌の肝転移に重要と考えられてきた．また，これらのインテグリンは血管新生に重要な役割を果たすと考えられ，その阻害剤が抗血管新生剤あるいは抗腫瘍剤として開発されてきた．しかし驚いたことに，インテグリンβ3またはβ5欠損マウスでは，血管新生や腫瘍増殖が逆に促進されることが最近の研究で明らかになった[10)]．このように，実験条件や観察条件でインテグリンの作用は全く逆に見えることもある．

▶▶▶ III. ラミニン5

　ラミニンはα，β，γ鎖からなるヘテロ三量体で，これまでに16種類のアイソフォームが知られている．既述のように，癌との関係ではラミニン5(以下，Lm5)が注目されてきた．Lm5(α3β3γ2)は，β1またはβ2鎖とγ1鎖をもつ，通常のラミニンに比べて，各鎖の短腕(N末端領域)が短いという特徴をもつ[11)]．筆者らは1993年に，胃癌細胞の培養液上清から細胞の分散を高度に促進するラミニン様分子としてLm5を単離し，この分子が他のECM分子に比べて，細胞の接着や運動を極めて効果的に促進すること明らかにした[12)]．それ以来，とくにLm5の癌の浸潤・転移における役割に注目してきた[11)]．

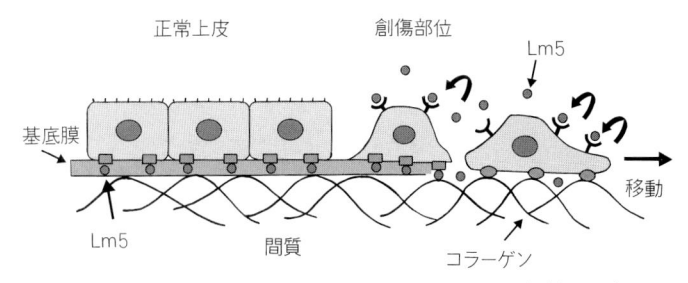

2. 肝転移の分子機構 − 6) 細胞外マトリックス分子と癌の悪性増殖

図25 上皮細胞の接着と移動におけるラミニン5の役割のモデル
皮膚などの正常上皮で，基底膜に蓄積されたLm5（矢印の円）は基底細胞を基底膜に安定に接着させる（左半分）．上皮が損傷を受けると，多量に分泌された可溶型Lm5が細胞移動を促進する．細胞はコラーゲンや蓄積されたLm5を基質とする．

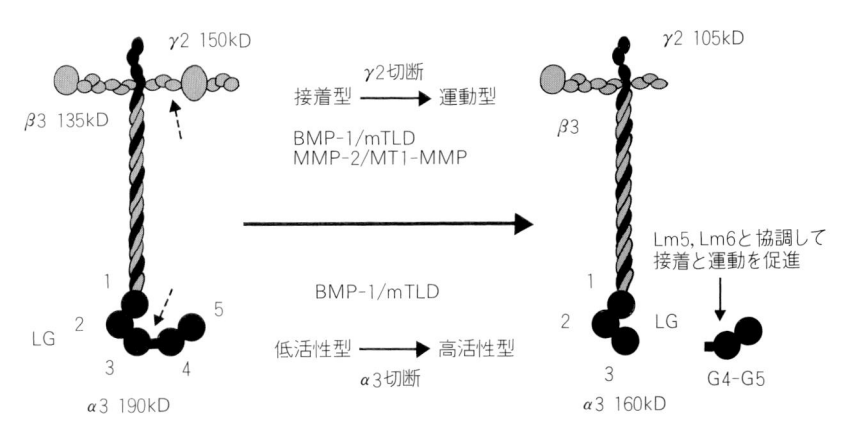

図26 ラミニン5の限定切断による生理活性の変化
Lm5は分泌後内在性のプロテアーゼによってγ2鎖N末端部位とα3鎖C末端の球状（LG）ドメインで限定切断される（左図の破線の矢印）．γ2鎖の切断はLm5の細胞接着活性を低下させ，逆に細胞運動活性を上昇させる．α3鎖の切断は接着活性と運動活性をともに上昇させる．プロテアーゼの候補としてBMP-1/mTLD族[14]やMT1-MMP/MMP-2[13]が考えられている．α3鎖の切断によってLG4-5が遊離する．インテグリンはLG3を中心とするLG1-3ドメインに結合する．

　Lm5はインテグリンα3β1，α6β4，さらにα6β1と相互作用しながら，その特徴的な生理活性を発揮する．Lm5は，皮膚基底細胞のヘミデスモゾームにおいてインテグリンα6β4を介して強固な接着構造を形成するが（**図25, 左半分**），皮膚の損傷時にはインテグリンα3β1を介して細胞移動と組織修復を促進する（**図25, 右半分**）．このようなLm5の一見矛盾する機能（安定接着と運動促進）が，プロテアーゼによる限定分解によって調節されることが示された[13]．Lm5は，分泌後内在性のプロテアーゼによってγ2鎖N末端部位とα3鎖C末端の球状（LG）ドメインで限定切断される[14)15]．筆者らは組み換え型Lm5の発現系を確立し，Lm5の構造と機能の関係を詳細に決定した．その結果，γ2鎖の切断はLm5の細胞接着活性を低下させ，逆に細胞運動活性を上昇させることが分かった[16]．また，α3鎖はLG3とLG4の間で切断され，それにより接着活性と運動活性がともに上昇することが明らかになった[17]（**図26**）．とくに，γ2鎖の切断は，癌細胞の基底膜浸潤や創傷治癒過程における細胞移動に関与すると予想される．さらに筆者らはLm5が他のECM分子と異なり，サ

47

イトカイや増殖因子のような可溶性因子としても細胞運動を促進することを見いだした[18]（図25，右半分）．このような可溶性Lm5が細胞移動や癌浸潤に貢献すると考えられる．

種々の癌浸潤部位でLm5が強く発現することを示す多数の報告がある[19]．しかし，その多くはLm5の3つのサブユニットのうち，1つのみの発現を調べてLm5の発現と結論づけている．筆者らは，Lm5の全サブユニットに対する抗体を用いて胃癌，大腸癌，肺癌などの免疫染色を行った．その結果，腫瘍基底膜にLm5を蓄積するもの（図24左），いずれのサブユニットも発現しないもの，γ2鎖のみを高発現するものに分類されることを明らかにした[5]．このうちγ2鎖の単独発現は，癌細胞が間質に浸潤した先端部位（invasion front または tumor budding）で特異的に見られた（図24右）．γ2鎖の発現は，多くの免疫染色の結果やDNAチップ解析でも確認されており，癌浸潤の代表的なマーカータンパク質の一種と考えられている．そこで，ヌードマウスを用いてLm5およびγ2鎖単量体（モノマー）の腫瘍増殖への影響を調べた．その結果，Lm5を強制発現させたヒト繊維肉腫細胞株のヌードマウス皮下での造腫瘍性の促進[20]，およびγ2鎖モノマーを強制発現させたヒト膀胱癌細胞株のヌードマウス腹腔内での浸潤性増殖の促進が観察された（坪田ら，未発表）．これらの結果は，Lm5は腫瘍増殖を促進し，一方γ2鎖モノマーが癌細胞の間質への浸潤に関与することを示唆する．最近，皮膚癌の発生と浸潤にLm5とVII型コラーゲンの相互作用が重要であることや[21]，γ2鎖短腕のEGF様ドメイン（LG）がEGF受容体に結合して細胞運動を刺激すること[22]などが報告されている．これらの結果もLm5やγ2鎖が癌の増殖・進展に重要な因子であることを示唆する．

▶▶▶おわりに

上記のように，癌の悪性増殖におけるECM分子やインテグリンの役割は，MMPの作用ほど単純ではない．これは，癌細胞がその進展部位により，異なるサイトカインやECM分子と遭遇し，それによりインテグリンの発現を変えることを考えれば当然のことと思われる．一方最近，乳腺上皮細胞の癌化モデルにおいて，上皮形態をとる細胞はラミニンやインテグリンα6を発現するが，これをTGF-βで間葉型に変換させると，ラミニンやインテグリンα6の代わりに，フィブロネクチンやインテグリンα5を産生することが示された[23]．上皮-間葉変換あるいは癌転移過程におけるラミニンやインテグリンの発現変化は，基底膜上での癌細胞の増殖や移動にラミニンがよい基質であり，一方間質に浸潤した癌細胞の生存や増殖にはフィブロネクチンやコラーゲンを利用することが，有利であることを示唆する．今後，ラミニンγ2鎖の機能を含め，癌細胞の間質浸潤におけるECM分子の役割についてさらなる解析が必要である．

本稿で述べたわれわれの研究結果は，苅谷慶喜さん，坪田芳明さん，小川　崇さん，森山佳谷乃さん，廣崎智己さん（現：小野薬品工業），水島寛人さん（現：大阪大学微生物学研究所），越川直彦さん（現：東京大学医科学研究所），吉川大和さん（現：東京薬科大学薬学部）ほか，多くの教室員ならびに共同研究者のご協力によって行われたものです．ここに深く謝意を表します．

2. 肝転移の分子機構－6) 細胞外マトリックス分子と癌の悪性増殖

■文　　献■

1) Liotta LA, Kohn EC：Nature 411：375-379, 2001.
2) Gulubova MV：Clin Exp Metastasis 21：485-494, 2004.
3) Guo W, Giancotti F：Nature Rev Moll Cell Biol 5：816-826, 2004.
4) Hood JD, Cheresh DA：Nature Rev Cancer 2：91-100, 2002.
5) Koshikawa N, Moriyama K, Takamura H, et al：Cancer Res 59：5596-5601, 1999.
6) Givant-Horwitz V, Davidson B, Reich R：Cancer Lett 223：1-10, 2005.
7) Giannelli G, Astigiano S, Antonaci S, et al：Clin Exp Metastasis 19：217-223, 2002.
8) Shaw LM, Rabinovitz I, Wang HH, et al：Cell 91：949-960, 1997.
9) Tsuji TJ：Membrane Biol 200：115-132, 2004.
10) Reynolds L, Wyder L, Lively JC, et al：Nature Medicine 8：27-34, 2002.
11) 苅谷慶喜, 小川　崇, 宮崎　香：実験医学 21：2064-2070, 2003.
12) Miyazaki K, Kikkawa Y, Nakamura A, et al：Proc Natl Acad Sci USA 90：11767-11771, 1994.
13) Koshikawa N, Giannelli G, Cirulli V, et al：J Cell Biol 148：615-624, 2000.
14) Amano S, Scott IC, Takahara K, et al：J Biol Chem 275：22728-22735, 2000.
15) Tsubota Y, Mizushima H, Hirosaki T, et al：Biochem Biophys Res Commun 278：614-620, 2000.
16) Ogawa T, Tsubota Y, Maeda M, et al：J Cell Biochem 92：701-714, 2004.
17) Tsubota Y, Yasuda C, Kariya Y, et al：J Biol Chem 280：14370-14377, 2005.
18) Kariya Y, Miyazaki K：Exp Cell Res 297：508-520, 2004.
19) Pyke C, Salo S, Ralfkiaer E, et al：Cancer Res 55：4132-4139, 1995.
20) Mizushima H, Hirosaki T, Miyata S, et al：Jpn J Cancer Res 93：652-659, 2002.
21) Ortiz-Urda S, Garcia J, Green CL, et al：Science 307：1773-1776, 2005.
22) Schenk S, Hintermann E, Bilban M, et al：J Cell Biol 161：197-209, 2003.
23) Maschler S, Wirl G, Spring H, et al：Oncogene 24：2032-2041, 2005.

基 礎 編

2. 肝転移の分子機構
7）肝転移にかかわるマトリックスメタロプロテアーゼ

梁　幾勇　清水　元治*

▶▶▶ はじめに

　消化器癌の肝転移は，臨床において未だ充分に制御され難い病態である．そもそも肝転移が生じるまでには，原発巣での基底膜の破壊から転移臓器間質への移行と，そこでの増殖までさまざまな段階が想定されており，それぞれの局面において癌による周囲基質の再構築が必要である．この基質分解には，癌の産生する（あるいは癌が周囲の間質細胞に産生させる）メタロプロテアーゼ（MMP）が主な役割を演じる．そこで，このMMP活性の癌における重要性に基づき，近年MMPインヒビター（MMPI）の臨床応用への期待が高まった．事実，マウスを用いた複数の癌進展モデルにおいて，MMPIの投与は有効な制癌効果を示した．ところが，ヒトにおける臨床治験では，マウスの結果とは対照的に，十分な成果が得られず，MMPIによる関節炎などの副作用が顕著に現れる問題も生じ，多くのトライアルが中断されている状況である．この背景にある理由のひとつに，産生されるMMPや，あるいは産生する細胞種によって，あるいはまた癌の進行度によって，MMPは癌に対してむしろ抑制的な作用を及ぼす場合があることが挙げられる[1)2)]．したがって，MMPの全般的な抑制は，現状としては有効な腫瘍抑制効果を生み難いということである．本稿では，消化器癌の肝転移におけるMMPの役割に関するこれまでの知見を再確認し，MMPと癌とのかかわりについて，とくに肝転移に注目しつつ再度検証し，MMP阻害剤を用いた今後の治療への展開について考察したい．

▶▶▶ I. MMPとは

　マトリックスメタロプロテアーゼ（MMP）は，細胞外基質を直接分解する金属イオン要求性蛋白分解酵素群である．個々のMMPが持つ基質特異性には若干の違いがあるが，MMP全体で，生体内における細胞外基質全般のリモデリングに対応すると考えられる．現在ヒトのMMPは25種類以上が同定されているが，その分子構造には類似したドメインが多く保存されている（図27）．酵素ドメインは金属イオンをその中心に配し，蛋白分解活性の中

東京大学医科学研究所腫瘍細胞社会学分野　*教授

2. 肝転移の分子機構 – 7) 肝転移にかかわるマトリックスメタロプロテアーゼ

分泌型MMP

1) MMP7/matrilysin, MMP26/endometase
2) MMP1/collagenase-1, MMP8/collagenase-2, MMP13/collagenase-3, MMP18/collagenase-4, MMP3/stromelysin-1, MMP10/stromelysin-2, MMP27, MMP-12/metalloelastase, MMP19, MMP20/enamelysin
3) MMP2/gelatinase A, MMP9/gelatinase B
4) MMP11/stromelysin-3, MMP28/epilysin

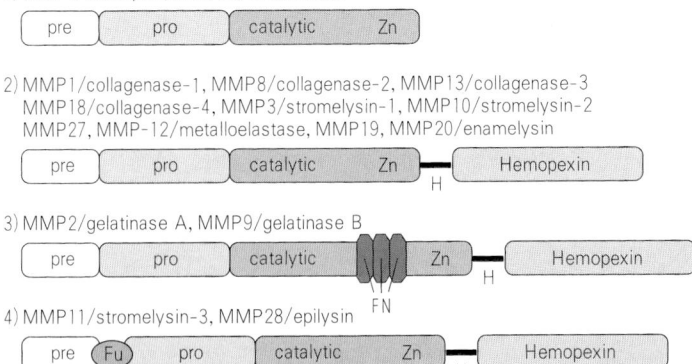

膜型MMP（MT-MMP）

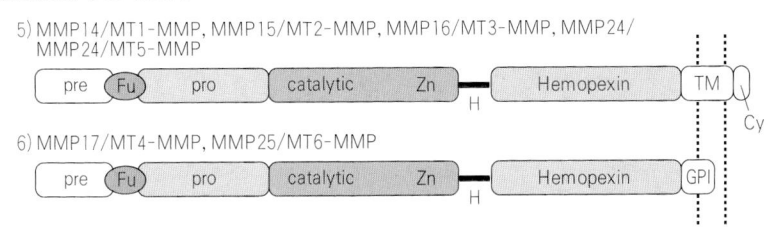

5) MMP14/MT1-MMP, MMP15/MT2-MMP, MMP16/MT3-MMP, MMP24/MT5-MMP
6) MMP17/MT4-MMP, MMP25/MT6-MMP

Pre: signal sequence, Pro: propeptide, Fu: Furin-like enzyme cleavage site, Zn: zinc-binding site, FN: fibronectin-like domain, H: hinge-region, Cy: cytosolic tail, TM: Transmembrane domain, GPI: glycosyl phosphatidylinositol-anchoring domain

図27 Matrix metalloproteinases（MMPs）のドメイン構造

分泌型，膜型ともに各分子ドメインはよく保存されている．MMP-7，-26はヒンジ以下のドメインが欠落した構造をもつ．基底膜型酵素であるMMP-2，-9にはフィブロネクチン様配列が存在する．膜型MMP（MT-MMP）およびMMP-11，-28には，プロドメイン（pro-domain）/酵素ドメイン（catalytic domain）の間にフリン（furin）認識サイトが存在する．MT4，6-MMP（MMP-17，-25）はGPI-アンカー型の膜接合様式をとる．これら以外にII型膜結合型MMPであるCA-MMP（MMP-23）が存在するが活性部位が細胞内のため，他のMMPとはことなる機能を有すると考えられる．

（梁：実験医学 22（8）：1092-1099, 2004を一部改変引用）

心として作用し，ヒンジドメイン以下は個々の酵素活性を特徴付ける構造であると考えられる．近年，MMPは，この細胞外基質以外のさまざまな因子をも標的とする可能性が示唆されているが，全容は未だに把握されていない（表4）．

発現様式の違いから，MMPは分泌型と細胞膜型とに分類される（図27）．分泌型MMP（secreted MMPs）は，その名の通り，ほとんどが細胞外に非活性型として分泌され，間質あるいは細胞表面プラスミン，トロンビンなどにより二次的な活性化を受けて酵素作用を発揮する．したがって，産生細胞から離れた部位における広範囲の基質分解を可能にすると考えられる．一方，膜型MMP（membrane type MMPs；MT-MMPs）は，産生される細胞の細胞膜表面に局在し，その近傍の基質を限定的に分解する．したがって，MT-MMPは，細胞の周囲基質への接着性を保ちながら，その限定的分解を果たすための条件を備え，

基礎編

表4 MMPとその基質

Time	基質となる細胞外マトリックス成分	基質となり得る非マトリックス因子
MMP-1	collagen III, I, aggrecan	perlecan, IGFBP-2/3, pro-TNF-α, α1anti-chymotripsin, α2-macroglobulin, α1-protease inhibitor
MMP-2	collagens, gelatin, elastin, fibronectin, laminin	TGF-βs, IL-1β, MCP-3, SDF-1, IGFBP-3/5, TNF-α, FGF-R1, α1anti-chymotripsin, α1-protease inhibitor MMP3
MMP-3	collagen III and IV, gelatin, proteoglycans, fibronectin	perlecan, HB-EGF, IL-1β, plasminogen, E-cadherin, IGFBP-3, TNF-α, α1anti-chymotripsin, α2-macroglobulin, α1-protease inhibitor
MMP-7	collagen IV, gelatin, elastin, fibronectin, laminin	Fas-L, β4integrin, E-cadherin, HB-EGF, plasminogen, TNF-α, α1-protease inhibitor
MMP-9	collagen IV, V, gelatin, elastin	TGF-β2, IL-1β, TNF-α, IL-2R, plasminogen, α1anti-chymotripsin, α2-macroglobulin, α1-protease inhibitor
MMP-12	elastin, fibronectin, laminin	plasminogen, α2-macroglobulin, α1-protease inhibitor
MMP-13	collagen II, III, gelatin	α2-macroglobulin
MMP-14 (MT1-MMP)	collagens, gelatin, fibronectin, laminins, fibrin, entactin, votronectin, aggrecan	CD44, transglutaminase, α2-macroglobulin, α1-protease inhibitor, βv integrin
MMP-15 (MT2-MMP)	aggrecan, entactin, fibronectin, laminin, tenasin	transglutaminase
MMP-16 (MT3-MMP)	collagen III, fibronectin, gelatin	transglutaminase
MMP-17 (MT4-MMP)	gelatin, fibrin	α2-macroglobulin, TNF-α
MMP-24 (MT5-MMP)	collagen I, gelatin, fibronectin, laminin	N.R.
MMP-25 (MT6-MMP)	collagen IV, fibronectin, gelatin	N.R.

各MMPは基質認識にかかわる構造(とくにヒンジ,ヘモペキシンドメイン)の違いから,独自ではあるが相補的な基質特異性を持ち,MMP全体として細胞外基質(ECM)全体の構成要素に対応していると考えられる.ECM以外の基質も次々と明らかにされているが,現在も全容は把握されていない.ここでは代表的なものをまとめた.

(梁:実験医学 22 (8):1092-1099,2004を一部改変引用)

とくに細胞の浸潤に直結する役割を演ずると考えられている[3].最近では,3次元環境下におけるこの細胞周囲基質の限定分解こそが,細胞増殖の引き金になるのではないかとする意見もある[4].また,MT-MMPは,非活性を維持するためのプロドメインと酵素活性ドメインとの間に1〜2箇所のフリン認識部位(RXKR)を持ち,プロエンザイム活性化酵素群(PC)のうちのFurin,PC-5などにより,細胞内において先に活性化を受けると考えられる[5].

一般に,MMPの活性は,その発現量,活性化機構,あるいは生体におけるMMP抑制因子,TIMP(tissue inhibitor of MMPs)1-4との分子バランスなどによって厳密に制御を受けると考えられ,癌ではこの均衡に何らかの支障をきたし,全体としてMMP活性の高い状態に陥っていると考えられる.

▶▶▶ II. 癌とMMPの関係

　MMPによる癌周囲の基質分解能は，癌の増殖進展するスペースを間質内に作り出す原動力になり，癌の進展に対して全般的に正の相関があることが想定される．しかしながら好中球コラゲナーゼ/MMP-8による癌化の抑制[2]や，間質のMMP-7，-9，あるいはマクロファージ・エラスターゼ/MMP-12によるアンギオスタチンの産生など，MMP活性が腫瘍進展にとって負の作用をもたらす場合も考えられ，MMP活性全体による腫瘍への影響を予想し難いものにしている．また，間質と癌との相互作用によって誘導されるMMPの種類は，その環境によっても大きく左右されることが考えられる．したがって，個々の肝転移巣における周囲環境，誘導されるMMPのプロファイルによって，MMPの種類やその役割はさまざまに変移することが予想される．

1．大腸癌肝転移とMMP

　ヒトでの肝転移を引き起こす主な消化器癌は大腸癌である．また，大腸癌は直腸を除き，この肝転移の制御が予後そのものを左右すると考えられる．
　これまで大腸癌の肝転移に関連するMMPとしては，-2，-7，-9などが報告されている[6]．とくにマウスを用いた経脾肝転移モデルにおいて，MMP-7が肝での正着・生存・増殖に必要であることが示唆され，MMP-7が直接癌細胞膜に作用して細胞の自己凝集を促進し，転移性を高める機序が想定されている[7][8]．また，MMP-7ノックアウトマウスでは，大腸癌の発生も抑制されたという[9]．基底膜分解酵素であるMMP-2，-9は大腸癌の産生する場合と間質の細胞が産する場合とが考えられる．少なくともMMP-2は伊東細胞，MMP-9はクッパー細胞が産生し得る．これらの酵素は元来基底膜貫通時に作用することが想定されているため，類洞という基底膜のない血管壁を貫く際に役割を演ずることは想定しがたい．このように現在のところ，各MMPが肝転移の過程のいかなる場所で，どのような基質をターゲットにし，またどのような細胞機能に関連するのかについては，なおも明らかではない．しかしながら最近，これらの分泌型MMPの生理的阻害蛋白であるTIMP-1を肝組織特異的に誘導させた遺伝子改変マウスにおいて，大腸癌の肝転移が有意に抑制したとの朗報があり，大腸癌の肝転移にこれらの分泌型MMPが全体として，肝転移の進展に役割を演ずることは強く示唆される[10]．

2．膵癌とMMP

　膵癌の肝転移は，他の消化器癌と同様に経門脈的な場合と，直接膵管へ播種した癌が，経胆管性に逆行して肝に播種する経路とが想定される．そもそも周囲基質への直接浸潤が早期より生じる膵癌の場合，肝転移の機序を議論する以前に，肝転移そのものが高度進行性，あるいは全身性の播種の一端であるという認識が強く，肝転移の機序のみをとりわけ問題視することは実践的ではない．しかしながら，MMPと膵癌の進展そのものとの関連は数多く報告されているので，取り上げることにした．
　膵癌は，周囲神経組織に対して好んで浸潤する性質があると言われている．岡田らは，この好浸潤性は神経組織由来のNGFに応答したイベントであるとした[11]．実際に膵癌細

基礎編

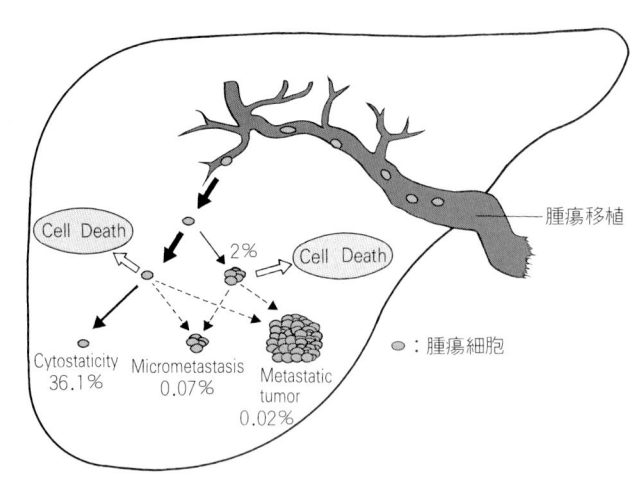

図28 肝組織内におけるメラノーマ細胞の経時的生存率

経門脈的に移植したメラノーマ細胞の80%は3日以内に肝間質へ移行した．そのうち40%が約2週間静止状態を続け，最終的に転移巣へ発展した割合は僅か0.02%であったという．

基底膜に乏しい類洞を経る過程がいわゆるrate-limiting stageにならないことを裏付けた一例として興味深い．

（Luzziら：Am J Path, 1998/梁ら：癌転移．日本臨床 61（8）：2003を改変）

胞では，NGFレセプターのtrk 4陽性の頻度が高く，NGF量依存性にMMP-2が誘導されることが報告されている[12]．同じグループは，cyclopxygenase-2（COX-2）によって誘導されるPGE 2がMMP-2産生と同時に，細胞の運動能，浸潤能をも高めることも報告している．このほか，膵癌に特徴的な周囲肉芽組織：Desmoplastic tissueから結合組織因子（CTGF）が放出され，膵癌の進展に対し何らかの関与をすることが予想される．しかしながら，この膵癌周囲の肉芽組織が組織のバリアーとしての反応なのか，癌進展を助長するための反応なのか，さらにはCTGFのMMPの産生に関する影響についてなどは結論づけられていない．また，膵の消化酵素であるトリプシンは，元来基質分解のみならず，さまざまなMMPの活性化プロテアーゼとして機能し[13)-15)]，MMP活性の高い状態を作りやすいことが想定される．

▶▶▶ III. 肝間質における微小環境と癌転移

肝間質には，肝動脈系と門脈系の2系統の血管網が混在する．消化器癌細胞はこのうち類洞へと到達し，転移を果たす．類洞は，基底膜をほとんど持たない特殊な毛細血管系であり，門脈血中の成分が効率よく肝細胞へと移行する目の粗いフィルター構造になっている[16)]．また，類洞と肝細胞の間には，局所ながらコラーゲンに富む間質があり，肝臓マクロファージであるクッパー細胞と，特殊な間質細胞である伊東細胞(hepatic satellite cells)が類洞内外に点在する．これらの細胞は，類洞周囲の環境の変化に即応してさまざまなサイトカインを放出し，周囲の環境を変化させると同時に，MMPの産生源としても重要である．たとえば，肝再生に先行する繊維性基質を除去するため，元来コラーゲン産生の主な担い手である伊東細胞から，二期的に間質型コラゲナーゼ/MMP-1が誘導されることは良く知られている[17)-20)]．類洞内に点在するクッパー細胞は，常に類洞内を徘徊し局所の環境維持に与るが，最近ではこれらのマクロファージと腫瘍との協調関係が注目を集めている．興味深いのは，肝転移に関連するといわれるMMPの一つであるMMP-9は，癌細胞自身以外にこのマクロファージでも多く産生されているという事実である．また，マクロファージは，腫瘍が作り出す血管新生因子，VEGFに対して応答するレセプター；VEGFR

2. 肝転移の分子機構 — 7) 肝転移にかかわるマトリックスメタロプロテアーゼ

1を有し，虚血に陥った腫瘍巣内部より誘発されるVEGF産生・濃度に応答して，局所に走化する機序も想定されている[21]．さらには，これらの腫瘍関連マクロファージ(TAM)は，宿主の免疫応答をさえぎる盾としての役割もするのではないかという説がある[22]．このように，肝における微小な転移巣は，このクッパー細胞，伊東細胞，肝細胞などからのさまざまな刺激(血管新生因子，MMPなど)を受けながら育まれると考えられる．一方，個々の癌細胞側が産生するプロテアーゼや，TGF-β，PDGFなどのサイトカインなどによっても，その微小環境そのものが変えられることも考えられる．これらの環境と癌の多様性は，肝転移の様式そのものをさらに多種多様なものにする．たとえば，胃癌肝転移は手術時に同時性に発見される症例が多いのに対し，大腸癌の場合には術後数ヵ月～数年を経て生じる場合が多く，また多発性の症例の多い胃癌肝転移に対し，大腸癌ではかなりの割合で単

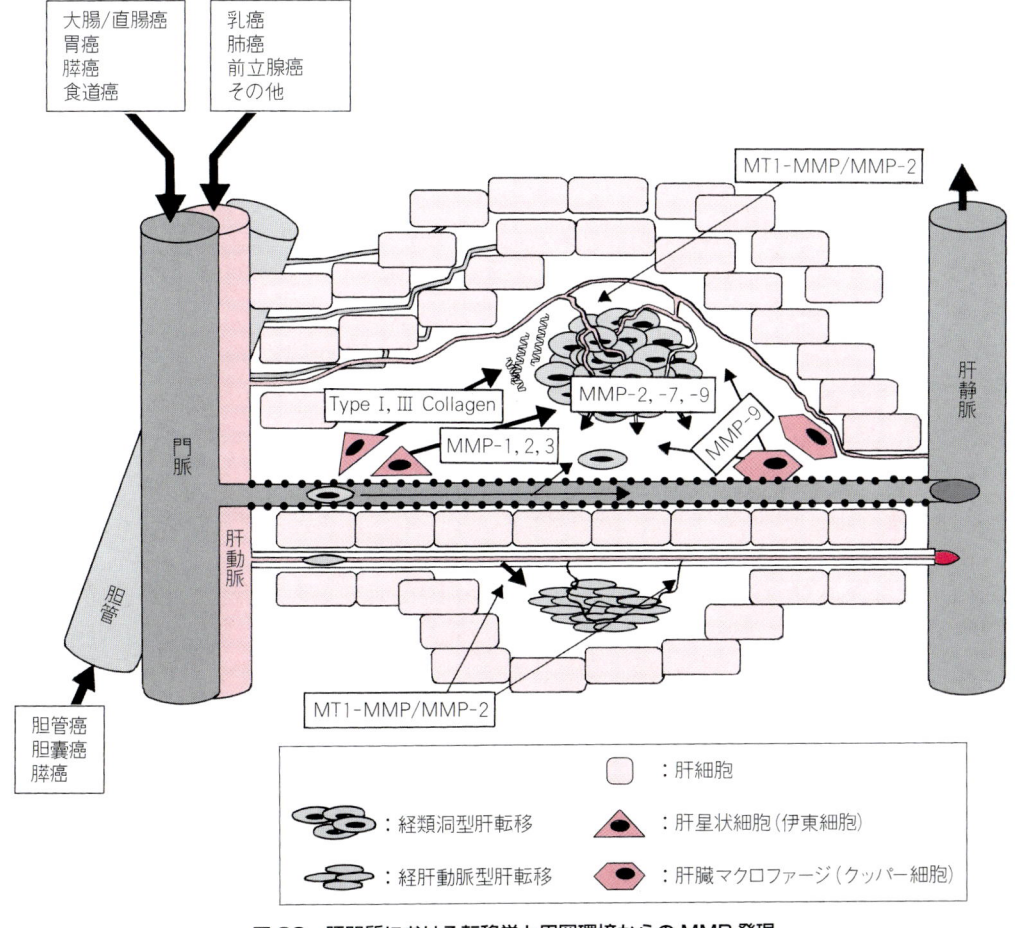

図29 肝間質における転移巣と周囲環境からのMMP発現

消化器癌が経類洞的に肝間質へ到達した後，肝独自の間質細胞である伊東細胞，類洞マクロファージによるさまざまな修飾を受けながら転移巣の形作られる過程は複雑である．MMP環境もそれぞれがMMP-1，2，3，MMP-9，-13などの産生細胞であることから，周囲基質のリモデリングにかかわることは強く示唆される．転移巣周囲の繊維化と伊東細胞との関連性，あるいはよりコラーゲン基質化した癌周囲環境への二次的な血管新生におけるMT1-MMP/MMP-2の関連性など，癌周囲を取り巻く微小環境の理解が必要になる．

発性の転移が存在する．すなわち，肝局所における大腸癌と胃癌の増殖スピードにかなりの違いがあることが予想されるのである．

　消化器癌が肝転移を生じる際には，言うまでもなく癌細胞が門脈系に入り込む過程が肝転移への重要なステップである．しかし，当然ながら門脈内に至った癌細胞すべてが肝で正着するとは限らない．たとえば，Luzziらの施行したmelanoma細胞による肝転移モデルでは，経門脈的に移植した30万個の細胞は，そのほとんどが非選択的に，また短時間のうちに肝間質へと移行した．これは，類洞という基底膜に乏しい血管網を考えた場合当然かもしれない．その後の経緯では，最終的に99.98％の細胞が死に至り，可視化しうるコロニーを形成し得たのは僅か0.02％であったという[23]．すなわち，間質へ移行した後の厳しい選別の中で，Anoikisis（細胞死回避），あるいは腫瘍血管の新生などの条件を満たした極少数の腫瘍のみが最終的に生存し，肝転移巣を形作ると考えられる．

▶▶▶ IV. 腫瘍血管新生とMT1-MMP

　原発巣・転移巣に限らず，癌腫が宿主間質内で増殖する際には，その腫瘍がある一定の大きさを超えた段階から，腫瘍への血管新生が誘導される．したがって，肝転移巣においても，血管新生は腫瘍がより増大するための重要なステップと考えられる．これによって腫瘍は，効率よくその径を増大させ，二次的な転移を引き起こすと考えられる．この際，宿主組織では，血管枝を間質のコラーゲンバリアーを貫通させて短期間のうちに伸長させると考えられ，その過程にはコラーゲン分解酵素が必要である．これまでの研究では，細胞型コラゲナーゼと位置づけられるMT1-MMPが，この血管新生の際に最重要プロテアーゼとして機能することが複数のグループから示されている[4,24]．また，このMT1-MMPによる血管新生誘導能は，他の分泌型コラゲナーゼでは十分に代償されない[4]．

　MT1-MMPは組織中の最大の基質であるⅠ型コラーゲンに対して直接の分解活性を持ち，MMP-2は基底膜の固有成分であるⅣ型コラーゲンに対して分解活性を示す．また，MT1-MMPが，細胞膜表面におけるMMP-2の活性化因子であることであることも重要な機能である．この活性化には，少なくとも2分子のMT1-MMPと，1分子のTIMP-2が必要であると考えられ，TIMP-2－MT1-MMPの接合が，MMP-2の細胞表面レセプターとして働き，近傍のMT1-MMPによりそのMMP-2の活性化が生じる機序が提唱されてきた[25,26]．すなわち，MT1-MMP/MMP-2は，癌が基底膜・深部コラーゲン基質を壊す，あるいは血管が癌に向けて分枝を開始する双方のイベントに共通するプロテアーゼの組み合わせと考えられる．癌自らがMT1-MMPをドリルのごとく携えて宿主組織に進攻する様子は容易に想像し得るが，血管新生の際にも同様の機序が働くことは想像に難くない．とくに，転移腫瘍組織中のコラーゲン密度が高い場合など，肝転移巣における血管新生にMT1-MMP/MMP-2が役割を演ずる可能性は残されている．

▶▶▶ V. MMPの抑制は肝転移を制御しうるか？

　消化器癌の肝転移とMMPの関係について，肝の微小環境を中心に解説した．とくに，分泌型MMPの阻害剤であるTIMP-1の局所的な発現誘導が有効な肝転移阻害効果を生むこ

とは，これらのMMPが肝転移の進展に重要であることを示す結果である．しかしながら，これらのMMPが実際にどのような機能で癌にかかわるのか，その主な基質は何かなど，詳細な機序についての知見はなおも限られている．肝転移の血管新生をターゲットにする際には，MT1-MMPをターゲットにし得るか否かも重要な検証事項である．この際にはTIMP-2を用いたトライアルも考慮されるであろう．しかしながら，肝組織の維持にMMPが少なからず使われることが示唆されることを考えれば，長期にわたるMMP阻害剤投与・TIMPの強発現は，類洞その他の間質の環境を変え，肝機能そのものに影響を与える懸念がある．今後は，MMPと肝機能における理解を深めたうえで有効なMMP阻害をも模索するべきである．また，昨今の血管新生抑制療法が悪性腫瘍に対して単独では有効な治療法になりえない現状を踏まえ，このMMP阻害療法の場合も従来型の抗癌剤治療との併用によって有効性を示しうるか否かを改めて探る必要があろう．すなわち，個々の転移巣周囲の環境に応じた個別のMMP阻害療法の選択が，今後の検討課題になると思われる．

■文　　献■
1) Dong Z, Kumar R, Yang X, et al：Cell 88：801-810, 1997.
2) Balbin M, Fueyo A, Tester A. M, et al：Nat Genet 35：252-257, 2003.
3) Seiki M, Koshikawa N, Yana I：Cancer Metastasis Rev 22：129-143, 2003.
4) Chun TH, Sabeh F, Ota I, et al：J Cell Biol 167：757-767, 2004.
5) Yana I, Weiss SJ：Mol Biol Cell 11：2387-2401, 2000.
6) Yanagisawa N, Geironson L, Al-Soud WA, et al：FEMS Immunol Med Microbiol 44：197-204, 2005.
7) Kioi M, Yamamoto K, Higashi S, et al：Oncogene 22：8662-8670, 2003.
8) Kataoka H, Meng J.Y, Uchino H, et al：Oncol Res 9：101-109, 1997.
9) Wilson CL, Heppner KJ, Labosky PA, et al：Proc Natl Acad Sci USA 94：1402-1407, 1997.
10) Elezkurtaj S, Kopitz C, Baker AH, et al：J Gene Med 6：1228-1237, 2004.
11) Okada Y, Eibl G, Guha S, et al：Clin Exp Metastasis 21：285-292, 2004.
12) Ogawa M, Jing H, Kitts DD, et al：J Med Food 6：317-322, 2003.
13) Rosario HS, Waldo SW, Becker SA, et al：Am J Pathol 164：1707-1716, 2004.
14) Descamps FJ, Martens E, Ballaux F, et al：J Pathol 204：555-561, 2004.
15) Rose NL, Palcic MM, Shapiro AM, et al：Transplant Proc 35：2455-2457, 2003.
16) Martinez-Hernandez A：Lab Invest 51：57-74, 1984.
17) Murawaki Y, Ikuta Y, Idobe Y, et al：J Gastroenterol Hepatol 14：138-145, 1999.
18) Milani S, Herbst H, Schuppan D, et al：Am J Pathol 144：528-537, 1994.
19) Iimuro Y, Nishio T, Morimoto T, et al：Gastroenterology 124：445-458, 2003.
20) Nakamuta M, Kotoh K, Enjoji M, et al：World J Gastroenterol 11：2264-2268, 2005.
21) Hiratsuka S, Nakamura K, Iwai S, et al：Cancer Cell 2：289-300, 2002.
22) Pollard JW：Nat Rev Cancer 4：71-78, 2004.
23) Luzzi KJ, MacDonald IC, Schmidt EE, et al：Am J Pathol 153：865-873, 1998.
24) Haas TL, Davis SJ, Madri JA：J Biol Chem 273：3604-3610, 1998.
25) Lafleur MA, Tester AM, Thompson EW：FEBS Lett 553：457-463, 2003.
26) Sato H, Takino T, Kinoshita T, et al：FEBS Lett 385：238-240, 1996.

基 礎 編

2. 肝転移の分子機構
8) 細胞運動因子

伊藤　和幸

▶▶▶ はじめに

　肝転移には2つの特徴がある．1つ目は肝内転移も下部消化管の原発巣からの遠隔転移もほとんどが門脈を介した血行性転移であり，門脈は流れの方向性や内圧の変化など他の静脈やリンパ管を介した転移と異なること，2つ目は肝臓はコラーゲンに富み高頻度で転移巣に繊維化をきたすことであり，浸潤・転移に対してどう働くかは不明であるが，強い繊維化をきたす癌は予後不良である．肝転移に特異的な細胞運動因子に関して現在までに報告はないが，癌細胞自身の周囲の基質(とりわけコラーゲン)への接着・運動能が重要であることに変わりはない．本稿ではごく最近明らかとなった(とくに3次元の)癌細胞運動の機構に関する種々の話題を取り上げ，われわれの実験結果も一部紹介し，また将来の臨床応用に向けた可能性のある分子標的についても考察したい．

▶▶▶ I. がん細胞の接着・運動の分子機構

　当初細胞運動の研究は，正常培養繊維芽細胞やアメーバ(Dictyostelium discoideum)などを用いて行われ，Boyden chamber法や金コロイド法，slide上の細胞運動の長時間録画解析により分子機構が解析されてきた．そして，癌細胞の運動モデルや細胞外基質との接着もそれに基づいて議論されてきた．その結果，20世紀末には，chemokineやgrowth factorによる細胞内運動機構の活性化(とくに低分子量G蛋白質 Rho familyによるアクチン細胞骨格系の制御)，細胞外基質と細胞との接着に重要なintegrinやproteoglycan，これら基質を分解するmatrix metalloproteinase(MMPとりわけ膜結合型のMT-MMP)が癌細胞の接着・運動に重要であることが強調されてきた．実際これらを分子標的とした薬剤の開発が世界中で競って行われてきた．しかしながら，抗integrin抗体やMMP阻害薬の臨床試験の結果が予想を下回ったこと，in vitro, in vivoで3次元的に癌細胞の運動を詳細に観察する方法が開発されたこと，この結果に基づいた臨床病理学的な検討により，癌細胞の運動は当初考えられていたような単純なものではなく，非常に大きな可塑性(plasticity)と可変性(reversibility)があることがわかってきた．詳細はin vivo imagingの先駆者Segallらを初

大阪府立成人病センター研究所生物学部門　部長

めとする優れた総説[1]に委ね，ここでは最近明らかになった幾つかのキーポイントについて触れてみたい．

1. どのようにして癌細胞は運動能を獲得するようになるのか— EMT and MAT

癌細胞の浸潤は，転移を初めとする癌の悪性化に非常に重要な役割を果たしている．元来位置移動しない細胞が如何にして浸潤運動能を獲得するかに関しては，転移巣と原発巣の臨床病理学的な解析や，3次元細胞運動モデルの解析，さらには動物実験モデルでの転移過程の in vivo imaging の進歩などによりここ数年来大きく前進した．すなわち，癌の進展に伴い，epithelial な状態から mesenchymal の状態へ (epithelial-mesenchymal transition；EMT)，さらには mesenchymal の状態から amoeboid の状態へ (mesenchymal-amoeboid transition；MAT) の変化が生じる[2]．かくして amoeba と同様になったがん細胞は，growth factor, chemokine, extra-cellular matrix からの外部の刺激を受け，chemotaxis により位置移動し，転移先で homing して転移巣を形成する．このように，浸潤・転移をきたす癌細胞が元の原発巣に初期から存在して，cancer stem cell のような役割をしたのか，原発巣が大きくなる過程で新たな遺伝子変異を獲得したのかについては未だ議論があるが，臨床検体の解析からは genetic change はほとんどなく，epigenetic な変化で幾つかの遺伝子発現が変化することで，浸潤・転移をする細胞集団が増加したと考えられている．

2. EMT に関与する因子

細胞が原発巣の mass から離れ浸潤していくためには，部分的に細胞間接着が弱まり，mesenchymal 様の形態をとる必要がある．これに対応するのが EMT の概念で，HGF-cMet 系，TGF-β 系を含む多くのシグナル伝達系の関与が報告されている[3]．低分化型の carcinoma は mesenchymal の形態をとることが多く，浸潤・転移にとっては有利である．転移巣と原発巣，stage の違いによる発現比較などの臨床病理学的な検討から得られた遺伝子にはEMTに寄与するものが多く認められ，昨年の国際転移学会や癌学会でもこの EMT に関連する多くの遺伝子が報告された．これらは，主として細胞間接着の主要な機構である adherence junction を形成する E cadherin-β catenin 系を減弱させ，同時に細胞内骨格系の一つである中間径 filament の発現パターンを変化させ，癌細胞の phenotype change を引き起こす．この過程において，上皮細胞は通常基質との接着を失うと apoptosis に陥って死滅する．この昔よりよく知られた現象 anoikis (apoptosis resulting from loss of cell-matrix interaction) が，癌細胞（とりわけ消化器系の癌の腹膜播種など）では種々の原因によって起こらなくなっている[4]．

3. MAT による compensation

個々の細胞が位置移動する individual cell migration の中にも，2つの運動様式があると考えられる．すなわち，fibrosarcoma や glioblastoma などに代表される mesenchymal cell migration と lymphoma, leukemia に見られる amoeboid cell migration である．表5に示すように，細胞形態，運動速度，基質への接着，integrin 発現と依存性，actin 細胞骨格，MMP の重要性などがまったく異なる．Friedl のグループは，human fibrosarcoma (HT1080 cells) を用いて3次元の collagen gel 内での細胞運動を観察しており，MMP inhibitor,

表5 Mesenchymal cell migration と amoeboid cell migration

	Mesenchymal	Amoeboid
細胞形態	Fibroblast-like (長さ 50〜200 μm)	円形,lymphoid-like (長さ 10〜30 μm)
細胞培養	接着	浮遊
運動速度	0.1〜1 μm/min	0.1〜20 μm/min
細胞外基質との関係	Integrin and protease 依存性で極性を有する	Integrin and protease 依存性は弱い
Actin 細胞骨格	Cortical and stress fiber	Cortical
接着面での張力発生	High	Low
細胞外基質の分解	High	Low - none
運動様式	張力依存性	細胞自身の推進力
基質のバリアーに対して	Path - generation	Path - finding
正常細胞での例	Fibroblast, smooth muscle	Lymphocyte, neutrophil
癌細胞での例	Fibrosarcoma, Glioblastoma, carcinoma	Lymphoma, small cell lung ca, small cell prostate ca.

(文献1より改変)

protease inhibitor cocktail を作用させたときに,HT1080 cells の運動が mesenchymal(path-generating)から amoeboid(path-finding)へ変化し,運動速度は変化しないことから MMP inhibitor が mesenchymal cell movement(おそらく collective cell migration も)を抑制するが,細胞は巧妙に姿形を変えて compensate し,amoeboid type migration をする(mesenchymal-amoeboid transition)ことにより,浸潤できることを報告した[5].このことは,heterogeneous な癌細胞のなかで,MMP inhibitor が効かない(抵抗性の)細胞集団が増加し,臨床試験がうまくいかなかったことの一因かもしれない.

4.運動方向性の制御

細胞が外部からの刺激によってその方向性を変化させることは,以前より chemotaxis としてよく知られている.2年ほど前にアメーバをモデルにした検討で,細胞内の phosphatidyl inositide とその代謝に関与する PI3 kinase, phosphatase である PTEN の分布が運動方向性に重要であるという2つの報告がなされた[6,7].Condeelis らのグループは,最近これに加え,phospholipase C と PIP2 に結合して actin 重合を制御する cofilin が EGF 刺激後非常に短時間の運動方向性の制御に重要であることを報告している[8,9].

▶▶▶ II. 細胞の接着,運動と転移の新しい分子標的

以上述べてきたことを元に,癌細胞の接着・運動を制御して新しい分子標的になりうるものに関して,個人的な考えでいくつかの候補を以下に述べる.

1.運動の阻害

EMT - MAT をきたし,amoeba - like になった癌細胞の運動を阻害するには,運動能を直接制御する acto - myosin 系をブロックすれば可能である.Actin 側の制御は,低分子量 G 蛋白質 Rho family により制御されているので,Rho - Rho kinase 系や LIM kinase など

を，myosin 側は分子 motor を直接制御すればよい．種々の低分子化合物が screening の結果報告されており，われわれもこの線に沿って肝臓癌モデルなどを用いて9年くらい前から精力的に研究を進めてきた．その結果，実験的なラット肝癌の腹膜播種モデルでは，Rho-kinase(ROCK)阻害薬である Y-27632 の持続投与が効率よく腫瘍形成や腹膜播種を抑制することを最初に報告した[10]．しかしながら，これらの方法は同様の細胞内シグナルを使って運動するリンパ球などの運動を止めてしまうし，血管の収縮などを抑制し血圧低下をきたし，現実には臨床応用は難しい．しかしながら，ごく一部の局所に対しては応用可能かもしれないと考え，現在ラット髄腔内の播種モデルに対する持続投与実験を行っている[11]．

2．EMT の制御

最も可能性が高い．EMT を引き起こす candidate に関しては多くの発表がある．癌への特異性など考え，近い将来多くの標的分子が臨床応用に向けて検討されよう．われわれはごく最近，Cancer-Testis antigen の一つ SSX が浸潤・転移を伴った悪性腫瘍で高発現すること[12]，EMT 様変化を引き起こし運動能・浸潤能を亢進させることを見いだし[13]，現在発現を抑制する siRNA などを用いた治療実験を行っている．

3．細胞の方向性の制御

前項「4．運動方向性の制御」で述べたように，運動方向性の第一歩を規定する PLC-γ や運動方向性の決定に重要な PI3K の阻害薬は既に開発されており，細胞運動を制御するもとして非常に重要であるが，如何にして腫瘍特異的に作用させるか drug delivery system (DDS) の問題が重要であろう．

▶▶▶ III．将来展望

細胞運動を研究している立場からは，癌細胞の運動機構が詳細に解明されるに伴い，近い将来細胞の接着・運動を標的とした治療が現実のものとなると期待している．おそらく腫瘍特異性と運動機構の可塑性が最大の問題となろう．その克服のためには，前述した癌細胞運動の多様性から考え一つの薬剤のみでは困難で，例えば mesenchymal migration を抑制する MMP inhibitor と amoeboid migration を強く抑制する ROCK 阻害薬といった併用治療[14]が必要になってくると思われる．

謝　辞
稿を終えるにあたり，今回執筆の機会を与えて下さった大阪大学 門田守人・松浦成昭教授に深謝致します．

■文　献■

1) Condeelis J, Segall JE : Intravital imaging of cell movement in tumours. Nature Rev Cancer 3 : 921-930, 2003.
2) Friedl P, Wolf K : Tumour-cell invasion and migration ; diversity and escape mechanisms. Nature Rev Cancer 3 : 362-374, 2003.
3) Thiery JP : epithelial-mesenchymal transitions in tumour progression. Nature Rev Cancer 2 :

基　礎　編

442 - 454, 2003.
4) Douma S, Laar T, Peeper D, et al：Suppression of anoikis and induction of metastasis by the neurotropic receptor Trk B. Nature 430：1034 - 1040, 2004.
5) Wolf K, Mazo I, Friedl P, et al：Compensation mechanism in tumor cell migration; mesenchymal - amoeboid transition alter blocking of pericellular proteolysis. J Cell Biol 160：266 - 277, 2003.
6) Iijima M, Devreotes P：Tumor suppressor PTEN mediates sensing of chemoattractant gradients. Cell 109：599 - 610, 2002.
7) Funamato S, Meili R, Firtel R, et al：Spatial and Temporal regulation of 3 - phophoinositides by PI3 - kinase and PTEN mediates chemotaxis. Cell 109：611 - 623, 2002.
8) Ghosh M, Song G, Condeelis J, et al：Cofilin promotes actin polymerization and defines the direction of cell motility. Science 304：743 - 746, 2004.
9) Mouneimme G, Soon L, Condeelis J, et al：Phospholipase C and cofilin are required for carcinoma cell directionality in response to EGF stimulation. J Cell Biol 166：697 - 708, 2004.
10) Itoh K, Yoshioka K, Akedo H, et al：An essential part for Rho - associated kinase in the transcellular invasion of tumor cells. Nature Medicine 5：221 - 225, 1999.
11) Nakagawa H, Yoshioka K, Itoh K, et al：Intrathecal administration of Y-27632, a specific ROCK inhibitor, for rat neoplastic meningitis. Mol Cancer Res 3：425 - 433, 2005.
12) Naka N, Joyama S, Itoh K, et al：Quantification of SSX mRNA expression in human bone and soft tissue tumors using Nucleic Acid Sequence - Based Amplification (NASBA). J Mol Diagn 7：187 - 719, 2005.
13) Itoh K, Joyama S, Naka N, et al：SSX；new molecular target regulating cancer cell invasion. Clin Exp Metastasis 21：617, 2004.
14) Somlyo AV, Phelps C, Somlyo AP, et al：Rho kinase and matrix metalloproteinase inhibitors cooperate to inhibit angiogenesis and growth of human prostate cancer xenotransplants. FASEB J 17：223 - 234, 2003.

2. 肝転移の分子機構
9）細胞骨格に着目した癌転移の抑制
―癌細胞と宿主の両面から―

谷口俊一郎

▶▶▶ はじめに

癌細胞は，局所に留まらず転移することが癌の治療を困難にしており，その機序解明が重要であることは論を俟たない．また，転移形質は，癌細胞の特異的側面を示しており，癌治療・診断を目的とした分子標的検索のためにも注目される．

癌細胞の転移を規定する形質として，増殖能亢進のほか，細胞運動能，接着能，形態の変動がある．したがって，それらの形質に対しより直接的に影響する細胞骨格分子の量的あるいは質的変化は癌細胞の転移形質に深くかかわることが容易に推察できる．

細胞骨格分子群は，細胞の形態，運動，接着に関与する一方，直接にあるいは二次的に諸シグナル伝達反応へのかかわりが認められるようになってきた．つまり，細胞骨格には構造を支える静的な骨格機能，その動的再編による細胞運動／接着の制御機能などに加え，増殖などのシグナル伝達反応の場(scaffold)を提供する機能も考えられる．

骨格系は，細胞外から細胞内の核に向かって，細胞外マトリクス，膜の裏打ち骨格，細胞骨格，核骨格などと呼ばれる構造があるが，互いに連携してそれぞれの細胞機能を担っていると考えられる．細胞内骨格としては，一般にアクチン線維(ミクロフィラメント)，中間径フィラメント，微小管(マイクロチューブル)が知られている．

本稿では，とくにアクチン線維を主とする細胞骨格系に着目し，癌形質に関連するアクチン線維制御蛋白質の自験例をもとに，一遺伝子で宿主を守りつつ癌細胞を攻撃するという癌の抑制法に対する新規の視点を提示したい．

▶▶▶ I. アクチン細胞骨格分子に着目した癌転移形質解析の自験例

1．アクチンおよび関連遺伝子操作による癌転移形質の制御

動物細胞が形質転換する際，あるいは転移能が変化する場合にアクチンやアクチン制御関連遺伝子の構造や発現変化が伴う事例を観察した．そして，遺伝子操作によってそれらの変異や発現変化が癌の転移形質や増殖能に影響することを報告してきた[1,2]．

信州大学大学院医学研究科加齢適応医科学系専攻分子腫瘍学分野　教授

基礎編

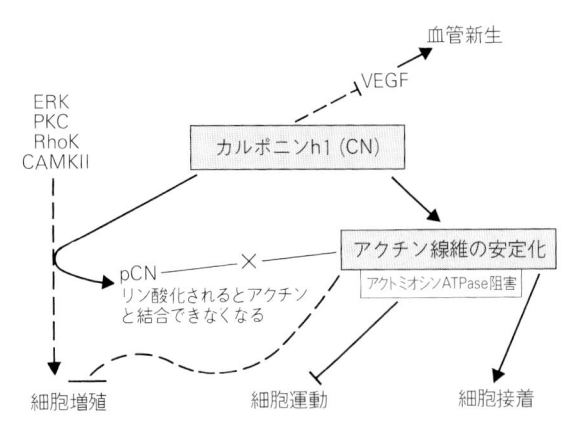

図30 カルポニンh1の作用機序（仮説）

カルポニンh1はアクチンを安定化することによって、細胞の接着性を強め、細胞の動きを抑制する。そして、アクチンフィラメントの安定化が細胞増殖に対して、負の効果をもたらすことも考えられる。また、カルポニンh1はPKCなどの基質であり、リン酸化反応はカルポニンh1とアクチンとの相互作用阻害に働くが、PKCを介する増殖シグナル下流に対しては、拮抗阻害的に働くのかもしれない。

本稿では、とくにアクチン結合蛋白質カルポニンh1をプローブの一例とし、癌の転移形質解析と抑制について述べることとする。最近、MITとハーバード大学グループは、マイクロアレイ解析によって、アクチンとカルポニンh1を転移予測のための分子指標代表例として記述している[3]。

2．カルポニンについて

カルポニンには3種類のisoformがあり、カルポニンh1、カルポニンh2、酸性カルポニンが知られている。カルポニンh1は主として平滑筋細胞に、カルポニンh2は非平滑筋細胞に、そして酸性カルポニンは脳組織に発現が多い。カルポニンのC末の酸性アミノ酸領域はアクチンとの結合を負に制御しており、この領域の違いがisoform間の違いに対応している[4]。カルポニンは、アクチンとの結合領域に加えシグナル伝達への関与を暗示するN末のCH領域からなっている点が特徴として挙げられる。アクチン線維の安定化、アクトミオシンATPaseの阻害、ERK[1)2)]、PKCやカルモデュリンなどとの結合が知られている[5]。カルポニンh1欠失マウスの平滑筋では、アクチン線維の不安定性のためか、アクチン蛋白質量が低下する[6]。

カルポニンh1は、PKCおよびカルモジュリン依存性キナーゼIIの基質であるが、最近、Rhoキナーゼの標的でもあることが報告された[7]。カルポニンh1は、リン酸化されることによってアクチンに対するカルポニンh1の結合能が抑制され、一方PKCなどがかかわる他の増殖シグナルに対しては拮抗阻害的に働くのかもしれない。もちろん、カルポニンh1によるアクチン細胞骨格構造変化が、増殖シグナル伝達に変化をもたらす可能性も考えられる（図30）。私たちはカルポニンh1のアクチン線維と結合する部位について種々の変異体を作製し、アクチンとの相互作用がアクチン線維安定化や細胞運動抑制に必須であることを認めている（投稿準備中）。

3．カルポニンh1遺伝子による癌形質抑制

ヒト子宮筋肉腫では、正常子宮筋および子宮筋腫に比べ、カルポニンh1の発現が減弱していること[8]、同様のことがラット線維芽細胞3Y1の形質転換に伴って生じることがわかった。

そこで、カルポニンh1遺伝子を子宮筋肉腫細胞[9]、ヒト形質転換線維芽細胞HT1080[10]、

SR3Y1細胞[11]，あるいはB16悪性黒色腫細胞などに導入し強制発現すると，増殖抑制，分化形質誘導，運動抑制接着能の亢進，あるいはVEGF発現の抑制による血管新生阻害など，その影響の仕方は細胞依存的であるが，癌形質阻害的に働くことを観察した．類似の観察は他グループからも報告がなされている[12]．

▶▶▶ II. 癌細胞作用による宿主正常細胞カルポニンh1の発現低下

形質転換細胞のみならず，担癌宿主側の正常細胞において，すなわち悪性腫瘍内あるいは近辺の血管平滑筋においてカルポニンh1の発現が減弱し，癌細胞が共存する腹膜中皮細胞においてもカルポニンh1の発現が低下することを私たちは見いだした．

1. 悪性腫瘍内あるいは周辺の血管平滑筋におけるアクチン関連遺伝子の発現変化

ヒト悪性黒色腫，卵巣癌組織の腫瘍内あるいは周辺で，腫瘍血管構築細胞における平滑筋型アクチン（SMα）の発現低下を観察した[13]．また，腫瘍細胞の分泌する因子のなかにアクチンやカルポニンh1の発現を抑制するものが認められた[14]．例えば，増殖因子PDGF-BB（sis癌遺伝子産物）などである．さらに，カルポニンh1はSMαよりも発現減弱しやすいことを認めた[15]．

とくに，ヒト悪性黒色腫で平滑筋に特異的アクチン関連分子の発現をスクリーニングした結果，カルポニンh1は悪性形質転換に伴い発現低下してしまうことが多く，hカルデスモンの発現減弱は，悪性黒色腫の転移頻度や予後不良と相関した．これらアクチン細胞骨格を構築する分子の発現低下は，腫瘍組織診断のマーカーとなり得ることが分かった．一方，ヒト悪性黒色腫の電子顕微鏡での観察は，血管平滑筋，内皮細胞ともに脆弱性を示す像がみられた[15]．われわれ以外にも，悪性腫瘍組織血管でのカルポニンh1発現低下が報告されている[16)17]．

2. カルポニンh1欠失マウスと癌細胞の易転移性

悪性腫瘍の血管におけるカルポニンh1発現減弱の意義を調べるために，カルポニンh1欠失マウスを作成したところ[18]，血管の脆弱性を示す結果を得た（図31）．血管の透過性も昂進していることが認められ，癌転移実験を行うべくカルポニンh1欠失マウスの遺伝的背景をB6マウスとし，B16黒色腫細胞を静脈血管内に移植した．その結果，野生型マウスに比べカルポニンh1欠失マウスで強い転移を示すことがわかった（図31）[18]．カルポニンh1欠失マウスでは，血管平滑筋のみならず内皮細胞の脆弱性も観察された（図31）．ヒト悪性黒色腫の血管において，カルポニンh1が減弱している平滑筋とともに内皮細胞も脆弱であった現象と共通している．このことは，血管平滑筋のカルポニンh1発現低下による脆弱化が，内皮細胞に脆弱性をもたらす誘因にも成り得ると示唆される．一方，正常血管内皮細胞ではカルポニンh1蛋白質量が検出し難いものの，RT-PCRによるカルポニンh1 mRNA発現が認められる[19]．したがって，カルポニンh1が内皮細胞機能に直接的にかかわる可能性も考えられる．

また，正常マウスの腹膜中皮細胞でカルポニンh1が発現していることを見いだした．カルポニンh1欠失マウスでは中皮細胞表面に微絨毛が激増し，細胞間接着が弱く，腹膜の構

基　礎　編

図31　カルポニンh1欠失マウス血管の脆弱性と血行性転移の亢進
　上図：カルポニンh1欠失マウスの肺血管壁は薄く，内皮細胞も脆弱性を示した．
　下図：カルポニンh1欠失マウスに静注されたB16-F10細胞による肺転移結節数が増えた[18]．

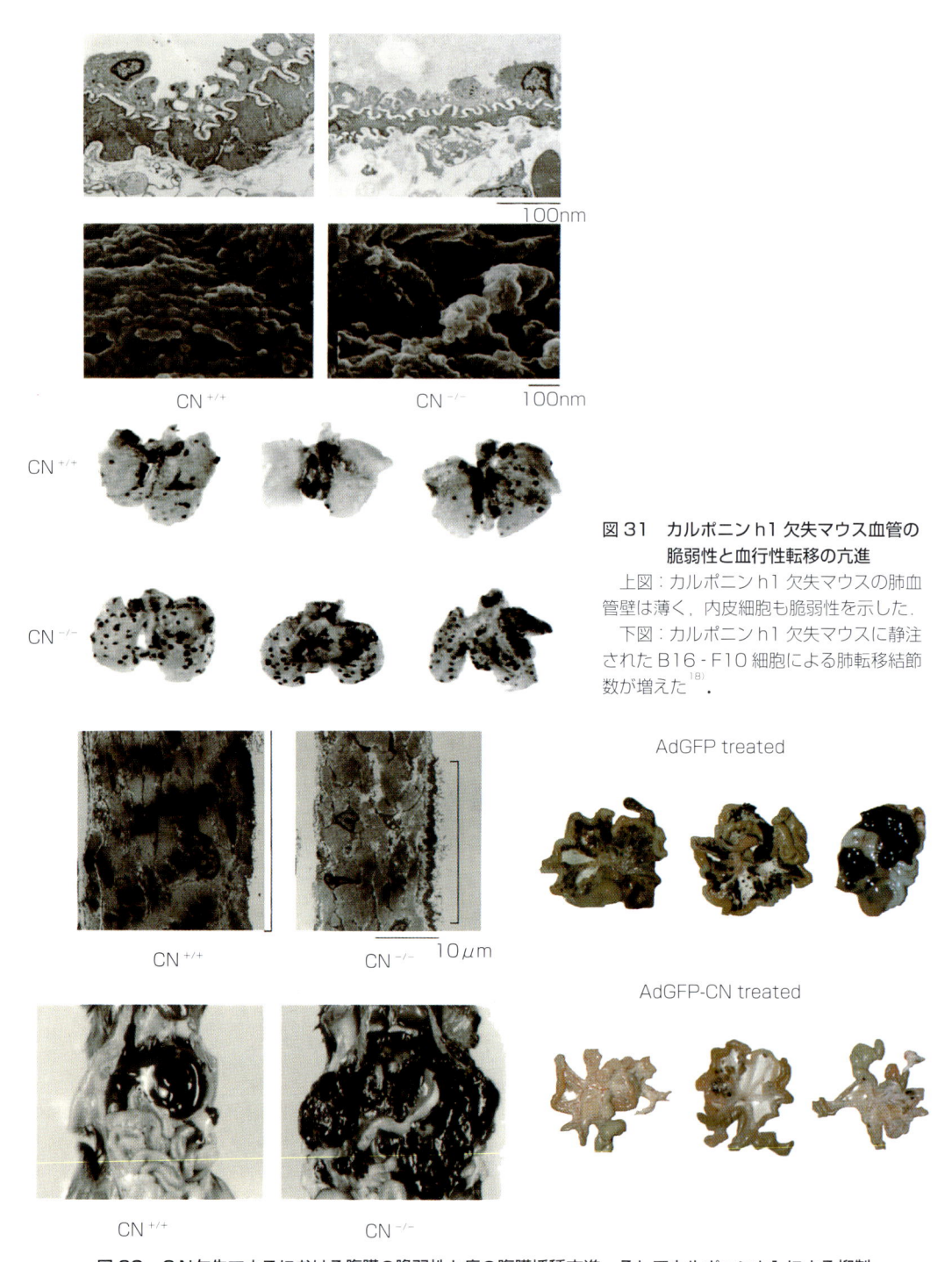

図32　CN欠失マウスにおける腹膜の脆弱性と癌の腹膜播種亢進，そしてカルポニンh1による抑制
　左上図：カルポニンh1欠失中皮細胞の微絨毛が激増し，細胞は縮み上がっていた（電子顕微鏡像）[18]．
　左下図：腹腔内にB16-F10細胞を 2.5×10^5 cells/mous 移植すると，カルポニンh1欠失マウスでは顕著な腹膜播種が生じた（移植後15日）[18]．
　右図：カルポニンh1欠失マウスの腹膜中皮にAdGFP-CNを感染させると，腹腔内に移植されたB16-F10細胞の腹膜播種が抑制された[19]．

築も脆弱で癌細胞の腹膜播種が増強することが示された(図32)[18].

3. カルポニンh1遺伝子による癌細胞の腹膜播種抑制

カルポニンh1遺伝子をアデノウイルス発現ベクターを用いて,腹腔内にあるいは培養中皮細胞に強制発現すると,中皮細胞間接着の強化,癌細胞の浸潤抑制,そして担癌宿主の延命が認められた(図32)[20].

▶▶▶ おわりに

私たちは,アクチン結合蛋白質でありアクチン線維を安定化するカルポニンh1に着目して,その強制発現による癌細胞の増殖,運動性や血管新生の抑制を報告してきた.同時に,癌細胞と宿主正常細胞との相互作用の結果生じる血管や腹膜におけるカルポニンh1遺伝子発現の減弱は,癌細胞の浸潤・転移を容易にする宿主側の変化であると述べた.血管新生阻害が盛んに研究されているが,腫瘍内あるいは周辺の平滑筋を伴う血管における特異的変化は,固形癌の診断のみならず治療において注目すべき現象と考えている.とくに,肝臓癌あるいは肝臓に転移した腫瘍の場合,肝動脈優位の栄養支配が知られており,動脈平滑筋の異常は腫瘍特異性的で重要なターゲットと考えられる.

カルポニンh1遺伝子の癌細胞あるいは宿主細胞への導入によって,癌細胞においては細胞運動や増殖が阻害され,宿主の腹膜中皮細胞においてはカルポニンh1過剰発現によってアポトーシスが誘導されることなく細胞間接着が強められ,癌細胞の浸潤に対する抵抗性が増強した.したがって,このことは遺伝子の選び方によっては癌を抑制しつつ,宿主を守る新規療法の可能性を示唆するものであり,このような遺伝子に着目することは今後の癌治療を進展させるに重要な視点であると考えている.

この考えは,ヒト卵巣癌の腹膜播種に対するカルポニンh1遺伝子を用いた抑制実験で(九州大学医学部,小林博士らとの共同),その妥当性と有効性が認められている(平成16年日本癌学会シンポジウムほか).

謝　辞

カルポニンの研究は主として,信州大学大学院医学研究科分子腫瘍学分野のスタッフ,大学院生の研究成果であります.ここに感謝をもって紹介させて致しました.

■文　献■

1) Shimokawa-Kuroki R, Sadano H, Taniguchi S : A Variant Actin (βm) Reduces Metastasis of Mouse B16 Melanoma. Int J Cancer 56 : 689-697, 1994.
2) Okamoto-Inoue M, Kamada S, Kimura G, et al : The induction of smooth muscle α actin in a transformed rat cell line suppresses malignant properties in vitro and in vivo. Cancer Letters 142 : 173-178, 1999.
3) Ramaswamy S, Ross KN, Lander ES, et al : A molecular signature of metastasis in primary solid tumors. Nature Genetics 33 : 49-54, 2003.
4) Burgstaller G, Kranewitter WJ, Gimona M : The molecular basis for the autoregulation of calponin by isoform-specific C-terminal tail sequences. J Cell Sci 115 (Pt 10) : 2021-2029, 2002.
5) Morgan KG, Gangopadhyay SS : Invited review ; cross-bridge regulation by thin filament-

associated proteins. J Appl Physiol 91 (2) : 953 - 962, 2001.
6) Matthew J, Khromov A, McDuffie M, et al : Contractile properties and proteins of smooth muscles of a calponin knockout mouse. J Physiol - London 529 : 811 - 824, 2000.
7) Kaneko T, Amano M, Maeda A, et al : Identification of calponin as a novel substrate of Rho - kinase. Biochem Biophys Res Commun. 24 ; 273 (1) 110 - 116. 2000.
8) Horiuchi A, Nikaido T, Ito K, et al : Reduced expression of calponin h1 in Leiomyosarcoma of the Uterus. Laboratory Investigation 78 : 839 - 846, 1998.
9) Horiuchi A, Nikaido T, Taniguchi S, et al:Possible role of calponin h1 as a tumor suppressor in human uterine leiomyosarcoma. J Natl Cancer Inst 91 : 790 - 796, 1999.
10) Takeoka M, Ehara T, Sagara J, et al : Calponin h1 induced a flattened morphology and suppressed the growth of human fibrosarcoma HT1080 cells. European J Cancer 38 (3):436-442, 2002.
11) Kaneko M, Takeoka M, Oguchi M, et al : Calponin H1 Suppresses Tumor Growth of Src - induced Transformed 3Y1 Cells in Association with a Decrease in Angiogesis. Jpn J Cancer Research 93 (8) : 935 - 943, 2002.
12) Lener T, Burgstaller G, Gimona M : The role of calponin in the gene profile of metastatic cells ; inhibition of metastatic cell motility by multiple calponin repeats. FEBS Lett 556 (1 - 3) : 221 - 226, 2004.
13) Kobayashi H, Tsuruchi N, Sugihara K, et al:Expression of α -Smooth Muscle Actin in Benign or Malignant Ovarian Tumors. Gynecologic Oncology 48 : 308 - 313, 1993.
14) Okamoto - Inoue M, Nakayama J, Hori Y, et al : Human malignant melanoma cells release a factor that inhibits the expression of smooth muscle α - actin. Journal of Dermatological Science 23 : 170 - 177, 2000.
15) Koganehira Y, Takeoka M, Ehara T, et al : Reduced expression of actin - binding proteins, h - caldesmon and calponin h1, in the vascular smooth muscle inside melanoma lesions ; a possible risk factor of metastasis. British J Dermatology 576 : 971 - 980, 2003.
16) Sasaki Y, Yamamura H, Kawakami Y, et al:Expression of smooth muscle calponin in tumor vessels of human hepatocellular carcinoma and its possible association with prognosis. Cancer 94(6) : 1777 - 1786, 2002.
17) Islam AH, Ehara T, Kato H, et al:Calponin h1 expression in renal tumor vessels;correlations with multiple pathological factors of renal cell carcinoma. J Urol 171 (3) : 1319 - 1323, 2004.
18) Taniguchi S, Takeoka M, Ehara T, et al:Structural fragility of blood vessels and peritoneum in calponin h1 - deficient mice, resulting in an increase in hematogenous metastasis and peritoneal dissemination of malignant tumor cells. Cancer Res 61 : 7627 - 7634, 2001.
19) Sakihara C, Nishimura J, Kobayashi S, et al:Expression of calponin mRNA in porcine aortic endothelial cells. Biochem Biophys Res Commun 222 (2) : 195 - 200, 1996.
20) Hashimoto S, Takeoka M, Taniguchi S : Suppression of peritoneal dissemination through protecting mesothelial cells from retraction of cancer cells. Int J Cancer 107 (4) : 557 - 563, 2003.

2. 肝転移の分子機構
10) 糖鎖抗原・糖転移酵素

三善 英知　　谷口 直之*

▶▶▶はじめに

　肝臓は，多くの癌の血行性転移の標的臓器となる．血行性転移とそれにかかわる分子群の概略を図33に示した．まず原発巣から癌細胞が離脱するためには，古くから知られているカドヘリン/βカテニン系の破壊が必要である．次に，離脱した細胞が血管内に侵入するためには，種々のプロテアーゼの活性化が必要である．そして，血管内に侵入した癌細胞は，多くの免疫担当細胞からの攻撃を回避し，転移先の臓器の血管内皮に付着する．さらにプロテアーゼによって血管内皮を破壊した後，細胞外マトリクスに接着し，パラクライン，オートクラインに分泌される増殖因子の働きによって自己増殖を行う．細胞外マトリクスへの接着には，種々のインテグリンが重要となる．これらのほとんどの分子が糖鎖をもつ糖タンパク質で，糖鎖の違いによって機能変化するものも少なくない．とくに癌の転移に最も関係が深いと言われる糖転移酵素 GnT-V（N-アセチルグルコサミン転移酵素-

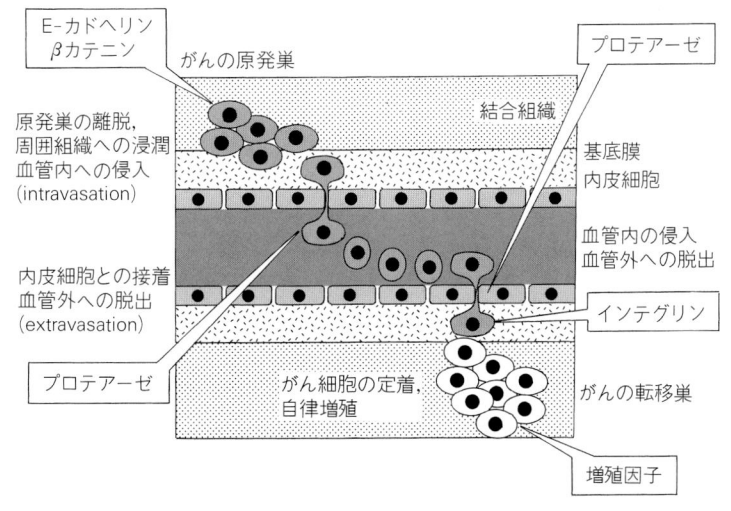

図33　癌細胞の血行転移モデル

大阪大学大学院医学系研究科生化学・分子生物学講座　助教授　*教授

基 礎 編

V)は，カドヘリン，インテグリン，プロテアーゼ，そして増殖因子やサイトカインの受容体の糖鎖修飾を行い，癌の転移を促進させる．そのなかでも，とくに肝臓の転移に関係する因子に焦点を絞って，いくつかの実例を紹介する．

▶▶▶ I. 癌の転移とシアリルルイスX抗原

　癌の転移に最も関連がある糖鎖構造として，古くからシアリルルイスX抗原が知られている．血管内皮に発現しているセレクチンが炎症性のサイトカインによって発現増強され，シアリルルイスXを高発現する癌細胞が接着するという，一連の転移のステップのなかで最終段階に近い局面に関与する．シアリルルイスXの発現が高い大腸癌は有意に肝転移を起こしやすく，手術後の予後が悪い[1]．あるいは実験的にシアリルルイスXを膵癌細胞に高発現させると，肝臓への転移が増加したという報告がある[2]．反面，肝臓癌や肺癌の場合，シアリルルイスXを発現しているケースが，必ずしも手術後の予後が不良とは限らない．つまり，肝癌の臨床病期の進行に伴いシアリルルイスX抗原の発現が低下するため，大腸癌の場合と結果が逆になってしまう症例が存在する．転移にかかわる分子が複数あるため，癌の種類によって主としてどの分子が転移を制御するのか結果が異なるのは当然のことと言えよう．近年こうした複数の分子を網羅的に解析しようとする試みから，DNAの面から見たものをジェノミクス，タンパクから捉えるものをプロテオミクス，糖鎖の点から解析する手法をグライコミクスと呼ぶ．とくにグライコミクスにおいては，各々の糖鎖が結合する標的糖タンパク質の同定が重要とされる[3]．恐らく，シアリルルイスX抗原が結合しやすい標的分子が今後報告されるものと予測される．また，従来考えられてきた単純なシアリルルイス抗原に加えて，この数年硫酸化などの修飾が加わることで，より特異的にリンパ節へのフォーミングに関与することや，血球細胞との接着に関与することがわかってきた．

▶▶▶ II. GnT-VとシアリルルイスX抗原

　N-アセチルグルコサミン転移酵素V(GnT-V)は，今日約300種類あると言われる糖転移酵素のなかで癌の転移に最も関係が深い酵素として知られている[4]．1993年のわれわれのグループとアメリカのMichel Pierceらのグループは，GnT-Vのタンパク質精製，遺伝子クローニングに成功した[5][6]．それ以来，GnT-Vと癌の転移に関して細胞，動物，ヒトと多くの研究をした結果，GnT-Vは少なくとも癌化の初期と転移能獲得の2段階で発癌過程に関与することがわかってきた．GnT-VはN型糖鎖の分岐鎖構造に作用し，$\beta 1\text{-}6$ GlcNAc鎖を形成する．この構造の先にはポリラクトサミン構造が結合されやすく，その先端にシアリルルイスX抗原がつき，癌の転移を促進するのではないかと言われてきた．一方でシアリルルイスXの発現は糖タンパク質のN型糖鎖というよりもO型糖鎖，あるいは糖脂質に結合しやすく，それらが癌転移に関与すると考えられてきた．ところが最近のわれわれの知見によると，大腸癌細胞にGnT-Vの遺伝子を過剰発現した細胞では，シアリルルイスX抗原の発現が増加し，HUVEC(ヒト臍帯血管内皮細胞)への接着が増加することがわかった[7]．この結果から古くから言われてきたGnT-V～ポリラクトサミン構造～シアリルルイスXのstoryが証明されたことになる(図34)．ただし，GnT-Vによるシアリ

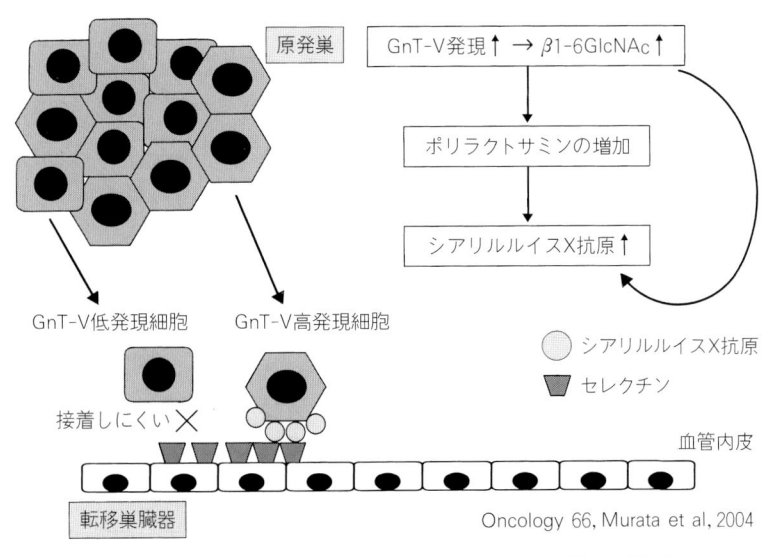

図34 GnT-Vによるシアリルルイス X 抗原の発現増加と癌転移

ルイスX抗原発現の誘導は総ての細胞で見られる現象ではない．つまり，GnT-Vが作る糖鎖構造にシアリルルイスX抗原が付きやすい標的糖タンパク質をその細胞が持っているか否かが重要なfactorとなり，そこに糖鎖研究の難しさ，深さが伺える．

▶▶▶ III. GnT-Vの標的分子マトリプターゼ

　GnT-Vが癌の転移を促進するメカニズムを証明するためには，GnT-Vを過剰発現細胞した癌細胞がどのようなphenotypeを示し，そのメカニズムを糖鎖生物学的に証明することである．大腸癌の臨床的な検討からは，GnT-V陽性の癌の特徴として腫瘍サイズの大きさにかかわらず，早期から血管浸潤が見られた[8]．また，ヌードマウスを用いた検討からは，GnT-V過剰発現細胞の全例にリンパ節転移（コントロールでは30％），60％に肝転移（コントロールでは0％）を認めた[9]．これらの情報をもとに脈管，リンパ管への浸潤に関連する因子としてプロテアーゼを想定し，ゼラチンザイモグラフィーを行ったところ，GnT-V過剰発現細胞では70Kdのプロテアーゼの産生亢進を認めた．このプロテアーゼの活性はMMP阻害薬では消失せず，アプロチニンとEDTAで阻害されたことから，金属要求性のセリンプロテアーゼと考えられた．文献的な考察などから，このプロテアーゼはマトリプターゼと判明した．マトリプターゼは，1999年アメリカのLinらによってクローニングされた膜結合型のセリンプロテアーゼである[10]．このプロテアーゼはuPAやHGFなどの前駆体に作用して，これらの分子を活性型に変化させるため，癌の浸潤・転移を促進させることが知られている．興味深いことには，GnT-Vの過剰発現細胞が発現するマトリプターゼのmRNAには差異を認めないが，タンパク質レベルでは著増していた．その機序としては，GnT-Vによる糖鎖改変を受けたマトリプターゼは著しく分解の遅延することがわかった．ただし，この検討は細胞タンパク全体を用いた検討なので，GnT-Vにより糖鎖の改変されたマトリプターゼが分解されないのか，分解するプロテアーゼ系のシステムがGnT-

基　礎　編

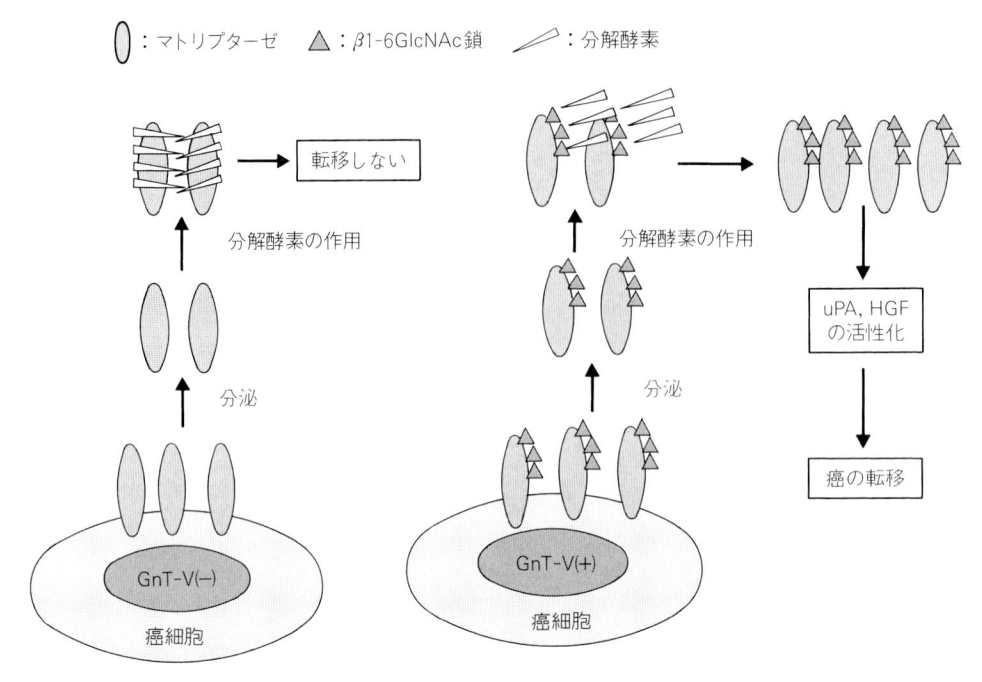

図35　GnT-Vによるマトリプターゼの活性化機構と癌の転移

V過剰発現細胞で異常をきたしたなど，マトリプターゼ分解遅延のメカニズムに関していくつかの可能性がある．そこで，親株とGnT-V過剰発現細胞の培養上清からマトリプターゼを精製して，トリプシン処理を行ったところ，後者ではトリプシンに対して抵抗性を示した．マトリプターゼには4ヵ所のアスパラギン結合型糖鎖の付加部位が存在し，site directed mutagenesisにより各々の糖鎖を欠損させたところ，772番目に存在する糖鎖が最もトリプシン処理に対する抵抗性に重要であることがわかった[11]．GnT-Vによるマトリプターゼの活性化機構と癌の転移のシェーマを図35に示す．

▶▶▶ Ⅳ．GnT-Vと接着分子

癌の転移と接着分子に関する論文は無数にある．一般的に細胞の接着には，細胞同士の接着にかかわる分子と細胞と細胞外マトリクスの接着にかかわる分子に大別される．前者の代表的なものがE-カドヘリンで，後者の代表的なものがインテグリンである．これらは，いずれもGnT-Vが糖鎖修飾を行う糖タンパク質で，かつGnT-Vと糖鎖基質を競合して全く異なる糖鎖構造を作るN-アセチルグルコサミン転移酵素Ⅲ（GnT-Ⅲ）の標的分子でもある．E-カドヘリンに関しては，GnT-Vの活性が非常に高いマウスメラノーマ細胞B16にGnT-Ⅲの遺伝子を導入して糖鎖構造を変えると，E-カドヘリンの発現が増加して（細胞表面での分解が抑制されて）尾静注したときの肺転移が著しく抑制された[12]．またE-カドヘリンの糖鎖改変は，その裏打ちタンパクであるβカテニンのチロシンリン酸化に影響を与え，細胞間の接着をより強固なものに変化させた[13]．興味あることに，GnT-Vの過剰発現によりN-カドヘリンの裏打ちタンパクとしてのβカテニンのチロシンリン酸化が促

進した[14]．この現象は，GnT-IIIとGnT-Vによる糖鎖修飾が正反対の細胞現象を生み出した点が興味深い．一方，インテグリンに関してはα5β1インテグリンをGnT-IIIとGnT-Vで修飾したとき，GnT-Vの場合フィブロネクチンとの接着が低下し細胞のmigrationを促進するが[15]，GnT-IIIの場合はフィブロネクチンとの接着が低下するがmigrationを抑制する点が興味深い[16]．とくに後者の伊佐治らの論文では，α5β1インテグリンを精製して証明した点が斬新的なアプローチと言える．インテグリンには複数のN型糖鎖が結合し，糖転移酵素によって修飾されるインテグリンにある程度の特異性を認めるため，今後のインテグリンの糖鎖機能解明は，糖鎖生物学の大きなテーマと考えられる．

▶▶▶ V．治療の標的分子としてのGnT-Vの可能性

GnT-Vを活性化する因子としては，ras，src，ErbB-2，etsなどが知られており，いずれもproto-oncogeneに属するものである．これらをdown-regulateさせる薬剤があれば，当然GnT-Vの発現も抑制されるので，GnT-Vを介する転移経路の阻止には期待が持てる．また，副作用の問題から人体には使用出来ないが，スワインソニンなどの糖鎖合成阻害薬はGnT-Vの糖鎖修飾の阻害薬として有効である．それ以外にもGnT-Vのインヒビターは開発されているが，細胞内へのデリバリーなどの問題から実地臨床へは至っていない．今後，これらの問題が解決出来れば，新しい転移阻止薬として期待が持てる．また，大腸癌の場合，臨床病期StageIIでもGnT-V陽性例では手術後の予後が50%程度という臨床データ（unpublished data）もある．GnT-Vを将来の転移予測マーカーとして捉えることは可能で，従来から知られて来た予後因子との組み合わせにより，手術後の抗癌薬治療/放射線療法の指標になるかもしれない．

▶▶▶ おわりに

肝転移に直接かかわる，遺伝子/タンパク質の詳細な情報は他項に譲るが，それらの分子にもし糖鎖が結合している場合，以下の点に注意してほしい．細胞によって，それらの分子量が異なるとき，遺伝子発現とタンパク発現に解離がみられるとき，レクチンによる染色が均一でなかったときなどである．肝臓は，糖転移酵素の発現が他の臓器と大きく異なっており，糖鎖/レクチンを介する新しい転移経路がいくつか存在する可能性がある．GnT-V阻害薬のみならず，糖鎖を標的とした治療薬は，その作用機序の特異性から新たな抗癌治療の手段として期待される．

■文　献■

1) Nakamori S, Kameyama M, Imaoka S, et al:Increased expression of sialyl Lewisx antigen correlates with poor survival in patients with colorectal carcinoma;clinicopathological and immunohistochemical study. Cancer Res 53：3632-3637, 1993.
2) Aubert M, Panicot-Dubois L, Crotte C, et al：Peritoneal colonization by human pancreatic cancer cells is inhibited by antisense FUT3 sequence. Int J Cancer 88：558-565, 2000.
3) Taniguchi N, Ekuni A, Miyoshi E, et al:A glycomic approach to the identification and characterization of glycoprotein function in cells transfected with glycosyltransferase genes. Proteomics 1:239-247, 2001.

基　礎　編

4) Dennis JW, Laferte S, Waghorne C, et al：Science 236：582-585, 1987.
5) Gu J, Nishikawa A, Tsuruoka N, et al：J Biochem 113：614-619, 1993.
6) Shoreibah M, Perng GS, Adler B, et al：J Biol Chem 268：15381-15385, 1993.
7) Murata K, Miyoshi E, Ihara S, et al：Attachment of human colon cancer cells to vascular endothelium is enhanced by N-acetylglucosaminyltransferase V. Oncology 66：492-501, 2004.
8) Murata K, Miyoshi E, Kameyama M, et al：Expression of N-acetylglucosaminyltransferase V in colorectal cancer correlates with metastasis and poor prognosis. Clin Cancer Res 6：1772-1777, 2000.
9) Ihara S, Miyoshi E, Ko JH, et al：Prometastatic effect of N-acetylglucosaminyltransferase V is due to modification and stabilization of active matriptase by adding beta1-6 GlcNAc branching. J Biol Chem 277, 16960-16967, 2002.
10) Lin CY, Anders J, Johnson M, et al：Molecular cloning of cDNA for matriptase, a matrix-degrading serine protease with trypsin-like activity. J Biol Chem 274：18231-18236, 1999.
11) Ihara S, Miyoshi E, Nakahara S, et al：Addition of beta1-6 GlcNAc branching to the oligosaccharide attached to Asn 772 in the serine protease domain of matriptase plays a pivotal role in its stability and resistance against trypsin. Glycobiology 14：139-146, 2004.
12) Yoshimura M, Nishikawa A, Ihara Y, et al：Suppression of lung metastasis of B16 mouse melanoma by N-acetylglucosaminyltransferase III gene transfection. Proc Natl Acad Sci USA 92：8754-8758, 1995.
13) Kitada T, Miyoshi E, Noda K, et al：The addition of bisecting N-acetylglucosamine residues to E-cadherin down-regulates the tyrosine phosphorylation of beta-catenin. J Biol Chem 276：475-480, 2001.
14) Guo HB, Lee I, Kamar M, et al：N-acetylglucosaminyl transferase V expression levels regulate cadherin-associated homotypic cell-cell adhesion and intracellular signaling pathways. J Biol Chem 278：52412-52424, 2003.
15) Guo HB, Lee I, Kamar M, et al：Aberrant N-glycosylation of beta1 integrin causes reduced alpha5beta1 integrin clustering and stimulates cell migration. Cancer Res 62：6837-6845, 2002.
16) Isaji T, Gu J, Nishiuchi R, et al：Introduction of bisecting GlcNAc into integrin alpha5beta1 reduces ligand binding and down-regulates cell adhesion and cell migration. J Biol Chem 279：19747-19754, 2004.

2. 肝転移の分子機構
11) ケモカインと癌転移

梁　甫伎　　寒川　延子　　白　忠彬　　郭　子進
張　明浩　　早坂　晴子　　田中　稔之　　宮坂　昌之*

▶▶▶ I. ケモカインとは？

　ケモカインとはケモタクティック・サイトカインの略で，その多くは8〜14 kDa程度の大きさをもつ分泌性蛋白質である．ケモカインは，一般に，細胞に対して走化性(chemotaxis)を引き起こし，細胞間のコミュニケーションを媒介する．ケモカインにはよく保存された4つのシステイン残基が存在し，N末端側に存在する2つのシステイン残基の間に存在するアミノ酸残基数により，CXC, CC, C, CX3Cケモカインの4つのサブファミリーに分類される．現在までにヒトでは45種以上のケモカインが同定されている(表6)．近年，国際的な命名法が提唱され，ケモカインに対しては各サブファミリー名にリガンドを表すLとその後にCCL1, CCL2のように通し番号をつけることになっている．一方，レセプターには，各サブファミリー名にレセプターを表すRをつけ，その後に通し番号をつける．たとえば，IL-8(CXCL8)のレセプターは2種類あり，CXCR1, CXCR2とよばれる．これらのレセプターは，いずれも7回膜貫通型で，G蛋白質共役型レセプター(G-protein-coupled receptor; GPCR)である．現在まで20種類のケモカイン受容体が同定されている．ケモカインによるシグナルは，ほとんどの場合，百日咳毒素(pertussis toxin)で抑制されることから，主にGαiクラスの三量体G蛋白質と共役すると考えられる．レセプターにケモカインが結合すると，レセプターにはヘテロ三量体G蛋白質が結合し，活性化したG蛋白質サブユニットは複数のシグナル伝達経路に働き，細胞の動きを誘導する(図36)．一般的には，細胞の進行方向の前側ではRac, Cdc42の活性化が起こり，一方，進行方向の後ろ側ではRhoが重要な役割を果たし，細胞の極性決定に関与しているが，シグナル経路の詳細は細胞によって少しずつ異なるらしい．
　ケモカインは機能的にみて，大きく2種類に分類することができる．一つは恒常的ケモカイン(homeostatic chemokine)で，リンパ系においてリンパ球の移動，局在化に関与する．もう一つは炎症性ケモカイン(inflammatory chemokine)で，炎症性刺激により誘導，産生され，炎症部位への白血球の遊走を促進する．最近の仕事から，両者のケモカインはともに癌転移に関与することが明らかになってきた．

大阪大学大学院医学系研究科感染免疫医学講座免疫動態学部門　*教授

基 礎 編

表6 ケモカイン，ケモカインレセプターの名称と相互の関係

ケモカイン （公式名）	オリジナルの名称，慣用名	主なレセプター （公式名）
CXCL1	GROα：growth related oncogene α	CXCR2 > CXCR1
CXCL2	GROβ：growth related oncogene β	CXCR2
CXCL3	GROγ：growth related oncogene γ	CXCR2
CXCL4	PF-4：platelet derived factor-4	Unknown
CXCL5	ENA-78：epithelial cell derived neotrophil activating factor-78	CXCR2
CXCL6	GCP-2：granulocyte chemoattractant protein-2	CXCR1, CXCR2
CXCL7	NAP-2：neutrophil activating protein-2	CXCR1, CXCR2
CXCL8	IL-8：interleukin-8	CXCR1, CXCR2
CXCL9	MIG：monokine induced by interferon	CXCR3
CXCL10	IP-10：γ-interferon inducible protein-10	CXCR3
CXCL11	I-TAC：interferon inducible T cell α - chemoattractant	CXCR3
CXCL12	SDF-1：stromal cell derived factor-1	CXCR4
CXCL13	BCA-1：B cell activating chemokine-1	CXCR5
CXCL14	BRAK：breast and kidney chemokine	Unknown
CXCL15	Unkown	Unknown
CXCL16	SR-PSOX：scavenger receptor that binds phosphatidylserine and oxidized lipoprotein	CXCR6
CCL1	I-309	CXCR8
CCL2	MCP-1：monocyte chemoattractant protein-1	CCR2
CCL3	MIP-1α：macrophage inflammatory protein-1α	CCR1, CCR5
CCL4	MIP-1β：macrophage inflammatory protein-1β	CCR5
CCL5	RANTES：regulated on activation, normally T cell expressed and secreted	CCR1, CCR3, CCR5
CCL6	Unknown	CCR1, CCR2, CCR3
CCL7	MCP-3：monocyte chemattractant protein-3	CCR1, CCR2, CCR3
CCL8	MCP-2：monocyte chemattractant protein-2	CCR2, CCR3, CCR5
CCL9/10	Unknown	CCR1
CCL11	Eotaxin	CCR3
CCL12	Unknown	CCR2
CCL13	MCP-4：monocyte chemattractant protein-4	CCR1, CCR2, CCR3
CCL14	HCC-1：hemofiltrate CC chemokine-1	CCR1
CCL15	Lkn-1：leukotactin-1	CCR1, CCR3
CCL16	LEC：liver expressed chemokine	CCR1
CCL17	TARC：thymus and activating regulated chemokine	CCR4
CCL18	PARC：pulmonary and activation regulated chemokine	Unknown
CCL19	ELC：Epstein-Barr virus induced receptor ligand chemokine	CCR7
CCL20	LARC：liver and activation regulated chemokine	CCR6
CCL21	SLC：secondary lymphoid tissue chemokine	CCR7
CCL22	MDC：macrophage derived chemokine	CCR4
CCL23	MPIF-1：myeloid progenitor inhibitory factor-1	CCR1
CCL24	MPIF-2：myeloid progenitor inhibitory factor-2	CCR3
CCL25	TEC：thymus expressed chemokine	CCR9
CCL26	Eotaxin-3	CCR3
CCL27	ESkine, CTACK：cutaneous T cell athracting chemokine	CCR3, CCR2, CCR10
CCL28	MEC：mucosae - associated epithelial chemokine	CCR10, CCR3
XCL1	Lymphotactin-α	XCR1
XCL2	Lymphotactin-β	XCR1
CX3CL1	Fractalkin	CX3CR1

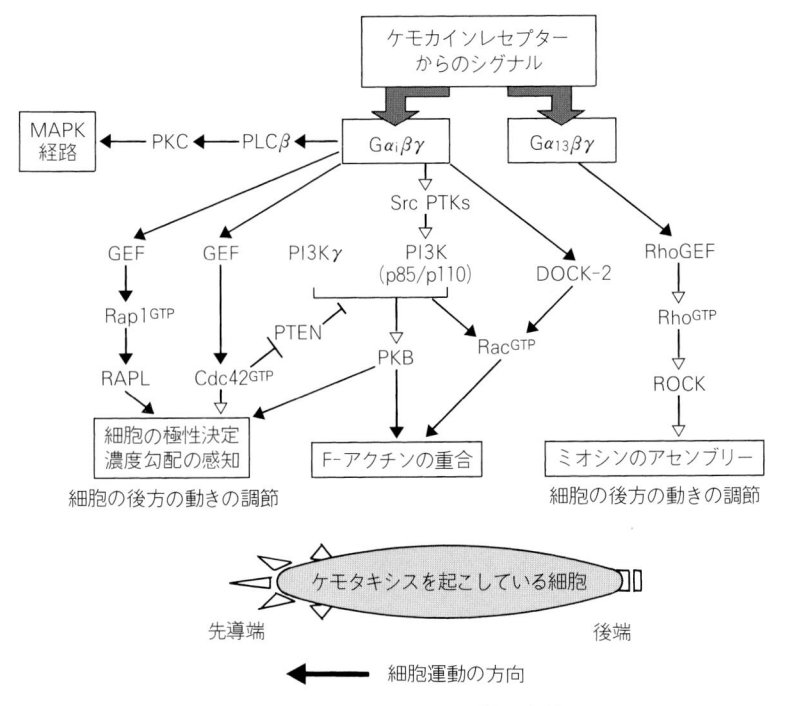

図36 ケモカインによるシグナル伝達
　ケモカインレセプターにリガンドが結合すると，複数のヘテロG蛋白質サブユニットが会合する．それぞれのサブユニットは異なるシグナル伝達経路の活性化に関与する．細胞前方では，PI3K，Rac，Cdc42などが働くことにより，細胞極性の形成，進行方向の感知，アクチン重合などが起こり，一方，進行方向後方ではRhoが働く．

▶▶▶ II. ケモカインと癌の浸潤，増殖，転移

　ケモカインはケモタキシスを誘導するサイトカインであるが，癌細胞に対しては次に示すように多様な働きをもつ．

1．ケモカインと癌細胞の活性化，生存，増殖

　悪性黒色腫培養細胞株ではしばしばCXCL1/GroαやCXCL8/IL-8を発現するとともに，そのレセプターであるCXCR2を発現し，ケモカインとそのレセプター間の相互作用を阻害すると腫瘍細胞の増殖が阻害される[1]．また，CXCL12/SDF-1α[2]やCXCL9/Mig[3]は癌細胞の生存を助長することがin vitroで観察されている．すなわち，ケモカインは癌細胞の生存，増殖や活性化に働く可能性が示されている．

2．ケモカインと血管新生あるいはその阻害

　CXCケモカインの中でもELR motif（グルタミン，ロイシン，アルギニンの3つのアミノ酸残基が並列するモチーフ）を持つもの（たとえばCXCL1/GroαやCXCL8/IL-8）は血管新生作用をもち，癌組織においてしばしば血管新生亢進を介して癌細胞の増殖，浸潤に関

与する．たとえば，ヒト前立腺癌では CXCL 8 /IL- 8 がしばしば多量に産生され，マウスへの実験的腫瘍移植の際に抗 CXCL 8 抗体を投与すると，血管新生の抑制とともに癌の成長の抑制が見られる[1]．

3．ケモカインにより誘導される炎症細胞，癌細胞間の相互作用

局所で炎症性ケモカインが産生されると，そのケモカインに対応したレセプターを発現する炎症細胞の浸潤が起こる．炎症細胞はしばしば，癌細胞の増殖を誘導するような成長因子，サイトカインなどを作ることから，炎症の発症，継続，あるいは慢性化が癌の発症，増殖を促進する可能性が示唆されている．これを支持するものとして，癌細胞が産生する炎症性サイトカイン CSF-1 (colony stimulating factor-1) がマクロファージの増殖と浸潤を介して癌の進展を強く促進することがマウスを用いた遺伝的解析により実験的に示されている[5,6]．また，臨床的にも食道癌では CCL2/MCP-1 の癌組織での発現がマクロファージ浸潤，血管新生および癌細胞浸潤と正の相関を示すことが報告されている[7]．

4．ケモカインと癌転移

ケモカインは，特定のリンパ球サブセットや炎症細胞の組織内移入を促進するが，癌転移の促進にも関与する．Muller ら[8]は 2001 年，ヒト乳癌細胞株 MDA-MB-231 が CXCR4 を発現し，この株を SCID マウスに移入すると，CXCR 4 のリガンドである CXCL12/SDF-1α を高発現するリンパ節，骨髄や肺に選択的に転移し，肺への転移は抗 CXCR 4 抗体投与により有意に阻害できることを示した．この報告以来，ヒト癌細胞には CXCR 4 がしばしば高発現し，CXCL12 - CXCR 4 相互作用依存的に浸潤，転移を起こすことが種々の実験モデルで示されている[9,10]．しかし，CXCL12 は，ほとんどすべての組織で産生され，また，生体内で CXCR 4 発現癌細胞が感知できるような濃度勾配が局所的に持続して存在する可能性は低いことから，ケモタキシスにより癌細胞が CXCL12 産生組織へ引き寄せられているとは考えにくい．より複雑な機構が働いている可能性が考えられる[11]．最近，CXCL12 の癌組織への具体的な作用機構を示す論文が報告されている．Orimo ら[12]によると，癌間質中の線維芽細胞が CXCL12 を産生して血管内皮細胞前駆細胞を癌組織中に呼び込むとともに，癌細胞に対する増殖因子として働くことにより腫瘍の進展に関与をするとのことである．癌間質からは種々の癌進展因子が産生されることがこれまでに報告されており，CXCL12 はその一つかもしれない．

リンパ球を引き寄せるケモカインとして報告された CCL19/ELC，CCL21/SLC はリンパ節で産生されるが，癌細胞がこれらのケモカインに対するレセプター CCR7 を発現してリンパ節転移が誘導される可能性が動物モデルにおいて示唆されている[13]．臨床的にも胃癌[14]，食道癌[15]では CCR 7 発現と患者の予後の間には負の相関があることが示されている．

5．ケモカインと局所での作用機構

ケモカインは可溶性因子であり，一方，体内では体液の流れがあるために産生されたケモカインが濃度勾配を形成して局所にとどまるとは考えにくい．しかし，CXCL12 はフィブロネクチン[16]やコラーゲン IV やラミニンに結合し（梁，田中：未発表），また，CCL21/SLC，CXCL10/IP-10 は mac25/angiomodulin と結合する[17]．この点，mac25/angiomodulin が癌組

織での発現が高いほど患者の予後が悪いことが報告されている蛋白質である[18]ことは興味深い．

▶▶▶ III. 治療への展望

持続した炎症がなぜ癌の発症につながるのか？という問題を考えるうえで，ケモカインの関与は非常に興味深い．このことから，癌周辺や癌細胞自身が発現するケモカインやケモカインレセプターが治療の標的として期待されるようになっている．しかし，CXCR4のように，多くのものは癌細胞のみならず種々の細胞に発現していることから，単なる選択的阻害剤の開発だけでは大きな治療効果は期待できない可能性が高く，癌細胞への選択的作用を得るためには癌細胞，癌組織への阻害剤のターゲッティングが必要となろう．

■文　献■

1) Arya M, Patel HR, Williamson M : Chemokines: key players in cancer. Curr Med Res Opin 19 : 557-564, 2003.
2) Zhou Y, Larsen PH, Hao C, et al : CXCR4 is a major chemokine receptor on glioma cells and mediates their survival. J Biol Chem 277 : 49481-49487, 2002.
3) Kawada K, Sonoshita M, Sakashita H, et al : Pivotal role of CXCR3 in melanoma cell metastasis to lymph nodes. Cancer Res 64 : 4010-4017, 2004.
4) Moore BB, Arenberg DA, Stoy K, et al : Distinct CXC chemokines mediate tumorigenicity of prostate cancer cells. Am J Pathol 154 : 1503-1512, 1999.
5) Lin EY, Nguyen AV, Russell RG, et al : Colony-stimulating factor 1 promotes progression of mammary tumors to malignancy. J Exp Med 193 : 727-739, 2001.
6) Lin EY, Gouon-Evans V, Nguyen AV, et al : The macrophage growth factor CSF-1 in mammary gland development and tumor progression. J Mammary Gland Biol Neoplasia 7 : 147-162, 2002.
7) Ohta M, Kitadai Y, Tanaka S, et al : Monocyte chemoattractant protein-1 expression correlates with macrophage infiltration and tumor vascularity in human esophageal squamous cell carcinomas. Int J Cancer 102 : 220-224, 2002.
8) Muller A, Homey B, Soto H, et al : Involvement of chemokine receptors in breast cancer metastasis. Nature 410 : 50-56, 2001.
9) Balkwill F : The significance of cancer cell expression of the chemokine receptor CXCR4. Semin Cancer Biol 14 : 171-179, 2004.
10) Balkwill F : Cancer and the chemokine network. Nat Rev Cancer 4 : 540-550, 2004.
11) Tanaka T, Bai Z-B, Srinoulprasaert Y, et al : Chemokines in tumor progression and metastasis. Cancer Sci 96 : 317-322, 2005.
12) Orimo A, Gupta PB, Sgroi DC, et al : Stromal fibroblasts present in invasive human breast carcinomas promote tumor growth and angiogenesis through elevated SDF-1/CXCL12 secretion. Cell 121 : 335-348, 2005.
13) Wiley HE, Gonzalez EB, Maki W, et al : Expression of CC chemokine receptor-7 and regional lymph node metastasis of B16 murine melanoma. J Natl Cancer Inst 93 : 1638-1643, 2001.
14) Mashino K, Sadanaga N, Yamaguchi H, et al : Expression of chemokine receptor CCR7 is associated with lymph node metastasis of gastric carcinoma. Cancer Res 62 : 2937-2941, 2002.
15) Ding Y, Shimada Y, Maeda M, et al : Association of CC chemokine receptor 7 with lymph node metastasis of esophageal squamous cell carcinoma. Clin Cancer Res 9 : 3406-3412, 2003.
16) Pelletier AJ, van der Laan LJ, Hildbrand P, et al : Presentation of chemokine SDF-1 alpha by fibronectin mediates directed migration of T cells. Blood 96 : 2682-2690, 2000.
17) Nagakubo D, Murai T, Tanaka T, et al : A high endothelial venule secretory protein, mac25/angiomodulin, interacts with multiple high endothelial venule-associated molecules including chemokines. J Immunol 171 : 553-561, 2003.
18) Adachi Y, Itoh F, Yamamoto H, et al : Expression of angiomodulin (tumor-derived adhesion factor/mac25) in invading tumor cells correlates with poor prognosis in human colorectal cancer. Int J Cancer 95 : 216-222, 2001.

基礎編

2. 肝転移の分子機構
12) 血管新生因子

山本　浩文　　門田　守人*

▶▶▶ はじめに

　1970年代にFolkmanらは,腫瘍が成長するためには血管新生が不可欠であるという概念を提唱した[1].すなわち,固形腫瘍では酸素や栄養分を拡散により供給できるのは,せいぜい腫瘍径が250〜300μmまでであり,さらに成長するには新たな血管形成が必要であるという.今日では腫瘍血管新生には多くの促進因子と抑制因子とが関与することがわかっており,それらの発現様式は癌患者の予後をも左右することが報告されている[2].本稿では,まず腫瘍一般における血管新生について述べ,次いで肝転移巣での血管新生について考察する.

▶▶▶ I. 腫瘍血管新生

　生体内の血管形成様式として,Vasculogenesis(脈管形成)とAngiogenesis(血管新生)の2つがある.Vasculogenesisは主に胎生期にみられ,中胚葉由来の細胞集団であるhemangio-blastの外周に位置する細胞が血管内皮細胞に分化し,その周囲に平滑筋細胞や周皮細胞などの壁細胞が動員され成熟血管が形成される.一方,成人における血管の形成の多くは,既存の血管から新しく血管が形成され,Angiogenesisと呼ばれる.腫瘍における血管形成もAngiogenesisが中心であり,その過程は次の段階に分けて進められる.(1)腫瘍細胞,周囲の間質やマクロファージなどによる血管増殖因子の産生,(2)血管内皮細胞に存在する各レセプターの刺激,(3)基底膜の局所的な破壊と細胞間接着性の低下,(4)血管内皮細胞の増殖と遊走,(5)血管内皮細胞の管腔形成と壁細胞の導入による血管の安定化(図37)[3].各ステップで働く血管新生因子を表7に示す.腫瘍血管新生の最初の過程では,低酸素刺激や腫瘍自体から分泌される血管新生因子として,VEGF,アンジオポエチンが重要な役割を担っていると考えられている.

大阪大学大学院医学系研究科消化器外科学講座　*教授

2. 肝転移の分子機構－12）血管新生因子

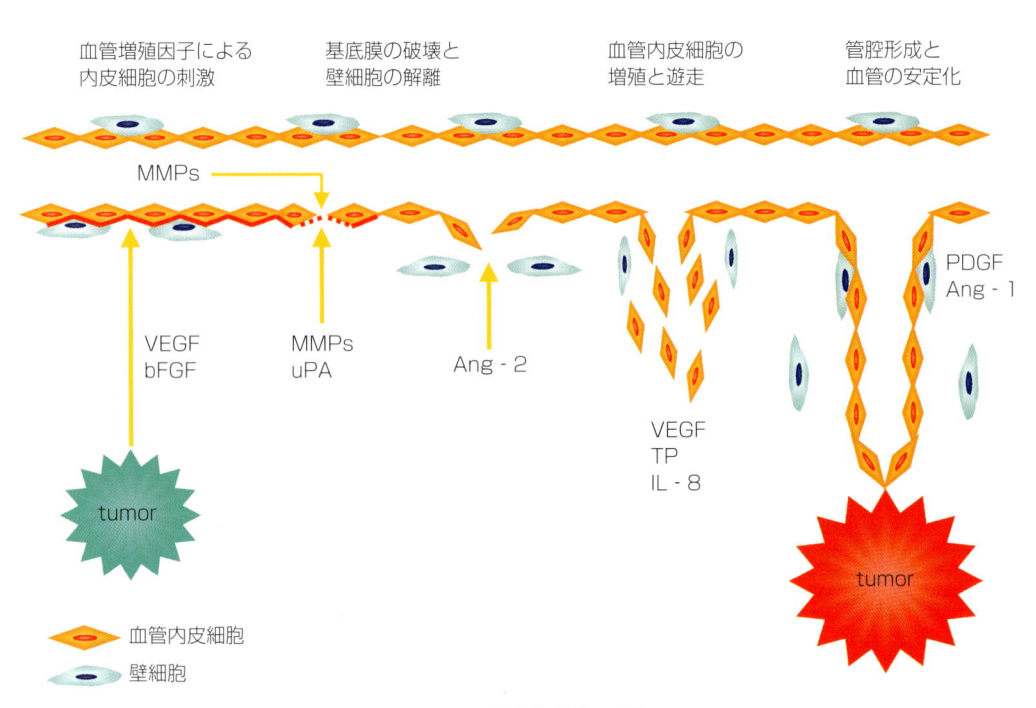

図37 腫瘍血管新生の過程

表7 代表的な血管新生促進因子

促進因子	機能
血管増殖因子	
VEGF family	血管新生全般にわたり刺激，血管透過性の亢進
bFGF，HGF	血管新生の促進
基底膜破壊と壁細胞の解離	
uPA，MMPs	基底膜の破壊
Integrin-$\alpha v \beta 3$	内皮細胞と基底膜の接着に関与
Ang1, 2 and Tie-2	血管の安定化と壁細胞の導入に関与
血管内皮細胞の増殖，遊送	
IL-8	血管内皮細胞の増殖
TP/PD-ECGF	血管内皮細胞の遊走
管腔形成と安定化	
PDGF-BB	平滑筋細胞の導入
Ephrin	動静脈への分化を誘導
TGF beta	細胞外マトリックス産生刺激

▶▶▶ II. VEGFとVEGF-R

1．VEGF(Vascular Endothelial Growth Factor)とは

VEGFは，血小板由来増殖因子PDGFと類似性の高く，分子量約20kDaのサブユニット

が2量体を形成した蛋白であり，血管透過性を亢進および血管内皮細胞の増殖を促進する因子として単離された．VEGFには，スプライシングの違いによりアミノ酸タイプの異なる4つのサブタイプ（VEGF121，VEGF165，VEGF189，VEGF206）が存在する．そのなかでもVEGF165が，正常および腫瘍組織内で最も多く発現している．VEGFは，血管内皮細胞に対し特異的に作用し，内皮細胞の増殖・遊走・管腔形成など血管新生のさまざまな段階において血管新生を促進する．

2．VEGFの発現調節

低酸素刺激によりさまざまな遺伝子の発現が調節を受けるが，VEGF mRNAの発現量は低酸素状態では10～20倍に上昇することが報告されている[1]．低酸素刺激による遺伝子発現を調節する転写因子としてHIF-1(Hypoxia Induced Factor-1)が重要である．HIF-1は，αおよびβの2つのサブユニットからなるヘテロ2量体であり，HIF-1αは，通常酸素化ではp53およびMdm2と結合し，速やかにユビキチン化されプロテアソームにより分解を受ける．しかし，低酸素化ではこの結合が阻害され，HIF-1αが安定化することによって，ARNT(HIF1β)と接合することによって転写活性を獲得し，VEGFを含むさまざまな遺伝子の発現に関与する．それ以外にVEGFの発現を調節する因子として，EGF(epidermal growth factor)，TGF-α，β，IGF-1(insulin like growth factor-1)，FGF(fibroblast growth factor)，PDGF(platelet-derived growth factor)などの増殖因子や，IL-1α，IL-6などのサイトカインがある．

3．VEGFレセプター(VEGF receptor)

VEGFの特異的レセプターとして，VEGFR-1(Flt-1)，VEGFR-2(KDR/Flk-1)とVEGFR-3(Flt-4)が存在する．これらは膜貫通型チロシンキナーゼレセプターであり，VEGFR-2が血管新生の中心的な役割を果たすと考えられている[5]．一方，VEGFR-1は，VEGFR-2より10倍以上高いVEGF結合能を持つが，キナーゼ活性は極めて弱くVEGFをトラップするDecoy的な調節因子として機能していると考えられる[6]．

4．VEGF/VEGFレセプター系に働く血管新生阻害薬

癌細胞では，VEGFの産生が増大しており，その発現量が悪性度と相関するという多くの報告がある．また，腫瘍血管内皮ではVEGFレセプターの遺伝子発現が亢進しており，VEGF/VEGFレセプターは腫瘍血管新生の中心的な役割を担うと考えられ，血管阻害の標的とした薬剤の開発が進んでいる．VEGFに対する中和抗体，VEGFレセプターに対する中和抗体，チロシンキナーゼレセプターの特異的阻害剤，VEGFとの強い結合力を有する遊離型VEGFレセプターなどがあり，種々の固形癌に対する臨床治験を行っている段階である．

▶▶▶ III. AngiopoietinとTie-2レセプター

血管内皮細胞の細胞膜表面上における新規のレセプター型チロシンキナーゼとして，クローニングされたTie-2に対するリガンドとして，アンギオポエチン(Ang)が発見された．

2. 肝転移の分子機構－12) 血管新生因子

現在までに4つのサブタイプが同定されており(Ang-1, 2, 3, 4)，いずれも Tie-2 に結合する．血管内皮細胞では，Ang‐1, 4 は Tie‐2 のリン酸化を誘導するのに対して，Ang‐2, 3 は Tie‐2 に結合するがアンタゴニストとして作用する．Ang‐1 は，周皮細胞や平滑筋細胞と血管内皮細胞との結合を促進し，血管の維持・安定化に作用する．反対に Ang‐2 存在下では，壁細胞は血管内皮細胞より解離し血管は不安定である．このときに，VEGF などの血管増殖因子が発現していると，血管内皮細胞の増殖・遊走などが生じ，血管枝の伸張が起きる．しかし，VEGF 非存在下で Ang‐2 の産生が持続すると，血管内皮細胞に壁細胞の裏打ちが起こらず，アポトーシスをきたし，血管は退縮する(図38)．正常組織では，Ang-1 の発現が見られるのに対し，消化器癌，肺癌，甲状腺癌などの多くの腫瘍で，Ang-

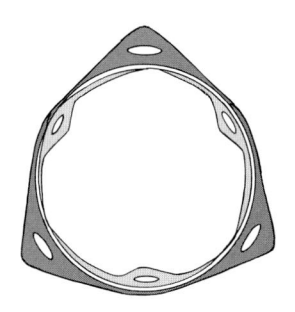

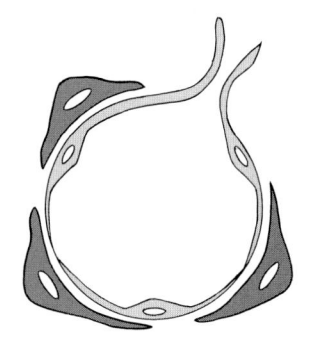

成熟した血管	血管新生	血管の退縮
Ang-1 Tie-2	Ang-2＋VEGF Tie-2　VEGF-R1/2	Ang-2 Tie-2
壁細胞の血管内皮細胞周囲への導入 血管の安定化	壁細胞の解離 血管内皮細胞の増殖 血管の発芽	壁細胞の解離 血管内皮細胞のアポトーシスを誘導 血管の退縮

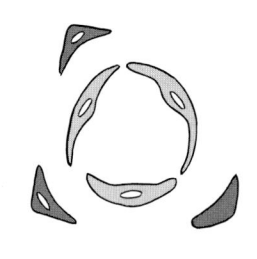

図38　VEGF と Ang‐1, ‐2 の働き

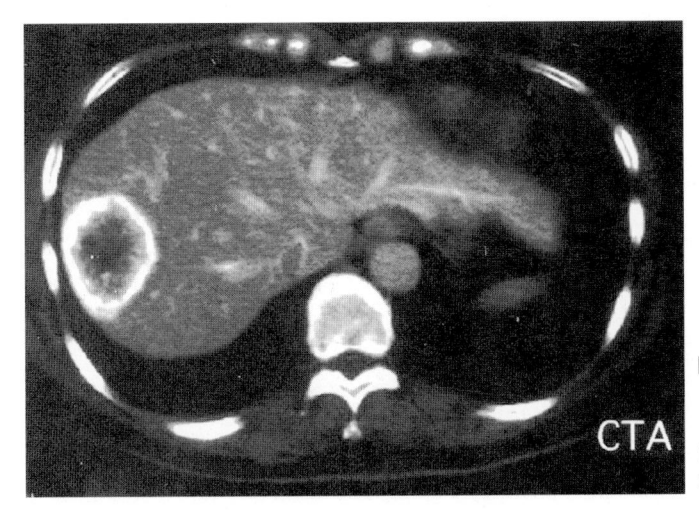

図39　CT‐arteriography of metastatic colorectal cancer
CT-arteriography では，転移性肝腫瘍はすべて ring enhancement (n = 14) を認めた．

基 礎 編

1よりもAng-2が高発現していることが報告されている．また，胃癌細胞株を用いた実験ではAng-2を遺伝子導入することにより，腫瘍血管数が増加する[7]．これらのことより，腫瘍血管新生にアンジオポエチン/Tie-2システムが重要な役割を果たしていると考えられる．

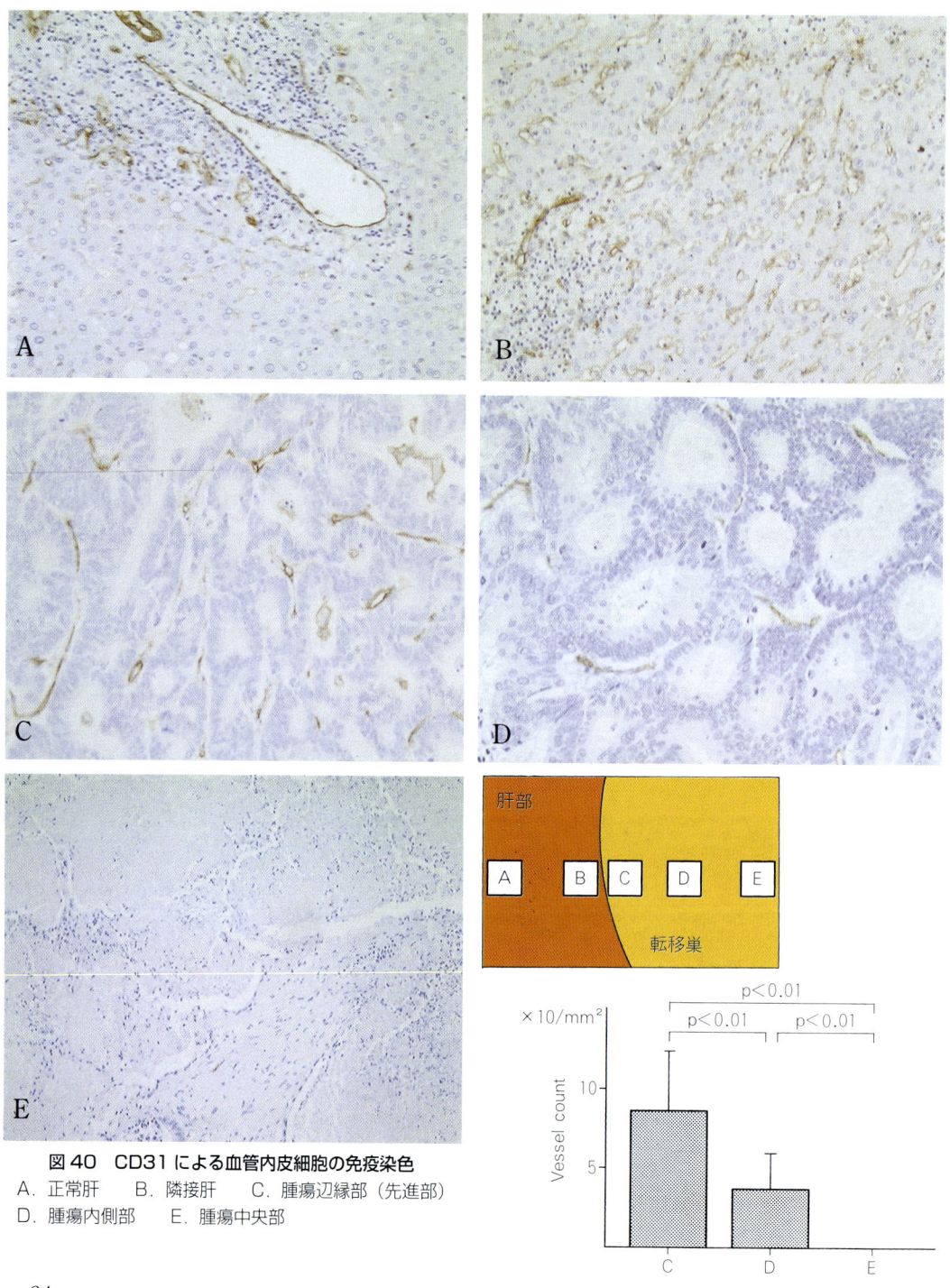

図40 CD31による血管内皮細胞の免疫染色
A. 正常肝　　B. 隣接肝　　C. 腫瘍辺縁部（先進部）
D. 腫瘍内側部　　E. 腫瘍中央部

IV. 肝転移における血管新生のメカニズム

転移性肝腫瘍は，肝細胞癌のような血流が豊富な腫瘍に比べて血流に乏しいので，血管阻害は治療に繋がりにくいと考えられていた．大腸癌の肝転移は，転移性肝腫瘍のなかでも代表的なものであるが，CT-Angiographyで大腸癌肝転移の造影パターンをみると，確かに中心の血流は乏しいが，腫瘍の辺縁部ではしばしば豊富な血流が認められる(図39)．この部の組織学的所見として，腫瘍周囲肝部の類洞血管の毛細血管化が起きており，拡張した類洞血管が認められる(図40B)．同時に，腫瘍の辺縁部(Frontierともいえる)では，脆弱で曲がりくねった(tortuous)腫瘍血管が豊富に認められる(図40C)．さらに腫瘍血管の分布をみると，転移巣の内部に向かうほど血管は減少し，中心部では血管は消失，腫瘍壊死がみられた(図40E)．Laser capture micro-dissectionにより腫瘍を部位別に抽出し，VEGF RNA, Ang-2 RNA発現を調べると，血管の減少に伴いいずれのRNA発現も増加していた．さらに両者の発現量は腫瘍部から切り出した部位ごとによく相関していた[8]．このことは，VEGFとAng-2の両者が協調して肝転移巣の血管新生を調節する可能性を示唆するものである．

おわりに

腫瘍血管新生の概説と，その中心となる分子，血管新生阻害薬の現況について述べた．VEGF抗体であるbevacizumabの登場によって，腎癌および大腸癌で臨床効果が得られたことは，血管新生阻害薬の研究・開発において大きな進歩である[9)10](表8)．さらに最近，Ang-2中和抗体がマウスの皮下腫瘍を縮小させることが示され[11]，肝転移治療薬としての今後の臨床応用が注目される．

表8 Bevacizumabの無作為比較試験の治療成績

報告	治療	症例数	奏功率	1年生存率(％)	p value
大腸癌		813			<0.001
New Engl J Med 2004	IFL*＋プラセボ	411	34.8	63.4	
	IFL*＋Bevacizumab	402	44.8	74.3	
腎癌		116			<0.001
New Engl J Med 2003	プラセボ	40	5**	3	
	Low dose (3mg/kg)	37	14**	8	
	High dose (10mg/kg)	39	30**	20	
非小細胞肺癌		99			n.s.
J Clin Oncol 2004	Carboplatin, Paclitaxel＋プラセボ	32	18.8	26	
	＋Low dose (7.5mg/kg)	32	28.1	21	
	＋High dose (15mg/kg)	40	31.5	18	

*IFL : irinotecan, fluorouracil, leucovorin
** : no tumor progression (NC含む) for 8 months

■文　　献■

1) Folkman J : Tumor angiogenesis ; therapeutic implications. N Engl J Med 285 : 1182-1186, 1971.
2) Poon RT, Fan ST, Wong J : Clinical significance of angiogenesis in gastrointestinal cancers ; a target for novel prognostic and therapeutic approaches. Ann Surg 238 : 9-28, 2003.
3) 江口英利, 門田守人 : 腫瘍増殖と血管新生の概説. 臨床科学 35 : 133-139, 1999.
4) Shweiki D, Itin A, Soffer D, et al : Vascular endothelial growth factor induced by hypoxia may mediate hypoxia-initiated angiogenesis. Nature 359 : 843-845, 1992.
5) Shalaby F, Rossant J, Yamaguchi TP, et al : Failure of blood-island formation and vasculogenesis in Flk-1-deficient mice. Nature 376 : 62-66, 1995.
6) Hiratsuka S, Minowa O, Kuno J, et al : Flt-1 lacking the tyrosine kinase domain is sufficient for normal development and angiogenesis in mice. Proc Natl Acad Sci USA 95 : 9349-9354, 1998.
7) Etoh T, Inoue H, Tanaka S, et al : Angiopoietin-2 is related to tumor angiogenesis in gastric carcinoma ; possible in vivo regulation via induction of proteases. Cancer Res 61 : 2145-2153, 2001.
8) Ogawa M, Yamamoto H, Nagano H, et al : Hepatic expression of ANG2 RNA in metastatic colorectal cancer. Hepatology 39 : 528-539, 2004.
9) Yang JC, Haworth L, Sherry RM, et al : A randomized trial of bevacizumab, an anti-vascular endothelial growth factor antibody, for metastatic renal cancer. N Engl J Med 349 : 427-434, 2003.
10) Hurwitz H, Fehrenbacher L, Novotny W, et al : Bevacizumab plus irinotecan, fluorouracil, and leucovorin for metastatic colorectal cancer. N Engl J Med 350 : 2335-2342, 2004.
11) Oliner J, Min H, Leal J, et al : Suppression of angiogenesis and tumor growth by selective inhibition of angiopoietin-2. Cancer Cell 6 : 507-516, 2004.

2. 肝転移の分子機構
13) 転　写　因　子

浜田　淳一

▶▶▶はじめに

　肝転移に特異的な転写因子というのは，存在するのであろうか．存在するとすれば，その転写因子によって発現を制御される遺伝子の産物は直接あるいは間接的に肝選択的な転移を規定しているはずである．転移の臓器選択性という観点から肝転移巣をながめてみると，次の2つが考えられる．一つは肝臓という臓器にのみ親和性を示した(肝臓を特異的に認識し，肝臓という環境に適応できる)結果できた転移巣，いま一つは肝臓以外の臓器にも転移巣をつくることができるのだが，原発巣との位置関係で肝臓が最初の標的臓器となった結果できた肝転移巣である．前者の場合には，肝転移に特異的な転写因子を見つけ出せる可能性はあるが，後者の場合には標的臓器を問わず転移全般に共通の転写因子しか見いだせない可能性がある．しかしながら，両者を区別することははなはだ困難であり，さらに肝転移の成立には肝臓側の因子も関与しているはずである．ここでは，狭義の肝転移特異的な転写因子に限らず，臨床材料や肝転移モデルを用いた研究から得られた知見のうち，肝転移性との関連が示唆されている転写因子について紹介したい．

▶▶▶I. NF-κB/Rel ファミリー

　Nuclear factor-κB(NF-κB)は，B細胞の核内に存在し，免疫グロブリンのκ軽鎖遺伝子のエンハンサー領域に結合する転写因子として発見された．その後，分離・精製され，p50とp65のヘテロ二量体からなる転写因子であることが明らかにされた．N末端の300アミノ酸配列はc-Relの同部位と相同性が高く，Relホモロジー・ドメイン(RHD)と呼ばれている．現在では，RHDを有する転写因子はRelファミリーに分類され，p50(NF-κB1)，p65(RelA)のほかに，p52(NF-κB2)，RelB，c-Relが知られている．通常，NF-κBは，IκBと結合した不活性型で細胞質に存在するが，細胞外からの刺激などが入った場合IκBが分解され，p50/p65複合体が核内へ移行し，標的遺伝子のκB配列(GGGRNNYYCC)に結合し転写を活性化する．正常では，NF-κBはサイトカインの産生などの免疫システムや血球細胞の増殖・分化・細胞死に不可欠な遺伝子など200以上もの遺伝子の転写制御にかかわってい

北海道大学遺伝子病制御研究所病因研究部門癌関連遺伝子分野　助教授

基礎編

る．一方，癌細胞株や白血病を含めた癌組織ではNF-κBが恒常的に活性化しているものが多い．癌におけるNF-κBの活性化や発現亢進は，癌細胞の増殖や生存，あるいは転移・浸潤に促進的に働くと捉えられている．ここでは，NF-κBが肝転移の成立に関与することを示す報告例を紹介したい．

NF-κBの機能を阻害すると肝転移が抑制されることが，いくつかの研究室から報告されている．Chiaoらのグループは，IκBαのリン酸化部位欠損変異体(IκBαM)を用いて，ヒト膵癌細胞の肝転移にNF-κBが関与することを示している[1)-5)]．IκBαMは，IκBαの32と36番目のセリンをアラニンに置換したもので，NF-κB/IκBαM複合体のIκBαMはリン酸化を受けない．そのためにユビキチン化もされず，結果としてNF-κBは不活性化状態のまま細胞質に存在する．NF-κBが恒常的に活性化している膵癌細胞にIκBαMを発現させると，肝転移(ヌードマウスを使った同所移植モデル)が著しく抑制される．その機序として，(1)NF-κBの活性阻害によってその標的遺伝子であるuPAの発現が低下し，癌細胞の浸潤能が減弱すること，(2)NF-κBの標的遺伝子であるVEGFやIL-8といった血管新生関連遺伝子の発現が低下し，腫瘍新生血管の形成が悪くなり，肝転移巣の増殖が抑制されることを挙げている．さらに彼らは，膵癌細胞における恒常的なNF-κBの活性化機序の一つとして，癌細胞自らが産生・分泌するIL-1αのオートクリン様式による刺激を示している[6)]．同じように，NF-κB阻害剤であるアスピリンやBAY11-7085，ならびにNF-κBのκB配列への結合を阻害するオリゴデオキシヌクレオチドなども，それぞれマウス移植モデルにおけるヒト膵癌，ヒト大腸癌，ならびにマウス細網肉腫の肝転移を抑制する[7)-9)]．

NF-κBによって転写活性化される遺伝子の一つにケモカイン受容体CXCR4がある．CXCR4の発現は，肝転移を起こしている結腸・直腸癌の原発巣で高く，また原発巣に比べ肝転移巣で高いことが報告されている[10)]．マウス大腸癌細胞のCXCR4の機能を阻害すると，脾臓移植による肝転移が抑制される[11)]．肝実質には，CXCR4のリガンドであるCXCL12(SDF-1α)が比較的高濃度に存在するので，NF-κBによってCXCR4の発現が亢進した大腸癌細胞は，CXCL12に引き寄せられて肝臓への集積が促されるのかもしれない．

NF-κBによって活性化された肝血管内皮細胞が肝転移を促進する場合も考えられる．癌細胞は血管内皮に接着する際，シアリル・ルイスXあるいはシアリル・ルイスaと呼ばれる多糖類を利用する場合がある．大腸癌などでは，これらの分子の発現量と肝転移との間に正の相関関係が見いだされている．この分子を認識する内皮側の接着因子は，E-セレクチン(ELAM)と呼ばれるレクチン様領域を細胞外にもったI型膜蛋白である．TNF-αやIL-1などのサイトカインによる刺激を受けた内皮細胞は，NF-κBの活性化を介してE-セレクチンの発現が亢進される[12)13)]．一方，NF-κB阻害剤は，内皮のE-セレクチンの発現を低下させ，癌細胞の接着を抑制することが知られている[13)]．

このようにNF-κBは，癌細胞，臓器(肝)側の双方において転移関連遺伝子の転写を活性化し，肝転移の成立に関与している．

II. β-カテニン・LEF/TCF

　LEF/TCF は Wnt シグナル伝達に関与する転写因子で、ヒトでは LEF-1, TCF-1, TCF-3, TCF-4 の 4 種類が知られている。Wnt シグナル伝達の異常はさまざまな癌で起きているが、とくに大腸癌では APC 遺伝子の欠損などによる機能不全が原因となって細胞内の β カテニンが増加し、β-カテニン-LEF/TCF 複合体が形成され、標的遺伝子の発現を誘導する。β-カテニンは DNA には結合しないが、LEF/TCF の転写活性化の増強に働く。β-カテニン-LEF/TCF 複合体によって転写が活性化される遺伝子には、サイクリン D1, c-myc, MMP-7, MMP-14 などが同定されている。なかでも MMP-7 が肝転移の促進因子として働くことは、臨床材料を用いた免疫組織学などによる検討やマウス肝転移モデルを用いた検討から明らかにされている。肝転移あるいはリンパ節転移のある胃癌は、それらのない胃癌に比べ MMP-7 の発現が高い[14]。膵癌においては β-カテニンと MMP-7 の発現の間に正の相関関係がみられ、かつ MMP-7 の発現の高い癌は、転移性であり予後不良である[15]。また、ヒト大腸癌のマウス移植実験では、MMP-7 の発現を抑えると肝転移が抑制され、逆に MMP-7 を強制発現させると肝転移率が上昇することが示されている[16)-18)]。一方、β-カテニンが核内に蓄積した癌細胞は、大腸癌組織の浸潤先端部に多く観察されている[19]。また、肝内転移を起こす肝細胞癌は、肝内転移のない肝細胞癌に比べ TCF-4 の発現が高いことも示されている[20]。これらの事実から、β-カテニン-LEF/TCF 転写因子は、その標的遺伝子の一つである MMP-7 の発現を亢進させ、肝転移形成を促進すると考えることができる。

III. Snail

　Snail は Zn フィンガー型の転写因子で、E-カドヘリンのプロモーター領域にある E-ボックスに結合し、E-カドヘリンの転写を抑制する。Snail の発現亢進はさまざまな癌で報告されており、また上皮-間葉移行に関与する因子としても注目されている。肝癌組織においても Snail の発現と E-カドヘリンの発現は逆相関にあり、浸潤性や肝内転移とは正の相関にあることが示されている[21)-23)]。また、ヒト癌細胞のマウス移植肝転移モデルを用いた実験は、Snail の発現が高まると肝転移が増加することを示している[24]。Snail の過剰発現に伴う肝転移増加の機序として E-カドヘリンの発現低下だけでなく、MMP-1, MMP-2, MMP-7 および MT1-MMP の細胞外マトリックス分解酵素の発現亢進が指摘されている[25]。これまで E-カドヘリン遺伝子の転写抑制因子として知られてきた Snail であるが、Snail による MMP の発現亢進が、MMP の転写活性化という Snail の新たな機能によるものなのか、あるいは E-カドヘリンを介した細胞接着の消失によるものなのか興味あるところである。

IV. HOX ファミリー

　HOX 蛋白は、60 アミノ酸からなるホメオドメインをもつ転写因子の一つのファミリーで

ある.ホメオドメインは,そのヘリックス-ターン-ヘリックス構造を介してDNAに結合する.ヒトのHOX遺伝子は39種同定されており,9から11個のHOX遺伝子からなる4つのクラスター(A, B, C, D)をつくり,それぞれのクラスターは異なった染色体上に位置している.各クラスターのゲノムの3'側に位置するHOX遺伝子から順に1から13のパラログ番号がつけられている.胚発生の形態形成過程においては,HOX遺伝子は空間的・時間的コリニアリティー・ルールといわれる非常に秩序立った発現制御を受けることが知られている.体節の領域特異化が起こる時期にHOX遺伝子は,その3'側にあるHOX遺伝子が発現されるまで発現しない.つまりパラログ番号の若いものから順番に発現していく(時間的コリニアリティー).また,3'側のHOX遺伝子ほど頭部側で,5'側のHOX遺伝子ほど尾部側で発現する(空間的コリニアリティー).

形態形成のある時期におけるHOX遺伝子の発現とその生物学的意義については古くから精力的に解析されてきたが,最近,成体におけるHOX遺伝子の発現とその機能についても徐々に明らかになりつつある.われわれの研究室では,数年前にRT-リアルタイムPCR法を利用して39個のHOX遺伝子の発現をmRNAレベルで定量するシステムを確立した.このシステムを使用して,成人の20種類の正常臓器・組織のHOX遺伝子の発現を調べた.その結果,成体においてもHOX遺伝子は,臓器・組織に特徴的な発現パターンを示すことが明らかとなった[26].頭部側の臓器・組織は,パラログ番号の若いHOX遺伝子のみを発現しており,一方,尾部に近い臓器・組織ほど数多くのHOX遺伝子を高発現しており,胎生期の発現パターンと類似点が多かった.

癌におけるHOX遺伝子の発現パターンはどうなのであろうか.われわれは,口腔癌,食道癌,胃癌,大腸癌,肺癌,乳癌[27],悪性黒色腫[28]などの外科摘出組織におけるHOX遺伝子の発現パターンを非癌部正常組織と比較してみた.検討したすべての臓器由来の癌組織においてHOX遺伝子の発現パターンは,非癌部組織とは異なっていた.すなわち,すべての癌においてHOX遺伝子の発現異常が見いだされたのである.ここでは,肝臓への転移頻度の高い胃癌と大腸癌でのHOX遺伝子の発現異常について述べたい.胃癌組織ではHOXB5,B6,B7,B9,C6,C8,C9およびC11の発現が,正常組織に比べ有意に高いことが明らかとなった(図41).また,癌組織のなかでHOX遺伝子の発現パターンを比べてみると,リンパ節転移のある症例は,無い症例に比べHOXB5およびB6の発現が有意に高かった.一方,肝転移を有する症例では,肝転移を有しない症例に比べHOXD11の発現が有意に高いことがわかった.

大腸の場合は,まず正常粘膜のHOX遺伝子の発現パターンが部位によって異なることが明らかとなった(図42).正常粘膜のHOX遺伝子の発現パターンは,右側(盲腸・上行結腸・横行結腸)と左側(下行結腸・S字結腸・直腸)で異なっていたのである.右(厳密には横行結腸の全部2/3まで)および左は,それぞれ中腸および後腸由来であり,成体においても発生学的な背景を維持していると考えられる.左側の正常大腸粘膜は,右側に比べHOXB6およびB9の発現が低く,逆にHOXB13およびD13の発現が高かった.癌組織と正常組織とを比較すると,左側大腸では10個のHOX遺伝子の発現レベルに差があったのに対し,右側大腸では2個のHOX遺伝子にのみ差が認められた.肝転移とHOX遺伝子の関連を調べてみると,右側に発生した大腸癌ではHOXA3とA4の発現の高いものが肝転移を起こしやすく,左側に発生した癌ではHOXC12の発現の高いものが肝臓に転移しやすい

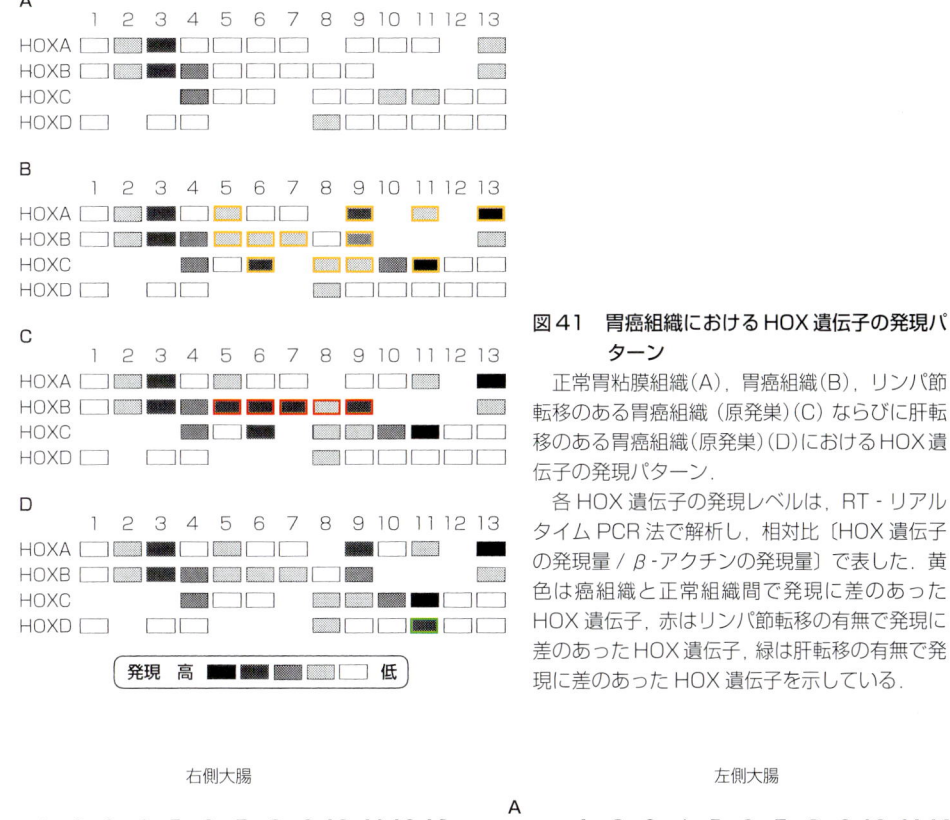

2. 肝転移の分子機構 – 13) 転写因子

図41 胃癌組織におけるHOX遺伝子の発現パターン

正常胃粘膜組織(A)，胃癌組織(B)，リンパ節転移のある胃癌組織（原発巣）(C)ならびに肝転移のある胃癌組織（原発巣）(D)におけるHOX遺伝子の発現パターン．

各HOX遺伝子の発現レベルは，RT-リアルタイムPCR法で解析し，相対比〔HOX遺伝子の発現量/β-アクチンの発現量〕で表した．黄色は癌組織と正常組織間で発現に差のあったHOX遺伝子，赤はリンパ節転移の有無で発現に差のあったHOX遺伝子，緑は肝転移の有無で発現に差のあったHOX遺伝子を示している．

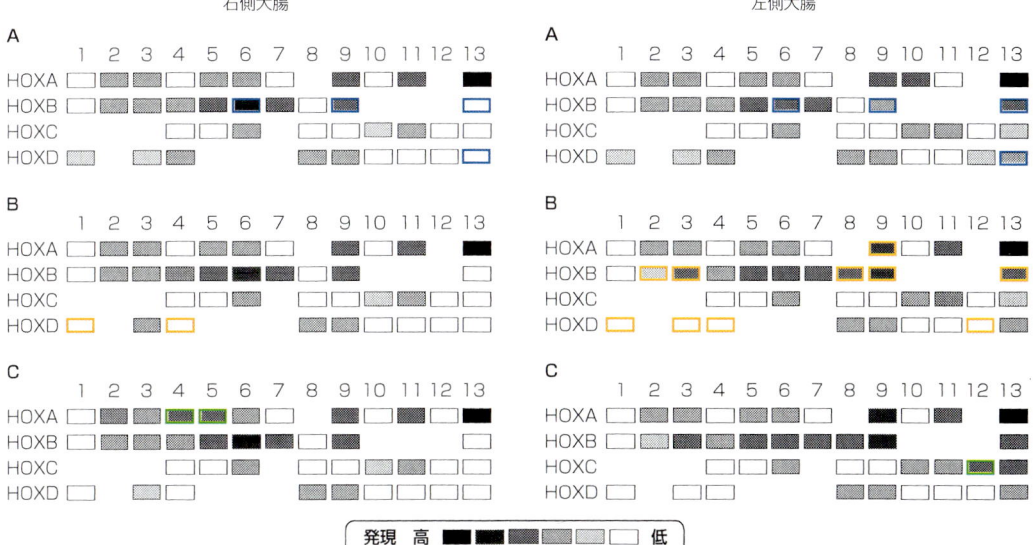

図42 大腸癌組織におけるHOX遺伝子の発現パターン

正常大腸粘膜組織(A)，大腸癌組織(B)，ならびに肝転移のある大腸癌組織（原発巣）(C)におけるHOX遺伝子の発現パターン．

各HOX遺伝子の発現レベルは，RT-リアルタイムPCR法で解析し，相対比〔HOX遺伝子の発現量/β-アクチンの発現量〕で表した．青色は右側大腸（盲腸，上行結腸，横行結腸）と左側大腸（下行結腸，S字結腸，直腸）間で発現に差のあったHOX遺伝子，黄色は癌組織と正常組織間で差のあったHOX遺伝子，緑は肝転移の有無で発現に差のあったHOX遺伝子を示している．

基　礎　編

ことがわかった．胃癌では，HOXD11高発現の癌が肝転移を起こしやすいことを上述した．このように胃，右大腸および左大腸に生じた癌それぞれにおいて，肝転移に関与するであろうHOX遺伝子は異なっていた．HOX蛋白は，遺伝子発現ネットワークのなかでも上位に位置する転写因子であり，直接あるいは間接的に数多くの標的遺伝子の発現を調節している．それら標的遺伝子のなかには当然転移関連遺伝子も含まれていると考えられるが，胃癌，大腸癌で見いだされた4つの肝転移関連HOX蛋白によって発現が制御されている転移関連遺伝子については現在のところ不明である．今後，胃癌細胞あるいは大腸癌細胞において，それぞれのHOX遺伝子を過剰発現あるいはノックダウンし，肝転移性の変化を検討するとともに，それぞれのHOX蛋白によって転写制御を受けている標的遺伝子の同定を行う必要がある．

▶▶▶おわりに

　肝転移に関与していることが示唆される転写因子について簡単に紹介した．NF-κB，LEF/TCF，Snail，HOX以外にもEtsファミリーやAP-1などの転写因子が肝転移との関連性が指摘されているが，ここでは割愛した．いずれの転写因子も癌細胞において異常な活性化が起きた場合，肝臓以外の臓器への転移を促しても何ら不思議ではなく，個々の転写因子を肝転移特異的転写因子と呼ぶには早急である．多くの研究では，単一の転写因子あるいは一つのファミリーに属する転写因子と肝転移との関連性を検討している．癌転移の臓器選択性を転写因子によって説明するには，各転写因子間の相互作用や各転写因子を頂点とした遺伝子発現ネットワークを，一つの原発巣とそこから生じた複数の臓器の転移巣の間で比較検討する必要がある．

■文　献■

1) Wang W, Abbruzzese JL, Evans DB, et al：The nuclear factor-κB RelA transcription factor is constitutively activated in human pancreatic adenocarcinoma cells. Clin Cancer Res 5：119-127, 1999.
2) Fujioka S, Sclabas GM, Schmidt C, et al：Function of nuclear factor κB in pancreatic cancer metastasis. Clin Cancer Res 9：346-354, 2003.
3) Fujioka S, Sclabas GM, Schmidt C, et al：Inhibition of constitutive NF-κB activity by IκBαM suppresses tumorigenesis. Oncogene 22：1365-1370, 2003.
4) Wang W, Abbruzzese JL, Evans DB, et al：Overexpression of urokinase-type plasminogen activator in pancreatic adenocarcinoma is regulated by constitutively activated RelA. Oncogene 18：4554-4563, 1999.
5) Xiong HQ, Abbruzzese JL, Lin E, et al：NF-κB activity blockade impairs the angiogenic potential of human pancreatic cancer cells. Int J Cancer 108：181-188, 2004.
6) Niu J, Li Z, Peng B, et al：Identification of an autoregulatory feedback pathway involving interleukin-1α in induction of constitutive NF-κB activation in pancreatic cancer cells. J Biol Chem 279：16452-16462, 2004.
7) Sclabas GM, Uwagawa T, Schmidt C, et al：Nuclear factor kappa B activation is a potential target for preventing pancreatic carcinoma by aspirin. Cancer 103：2485-2490, 2005.
8) Scaife CL, Kuang J, Wills JC, et al：Nuclear factor κB inhibitors induce adhesion-dependent colon cancer apoptosis；implications for metastasis. Cancer Res 62：6870-6878, 2002.
9) Kawamura I, Morishita R, Tsujimoto S, et al：Intravenous injection of oligodeoxynucleotides to the NF-kappa B binding site inhibits hepatic metastasis of M5076 reticulosarcoma in mice.

Gene Ther 8：905-912, 2001.
10) Kim J, Takeuchi H, Lam ST, et al：Chemokine receptor CXCR4 expression in colorectal cancer patients increases the risk for recurrence and for poor survival. J Clin Oncol 23：2744-2753, 2005.
11) Zeelenberg IS, Stalle LR-V, Roos E：The chemokine receptor CXCR4 is required for outgrowth of colon carcinoma micrometastais. Cancer Res 63：3833-3839, 2003.
12) Whelan J, Ghersa P, Huijsduijnen RH, et al：An NF-κB-like factor is essential but not sufficient for cytokine induction of endothelial leukocyte adhesion molecule 1 (ELAM-1) gene transcription. Nucleic Acids Res 19：2645-2653, 1991.
13) Tozawa K, Sakurada S, Kohri K, et al：Effects of anti-nuclear factor kappa B reagents in blocking adhesion of human cancer cells to vascular endothelial cells. Cancer Res 55：4162-4167, 1995.
14) Yamashita K, Azumano I, Mai M, et al：Expression and tissue localization of matrix metalloproteinase 7 (matrilysin) in human gastric carcinoma. Implications for vessel invasion and metastasis. Int J Cancer 79：187-194, 1998.
15) Li Y-J, Wei Z-M, Meng Y-X, et al：β-catenin up-regulates the expression of cyclinD1, c-myc and MMP-7 in human pancreatic cancer；relationships with carcinogenesis and metastasis. World J Gastroenterol 11：2117-2123, 2005.
16) Hasegawa S, Koshikawa N, Momiyama N, et al：Matrilysin-specific antisense oligonucleotide inhibits liver metastasis of human colon cancer cells in a nude mouse model. Int J Cancer 76：812-816, 1998.
17) Zeng Z-S, Shu W-P, Cohen AM, et al：Matrix metalloproteinase-7 expression in colorectal cancer liver metastasis；evidence for involvement of MMP-7 activation in human cancer metastasis. Clin Cancer Res 8：144-148, 2002.
18) Adachi Y, Yamamoto H, Itoh F, et al：Contribution of matrilysin (MMP-7) to the metastatic pathway of human colorectal cancers. Gut 45：252-258, 1999.
19) Ougolkov AV, Yamashita K, Mai M, et al：Oncogenic β-catenin and MMP-7 (matrilysin) cosegregate in late-stage clinical colon cancer. Gastroenterology 122：60-71, 2002.
20) Jiang Y, Zhou X-D, Liu Y-K, et al：Association of hTcf-4 gene expression and mutation with clinicopathological characteristics of hepatocellular carcinoma. World J Gastroenterol 8：804-807, 2002.
21) Sugimachi K, Tanaka S, Kameyama T, et al：Transcriptional repressor Snail and progression of human hepatocellular carcinoma. Clin Cancer Res., 9：2657-2664, 2003.
22) Miyoshi A., Kitajima Y., Kido S, et al：Snail accelerates cancer invasion by upregulating MMP expression and is associated with poor prognosis of hepatocellular carcinoma. Br J Cancer 92：252-258, 2005.
23) Asayama Y, Taguchi K-I, Aishima S-I, et al：The mode of tumour progression in combined hepatocellular carcinoma and cholangiocarcinoma；an immunohistochemical analysis of E-cadherin, alpha-catenin and beta-catenin. Liver 22：43-50, 2002.
24) Tsutsumi S, Yanagawa T, Shimura T, et al：Autocrine motility factor signaling enhances pancreatic cancer metastasis. Clin Cancer Res 10：7775-7784, 2004.
25) Miyoshi A, Kitajima Y, Sumi K, et al：Snail and SIP1 increase cancer invasion by upregulating MMP family in hepatocellular carcinoma cells. Br J Cancer 90：1265-1273, 2004.
26) Takahashi Y, Hamada J, Murakawa K, et al：Expression profiles of 39 HOX genes in normal human adult organs and anaplastic thyroid cancer cell lines by quantitative real-time RT-PCR system. Exp Cell Res 293：144-153, 2004.
27) Makiyama K, Hamada J, Takada M, et al：Aberrant expressions of HOX genes in human invasive breast carcinoma. Oncol Rep 13：673-679, 2005.
28) Maeda K, Hamada J, Takahashi Y, et al：Altered expressions of HOX genes in human cutaneous malignant melanoma. Int J Cancer 114：436-441, 2005.

基礎編

2. 肝転移の分子機構
14) 腫瘍免疫

佐治　重豊　　長田　真二*

▶▶▶ はじめに

　肝臓は，脾臓とともに網内系を構成し，胎生期には髄外造血を司る巨大な免疫担当臓器である．系統発生学的には，肝臓は未熟なT細胞を分化・誘導する機能を有し，血流に富んだ比較的均一な細胞成分から構築されているため器官培養的環境に近く，腫瘍免疫学的見地からも興味ある臓器である．現在，この特性を生かした免疫療法が試みられているが，その詳細は「免疫療法」の項を参照されたい．しかし，免疫療法の抗腫瘍効果は微弱で，他の抗癌療法との併用が必要であるが，この場合の相性や投与タイミングは複雑で，同じ治療法でも腫瘍－宿主－免疫相関によっては，全く異なった結果を誘起する可能性が危惧される．この意味で，ここでは腫瘍免疫学的観点から肝転移の分子機構を概説した．

▶▶▶ I. 免疫担当臓器としての肝臓

　肝臓は，免疫学的には類洞内皮細胞，Kupffer細胞(門脈系のフィルター的役割)，pit細胞(肝局所のバリアー的役割)，NK細胞($CD3^-$，$CD56^+$)，グリソン鞘にかけての樹状細胞などで構成されている．そのなかで，Kupffer細胞は肝固着マクロファージ(体内最大量のマクロファージを保有)として，pit細胞はNK活性を有し，形態学的には顆粒を有する大型リンパ球(large granular lymphocyte;LGL)類似細胞として知られている．一方，T細胞には$\alpha\beta$型T細胞レセプターを有する胸腺由来T細胞(TCRの発現がintermediateで，IL-2 Rβ鎖を発現しているint $\alpha\beta$TCRと，発現がhighなhigh $\alpha\beta$TCR，ともに$CD4^+$，$CD8^+$)と胸腺外分化機構(extrathymic T cell differentiation)[1]として$\gamma\delta$型T細胞レセプターを有するT細胞が存在する．後者は，担癌や老化で胸腺が萎縮すると肝内で活性化され，生体の恒常性維持のために作用する．さらに，肝臓にはNK1.1抗原陽性のNKT1.1＋TCR^{int}(NKT)細胞[2]が豊富(20%前後)に存在する．このNKT細胞($CD3^+$，$CD56^+$)はKupffer細胞から産生されたIL-12により活性化され，肝への血行性転移を抑制すると考えられている．なお，各細胞の名称でpit細胞は電顕的に命名された形態学的名称，NKT細胞と$\gamma\delta$T細胞は機能的名称で，互いにオーバーラップして使用されているので，注意が必要である

岐阜大学名誉教授　*岐阜大学大学院医学研究科腫瘍外科学講座　講師

2. 肝転移の分子機構 — 14) 腫瘍免疫

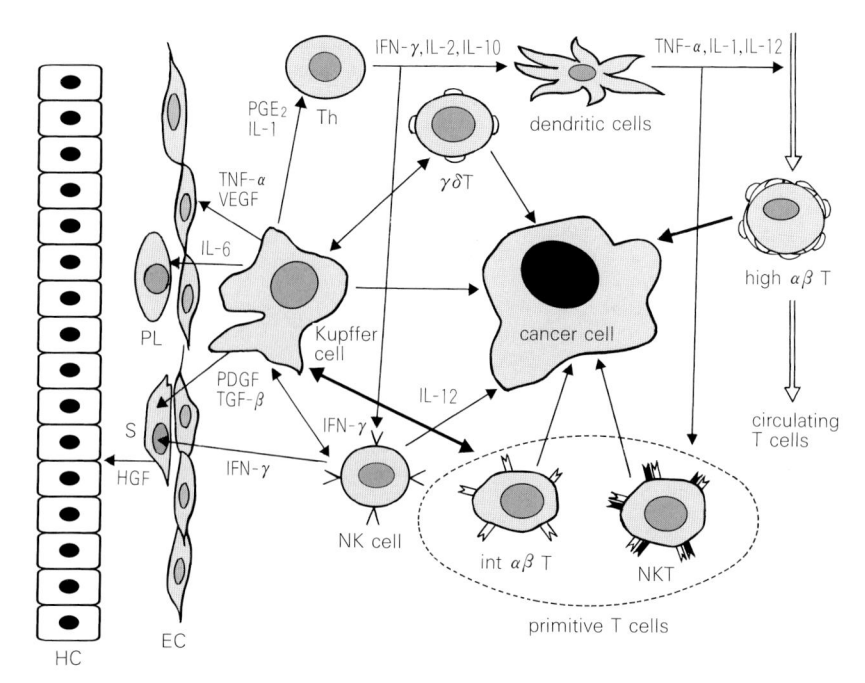

図43 肝微小環境における局所免疫機構
　肝類洞内には一次防御を構築する primitive T が Kupffer 細胞と協調しながら癌細胞の着床を抑制する．また，二次防御機構は胸腺由来 T 細胞群で構築されているが，転移微小環境では免疫反応として各種サイトカインを産生し，互いにネットワークを形成して転移の抑制或いは促進に作用する．なお，グリソン鞘周辺の未熟樹状細胞が着床段階の癌細胞を認識し，特異免疫反応を誘起してこれを排除する可能性が推察されるが，その立証は定かではない．主要サイトカインのみ記載した．
　HC：肝実質細胞，EC：内皮細胞，PL：形質細胞，S：星細胞

（図43）．

▶▶▶ II. 肝転移に対する生体防御機構

　肝臓は，腹部血流動態の中心を構築するため，他臓器に比べ転移が成立しやすい環境にある．現在，癌細胞の浸潤・転移機構の詳細なプロセスと解明が進んでいるが，局所微小環境では癌細胞と免疫担当細胞や線維芽細胞などの宿主正常細胞との相互作用が複雑に錯綜して転移形成が修飾される．それゆえ，転移のすべてのステップで免疫担当細胞の攻撃を受けるが，その反応は軽度で微弱である．
　教科書的には，原発巣を離れた癌細胞は流血中を移動して肝臓に到達するが，多くは脈管内移動中に血流による流速や蛇行した血管壁に衝突するなどの物理的ストレスで即座に死滅する（24〜48時間以内に90%以上が死滅）．さらに，残存癌細胞は流血中のマクロファージやNK細胞，細胞傷害性T細胞などにより貪食・捕獲されて免疫学的に排除，あるいは好中球由来の活性酸素などの影響を受けて死滅する[3]．一方，辛うじて類洞内に到達した癌細胞は，血管内皮細胞あるいは Kupffer 細胞（この場合は免役抑制的に作用）に接着して，いったんは肝内へ脱出・着床するが，この過程で同時に類洞内 Kupffer 細胞（この

場合は抗腫瘍性に作用)あるいは pit 細胞により貪食あるいは免疫応答で排除され死滅する．それゆえ，癌細胞がこれらすべての過程をクリアする必要があり，転移に至る頻度は予想以上に少ない(0.01％前後)[1] と推察される．

一方，臨床的に胃癌より大腸癌で肝転移が多い理由として anatomical-mechanical theory (血流量と血管構造の特徴から，大腸の癌細胞の方が胃癌の癌細胞より肝臓に到着しやすい)や seed and soil theory(臓器親和性)で説明されている．後者は現在，腫瘍細胞の接着分子と血管内皮細胞との関連で説明されているが，免疫学的には高分化型腺癌や悪性度の低い癌細胞は正常細胞との異同性が少ないため，肝類洞内免疫担当細胞に補足され難く，免疫監視機構を潜り抜けて転移が成立しやすいと考えられている．この現象は，大腸癌と肝転移との間に臓器親和性が存在する理由として推察されてきた．しかし，その後の研究で，免疫反応は MHC 非拘束性に作用するため，MHC class I 分子高発現の高分化型腺癌(大腸癌に多い)は免疫監視機構から逃避しやすいこと，腫瘍から産生された CEA(大腸癌に多い)は宿主免疫系に対して免疫抑制あるいは抑制性 T 細胞誘導因子として作用すること，CEA の NH_2 末端は Kupffer 細胞上のレセプターと結合あるいは NK 細胞の細胞傷害活性を阻害して宿主免疫活性を低下させる[5]，などのため免疫監視機構をすり抜けやすく，これらが大腸癌との臓器親和性要因として推察されている．さらに，SLX 糖鎖抗原高発現癌細胞[6] やラミニン陽性癌細胞[7] は，類洞内リンパ球の感受性や細胞傷害活性を低下させる可能性，GM-CSF 産生腫瘍は肺に，IL-1 や IL-6 産生腫瘍は肝に転移しやすいなど，腫瘍産生サイトカインによる影響[8]，などが臓器親和性に対する免疫学的要因として理解されている．

▶▶▶ III. 肝転移と腫瘍免疫

ラットやマウス実験腫瘍を用いた著者らの検討では，(1)開胸あるいは開腹などの手術侵襲負荷直後に腫瘍細胞を注入移植すると，無処置群に比べ肺や肝転移が有意に促進するが[9][10]，OK-432 や PSK などの免疫賦活剤(BRM)を前投与すると，この転移促進現象が有意に抑制されること[9]．(2)BRM 投与時に asialo GM 1 あるいは carrageenan を単独あるいは併用投与して，NK 細胞あるいはマクロファージの活性を阻害すると，BRM による転移抑制現象が消失すること[10]．(3)ステロイド投与後に腫瘍細胞を注入移植すると，肺や肝転移が投与量依存性に有意に促進するが，あらかじめ両側副腎を摘出してステロイドの分泌を遮断すると転移促進現象が観察されないこと[10]．(4)上記転移促進あるいは抑制現象は腫瘍移植直前・後の時期に処置した場合に限られ，7日目以遠の場合には観察されないこと[11]，などを明らかにしてきたが，同様の報告は多い[12]．

以上の結果，(1)宿主免疫活性が低下すると肺や肝転移が有意に促進すること，(2)免疫学的転移抑制効果はマクロファージや NK 細胞，NKT 細胞などの非特異的免疫反応による異物排除機構が主体で，(3)その効果は腫瘍着床前後の lodgement の時期に限られ，(4)その強さは微小転移形成段階での増殖抑制程度，などと推察している．なお，着床した癌細胞がそのまま増殖せずに肝内に潜んでいる tumor dormancy 状態の存在が古くから知られているが，この要因も免疫学的宿主防御機構亢進状態の継続による可能性が指摘されている[13]．

▶▶▶ IV. 腫瘍免疫の分子機構

　肝転移で腫瘍免疫が関与するのは，既述のごとく類洞内微小環境での局所免疫反応である．作用細胞は，Kupffer細胞，pit細胞由来のNK細胞とNKT細胞，胸腺由来T細胞および胸腺外分化T細胞などである．一次防御機構はprimitive T細胞群で構成され，NKT細胞やint αβT細胞がNK細胞やKupffer細胞と協調しながら癌細胞の着床を抑制する．一方，二次的防御機構は，胸腺由来T細胞群(high αβT)が肝類洞内を循環してKupffer細胞の働きを支援する．一方，胸腺外分化T細胞はパーフォリンを産生し抗腫瘍作用を示すが，NK細胞同様非特異的な免疫反応である．

　一般に，肝類洞局所では血管内皮細胞への接着・着床段階でインテグリン，ラミニン，CD44，シアリルルイスX et A(SLX, SLA)，E-セレクチン，好中球プロテアーゼ，活性酸素(cox-2)，血管新生因子などが関与しているが，これらはKupffer細胞から産生されたIL-1，IL-6，TGF-β，INF-α，TNF-α，IL-8などのサイトカインと複雑なネットワークを形成し，互いに転移形成と抑制に関与している．例えば，基底膜構成成分のラミニンはインテグリンファミリーのリガンドであるが，時間・濃度依存性にNK/NC(natural cytotoxic)細胞のレセプターと結合して細胞傷害活性を低下させる[7]．また，癌細胞表面のSLXなどの糖鎖抗原はE-セレクチンのリガンドとして作用し，類洞内リンパ球の感受性を阻止する[6]などが指摘されている．また，転移形成の過程で活性化されたキラーT細胞群(CTL, LAKなど)やIL-2刺激で活性化されたNK細胞は，標的細胞破壊のため産生したIFN-γやTNFなどのサイトカインにより癌細胞上のLFA-1(β2インテグリン)やICAM-1などの接着分子の発現を誘導・増強して傷害性を増強する[14]．なお，これら免疫担当細胞は細胞外マトリックス(Matrilysin, MMP-7)の発現を誘導して転移能増強に影響を及ぼす可能性[15]や，接着分子B7はマクロファージやB細胞に発現して，T細胞表面のCD28やCTLA-4分子に結合して癌細胞の退縮や転移の抑制を誘導することなどから免疫療法の分野で注目されている[16]．なお，グリソン鞘周辺の未熟樹状細胞が，類洞内皮へ着床した癌細胞を抗原認識して自ら成熟後，自然獲得的に特異免疫を誘導してこれを排除する可能性が推察されるが，この立証は困難かも知れない．

▶▶▶ おわりに

　近年，肝転移に対する分子機構の解明は，接着因子，増殖因子，転移・増殖関連遺伝子に集中し，免疫反応に関しては興味が半減した感が強い．しかし，生体の恒常性維持における腫瘍－宿主－免疫相関は重要で，治療面では次世代の主役を演じるかも知れない分子標的治療との併用が期待されている．この意味で，本稿が役立てば幸いである．

■文　　献■

1) Seki S, Abo T, Masuda T, et al：Identification of activated T cell receptor γδ lymphocytes in the liver of tumor-bearing hosts. J Clin Invest 86：409-416, 1990.
2) 熊谷勝男，橋本 亘：抗腫瘍免疫を誘導するサイトカイン；IL-12を中心に．p48-63, 医薬ジャーナル社，大阪，1994.

基礎編

3) Glaves D : Intravascular death of disseminated cancer cells mediated by superoxide anion. Invasion Metastasis 6 : 101 - 111, 1986.
4) Liotta LA, Kleinerman J, Saidel GM : Quantitative relationships of intravascular tumor cells, tumor vessels, and pulmonary metastases following tumor implantation. Cancer Res 34 : 997-1004, 1974.
5) Jessup JM, Thomas P : Carcinoembryonic antigen ; Function in metastasis by human colorectal carcinoma. Cancer Met Rev 8 : 263 - 280, 1989.
6) Okuno K, Kawai I, Hirai N, et al : Role of sialyl Lewis X in liver metastasis in view of liver - associated immunity. Hepatogastroenterology 50 : 756 - 760, 2003.
7) Hiserodt JC, Laybourn KA, Varani J : Laminin inhibits the recognition of tumor target cells by murin natural killer (NK) and natural cytotoxic (NC) lymphocytes. Am J Pathol 121 : 148 - 155, 1985.
8) Takeda K, Fujii N, Nitta Y, et al : Murine tumor cells metastazising selectively in the liver ; ability to produce hepatocyte - activating cytokines interleukin - 1 and/or - 6. Jpn J Cancer Res 82 : 1299 - 1308, 1991.
9) Tanemura H, Sakata K, Kunieda T, et al : Influences of operative stress on cell - mediated immunity and on tumor metastasis and their prevention by nonspecific immunotherapy, experimental studies in rats. J Surg Oncol 21 : 189 - 195, 1982.
10) 木田 恒, 佐治重豊, 五島秀行ほか：ラット実験的肺転移モデルを用いた手術侵襲に伴う転移促進について－副腎皮質ホルモンの影響とOK - 432前投与の転移抑制効果について－. 日外会誌 89 : 1692 - 1698, 1988.
11) 安江充里, 竹村茂之, 長尾成敏ほか：BALB/c担癌マウスにおけるステロイド投与が手術侵襲と腫瘍増殖に及ぼす影響について. Biotherapy 17 : 55 - 64, 2003.
12) Wiltrout RH, Herberman R, Zhang SR, et al : Role of organ-associated NK cells in decreased formation of experimental metastases in lung and liver. J Immunol 134 : 4267 - 4275, 1985.
13) Wheelock EF : An overview of mechanisms responsible for tumor dormancy. Cellular Immune Mechanisms and Tumor Dormancy, Stewart THM et al (eds), pp1 - 15, CRC Press, Boca Raton, 1992.
14) Roossien FF, Kuiper PE, Rijk D, et al : Invasive and metastatic capacity of revertanats of LFA - 1 deficient mutant T - cell hybridomas. Cancer Res 50 : 3509 - 3513, 1990.
15) Yamamoto H, Itoh F, Adachi Y, et al : Relation of enhanced secretion of active matrix metalloproteinases with tumor spread in human hepatocellular carcinoma. Gastroenterology 112 : 1290 - 1296, 1997.
16) Townsend SE, Allison JP : Tumor rejection after direct costimulation of CD8[+] T cells by B7-transfected melanoma cells. Science 259 : 368 - 370, 1993.

3. 肝転移実験モデル

澤口 智哉　入村 達郎*

▶▶▶ はじめに

　肝臓は多種の癌の血行性転移において転移の標的となりやすい臓器であり，肝転移の形成は癌患者の予後に大きく影響を及ぼすことが知られている．しかし，そのメカニズムは未だ完全に解明されておらず，メカニズムを解明し転移を防ぐ方法を確立することは，癌治療の発展にとって必要不可欠なことである．肝転移実験モデルを用いて動物内で肝転移の過程を再現する方法は，メカニズムの解明や抗癌剤の評価などに非常に有用であり，さまざまなモデルがこれまでに確立されてきた．以下に癌の種類ごとに，細胞株，投与部位，動物，投与細胞数，実験期間についてまとめて例を挙げる．

▶▶▶ I. 大腸癌肝転移モデル

　大腸癌の肝転移は精力的に研究されており，さまざまなモデルが確立されている(**表9**)．血行性転移の多くの場合，門脈を介して肝臓に転移を形成することから，投与直後に肝臓に到達する門脈注モデル，脾注モデルは大腸癌に限らず肝転移モデルとして多用される．原発巣での増殖の影響を取り除くため，投与後に脾臓を摘出する脾注脾摘モデルもしばしば使用される．大腸癌細胞を同所移植する場合は，麻酔したマウスの腹部を少し開き盲腸被膜下に投与する．

▶▶▶ II. 胃癌肝転移モデル

　胃癌の肝転移についてもさまざまな研究が行われている(**表10**)．ここで挙げた例は，いずれもヒトの胃癌細胞株をヌードマウスに投与するモデルである．転移モデルにおいて，細胞懸濁液の投与では転移しにくい場合があり，腫瘍組織片を移植する方法も用いられる．その場合の腫瘍組織片は，あらかじめ皮下に癌細胞を投与して増殖させたものを摘出して使用する．胃癌の同所移植では，麻酔下のマウスの上腹部を切開して胃を露出させ，主に幽門洞大彎漿膜下に細胞懸濁液の投与もしくは腫瘍組織片の縫着がなされる．

東京大学大学院薬学系研究科生体異物学教室　*教授

基 礎 編

表9 大腸癌肝転移モデルの実験条件

細胞株	投与部位	動物	投与細胞数	実験期間	参考文献
マウス colon 26	門脈	Balb/C	1×10^4	3weeks	(1)
マウス MC38	門脈	C57BL/6	1×10^4	17days	(2)
ラット CC531	門脈	WAG/Rij	$3 \times 10^4 \sim 3 \times 10^5$	25days	(3)
マウス colon 38	脾臓	C57BL/6	1×10^6	4weeks	(4)
ヒト HT29	脾臓	SCID	1×10^6	6weeks	(5)
ヒト HT25	脾臓	SCID	1×10^6	6weeks	(5)
ヒト WiDr	脾臓	SCID	1×10^6	6weeks	(5)
ヒト LS174T	脾臓	nude	5×10^6	4〜8weeks	(6)
マウス colon 38	脾臓（脾摘）	C57BL/6	1×10^6	2weeks	(7)
マウス SL4	脾臓（脾摘）	C57BL/6	1×10^6	2weeks	(7)
マウス C26	脾臓（脾摘）	Balb/C	1×10^6	12days	(8)
ヒト LS180	脾臓（脾摘）	nude	2×10^6	2weeks	(9)
ヒト HT29	脾臓（脾摘）	SCID	2×10^6	4weeks	(10)
マウス colon 26	上腸間膜静脈	CDF1	1×10^3	3weeks	(11)
ラット CC531	上腸間膜静脈	WAG/Rij	4×10^6	3weeks	(12)
ヒト SW620	盲腸	nude	3〜4mm	6〜12weeks	(13)
ヒト HT29	盲腸	nude	1×10^6	2weeks	(14)
ヒト TK-4	盲腸	nude	120mg	8weeks	(15)
ラット CC531	肝右葉，左葉	Wag	2.5×10^5	10days	(16)

表10 胃癌肝転移モデルの実験条件

細胞株	投与部位	動物	投与細胞数	実験期間	参考文献
ヒト AZ521	脾臓（脾摘）	nude	1×10^6	52days	(17)
ヒト KKLS	胃	nude	1×10^6	3weeks	(18)
ヒト OCUM-8	胃	nude	5×10^6	4weeks	(19)
ヒト OCUM-11	胃	nude	5×10^6	4weeks	(19)
ヒト MKN76	胃	nude	5×10^6	4weeks	(19)
ヒト MT-2	胃	nude	5mm	6weeks	(20)
ヒト MT-5	胃	nude	5mm	6weeks	(20)
ヒト MT2	胃	nude	200mg	6weeks	(21)
ヒト BGC-823	胃	nude	$3mm^3$	8weeks	(22)
ヒト AZ521	胃	nude	5×10^6	6〜8weeks	(23)
ヒト H-111	胃	nude	150mg	12weeks	(24)
ヒト SC-1-NU	胃	nude	150mg	12weeks	(24)
ヒト St-4	胃	nude	150mg	12weeks	(24)
ヒト St-40	胃	nude	150mg	12weeks	(24)

▶▶▶ III. 膵臓癌肝転移モデル

　膵臓癌は，高頻度に肝転移を起こすことが知られており，肝転移の治療法の開発が望まれている．膵臓癌肝転移の同所移植モデルでは，麻酔したマウスの左腹部に小さく切り込みを入れて膵臓を露出させ，膵臓の体部または尾部の莢膜下に癌細胞を投与する．実験期間はさまざまであるが，一般的にマウスが弱って死に始める直前に犠牲死させ肝転移を評価する(**表11**).

表11 膵臓癌肝転移モデルの実験条件

細胞株	投与部位	動物	投与細胞数	実験期間	参考文献
ヒトSUIT-2	脾臓	nude	1×10^6	3weeks	(25)
ヒトFG	脾臓, 膵臓	nude	1×10^6	15weeks	(26)
ヒトL3.3	脾臓, 膵臓	nude	1×10^6	15weeks	(26)
ヒトCOLO 357	脾臓	nude	1×10^6	8weeks	(27)
ヒトL3.6pl	脾臓	nude	1×10^6	5～6weeks	(28)
ヒトAsPC-1	脾臓	SCID/beige	2×10^6	20days	(29)
ヒトMIA PaCa-2	脾臓	nude	2×10^6	4weeks	(30)

表12 各種癌の肝転移モデルの実験条件

癌の種類	細胞株	投与部位	動物	投与細胞数	実験期間	参考文献
肝臓癌	マウスCBO140C12	肝左葉	B6C3F1	1mm³	3weeks	(31)
乳癌	ヒトBT549	脾臓	nude	2×10^6	8weeks	(32)
リンパ腫	マウスEL-4	門脈	C57BL/6	2×10^5	4weeks	(33)
リンパ腫	マウスL5178Y-ML25	尾静脈	CDF1	6×10^4	2weeks	(34)
リンパ腫	マウスRL♂1	背中皮下	Balb/C	2×10^6	3～4weeks	(35)
肉腫	マウスLMFS-1	尾静脈	Balb/C	1×10^5	24days	(36)
肉腫	マウスC3	門脈	C57BL/6	2×10^5	17days	(2)
胆管癌	ヒトOCUCh-LM1	脾臓（脾摘）	nude	1×10^6	8weeks	(37)
メラノーマ	マウスB16F10	尾静脈	C57BL/6	1×10^6	2weeks	(38)
組織球腫	マウスM5076	尾静脈	C57BL/6	1×10^5	2～3weeks	(39)
肺癌	マウス3LL-HH	脾臓（脾摘）	C57BL/6	5×10^2	2weeks	(40)
神経芽腫	マウスC-1300	脾臓	A/J	1×10^6	2weeks	(41)

▶▶▶ IV. その他の肝転移モデル

　大腸癌，胃癌，膵臓癌以外の癌においても肝転移に関する研究が行われており，いくつかその例を表12に挙げる．リンパ腫細胞では，尾静注によって細胞を投与した場合にも，初期到達臓器である肺でなく，肝臓に腫瘍が形成する．

▶▶▶ V. 高転移性バリアント細胞と in vitro モデル

　実験モデルに基づいて，高転移性バリアント細胞およびクローンが得られている．しかし，これらの細胞に共通の分子細胞生物学的な性質が明らかになっているわけではない．とくに注目すべきなのは，肝臓に高転移性を持つ癌細胞の持つ性質が，肺に高転移性を持つ癌細胞の性質と一致しているわけではないという点である．
　消化器系の癌は肝臓に転移しやすいが，この臓器特異性は主に門脈を通しての播種によると考えられている．消化器癌細胞の持つ分子細胞生物学的な性質が，肝転移の特異性の基盤になっているならば in vitro でこれを再現するモデルが作れそうであるが，今のところ知られていない．

▶▶▶ おわりに

　尾静注モデル，脾注モデル，門脈注モデルなどの経脈管転移モデルは，手技的に容易で短期間で再現性よく実験可能なモデルである．とくに脾注モデル，門脈注モデルは癌細胞が投与直後に門脈を介して肝臓に到達するため，肝転移モデルとして多用される．ただ，これらのモデルでは，転移の過程の一部，すなわち原発巣での局所増殖，浸潤，脈管侵襲の過程が省略される．そのため，癌細胞の転移先での接着，血管外浸潤といった挙動に焦点を当てる場合には有用であるが，転移の全過程を評価することはできない．一方，自然転移モデルは局所での増殖に始まる転移の全過程を再現するため，より臨床の転移に近いという点で優れている．以前は皮下移植が一般的であったが，多くの癌にとって皮下は異所性移植部位であるため，局所増殖は起こっても転移形成がまれであった．癌細胞を本来の発生臓器に移植する同所移植モデルでは転移形成が起こりやすく，原発臓器における挙動も再現できるため大変有用である．しかし，一般的に自然転移モデルは再現性が低く，高度な技術が要求されることが多い．このような各転移モデルの特徴をよく理解して，研究の目的に適したモデルを使用する必要がある．

■文　　献■

1) Okuno K, Shirayama Y, Ohnishi H, et al：A successful liver metastasis model in mice with neuraminidase treated colon 26. Surg Today 23：795-799, 1993.
2) Peron JM, Esche C, Subbotin VM, et al：FLT3-ligand administration inhibits liver metastases; role of NK cells. J Immunol 161：6164-6170, 1998.
3) Thomas C, Nijenhuis AM, Timens W, et al：Liver metastasis model of colon cancer in the rat; immunohistochemical characterization. Invasion Metastasis 13：102-112, 1993.
4) Higashi N, Ishii H, Fujiwara T, et al：Redistribution of fibroblasts and macrophages as micrometastases develop into established liver metastases. Clin Exp Metastasis 19：631-638, 2002.
5) Fazekas K, Csuka O, Koves I, et al：Experimental and clinicopathologic studies on the function of the HGF receptor in human colon cancer metastasis. Clin Exp Metastasis 18：639-649, 2000.
6) Fukumura D, Yuan F, Monsky WL, et al：Effect of host microenvironment on the microcirculation of human colon adenocarcinoma. Am J Pathol 151：679-688, 1997.
7) Morimoto-Tomita M, Ohashi Y, Maeda A, et al：Mouse colon carcinoma cell established for high incidence of experimental hepatic metastasis exhibit accelerated and anchorage-independent growth. Clin Exp Metastasis, In press.
8) te Velde EA, Reijerkerk A, Brandsma D, et al：Early endostatin treatment inhibits metastatic seeding of murine colorectal cancer cells in the liver and their adhesion to endothelial cells. Br J Cancer 92：729-735, 2005.
9) Li XF, Kinuya S, Yokoyama K, et al：Benefits of combined radioimmunotherapy and anti-angiogenic therapy in a liver metastasis model of human colon cancer cells. Eur J Nucl Med Mol Imaging 29：1669-1674, 2002.
10) Miyamoto S, Nakamura M, Shitara K, et al：Blockade of paracrine supply of insulin-like growth factors using neutralizing antibodies suppresses the liver metastasis of human colorectal cancers. Clin Cancer Res 11：3494-3502, 2005.
11) Tominaga T, Yoshida Y, Kitamura M, et al：Liver metastasis of colon 26 cells implanted into the superior mesenteric vein in mice. Jpn J Cancer Res 78：846-850, 1987.
12) Wittmer A, Khazaie K, Berger MR：Quantitative detection of lac-Z-transfected CC531 colon carcinoma cells in an orthotopic rat liver metastasis model. Clin Exp Metastasis 17：369-376,

1999.

13) Kuranami M, Cohen AM, Guillem JG : Analyses of protein kinase C isoform expression in a colorectal cancer liver metastasis model. Am J Surg 169 : 57-64, 1995.

14) Yokoi K, Thaker PH, Yazici S, et al : Dual inhibition of epidermal growth factor receptor and vascular endothelial growth factor receptor phosphorylation by AEE788 reduces growth and metastasis of human colon carcinoma in an orthotopic nude mouse model. Cancer Res 65 : 3716-3725, 2005.

15) Shoji T, Konno H, Tanaka T, et al : Orthotopic implantation of a colon cancer xenograft induces high expression of cyclooxygenase-2. Cancer Lett 195 : 235-241, 2003.

16) Hagenaars M, Ensink NG, Koelemij R, et al : Regional administration of natural killer cells in a rat hepatic metastasis model results in better tumor infiltration and anti-tumor response than systemic administration. Int J Cancer 75 : 233-238, 1998.

17) Murakami K, Wierzba K, Sano M, et al : TAC-101, a benzoic acid derivative, inhibits liver metastasis of human gastrointestinal cancer and prolongs the life-span. Clin Exp Metastasis 16 : 323-331, 1998.

18) Takahashi Y, Mai M, Nishioka K : alpha-difluoromethylornithine induces apoptosis as well as anti-angiogenesis in the inhibition of tumor growth and metastasis in a human gastric cancer model. Int J Cancer 85 : 243-247, 2000.

19) Takemura S, Yashiro M, Sunami T, et al : Novel models for human scirrhous gastric carcinoma in vivo. Cancer Sci 95 : 893-900, 2004.

20) Kanai T, Konno H, Tanaka T, et al : Effect of angiogenesis inhibitor TNP-470 on the progression of human gastric cancer xenotransplanted into nude mice. Int J Cancer 71 : 838-841, 1997.

21) Kamiya K, Konno H, Tanaka T, et al : Antitumor effect on human gastric cancer and induction of apoptosis by vascular endothelial growth factor neutralizing antibody. Jpn J Cancer Res 90 : 794-800, 1999.

22) Lu XG, Zhan LB, Feng BA, et al : Inhibition of growth and metastasis of human gastric cancer implanted in nude mice by d-limonene. World J Gastroenterol 10 : 2140-2144, 2004.

23) Yamaguchi K, Ura H, Yasoshima T, et al : Liver metastatic model for human gastric cancer established by orthotopic tumor cell implantation. World J Surg 25 : 131-137, 2001.

24) Furukawa T, Fu X, Kubota T, et al : Nude mouse metastatic models of human stomach cancer constructed using orthotopic implantation of histologically intact tissue. Cancer Res 53 : 1204-1208, 1993.

25) Saimura M, Nagai E, Mizumoto K, et al : Tumor suppression through angiogenesis inhibition by SUIT-2 pancreatic cancer cells genetically engineered to secrete NK4. Clin Cancer Res 8 : 3243-3249, 2002.

26) Bruns CJ, Harbison MT, Kuniyasu H, et al : In vivo selection and characterization of metastatic variants from human pancreatic adenocarcinoma by using orthotopic implantation in nude mice. Neoplasia 1 : 50-62, 1999.

27) Shi Q, Abbruzzese JL, Huang S, et al : Constitutive and inducible interleukin 8 expression by hypoxia and acidosis renders human pancreatic cancer cells more tumorigenic and metastatic. Clin Cancer Res 5 : 3711-3721, 1999.

28) Solorzano CC, Baker CH, Tsan R, et al : Optimization for the blockade of epidermal growth factor receptor signaling for therapy of human pancreatic carcinoma. Clin Cancer Res 7 : 2563-2572, 2001.

29) Stephan S, Datta K, Wang E, et al : Effect of rapamycin alone and in combination with antiangiogenesis therapy in an orthotopic model of human pancreatic cancer. Clin Cancer Res 10 : 6993-7000, 2004.

30) Tsutsumi S, Yanagawa T, Shimura T, et al : Autocrine motility factor signaling enhances pancreatic cancer metastasis. Clin Cancer Res 10 : 7775-7784, 2004.

31) Ohashi Y, Tsuchiya Y, Koizumi K, et al : Prevention of intrahepatic metastasis by curcumin in an orthotopic implantation model. Oncology 65 : 250-258, 2003.

基　礎　編

32) Song YK, Billiar TR, Lee YJ：Role of galectin-3 in breast cancer metastasis；involvement of nitric oxide. Am J Pathol 160：1069-1075, 2002.
33) Ma H, Liu Y, Liu S, et al：Recombinant adeno-associated virus-mediated TRAIL gene therapy suppresses liver metastatic tumors. Int J Cancer 116：314-321, 2005.
34) Watanabe Y, Okura A, Naito K, et al：Murine liver metastasis model using L5178Y-ML lymphoma and the effect of antitumor agents on the metastasis. Jpn J Cancer Res 79：1208-1216, 1988.
35) Kobayashi T, Shiiba K, Satoh M, et al：Interleukin-12 administration is more effective for preventing metastasis than for inhibiting primary established tumors in a murine model of spontaneous hepatic metastasis. Surg Today 32：236-242, 2002.
36) Fujii Y, Iwasa H, Hirai J, et al：Inhibition of liver metastases and tumor cell invasion in spontaneous liver metastasis model (LMFS) by sodium D-glucaro-delta-lactam (ND2001). Biomed Pharmacother 54：85-92, 2000.
37) Yamada N, Chung YS, Arimoto Y, et al：Establishment of a new human extrahepatic bile duct carcinoma cell line (OCUCh-LM1) and experimenta liver metastatic model. Br J Cancer 71：543-548, 1995.
38) Yoshihara S, Kon A, Kudo D, et al：A hyaluronan synthase suppressor, 4-methylumbelliferone, inhibits liver metastasis of melanoma cells. FEBS Lett 579：2722-2726, 2005.
39) Kumazawa E, Ochi Y：DE-310, a novel macromolecular carrier system for the camptothecin analog DX-8951f；potent antitumor activities in various murine tumor models. Cancer Sci 95：168-175, 2004.
40) Raso E, Paku S, Kopper L, et al：Trace elements improve survival of DTIC-treated mice with overt liver metastases of Lewis lung carcinoma. Pathol Oncol Res 9：96-99, 2003.
41) Naito H, Ziegler MM, Miyakawa A, et al：Establishment of animal liver metastatic model for C-1300 murine neuroblastoma and immunotherapy for it using OK-432, streptococcus preparation. J Surg Res 52：79-84, 1992.

4. 肝転移の予測因子

宇都宮 徹　森　正樹*

▶▶▶ はじめに

　一般に癌の進行とともにあらゆる臓器に転移が起こる可能性があり，いわゆる「全身病としての転移性悪性腫瘍」の一部として肝転移も発生する．したがって，肝転移症例に特徴的な因子は癌の進行度とも強い相関を示すと考えられ，必ずしも肝転移特異的とは言えない．そこで，本稿では可能な限り肝転移に特異性が高いと考えられる因子について，いくつかの原発臓器ごとにこれまでの研究成果を概説し，最後にわれわれの進めている研究の一部を紹介する．

▶▶▶ I. 食道癌・胃癌

　食道癌や胃癌の肝転移例では，同時にリンパ節転移や腹膜播種を伴う頻度が高いため，肝転移のみを対象とした治療が成立しにくい．したがって肝転移単独での研究報告は少ない．
　肝転移に比較的特異性を示すと言える因子として，alpha fetoprotein (AFP) があげられる．1970年，Bourreilleら[1]の報告以来，多くのAFP産生胃癌と肝転移に関する報告があり，血管新生との関連が示唆されている[2]．AFP産生癌と肝転移の関連は，Barrett食道癌[3]での報告もある．また，もう一つの肝細胞癌マーカーであるprotein induced by vitamin K antagonist (PIVKA)-II産生胃癌と肝転移との報告もあり興味深い[4]．しかしながら，これらの陽性例は全体の数％以下であり，肝転移予測因子としての臨床的有用性は必ずしも高いとは言えない．
　食道扁平上皮癌において，肝転移特異的マーカーの検討はこれまでないようであるが，E-カドヘリン陰性例に血行性転移（肝，肺，骨）陽性例が多かったとの報告がある[5]．
　胃癌においては，臨床病理学的に根治術後の肝転移再発リスクを評価した多くの検討があるが，その大半はRetrospective studyであり，結果は症例数や観察期間，胃癌進行度などにより異なる．Marrelliらは，208例を対象にprospective studyを行い，術前の腫瘍マーカー (CEA, CA19-9, CA72-4) 陽性，リンパ節転移陽性，組織型がintestinal typeであることが肝転移の独立危険因子であったと報告している[6]．分子生物学的因子としては，予

広島赤十字・原爆病院外科　部長　*九州大学生体防御医学研究所細胞機能制御学（分子腫瘍学）　教授

後や浸潤・転移能などの一般的な癌悪性度に関するものが多く，胃癌においても CD44v6，matrix metalloproteinase（MMP）-7，NM23 などと肝転移との関連を報告する論文は枚挙に暇がない．また，epigenetic な変化，すなわちβ-カテニンのプロモーター領域における過剰メチル化と胃癌転移能との関連の報告[7]もあるが，肝転移特異的ではない．肝転移への特異性が考えられるものとして hepatocyte growth factor（HGF）のレセプターである c-Met 発現があげられる．Amemiya らは[8]，胃癌組織での c-Met 発現を解析し過剰発現例で有意に肝転移陽性例が多いことをみい見だした．しかし，一般に HGF/c-Met 発現の癌細胞増殖能や浸潤・転移能との関連は指摘されており，肝転移特異性に関しては更なる検討を要する．一方，骨髄への微小転移の有無も血行性転移の予測因子として期待される．胃癌においても免疫組織学的にサイトケラチンにて評価した結果，陽性例では肺・肝転移再発例が多かった[9]．しかし数十例での解析結果であり，今後はマーカーとなる分子の標準化や転移再発臓器の特異性を考慮したうえでの大規模解析の評価が待たれる．

▶▶▶ II. 大 腸 癌

　大腸癌の肝転移関連因子に関しては，転移再発形式として肝臓単独の症例も比較的みられ，肝切除術などで長期生存の可能性があることより，これまで多くの研究報告がある．

　1989 年，Yeatman らは，occult liver metastasis を予測する目的で胆汁中の CEA 測定が有用であると報告した[10]．その後多くの追試がなされたが，胆道系の炎症に伴う擬陽性やサンプリングなどの問題があり，十分なエビデンスは確立されていない[11]．Fong らは 1,001 例の大腸癌肝転移に対する肝切除術後の予後予測を臨床病理学的にスコア化し，その有用性を示した[12]．ごく最近，肝切除術中の血液や骨髄液中の微量癌細胞を検出するためにサイトケラチン 20 の mRNA レベルを解析し，陽性例で有意に予後不良であったとの報告もある[13]．

　一方，大腸癌原発巣を分子遺伝学的に解析し，バイオマーカーの同定を試みた多くの報告がある．Barozzi らは，6 年以上無再発生存例と肝転移陽性例の大腸癌組織を比較し，transforming growth factor-α，MMP-2，insulin-like growth factor-II の高発現例では肝転移のリスクが高いことを報告した[14]．そのほか，phosphate of regenerating liver（PRL）family，なかでも PRL-1 と PRL-3 発現と肝転移とも強い相関を示す[15]．われわれも前立腺癌の腫瘍マーカーとして臨床応用されている Prostate-specific antigen（PSA，Kallikrein 3）と同じファミリーに属する Kallikrein 6 に着目し，大腸癌組織における発現の臨床的意義を検討し肝転移と強い相関を示すことを報告した[16]．しかしながら，これらは必ずしも肝転移特異的とは言えない．

　より肝転移に特異性の高い研究として，Morita らは Fidler らの手法[17]を用いて，マウスの肝高転移株を樹立した[18]．differential display 法を用いて肝高転移株と肝低転移株の遺伝子発現の違いを検討した結果，前者にて特異的に高発現する遺伝子として cystatin-like metastasis-associated protein（CMAP）を同定した．肝高転移株に CMAP 遺伝子の antisense DNA を導入し CMAP 発現を抑制することで，肝転移能が減弱することも確認した[18]．そこで，筆者らは Morita らとの共同研究により，ヒト大腸癌肝転移における CMAP 遺伝子発現の意義を検討したところ，大腸癌組織において CMAP 遺伝子が高発現している症例では，

有意に肝転移の頻度が高く予後不良であった[19]．すなわち，ある特異的な遺伝子発現を示す大腸癌が肝転移を来しやすいことが臨床的にも示された．

また，肝転移関連遺伝子の網羅的解析手段としてDNAマイクロアレイ法が期待されている[20)21)]．詳細は他項にゆずるが，これまでに肝転移ハイリスク群の同定に有用であったという発表論文は無いようであり，肝転移予測法として臨床応用へつながるような研究成果が待たれる．われわれはレーザーマイクロダイセクション法とDNAマイクロアレイ法の併用により，胃癌のリンパ節転移関連遺伝子の同定を試みた[22]．原発巣と転移巣という異なる臓器に存在する癌組織の遺伝子発現プロファイルの違いを比較する際，各臓器特有の間質細胞の影響がその違いを修飾する可能性がある．レーザーマイクロダイセクション法を用いて目的の癌細胞のみを採取することで原発巣と転移巣の違いを詳細に解析でき，肝転移関連遺伝子同定のためにも有用な手段と考えられる．

肝転移関連分子の蛋白レベルでの解析を行う手段としてプロテオーム解析がある．Yuらは，大腸癌の非癌部，癌部，肝転移巣をそれぞれ比較検討し，Cdc42とβ-globinが肝転移巣で特異的に変化することを見いだした[23]．今後，本解析法の応用により，血清診断で判定可能な肝転移に特異的なマーカーの同定を期待したい．

▶▶▶ III. 肝細胞癌

肝細胞癌(肝癌)は，その転移・再発の大半が肝臓内であるため，予後予測因子と肝転移予測因子の多くがオーバラップすることになる．しかし，肝内再発が「肝内転移」か「多中心性発生」かという今なお解明されていない大きな命題もあり，それぞれの関連因子や予測因子を考える際に注意を要する．

Chumaらは，肝癌の高転移株と低転移株の遺伝子発現パターンの違いをオリゴヌクレオチドアレイを用いて解析し，高転移株で高発現するcortactinを同定した．実験的にcortactin発現と細胞の運動能や転移能が相関することを確認し，さらに臨床的にも肝内転移陽性の肝癌例は陰性例に比べ有意に高発現していることを示した[24]．一方，Yeらは，肝内転移陽性の肝癌と陰性の肝癌の遺伝子発現パターンの違いをcDNAマイクロアレイで解析した．肝内転移陽性肝癌の原発巣と転移巣で遺伝子発現パターンに共通点があることを見いだし，転移の起こしやすさの特徴は既に原発巣に現れていると考えた．また，肝内転移陽性肝癌で最も高発現していたosteopontinに着目し，その転移能との相関を実験的にも確認した[25]．肝癌の網羅的遺伝子発現解析により，肝切除術後の肝内転移再発予測を行った報告もある．すなわち，いくつかの関連遺伝子の組み合わせ(Iizukaら[26]は12遺伝子，Kurokawaら[27]は20遺伝子)により肝内転移再発を予測可能であった．以上のごとく，肝癌の網羅的遺伝子発現解析結果は臨床応用に比較的近い印象のものもあり，今後は解析法の標準化やコスト面での改善などが課題と考えられる．

肝細胞癌においても，転移関連マーカーの同定を目的としたプロテオーム解析の報告がある．Dingらは，肝癌の高転移株と低転移株を比較し，高転移株にて特異的に高発現する分子としてサイトケラチン19を同定した．免疫組織学的に肝内転移陽性例で高発現していることも確認しており，今後は血清診断としての臨床的有用性の評価が待たれる[28]．

▶▶▶ IV. 癌の幹細胞 (Cancer stem-like cell) の転移への関与

これまでも転移成立は，単純な機械的機序や確立論では説明できず，多様な癌細胞集団のなかに存在する転移能の高い癌細胞が原発巣から遊離した場合に転移を形成しやすいのではないかと考えられてきた．例えば，骨髄中の微量癌細胞を検出して転移予測を試みる場合に「検出された細胞が本当に転移巣を形成し得るか？」という点であるが，増殖能の高い細胞がやはり転移巣を形成しやすい[29]．そこで，癌組織のなかで転移を規定する能力を持った特定の小細胞集団を同定し，それらの細胞の有無や動きを指標とした転移予測を行うことで，より精度の高い予測ができる可能性が考えられる（図44）．ここでは，そのような新しい概念のもと，われわれが進めている癌幹細胞に関する研究の一部を紹介する．

癌は多様な細胞の集団であり，薬物放射線療法などによる根治は極めて困難である．これら治療抵抗性で治療後に再燃してくる一部の癌細胞集団の根源は，癌の幹細胞（Cancer stem-like cell）の可能性がある[30]．さらに多分化能と自己複製能を持つ組織幹細胞は組織修復などに働くが，制御機構であるWntシグナルやNotchシグナルが破綻すると発癌につながることも示唆されている．すなわち，癌化した組織幹細胞が"Cancer stem-like cell"と考えられる[30]．このような概念のもと，Kondoら[31]は癌株化細胞よりCancer stem-like cellの分離・同定を試みた．元来，幹細胞は抗癌剤耐性に関与するATP-binding cassette (ABC) transporter遺伝子の発現が亢進している．そこで彼らは，Hoechst 33342色素の排泄能を利用したflow cytometry法[32]を用いて，癌株化細胞より幹細胞様の性格を有する細胞集団（Side population：SP細胞）を分離した．SP細胞は，各癌株化細胞にそれぞれ0.4%～2.0%存在していた．分離したSP細胞とnon-SP細胞をヌードマウスの腹腔内に投与したところ，SP細胞は著明な腹膜播種や肺転移を認めるが，non-SP細胞ではわずかの転移を認めるのみであった．われわれもKondoら[31]と同様の手法を用いて，食道癌，胃癌，大腸癌，肝癌，膵癌などの株化細胞からSP細胞の同定を試み，消化器癌においても0.1%～

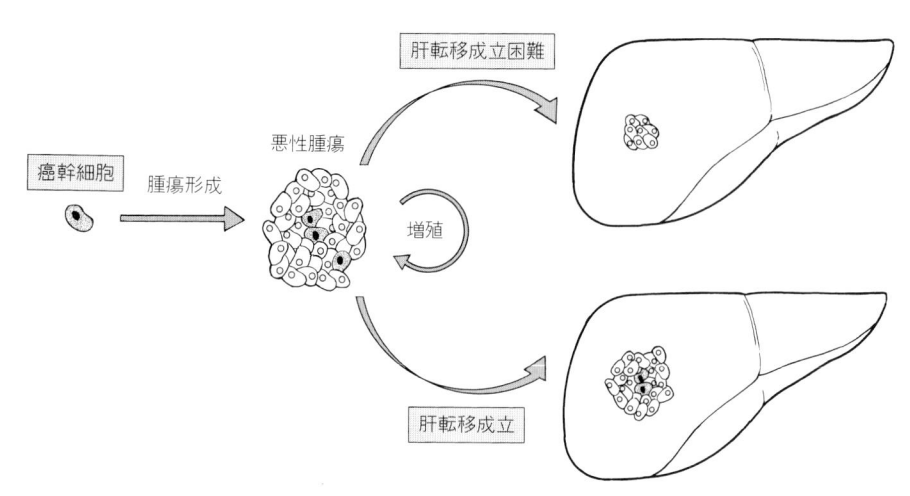

図44 癌幹細胞の概念に基づく悪性腫瘍の転移成立機序
多様な細胞集団で構成される悪性腫瘍の中に癌幹細胞が存在し，これが遊離した場合には転移形成の可能性が高くなる．

4. 肝転移の予測因子

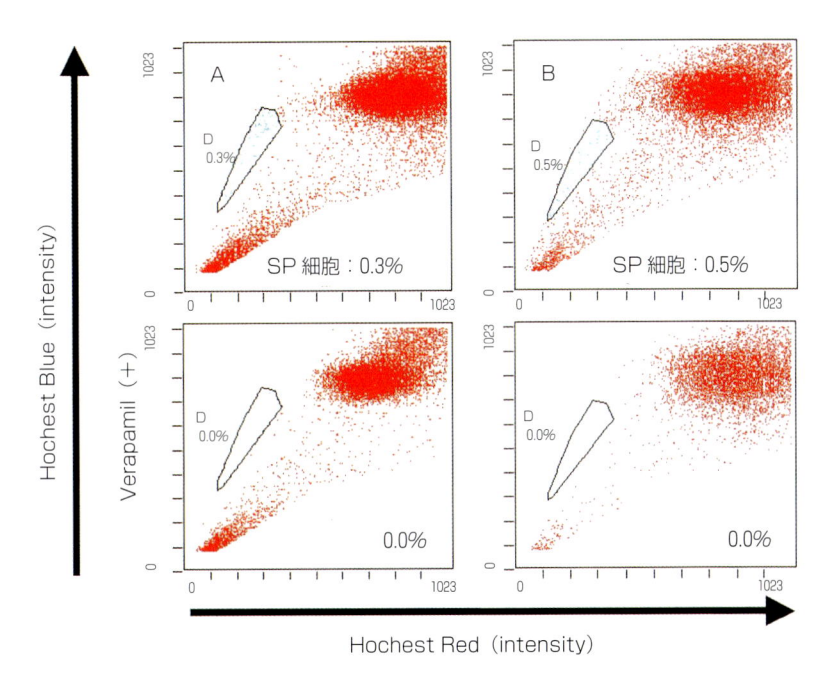

図45 Hoechst 33342色素の排泄能を利用したflow cytometry法を用いた
大腸癌株化細胞中のSP細胞の同定
SP細胞はWiDr：0.3%，CCK81：0.5%と，ごく一部の細胞集団である．

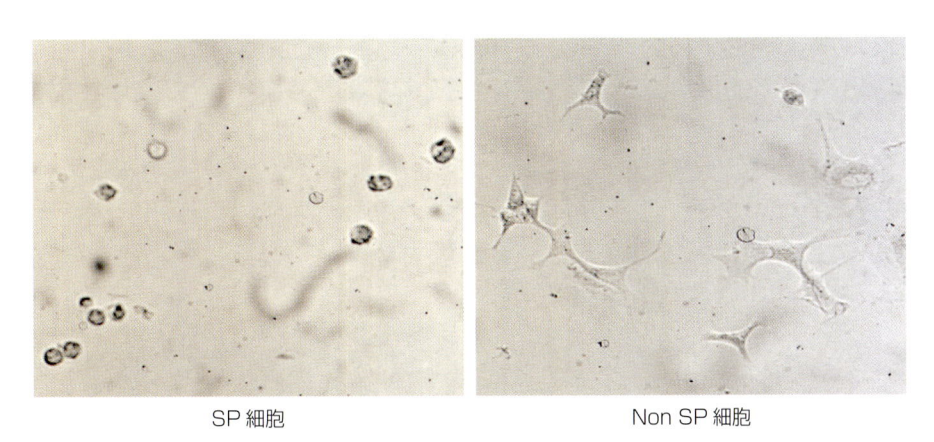

図46 肝癌細胞株HuH7のSP細胞（左図）とnon-SP細胞（右図）の形体
SP細胞は小型の類円形であり，non-SP細胞とは明らかに異なる形体を示す．

1.8%のSP細胞を分離・同定可能であることを確認した．図45のごとく，大腸癌株化細胞では，WiDr（A）：0.3%，CCK81（B）：0.5%のSP細胞を認めた．消化器癌に幹細胞様の細胞が存在するという事実は，転移成立機序を考えるうえで極めて興味深い．われわれはさらに0.9%のSP細胞集団を有する肝癌細胞株HuH7においてSP細胞とnon-SP細胞を分離・培養したところ，SP細胞は小型の類円形でありnon-SP細胞とは明らかに異なる形体を示した（図46）．また，遺伝子発現パターンの違いを44,000遺伝子を搭載したオリゴ

アレイにて解析した結果，carcinoembryonic antigen-related cell adhesion molecule 6（CEACAM 6）がSP細胞にて最も高発現していた．CEACAM 6は，膵癌の転移能や予後との関連が既に報告されており[33]，SP細胞の転移能との関連が示唆された．そのほか，サイトケラチン19やvimentinもSP細胞にて高発現していた．これらは肝臓の組織幹細胞で発現を認めることが知られており[34]，肝癌での発現は，転移能とよく相関することも報告されている[28,35]．

以上のごとく，癌幹細胞様の小細胞集団が転移を規定するという考え方は，極めてユニークかつ魅力的な考え方であるが，なお解決すべき点も多い．さらに，Pagetによる"Seed and soil hypothesis"における"Seed"のみによって説明しようとする弱点もある．転移成立には，原発巣における癌細胞すなわち"Seed"に加えて，原発巣における間質細胞の関与[36]や転移臓器である"Soil"も重要な因子である[37]．そこで，癌の幹細胞とそれぞれの転移臓器（組織）の幹細胞の共通点や相違点を詳細に検討することにより，癌転移の臓器特異性すなわち"Organ specificity"解明につながることも考えられる．そして，これらの研究成果は，取りも直さず特異性の高い肝転移予測因子の同定へ展開するものと期待される．

▶▶▶おわりに

肝転移の予測因子を研究する目的は，「どのようにして肝転移が起こるか」ではなく，「どのような症例に肝転移が起こりやすいか」を知ろうとすることである．このような視点で過去の研究成果を見てみると，ルーチンに臨床応用されるような肝転移予測因子を同定することは容易でないことがわかる．癌は多様な細胞集団であり，癌組織全体を対象にした研究では，特異性の高い肝転移予測因子を同定することは困難なのかも知れない．今後はレーザーマイクロダイセクション法を用いた癌細胞と間質細胞の個別解析や，転移を規定する細胞集団をターゲットとした解析などで新たなブレークスルーを模索したいと考えている．

■文　献■

1) Bourreille J, Metayer P, Sauger F, et al：Existence d,alpha foetoproteine au cours d'um cancer secondaire du foie d'origine gastriquee. Presse Med 79：1585-1587, 1970.
2) Takahashi Y, Ohta T, Mai M：Angiogenesis of AFP producing gastric carcinoma；correlation with frequent liver metastasis and its inhibition by anti-AFP antibody. Oncol Rep 11：809-813, 2004.
3) Shimakawa T, Ogawa K, Naritaka Y, et al：Alpha-fetoprotein producing Barrett's esophageal adenocarcinoma；a case report. Anticancer Res 19：4369-4374, 1999.
4) Takano S, Honda I, Watanabe S, et al：PIVKA-II-producing advanced gastric cancer. Int J Clin Oncol 9：330-333, 2004.
5) Kato H, Miyazaki T, Nakajima M, et al：Prediction of hematogenous recurrence in patients with esophageal carcinoma. Jpn J Thorac Cardiovasc Surg 51：599-608, 2003.
6) Marrelli D, Roviell o F, DeStefano A, et al：Risk factors for liver metastases after curative surgical procedures for gastric carcinoma；a prospective study of 208 patients treated with surgical resection. J Am Coll Surg 198：51-58, 2004.
7) Ebert MPA, Yu J, Hoffmann J, et al：Loss of beta-catenin expression in metastatic gastric cancer. J Clin Oncol 21：1708-1714, 2003.

8) Amemiya H, Kono K, Itakura J, et al:c-Met expression in gastric cancer with liver metastasis. Oncology 63:286-296, 2002.
9) Matsunami K, Nakamura T, Oguma H, et al:Detection of bone marrow metastasis in gastric cancer patients by immunomagnetic separation. Ann Surg Oncol 10:171-175, 2003.
10) Yeatman TJ, Bland KI, Copeland EM, et al:Relationship between colorectal liver metastases and CEA levels in gallbladder bile. Ann Surg 210:505-512, 1989.
11) Tuech J, Pessaux P, Regenet N, et al:Detection of occult liver metastases in colorectal cancer by measurement of biliary carcinoembrionic antigen concentration;a prospective study. J Surg Oncol 88:27-31, 2004.
12) Fong Y, Fortner J, Sun RL, et al:Clinical score for predicting recurrence after hepatic resection for metastatic colorectal cancer; analysis of 1001 consecutive cases. Ann Surg 230:309-321, 1999.
13) Koch M, kienle P, Hinz U, et al:Detection of hematogenous tumor cell dissemination predicts tumor relapse in patients undergoing surgical resection of colorectal liver metastases. Ann Surg 241:199-205, 2005.
14) Barozzi C, Ravaioli M, D,Errico A, et al:Relevance of biologic markers in colorectal carcinoma. Cancer 94:647-657, 2002.
15) Li J, Guo K, Koh VWC, et al:Generation of PRL-3- and PRL-1-specific monoclonal antibodies as potential diagnostic markers for cancer metastases. Clin Cancer Res 11:2195-2204, 2004.
16) Utsunomiya T, Ogawa K (equa contribution), Mimori K, et al:Clinical Significance of Human Kallikrein Gene 6 (KLK6) mRNA Expression in Colorectal Cancer. Clin Cancer Res 11:2889-2893, 2005.
17) Fidler IJ : Orthotopic implantation of human colon carcinomas into nude mice provides a valuable model for the biology and therapy of metastasis. Cancer Metastasis Rev 10:229-243, 1991.
18) Morita M, Yoshiuchi N, Arakawa H, et al:CMAP;A novel cystatin-like gene involved in liver metastasis. Cancer Res 59:151-158, 1999.
19) Utsunomiya T, Hara Y, Kataoka A, et al:Cystatin-like metastasis-associated protein mRNA expression in human colorectal cancer is associated with both liver metastasis and patients survival. Clin Cancer Res 8:2591-2594, 2002.
20) Li M, Lin YM, Hasegawa S, et al:Genes associated with liver metastasis of colon cancer, identified by genome-wide cDNA microarray. Int J Oncol 24:305-312, 2004.
21) Koehler A, Bataille F, Schmid C, et al:Gene expression profiling of colorectal cancer and metastases divides tumors according to their clinicopathological stage. J Pathol 204:65-74, 2004.
22) Mori M, Mimori K, Yoshikawa Y, et al:Analysis of the gene-expression profile regarding the progression of human gastric carcinoma. Surgery 131:S39-S47, 2002.
23) Yu B, Li S-Y, An P, et al:Comparative study of proteome between primary cancer and hepatic metastatic tumor in colorectal cancer. World J Gastroenterol 10:2652-2656, 2004.
24) Chuma M, Sakamoto M, Yasuda J, et al:Over expression of cortactin is involved in motility and metastasis of hepatocellular carcinoma. J Hepatol 41:629-636, 2004.
25) Ye Q-H, Qin L-X, Forgues M, et al:Predicting hepatitis B virus-positive metastatic hepatocellular carcinomas ursine gene expression profiling and supervised machine learning. Nat Med 9:416-423, 2003.
26) Iizuka N, Oka M, Yamada-Okabe H, et al:Oligonucleotide microarray for prediction of early intrahepatic recurrence of hepatocellular carcinoma after curative resection. Lancet 361:923-929, 2003.
27) Kurokawa Y, Matoba R, Takemasa I, et al:Molecular-based prediction of early recurrence in hepatocellular carcinoma. J Hepatol 41:284-291, 2004.
28) Ding SJ, Li Y, Tan YX, et al:From proteomic analysis to clinical significance;overexpression of cytokeratin 19 correlates with hepatocellular carcinoma metastasis. Mol Cell Proteomics 3:73-81, 2004.

29) Solakoglu O, Maierhofer C, Lahr G, et al：Heterogenous proliferative potential of occult metastatic cells in bone marrow of patients with solid epithelial tumors. Proc Natl Acad Sci USA 99：2246-2251, 2002.
30) Pardal R, Clarke MF, Morrison SJ, et al：Applying the principles of stem-cell biology to cancer. Nat Rev 3：895-902, 2003.
31) Kondo T, Setoguchi T, Taga T：Persistence of a small subpopulation of cancer stem-like cells in the C6 glioma cell line. Proc Natl Acad Sci USA 101：781-786, 2004.
32) Goodwell MA, Brose K, Paradis G, et al：Isolation and functional properties of murine hematopoietic stem cells that are replicating in vivo. J Exp Med 183：1797-1806, 1996.
33) Duxbury MS, Ito H, Zinner MJ, et al：CEACAM6 gene silencing impairs anoikis resistance and in vivo metastatic ability of pancreatic adenocarcinoma cells. Oncogene 23：465-473, 2004.
34) Parent R, Marion MJ, Furio L, et al：Origin and characterization of a human bipotent liver progenitor cell line. Gastroenterology 126：1147-1156, 2004.
35) Hu L, Lau SH, Tzang CH, et al：Association of vimentin overexpression and hepatocellular carcinoma metastasis. Oncogene 23：298-302, 2004.
36) Ramaswamy S, Ross KN, Lander ES, et al：A molecular signature of metastasis in primary solid tumors. Nature Genet 33：1-6, 2003.
37) Nakagawa H, Liyanarachchi S, Davuluri RV, et al：Role of cancer-associated stromal fibroblasts in metastatic colon cancer to the liver and their expression profiles. Oncogene 23：7366-7377, 2004.

5. 微小転移

上野 真一　　又木 雄弘　　愛甲 孝*

▶▶▶ はじめに

　癌の肝臓への血行性転移は，多段階を経て形成される．すなわち，(1) 原発巣における癌細胞の増殖，(2) 癌細胞の遊離，(3) 脈管侵襲，(4) 肝動脈や門脈などの脈管内移動，(5) 肝類洞内定着，(6) 類洞外逸出(ディッセ腔への移動)，(7) 癌細胞の肝実質内増殖の過程を経る．これらの転移成立過程において，小川らは，癌浮遊細胞(血液や骨髄中の癌細胞)ならびに既知の画像診断では検出感度以下の転移巣，さらに術中に見逃されるような小転移巣(一般的には数mm以下)を潜在・微小転移と定義している(図47)．転移成立にかかわる幾種類ものcytokineやproteaseなどの諸因子については他項で詳述されており，本項では，とくに癌浮遊細胞ならびに肝生着後の潜在性肝転移の分子生物学的検出法，ならびにその臨床的意義について述べる．

▶▶▶ I. 血中癌浮遊細胞の検出法と臨床的意義

　分子生物学的手法とくにPCR法の開発により，癌細胞中に含まれる微量のmRNAあるい

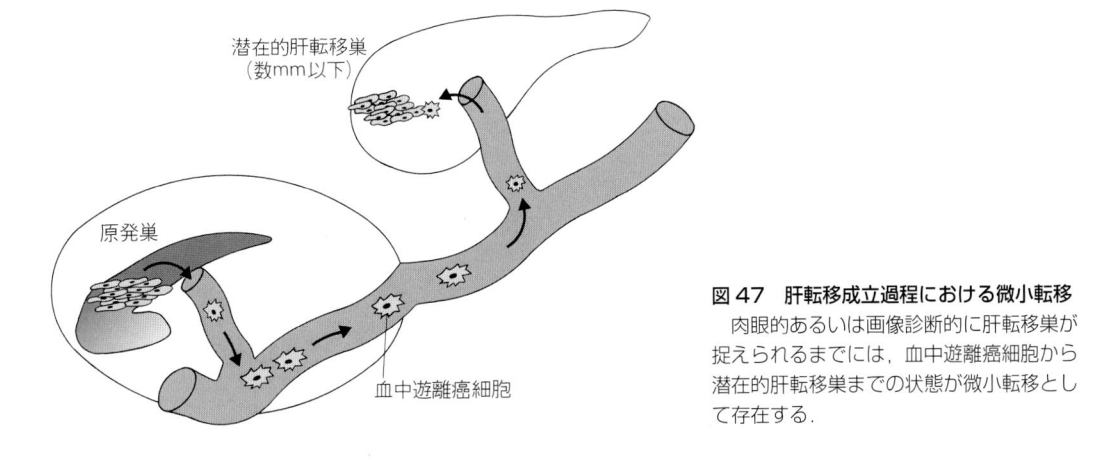

図47　肝転移成立過程における微小転移
　肉眼的あるいは画像診断的に肝転移巣が捉えられるまでには，血中遊離癌細胞から潜在的肝転移巣までの状態が微小転移として存在する．

鹿児島大学医歯学総合研究科腫瘍学講座腫瘍制御学消化器外科　*教授

表13 主な固形癌のCEA-mRNAを用いた流血中微小転移に関する報告

著者	文献	発表年	原発癌	症例数	検出率	予後相関
Funaki NO	Life Sci	1996	pancreas and stomach	18	7.7%	(+)
Mori M	Int J Cancer	1996	esophagus, stomach, colon and breast	55	36%	n.r.
Jonas S	Gut	1996	colorectum	31	84%	n.r.
Castaldo G	J Clin Oncol	1997	lung	24	50%	n.r.
Funaki NO	Clin Cancer Res	1998	pancreas	3	—	n.r.
Castells A	Br J Cancer	1998	colorectum	95	41.1%	(+)
Kurusu Y	J Thorac Cardiovasc Surg	1998	lung	30	53.3%	n.r.
Mori M	J Clin Oncol	1998	gastrointestinal tract or breast	102	38%	(+)
Miyazono F	Am J Surg	1999	biliary-pancreas	40	52.5%	n.r.
Wharton RQ	Clin Cancer Res	1999	colorectum	100	48%	n.r.
Noh YHJ	Korean Med Sci	1999	gastrointestinal tract	67	41.8%	n.r.
Garcia-Olmo D	Dis Colon Rectum	1999	colorectum	16	18.8%	n.r.
Kurusu Y	Surgery	1999	lung	103	60%	n.r.
Yamaguchi K	Ann Surg	2000	colorectum	52	30.8%	(+)
Nishida S	Anticancer Res	2000	stomach	36	22.2%	(+)
Piva MG	Oncology	2000	colorectum	126	38.9%	n.r.
Ichikawa D	J Surg Oncol	2000	colon	36	47.2%	(+)
Taniguchi T	Cancer	2000	colorectum	53	34%	(+)
Yamashita JI	J Thorac Cardiovasc Surg	2000	lung	57	38.6%	(+)
Berois N	Eur J Cancer	2000	breast	37	3%	n.r.
Guadagni F	Cancer Res	2001	colorectum	51	67%	(+)
Miyazono F	Ann Surg	2001	stomach	57	36.8%	(+)
Sadahiro S	Cancer	2001	colorectum	121	42%	(−)
Bojunga J	Br J Cancer	2001	thyroid	11	72.7%	n.r.
Noh YH	Exp Mol Med	2001	gastrointestinal tract	29	24.1%	(−)
Mathur P	Eur J Surg Oncol	2001	colorectum	33	85%	n.r.
Corradini P	Ann Oncol	2001	breast	37	16%	n.r.
Ito S	Cancer Lett	2002	colorectum	99	50.5%	(+)
Uchikura K	Ann Surg Onco	2002	biliary-pancreas	67	47.8%	(+)
Yamashita J	J Thorac Cardiovasc Surg	2002	lung	103		(+)
Uchikura K	Hepatogastroenterology	2002	colorectal hepatic metastases	16	43.8%	(+)
Guller U	Ann Surg	2002	colorectum	39	28.2%	(+)
Nakashima S	Surgery	2003	esophagus	54	57.4%	(+)
Ikeguchi M	Int J Mol Med	2003	stomach	55	1.8%	n.r.
Stathopoulou A	Anticancer Res	2003	breast	50	10%	n.r.
Sunouchi K	Dis Colon Rectum	2003	colorectum	37	43%	(+)
Huang P	J Cancer Res Clin Oncol	2003	gastrointestinal tract	62	51.6%	(−)
Schuster R	Int J Cancer	2004	colorectum	129	86%	(+)
Jotsuka T	Surgery	2004	breast	100		(+)
Mataki Y	Clin Cancer Res	2004	biliary-pancreas	53	26.4%	(+)
Koike H	J Surg Oncol	2004	stomach	41	24%	n.r.
Guo J	J Mol Med.	2004	colorectum	25	76%	(−)
Ito H	J Exp Clin Cancer Res.	2004	esophagus	28	25%	(+)
Seo JH	Am J Clin Oncol.	2005	stomach	46	19.6%	(+)
Sato T	Surgery	2005	thyroid	121	5%	(−)
Ikeguchi M	Surg Today	2005	stomach	59	46%	(+)
Topal B	Eur J Surg Oncol.	2005	colorectal liver metastases	20	80%	(−)

n.r.：not reported； (+)：相関あり； (−)：相関なし

5. 微小転移

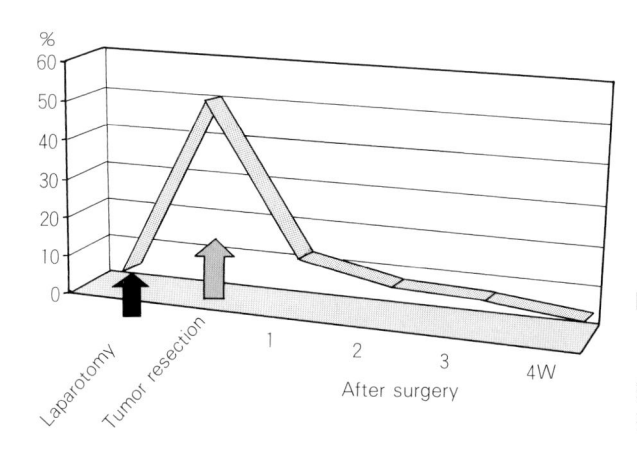

図48 胆・膵癌周術期における血中CEA-mRNA陽性率

血中CEA-mRNAを解析した53症例において，約50%が病変部摘出直後に血中遊離癌細胞の存在が指摘された．

表14 胆・膵癌手術時血中CEA-mRNA検出と術後血行性再発との関係

		再発あり	なし
CEA-mRNA	陽性	12 (37.5%)	20
	陰性	4 (10.3%)	35
		$p < 0.05$	
		16	57

手術時に末梢血ならびに門脈血からCEA-mRNAを検出し，手術後の血行性再発と比較した．陽性群(32例)の37.5%に血行性再発が認められたが，陰性群(39例)では10.3%であった．

はDNAを増幅し解析することが容易となった．これは，例えば血球細胞 10^6 個中に1個存在するような癌細胞の検出をも可能にしている．1994年にGerhardら[1]が，CEA-mRNAを標的としたRT-PCR法により大腸癌の骨髄への微小転移を報告して以来，微小転移の検出にRT-PCR法は広く応用されている．同法は，従来のHE染色による転移診断に加え，多くの固形癌のリンパ節[2]や胸・腹水[3]の微小転移の検出にも応用されている．また，検視的に確認困難な血中遊離癌細胞に対しても高い感度の検出率を持つ(**表13**)．われわれも，これまでに同法を胆膵癌や胃癌ならびに大腸癌肝転移の根治手術症例に応用し，その臨床学的意義を報告してきた[4)-7)]．本アッセイは，正常リンパ球 10^7 個あたり1個の腫瘍細胞を指摘し得る鋭敏な感度を持つが，採血時に上皮の混入を防止することで良性疾患患者や健常人にはCEA-mRNAの発現は認められないことから，その特異度も100%に近づく．われわれの結果では，胆膵癌手術前のCEA-mRNA検出率は非常に低かったが，腫瘍摘出時のCEA-mRNA検出率は有意に増加し，以降また低下する傾向にあった(**図48**)．この結果は，手術操作そのものが，癌細胞の原発巣から血中への遊離にかなりかかわっていることを示唆している．さらに，手術中の血中遊離癌細胞陽性患者は，術後血行性転移のハイリスク群であった(**表14**)．手術中に遊離した癌細胞が，微小転移巣さらには血行性転移の成立に関与しうることを示している．また胆膵癌根治手術症例において，手術後外来フォローアップ中に定期的に血中CEA-mRNAの検出を試みたところ，CEA-mRNA検出症例

表15 胆・膵癌根治手術後,外来フォローアップ期間における血中 CEA‐mRNA 検出とその後の再発との関係

再発		あり	なし
CEA‐mRNA	陽性	12 (85.7%)	2
	陰性	4 (10.3%)	35
			p < 0.0001
		16	37

3ヵ月ごとに末梢血採血を行い,平均270±188日目にCEA-mRNA が検出された.陽性群では,同時期もしくはその後の 85.7% に再発を認めたが,陰性群は 10.3% であった.
(Mataki Yら:Clin Cancer Res, 2004[8])より引用,改変)

は有意に再発率が高かった(**表15**)[8].根治切除後フォローアップ症例では,原発巣はすでに切除されていることから,フォローアップ期間中の血中遊離癌細胞の存在は,二次的な再発・転移巣から遊離したものである可能性も推測される.今後,(1)本アッセイ結果をどのように臨床応用するか(血中遊離癌細胞陽性群は,再発・転移のハイリスク群である可能性が高いが,それを補助療法などにどう結びつけていくか),また(2)血中遊離癌細胞を迅速に診断し治療に直結させていく廉価なシステムの確立や血中遊離癌細胞を分離・採取し,その特性を見いだし抗腫瘍療法に結びつける研究などが期待される.

一方,CEA は癌特異的遺伝子ではないため,特異性の面では p53 や K‐ras 遺伝子の mutation を DNA レベルで検出するほうが優れており,これをターゲットマーカーとしてのアプローチも試みられてきている.森ら[9]は,MACS(magnetic‐activated cell separation system:磁器吸着分離システム)法を用いて癌細胞を多く含む層を抽出したうえで,MASA(mutant‐allele‐specific amplification)法を行うことにより,膵癌,大腸癌症例の K‐ras 遺伝子突然変異の検出感度を高めることを報告している.ただし,このような場合にも K‐ras 突然変異を呈していない場合の false negative 症例の取り扱いが問題となる.

▶▶▶ II. 潜在的肝転移の検出法

肝臓生着後の潜在的転移巣の有無を正確に知ることは,治療方針の決定に極めて重要であることは言うまでもない.固形癌のリンパ節微小転移に対しては,癌細胞の骨格成分であるサイトケラチン(CK)に対する免疫染色法や,あるいは先ほど述べた CEA‐mRNA をターゲットとした RT-PCR 法などを用いて,手術中にリアルタイムに診断することが臨床応用され始めている.しかし肝実質における潜在的転移巣に対しては,未だに有力な検出方法は報告されていない.これは,

(1) 癌特異的あるいは組織特異的なマーカーの問題:血液やリンパ節中と異なり,癌細胞も肝実質を構成する肝細胞・胆管細胞もともに上皮性細胞であり,多くの場合,ターゲットマーカーを共有していること,

(2) サンプリングの問題:どんなに癌特異性の高いマーカーが開発されたとしても,1,500〜2,000g ある肝臓から肝生検により得られる組織はわずかであり,はたしてそこに潜在的

転移巣が含まれ得るのか，また生検組織中には血液も含まれるため，必ずしも実質組織からのものでない可能性が残ること，などによる．

　Inoueら[10]は，膵癌手術症例で開腹直後に施行した肝の針生検からDNAを抽出し，このなかに高率(76.5％)にK‐ras遺伝子突然変異が検出されたことで，膵癌の高率な潜在性肝転移の可能性を示した．しかしながら，K‐ras遺伝子突然変異陽性群と陰性群の間では，術後肝転移率や生存率には有意差は認められず，K‐rasのマーカーとしての問題やサンプリングの問題も指摘している．

　このような面からみれば，単発性の場合から瀰漫性の場合まで起こり得る潜在性肝転移を検出するためには，非侵襲的なビジュアル診断(CT, MRIさらにPETなど)の検出感度を上げる機器，造影剤，あるいは標識物質や核種の開発に期待がかかる．現在の血管造影下のCT‐APや超常磁性酸化鉄を用いたSPIO‐MRIのよっても，5mm程度の微小転移巣の検出は可能である．また，5"‐nucleotid phosphodiesterase isozyme‐Vなどの転移性肝癌に感受性の高い新しい腫瘍マーカーの開発もスクリーニングの意味からは重要である．

■文　　献■

1) Gerhard M, Juhl H, Kalthoff H, et al：Specific detection of carcinoembryonic antigen‐expressing tumor cells in bone marrow aspirates by polymerase chain reaction. J Clin Oncol 12：725‐729, 1994.
2) Kijima F, Natsugoe S, Takao S, et al：Detection and clinical significance of lymph node micrometastasis determined by reverse transcription‐polymerase chain reaction in patients with esophageal carcinoma. Oncology 58：38‐44, 2000.
3) Tokuda K, Natsugoe S, Nakajo A, et al：Clinical significance of CEA‐mRNA expression in peritoneal lavage fluid from patients with gastric cancer. Int J Mol Med 11：79‐84, 2003.
4) Miyazono F, Takao S, Natsugoe S, et al：Molecular detection of circulating cancer cells during surgery in patients with biliary‐pancreatic cancer. Am J Surg 177：475‐479, 1999.
5) Uchikura K, Takao S, Nakajo A, et al：Intraoperative molecular detection of circulating tumor cells by reverse transcription‐polymerase chain reaction in patients with biliary‐pancreatic cancer is associated with hematogenous metastasis. Ann Surg Oncol 9：364‐370, 2002.
6) Miyazono F, Natsugoe S, Takao S, et al：Surgical maneuvers enhance molecular detection of circulating tumor cells during gastric cancer surgery. Ann Surg 233：189‐194, 2001.
7) Uchikura K, Ueno S, Takao S, et al：Perioperative detection of circulating cancer cells in patients with colorectal hepatic metastases. Hepatogastroenterology 49：1611‐1614, 2002.
8) Mataki Y, Takao S, Maemura K, et al：Carcinoembryonic Antigen Messenger RNA Expression Using Nested Reverse Transcription‐PCR in the Peripheral Blood During Follow‐up Period of Patients Who Underwent Curative Surgery for Biliary‐Pancreatic Cancer；Longitudinal Analyses. Clin Cancer Res 10：3807‐3814, 2004.
9) 三森功士, 宇都宮徹, 森　正樹：MACSを用いた血中微量癌細胞検出. Surgery Frontier 8：23‐28, 2001.
10) 井上総一郎, 中尾昭公：膵癌および肝細胞癌における血液中および組織中の癌細胞の検出. Surgery Frontier 8：46‐50, 2001.

基礎編

6. 分子標的治療

桑野 信彦[*1]　細井 文仁[*2]
大家 真治[*2]　小野 眞弓[*3]

▶▶▶ はじめに

　癌分子標的剤は新しい治療薬開発のコンセプトを基盤にして登場し，癌治療戦略を魅力的にしている．癌における分子標的治療薬のなかには臨床応用が進められているものから，現在その有用性の基礎研究や臨床試験が進行中のものまである．癌の悪性形質の獲得へ関与することが期待される分子標的を探索するために，癌のシグナル伝達系，細胞周期，細胞死，浸潤，転移，血管／リンパ管新生や免疫応答などに関する分子生物学的研究が進められてきた．分子標的の探索研究のなかで，期待する分子が確かに癌に特異性が高く，その機能を発現しているか否かを明らかにし，創薬の標的となるか否か標的を絞っていくために多くの分子生物学技術の進歩と導入は極めて有用である[1)2)]．現在臨床応用されている代表的な分子標的薬剤を**表16**に示している．

▶▶▶ I. 臨床応用されている分子標的薬剤

1. リンパ腫に対するモノクローナル薬剤―リツキシマブ Rituximab（Rituxan）

　Rituximabは，B細胞の膜表層のCD20抗原に結合するモノクローナル抗体として開発さ

表16　臨床応用されている分子標的薬剤

薬品名（商品名）	標的	適用癌種
ゲフィチニブ（イレッサ）	EGFレセプター	手術不能または再発非小細胞肺癌
イマチニブ（グリベック）	Bcr-Abl	慢性骨髄性白血病／Gastrointestinal stroma tumor（GIST）
リツキシマブ（リツキサン）	CD20	低悪性度または濾胞性B細胞性非ホジキンリンパ腫
トラスツズマブ（ハーセプチン）	ErbB2/HER2	転移性乳癌
ベバシヅマブ（アバスチン）	VEGF	進行性大腸・直腸癌肺癌，膵癌，腎癌など

久留米大学先端癌治療研究センター　[*1]教授, 所長　[*2]九州大学コラボステーションⅡ
[*3]九州大学大学院医学研究院医化学講座　講師／久留米大学先端癌治療研究センター　客員教授

れた．CD20抗原に依存するB-細胞由来リンパ腫細胞の増殖はこの抗体によって特異的に阻害され，さらに in vitro 系で補体依存性の細胞毒性や細胞死を誘導することが知られている．再発また治療抵抗性低分化濾胞性CD20陽性B-細胞非ホジキンリンパ腫に臨床試験が行われた．その結果，6%CRを含む50%の患者に効果があることが報告された．

2．白血病や消化器間質腫瘍（GIST）に対する低分子化合物－Imatinib（Glivec）

　Imatinibは，最初フィラデルフィア抗体陽性の慢性骨髄性白血病の癌遺伝子 Bcr-Abl のチロシンキナーゼを標的として開発された．従来の抗癌剤やインターフェロンαが使用された場合の白血病患者の2ヵ月前後の平均生存期間に較べて著明な延命効果が報告された．
　Imatinibが，Bcr-Ablのチロシンキナーゼだけでなく GIST の原因遺伝子 Kit などにも親和性を示すことから，GIST の治療薬として使用されるようになった．他方，この薬剤の治療の過程で白血病で耐性の出現が報告され，Bcr-Ablのキナーゼドメインの突然変異が発見された．また，GISTにおいても白血病のドメインと相同性領域のVal654Alaのミセンス変異が耐性を示すことが知られてきた．Imatinibに較べてさらに，キナーゼドメインに対する親和性がはるかに上昇した薬剤の開発が進められている．

3．EGFレセプター（EGFR）ファミリーを標的とした分子標的薬剤

　1）乳癌を対象としたモノクローナル抗体－ハーセプチン（Herceptin）
　EGFRファミリーは4つ知られており，ヒト腫瘍においてもしばしば発現が上昇している．EGFRの発現上昇は，ヒト肺癌や前立腺癌(40～80%)，胃癌(30～70%)，乳癌(14～91%)，大腸癌(25～77%)，膵癌(30～50%)，卵巣癌(35～70%)で，報告されている．各レセプターに対する分子標的薬剤の開発が世界で活発に進められている（図49）．Herceptinは，EGFRファミリーの1つHER2を標的として開発された抗体薬剤である．HER2

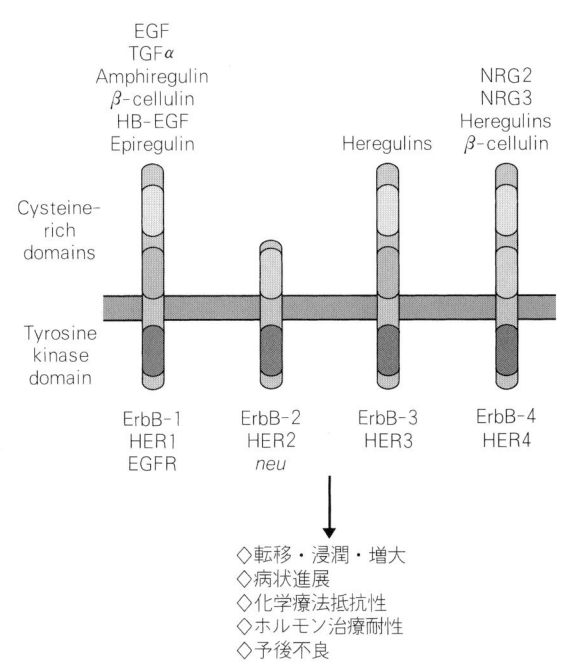

図49　EGFリガンドとEGFRのファミリーと癌悪性形質の獲得

基 礎 編

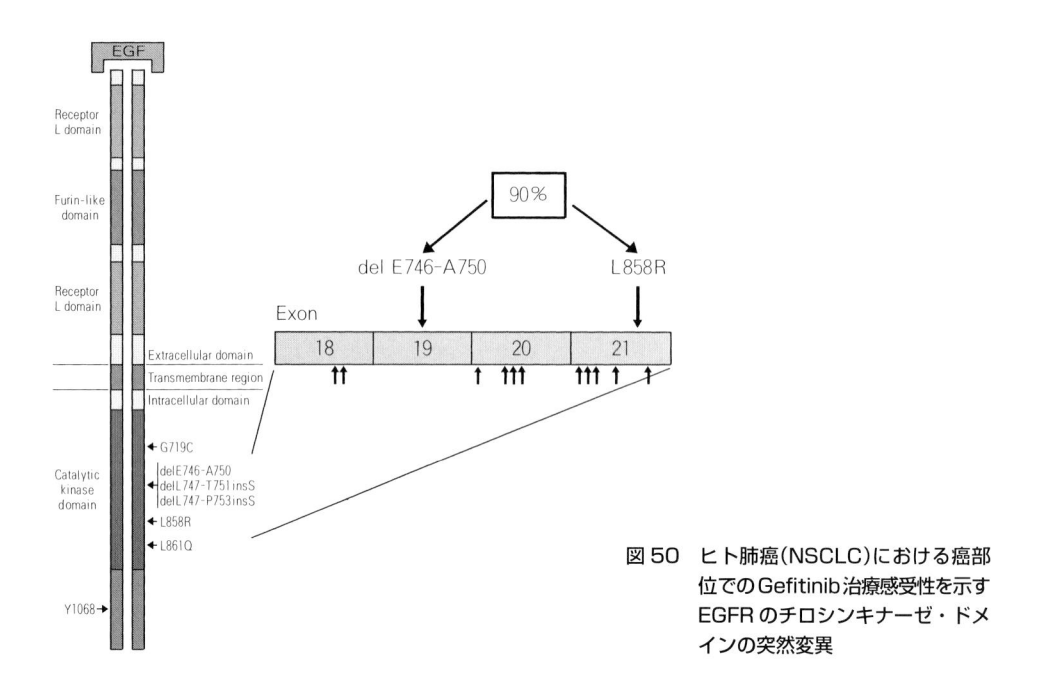

図50 ヒト肺癌(NSCLC)における癌部位でのGefitinib治療感受性を示すEGFRのチロシンキナーゼ・ドメインの突然変異

過剰発現の転移性乳癌患者に，パクリタキセルとの併用で臨床試験が開始された．免疫細胞を介した抗体依存性細胞障害やHER2の増殖シグナルに対する阻害などがHerceptinの抗腫瘍効果であると考えられている．12万人以上のHER2過剰発現乳癌患者に対する臨床試験の結果，1998年に許可された．この臨床試験において重要なことは，免疫染色法や in situ ハイブリダーゼション（FISH）でHER2の発現レベルや発現様式を各患者で検索したことであった．パクリタキセルなどの化学療法剤単独使用（18.4ヵ月）に較べて有意な平均生存期間の延長(22.1ヵ月)や効果の上昇が報告された．

2）肺癌を対象とした低分子化合物－Gefitinib（Iressa）

Gefitinibは，多くの癌で発現が上昇しているEGFR/HER1に対する分子標的薬剤である．Gefitinibの非小細胞性肺癌(NSCLC)に対する臨床試験の結果，治療効果があることがFukuokaらによって報告された[3]．間質性肺炎が2～3％に発症することも報告された．Gefitinibの治療効果が欧米人に較べ日本人を含むアジア人に，男性より女性に，扁平上皮癌に較べ腺癌に，喫煙者に較べ非喫煙者により高い治療効果を示すことも知られていたが，その理由ははっきりしなかった．2004年になってNSCLCの癌部位に生じている突然変異が薬剤効果と密接に相関することが報告された[4)5)]．その後に発表された多くの報告などから，EGFRのキナーゼ・ドメインに生じた突然変異のうち，Gefitinibに応答性が高い癌においてエキソン19の欠失変異(delE746-A750)とエキソン21のミスセンス変異(L858R)が約90％を占めることが明らかにされた(図50)．この突然変異の頻度は，女性や腺癌に高いことも明らかにされた．これらの変異EGFRをもつ肺癌細胞では，細胞増殖や細胞死のシグナルがEGF/TGFα-EGFRに緊密に関連しているために，Gefitinibに感受性が高いモデルが提示されている[6]．

他方，肺癌細胞においてもHER2の過剰発現が報告されている．筆者らは，HER2/HER3のヘテロダイマーにPI3キナーゼp85αが結合し，HER2のシグナル伝達系が活性化し，Gefitinib に感受性になる実験結果を報告している[7]．HER2 過剰発現細胞において，Akt シグナルが活性化し Gefitinib の標的となっていることが考えられる．EGFR に突然変異が検出されないで薬剤感受性を示す NSCLC において，この機序が関与しているか否かはこれからの課題である．

4．がんの間質応答である血管新生を標的とした VEGF 抗体－モノクローナル抗体 Avastin（Bevacizumab）

血管新生を標的とした分子標的薬剤の開発は，ここ 10 年近く大きな期待をよせられてきた（**表17**）[8)-10)]．マトリックスメタロプロティナーゼ（MMP）は，癌の細胞外基質 E-カドヘリンなどの細胞・細胞接着や細胞・細胞外基質などの分解をはじめ，細胞の浸潤や運動を亢進させたり血管新生を促進させる働きなどが知られていた．それゆえ，マリマスタットなどの MMP 阻害剤の登場に，われわれは大きな期待をよせた．その臨床試験は，しかし筋

表17 臨床試験が進められている血管新生阻害性作用のある分子標的薬剤

薬剤	薬剤タイプ	分子標的	機序
PTK787	低分子	VEGF-R1/2/3[a)]	チロシンキナーゼ
SU6668	低分子	VEGF-R2 PDGF-Rβ	チロシンキナーゼ
SU11248	低分子	VEGF-R2 PDGF-Rβ	チロシンキナーゼ
AZD6474	低分子	VEGF-R2	チロシンキナーゼ
AZD2171	低分子	VEGF-R3	チロシンキナーゼ
CEP-7055	低分子	VEGR-R1/2/3	チロシンキナーゼ
CP-547,632	低分子	VEGF-R2	チロシンキナーゼ
786034	低分子	VEGF-R2	チロシンキナーゼ
IMC-1C11	抗体	VEGF-R2	拮抗作用
Angiozyme	リボザイム	VEGF-R1	mRNA 切断
Avastin	抗体	VEGF	拮抗作用
VEGF-Trap	可溶型 VEGR-R	VEGF	拮抗作用
Vitaxin	抗体	αVβ3-integrin	拮抗作用
EMD121974	低分子	αVβ3-integrin	拮抗作用

[a)]：VEGF-R1/2/3；VEGF 受容体 1 型，2 型，3 型

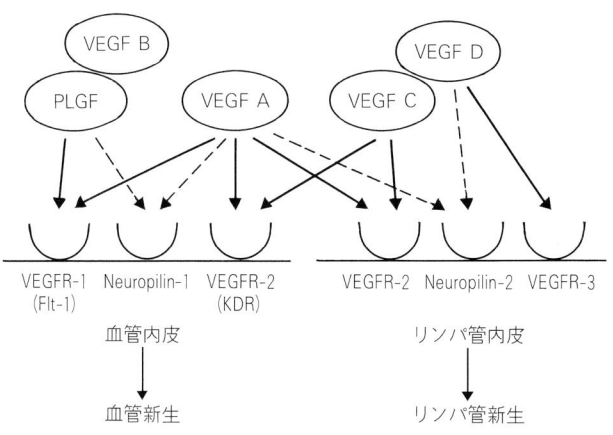

図51 血管新生とリンパ管新生に関与する VEGF とそのレセプターファミリー

肉痛や関節痛の出現もあったり明らかな臨床効果がみられないままであった．他方，VEGFRの阻害剤についても多大の期待がかけられた．VEGFは，血管新生促進因子のなかで最も強力な因子である（図51）．VEGF/VEGFRシグナルを阻害することにより，実験モデル系では見事な血管新生や癌転移・増大の阻害効果を示した．しかし，このシグナル阻害剤のヒトへの応用の効果は必ずしも期待されるようなものではなかった．血管新生は本当に癌治療戦略に有用なのであろうかという疑問も生じてきた．

2003年の米国臨床腫瘍学会でのAvastinの臨床試験の報告は，抗血管新生による癌治療戦略を勇気づけるのに十分なものだった．Avastinは，VEGFに対するリコンビナントヒト型モノクローナル抗体として開発された．VEGFは代表的な血管新生の促進因子であり，癌血管新生に重要な役割を果たしている．この開発はゼネンティック社のFerrara博士らの努力に負う所が大きい[11]．Avastinは，5-FU，イリノテカンとの化学療法剤との併用で転移性大腸また直腸癌に2004年に承認された．平均寿命において，化学療法剤単独群に較べて有意に5ヵ月（$p < 0.001$）の生存期間延長と臨床効果の上昇が報告された．現在，数多くの癌に対して臨床試験が開始されており，その効果が期待されている．

▶▶▶ II. 臨床応用へ向けて期待したい分子標的薬剤

現在，数多くの癌に関連する分子標的が見いだされ，薬剤開発の努力が続けられている．いくつかの標的にスポットをあてる．

1. 炎症応答の鍵を握る分子標的シクロオキシゲナーゼ2（COX2）と NF-κB−COX2阻害剤とプロテアソーム阻害剤

炎症と癌の関連は，Virchow博士以来長い間論議されてきている．そのなかで癌の間質における炎症反応は，とくに癌の悪性形質の獲得に大切であり，近年浸潤細胞の機能や癌細胞と間質との応答の仕組みがはっきりなるに従って，分子標的としての可能性をさぐる研究が進んできている．

抗炎症作用や鎮痛作用を示すCOX阻害剤は臨床で頻繁に使用されている．癌の発症や悪性化に関与するCOXとくにCOX2は，癌治療戦略の標的として研究が進んできている[12]．実験モデル系では，大腸癌発症モデル系でCOX2阻害剤が有意に阻害することなどが報告され，ヒト家族性大腸腺腫の発癌予防剤としても注目されている[13]．他方，アラキドン酸カスケード産物PGE2やTXA2が血管新生を誘導することも知られており，抗血管新生作用を介して癌治療への貢献を期待したい．

NF-κBは，炎症性サイトカインによって誘導される重要な転写因子であるとともに，抗アポトーシス因子としても知られている（図52）．最近，大腸癌発症実験モデル系でIKKβの欠失変異マウスを用いてNF-κBに代表される炎症応答が，癌の発症に極めて重要な役割を果たしていることがKarin博士らのグループから報告されている[14]．NF-κBが多くのヒト癌で活発になっており，非ステロイド系抗炎症剤，免疫抑制剤，プロテアソーム阻害剤等がNF-κBを介した癌を抑制するのではないかと期待されている[15]．

とくに，プロテアソーム阻害剤であるPS-341（Bortezomib，商品名VELCADE）は，臨床試験を行った最初のプロテアソーム阻害剤である（図52）．2003年5月に米国FDAより

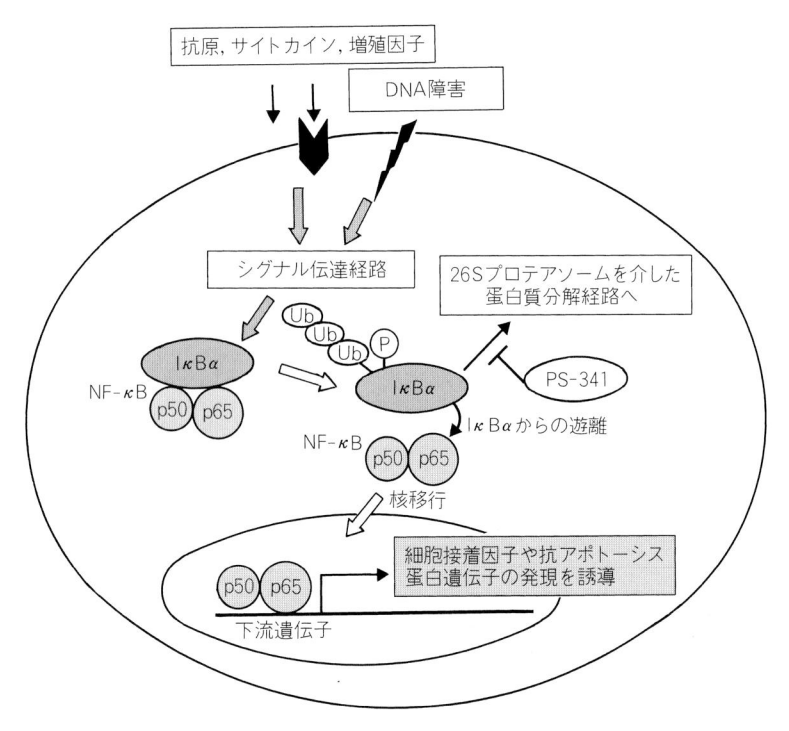

図52 NF-κB活性化経路
抗原，サイトカイン，増殖因子およびUVなどの刺激やストレスにより，NF-κBは細胞内シグナル伝達経路を介して活性化され，細胞接着因子や抗アポトーシス蛋白質の遺伝子の発現が誘導される．プロテアソーム阻害剤PS-341はIκBαのプロテアソームによる分解を抑制することで，NF-κBの核移行およびNF-κB下流遺伝子の発現を間接的に抑制する．

少なくとも2種類以上の治療を受け，治療後も進行性を示す多発性骨髄腫を対象疾患として第3相試験が行われている[16]．本邦においても2004年5月より第1相試験が開始された．多発性骨髄腫を初め，さまざまな癌種に対して効果が期待される分子標的薬である．

2．ヒストン脱アセチル化酵素阻害剤

クロマチンは，4種類のコアヒストン（H2A，H2B，H3，H4）から成るヒストンオクタマーに，146塩基対のDNAが巻きついたヌクレオソーム粒子から構成されている．ヒストンのN末端は翻訳後の化学修飾を受け，クロマチン構造が変化し遺伝子発現を調節する．そのなかで，転写制御にかかわるヒストンN末端のアセチル化は，ヒストンアセチル化酵素とヒストン脱アセチル化酵素（HDAC）とにより調節されている．急性骨髄性白血病にみられる染色体転座によってもたらされるPML-RARαやAML1-ETOなどの融合蛋白質が，HDACを含むコリプレッサー複合体をリクルートしてくることで分化関連遺伝子の転写を抑制し，癌の進展を誘発する．現在，HDAC阻害剤として数種類の化合物が開発されている．各化合物はnM～μMの濃度でHDACの酵素活性を阻害し，p21の発現誘導と細胞周期の停止で抗腫瘍効果をもたらすと言われている[17]．HDAC阻害剤の臨床試験が行われているが，その結果を期待したい．

基　礎　編

▶▶▶ ま　と　め

　臨床応用されている分子標的薬剤は，確実に癌治療戦略を前進させるとともに新しい課題を提示しつつある．新しい分子標的を対象にした薬剤開発は現在活発に進められており，魅力的な研究分野である．肝癌や肝転移に対しても，インターフェロンや癌化学療法剤との併用をはじめ多くの治療法が進められている．肝癌の治療をさらに改善するために，肝癌や肝転移に関与する分子標的を探索し治療薬を開発するトランスレーショナル研究を活発化することは，肝癌治療へ大きな貢献が期待できると確信している．

■文　　献■

1) VT Devita Jr, S Hellman, SA Rosenberg：Cancer Principles & Practice of Oncology. 7th Edition, Lippincott, Williams & Wilkins, Philadelphia, USA, 2005.
2) 有吉　寛, 上田龍三, 西條長宏ほか：臨床腫瘍学．第3版，日本臨床腫瘍学会編．
3) Fukuoka M, Yano S, Giaccone G, et al：Multi-institutional randomizsed phase II trail of gefitinib for previously treated patients with advanced non-small-cell lung cancer. J Clin Oncol 21：2237-2246, 2003.
4) Lynch TJ, Bell DW, Sordella R, et al：Activating mutations in the epidermal growth factor receptor underlying responsiveness of non-small-cell lung cancer to gefitinib. New Engl J Med 350：2129-2139, 2004.
5) Paez JG, Jänne PA, Lee JC, et al：EGFR mutations in lung cancer；correlation with clinical response to gefitinib therapy. Science 304：1497-1500, 2004.
6) Ono M, Hirata A, Kometani T, et al：Sensitivity to gefitinib (Iressa, ZD1839) in non-small cell lung cancer cell lines correlates with dependence on the epidermal growth factor (EGF) receptor/extracellular signal-regulated kinase 1/2 and EGF receptor/Akt pathway for proliferation. Molec Cancer Therapeut 3：465-472, 2004.
7) Hirata A, Hosoi F, Miyagawa M, et al：HER2 overexpression increases sensitivity to gefitinib, an EGF receptor tyrosine kinase inhibitor through inhibition of HER2/HER3 heterodimer formation in lung cancer cells. Cancer Res., 65：4253-4260, 2005.
8) Folkman J：Tumor angiogenesis；therapeutic implications. N Engl J Med 285：1182-1186, 1971.
9) 桑野信彦, 小野眞弓：がん分子標的薬─開発から臨床への最新動向：血管新生阻害剤．医学のあゆみ 215：印刷中, 2005.
10) Marmé D：The impact of anti-angiogenic agents on cancer therapy. J Cancer Res Clin Oncol 129：607-620, 2003.
11) Warren RS, Yuan H, Matli MR, et al：Regulation by vascular endothelial growth factor of human colon cancer tumorigenesis in a mouse model of experimental liver metastasis. J Clinic Invest 95：1789-1797, 1995.
12) Müller R：Crosstalk of oncogenic and prostanoid signaling pathways. J Cancer Res Clin Oncolo 130：429-444, 2004.
13) 三島麻衣, 丸山祐一郎, 桑野隆史ほか：消化器がん化学療法（編集 市倉隆）　第4章　消化器がんの分子標的治療．59-72, 日本メディカルセンター, 2004.
14) Greten FR, Echmann L, Greten TF, et al：Ikk β links inflammation and tumorigenesis in a mouse model of colitis-associated cancer. Cell 118：285-296, 2004.
15) Chen F：Endogenous inhibitors of nuclear factor-k β, an opportunity for cancer control. Cancer Res 64：8135-8138, 2004.
16) Richardson PG, Barlogie B, Berenson J, et al：A phase 2 study of bortezomib in relapsed, refractory myeloma. N Engl J Med 348：2609-2617, 2003.
17) Johnstone RW, Licht JD：Histone deacetylase inhibitors in cancer therapy；is transcription the primary target？ Cancer Cell 4：13-18, 2003.

7. 漢方方剤による肝転移の抑制

濟木 育夫

▶▶▶ はじめに

　高齢化社会の進行とともに医学的，社会的難題として認識されつつある多くの疾患の一つに，癌が含まれる．わが国では，癌による死亡数が増え続け，今や国民の3人に1人以上が癌でなくなっている．とくに肺癌，大腸癌や乳癌による死亡数は増加の一途をたどり，また多くの場合遠隔組織への転移が，直接的あるいは間接的にその死因にかかわっている．化学療法をはじめとする癌に対する近代医学の進歩にもかかわらず，依然として再発・転移による死亡を阻止することが難しく，克服すべき大きな課題となっている．さらに，合成医薬品のもたらす劇的な治療効果に対して，その重篤な副作用（免疫抑制あるいは毒性など）が逆に疾患の完治あるいは根絶を困難にしている．QOL(Quality of Life：生活の質あるいは生活の輝き)の概念の確立とともに，生体と癌が首尾良く共存・共生しようとする考え方もある一方で，これに対応すべく癌治療への新たな方法論や方向性を導入する動きがある．こうした現状のなかで，漢方薬などの伝統薬物，いわゆる天然薬物への社会的関心や期待から，これらを用いた基礎的及び応用研究が活発に行われつつある．

　臨床における漢方方剤は，術後の全身状態の改善あるいは放射線照射・化学療法による副作用の軽減などを目的に使用されている．最近では，癌治療の免疫応答修飾剤の一つとして漢方方剤が注目され，数多くの報告がなされている．なかでも，十全大補湯，補中益気湯あるいは人参養栄湯を含む補剤は，免疫賦活作用を有し抗腫瘍・抗転移効果を発揮する漢方方剤として知られている．

▶▶▶ I. 十全大補湯および関連方剤

　十全大補湯は，『大平恵民和剤局方』に1151年に初めて収載された処方であり，10種類の生薬を配合した漢方方剤である[1]．川芎，当帰，地黄，芍薬で構成される四物湯と蒼朮，人参，茯苓，甘草を含む四君子湯に，黄耆と桂皮を加えて，気・血・陰・陽のバランスをとるように配合され（図53），古くから病後，術後あるいは慢性疾患などで全身倦怠感が著しく，顔色不良で食欲不振の傾向がある場合に有効とされてきた．また，その関連方剤と

富山大学和漢医薬総合研究所病態生化学分野　教授

基 礎 編

図53 十全大補湯および関連方剤の構成生薬

構成生薬			十全大補湯	四物湯	温清飲	四君子湯	六君子湯	人参養栄湯	当帰芍薬散	補中益気湯
黄耆	オウギ	Astagali Radix	●					●		●
桂皮	ケイヒ	Cinnamomi Cortex	●							
地黄	ジオウ	Rehmanniae Radix	●	●	●			●	□	□
芍薬	シャクヤク	Paeoniae Radix	●	●	●			●	●	
川芎	センキュウ	Cnidii Rhizoma	●	●	●			●	□	□
当帰	トウキ	Angelicae radix	●	●	●			●	●	●
蒼朮	ソウジュツ	Atractylodis Lanceae Radix	●			●	●	ビャクジュツ		
人参	ニンジン	Ginseng Radix	●			●	●	●		
茯苓	ブクリョウ	Poria	●			●	●	●		
甘草	カンゾウ	Glycyrrhizae Radix	●			●	●	●		
生姜	ショウキョウ	Zingiberis Rhizoma				○	○			
大棗	タイソウ	Zizyphi Fructus				○	○			●
半夏	ハンゲ	Pinelliae Tuber					●			
柴胡	サイコ	Burpleuri Radix								●
陳皮	チンピ	Aurantii nobilis Pericarpium					●			●
遠志	オンジ	Polygalae Radix								
五味子	ゴミシ	Schisandrae Fructus								
升麻	ショウマ	Cimicifugae Rhizoma								
黄芩	オウゴン	Scutellariae Radix			●					
黄柏	オウバク	Phellodendron Cortex			●					
黄連	オウレン	Coptidis Rhizoma			●					
山梔子	サンシシ	Gardeniae Fuructus			●					
沢瀉	タクシャ	Alismatis Rhizoma							●	

結腸癌の肝転移の抑制効果を示した方剤

　して，人参養栄湯，補中益気湯，四物湯および四君子湯などの構成生薬を図53に示す．方剤に含まれる構成生薬について，採取した時期，原植物の由来や使用部位，調製方法あるいは煎じ方などの違いにより，含まれる成分やそれに基づく効果あるいは活性発現に違いが出てくることが考えられる．したがって，できるだけ一定の効果を得るため，漢方方剤のHPLCパターン分析[2]，すなわちfingerprint解析をして確認することにより（図54），常に一致あるいは類似したパターンの方剤を用いることが望まれる．

▶▶▶ II. 十全大補湯の経口投与による癌の悪性化進展（プログレッション）の抑制[1]

　C57BL/6マウス線維肉腫より分離したQR-32退縮型癌細胞が，正常同系マウスに皮下あるいは静脈内移植すると自然退縮するが，異物であるゼラチンスポンジと同時に皮下移植することにより，致死的増殖性を獲得した癌細胞に不可逆的に変換する実験モデルを用いて，十全大補湯の経口投与により増殖型への悪性化変換が阻止された[3]．悪性化を促進する因子として宿主反応細胞が注目されるが，この宿主反応細胞から放出されるオキシラジカルやサイトカイン・増殖因子が悪性化進展を促進する要因の一つであることが推察される．いくつかの生薬あるいは漢方方剤にラジカルスカベンジャー作用があることが報告

126

7. 漢方方剤による肝転移の抑制

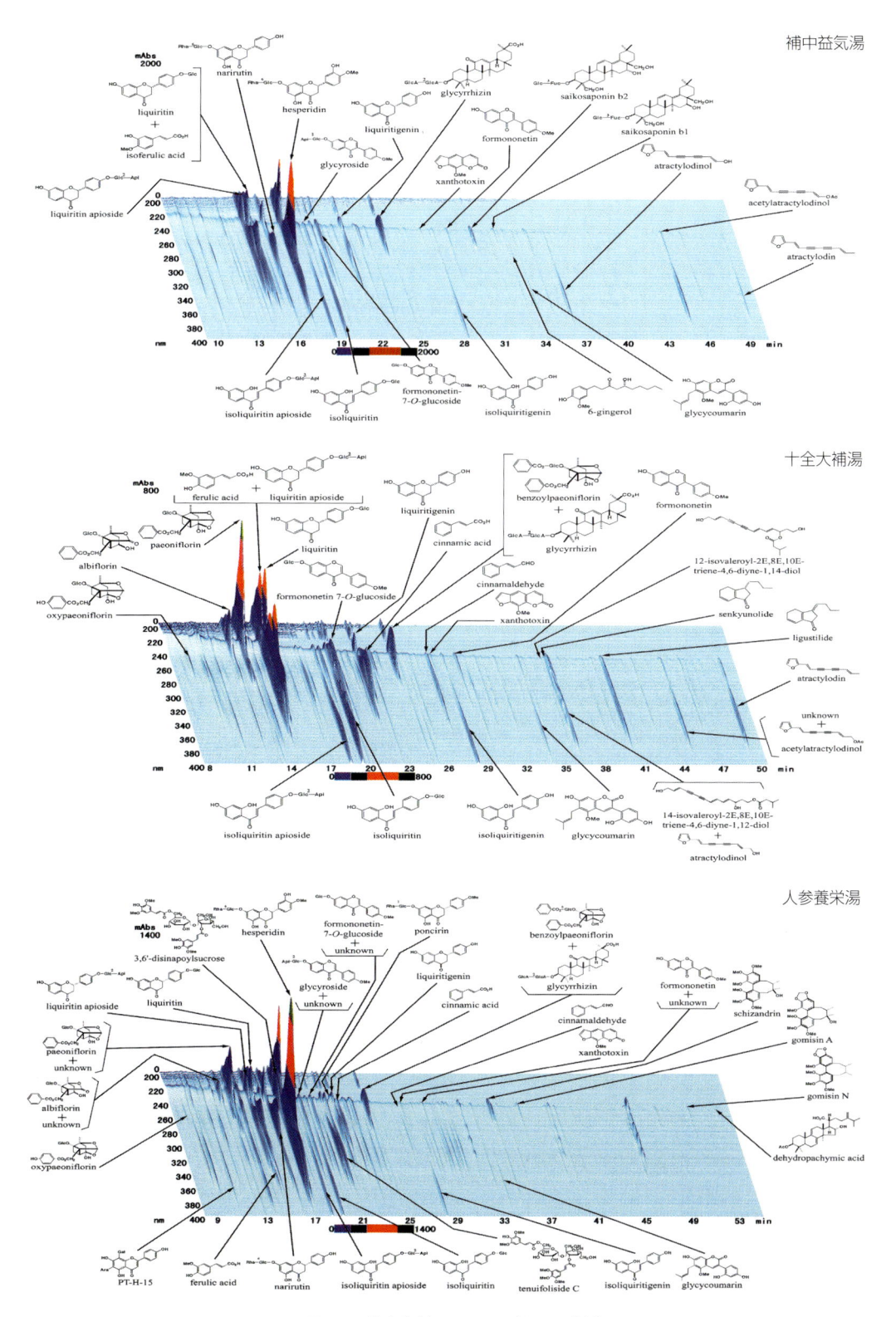

図54　漢方方剤のHPLCパターン分析

されており，十全大補湯の構成成分である桂皮にも強力なラジカルスカベンジャー作用があることが明らかになっている．したがって，悪性化進展に及ぼす十全大補湯の作用機序の一つとして，腫瘍組織へのラジカルスカベンジャーの誘導が推察される．

▶▶▶ III. 十全大補湯およびその関連方剤の経口投与による癌転移の抑制効果とその作用機序

　十全大補湯を colon 26‐L5 結腸癌細胞の接種前の7日間，経口投与した群は，用量依存的に顕著に癌細胞の肝転移(肝重量および結節数の増加)を抑制した(**図 55**)[4)5)]．さらに十全大補湯(40mg/day)を投与した群では，病理組織学的に微小転移もほとんど認められず，有意な生存期間の延長が観察された．陽性対照のシスプラチン(CDDP)投与群は，効果が認められたものの著しい体重の減少を伴い，50%のマウスが死亡するという重篤な副作用を示したのに対して，十全大補湯投与群ではそのような副作用は全く認められなかった[4)]．このことから，転移の予防あるいは防止に十全大補湯を長期間投与することが可能であると考えられる．

　生体防御機構を司どる免疫担当細胞のなかで，とくに抗腫瘍作用にかかわる代表的なNK細胞，マクロファージ，T細胞を，それぞれ除去あるいは欠損したマウスを用いて転移抑制効果を検討した結果，十全大補湯の経口投与による肝転移の抑制効果の機序として，NK細胞が介在した様式ではなく，マクロファージおよびT細胞が関与して抗転移効果を発揮することが明らかとなった(**図 56**)[1)4)5)]．さらに，経口投与された十全大補湯は，マクロファージ上の Toll‐like receptor 4 (TLR4) 自身の発現の増強には影響しないが，それを介して LPS 誘導性の IL-12 p40 および IFN-γ の産生を増強した[6)]．十全大補湯は，TLR4 の下流のシグナル伝達経路である NF-κB p65・p38 MAPK のリン酸化の増強を認めたが，JNK・ERK のリン酸化に関しては減弱を示した[6)]．このように，多成分系の漢方方剤を用い

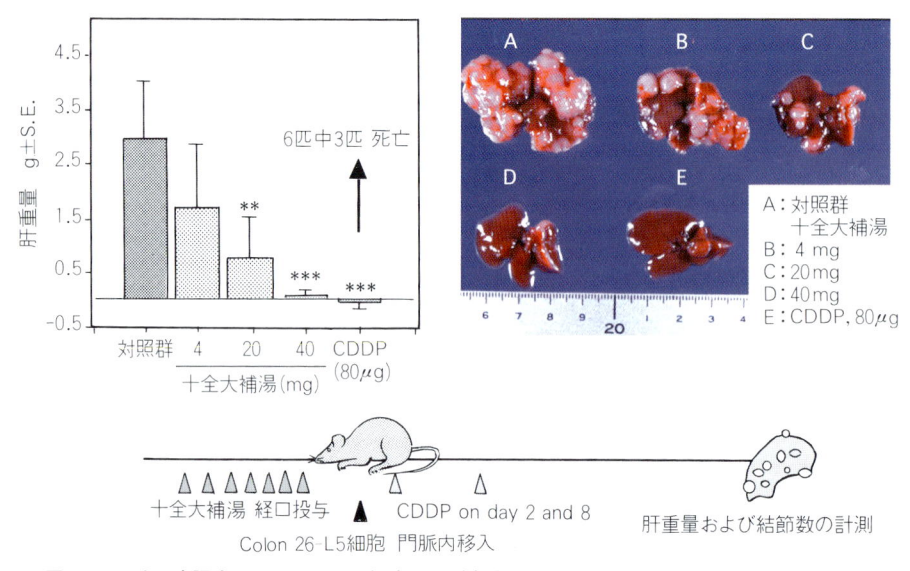

図 55　マウス大腸癌 colon26‐L5 細胞の門脈内移入による肝転移に及ぼす十全大補湯の効果

7. 漢方方剤による肝転移の抑制

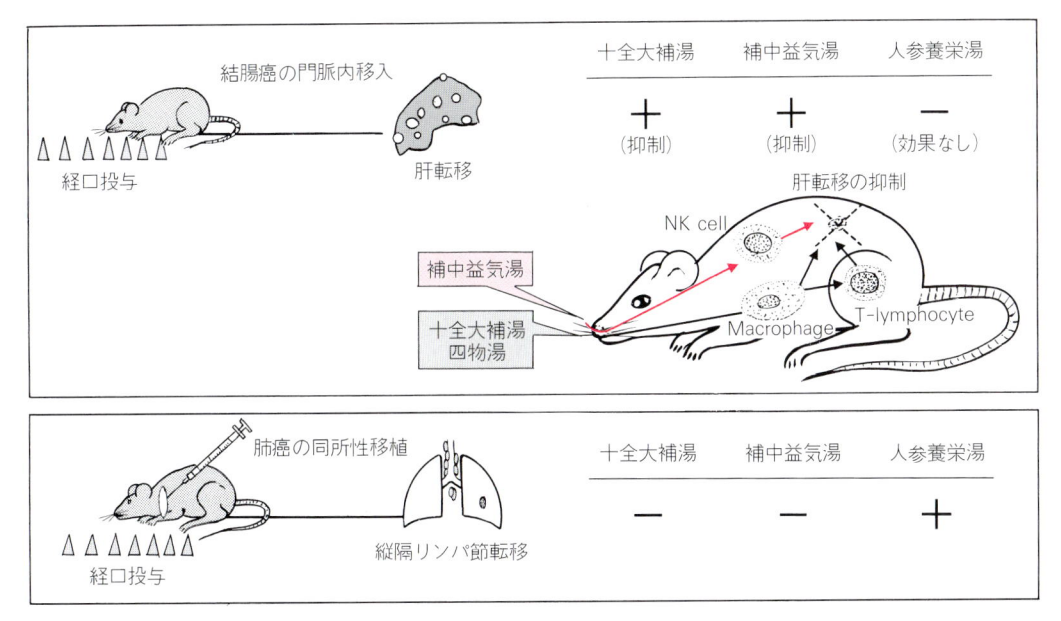

図56 漢方方剤による肝転移の抑制機序および転移実験モデルによる漢方方剤の効果発現の差異

た分子レベルでの効果発現メカニズムも明らかにされつつある．

　十全大補湯は，四物湯と四君子湯に黄耆と桂皮を加えた処方であることから，四物湯と四君子湯について転移抑制効果を検討した結果（効果のある方剤は図53中に黄色で網掛け），四物湯（図53中の四つの●で示した生薬を含む）は有意な抑制効果を示したが，四君子湯（図53中の四つの●で示した生薬を含む）では全く効果が認められなかった[1)5)]．さらに，関連処方として，四物湯と黄連解毒湯の合剤である温清飲も転移抑制効果を示したことから，十全大補湯の転移抑制効果の発現には，補血作用（血虚を改善する作用）を有する四物湯の処方が活性発現に重要な働きをしていることが示唆された．

　さらに，人参養栄湯および当帰芍薬散は転移抑制効果が認められなかった．人参養栄湯は，効果を示さなかった四君子湯処方に加え，四物湯の処方のなかで川芎を欠いた構成生薬を含んでいること，当帰芍薬散は四物湯の処方のなかで地黄を欠いた構成生薬を含んでいることから，抑制効果が認められないと推察される．そのことは，川芎および地黄が効果の発現に重要な役割を演じている可能性が考えられる．

　一方，四物湯の処方を含まない補中益気湯も明らかな転移抑制効果を示した（図53）[1)]．上述のごとく同様に，免疫担当細胞を除去あるいは欠損したマウスを用いて検討した結果，補中益気湯による転移抑制効果は，興味深いことに十全大補湯の場合と逆の抑制機序，すなわち主としてNK細胞を介した経路が関与していることが示された（図56）．このように多成分系の漢方方剤（たとえば十全大補湯および補中益気湯）が異なった作用メカニズムを示すことが明らかにされることにより，漢方薬による分子標的治療も可能であると推察される．また，従来から指摘されているように，漢方方剤の効果発現にどの単一有効成分が，どの組み合わせの処方がかかわっているかなどを明らかにするための分析・解析手法を確立することも，複雑系の漢方方剤を扱ううえで重要な課題と思われる．

基 礎 編

▶▶▶ IV. 漢方方剤の効果発現は体質（系統差）あるいは臓器選択性と関係しているか？

　十全大補湯は，すでに述べたように，BALB/cマウスを用いた結腸癌の肝転移モデル系では有効性を示したが，C57BL/6マウスにルイス肺癌を同所性移植することによる縦隔リンパ節転移の実験系では，補中益気湯と同様にほとんど効果が認められなかった（図56）．一方，結腸癌の肝転移系で効果がみられなかった人参養栄湯および当帰芍薬散は，このリンパ節転移モデルにおいて効果のない十全大補湯とは逆に転移抑制効果を示した（図56）[7]．この結果の違いとして，用いたマウスの系統差すなわち体質（constitution，あるいはresponder/non-responder）の差における漢方薬の効果の違いが考えられるか，あるいは転移する臓器（肝あるいは肺）での環境などの因子の差異などに基づく可能性が示唆される．たとえばBALB/cおよびC57BL/6マウスは，Th1およびTh2細胞由来サイトカイン（IFN-γあるいはIL-4）がそれぞれ優位に発現していることが知られていることから，漢方薬の効果とTh1およびTh2バランスとの関連性も一つの可能性かもしれない．

　同一の結腸癌細胞を同系マウスの門脈内移入あるいは尾静脈内移入により形成される肝転移および肺転移に対して，十全大補湯および人参養栄湯の抑制効果が明らかに異なり，十全大補湯は肝転移に対して有意に抑制したが，肺転移には抑制効果を示さなかった（図57）[7]．これに対して，人参養栄湯は逆の効果，すなわち肝転移には効果を示さなかったが，肺転移に対して有意な抑制を示した（図57）[7]．このように，2つの方剤の臓器選択的な転移抑制効果が観察された解釈として，興味あることに13世紀に確立された中医学の経絡論

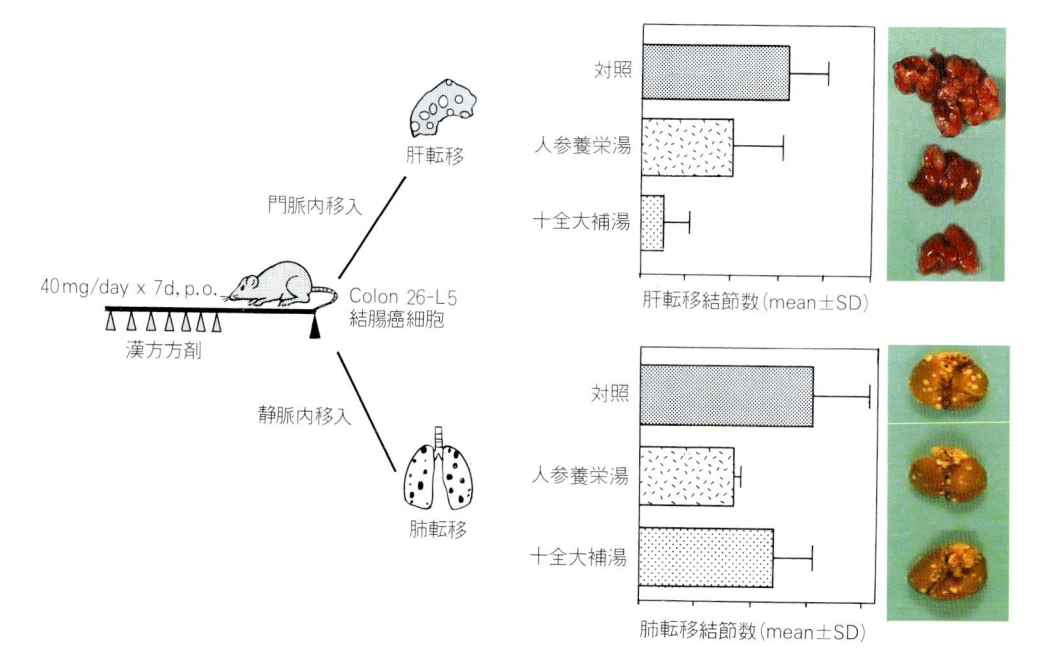

図57　マウス結腸癌細胞の肝あるいは肺転移に及ぼす十全大補湯および人参養栄湯の効果の差異

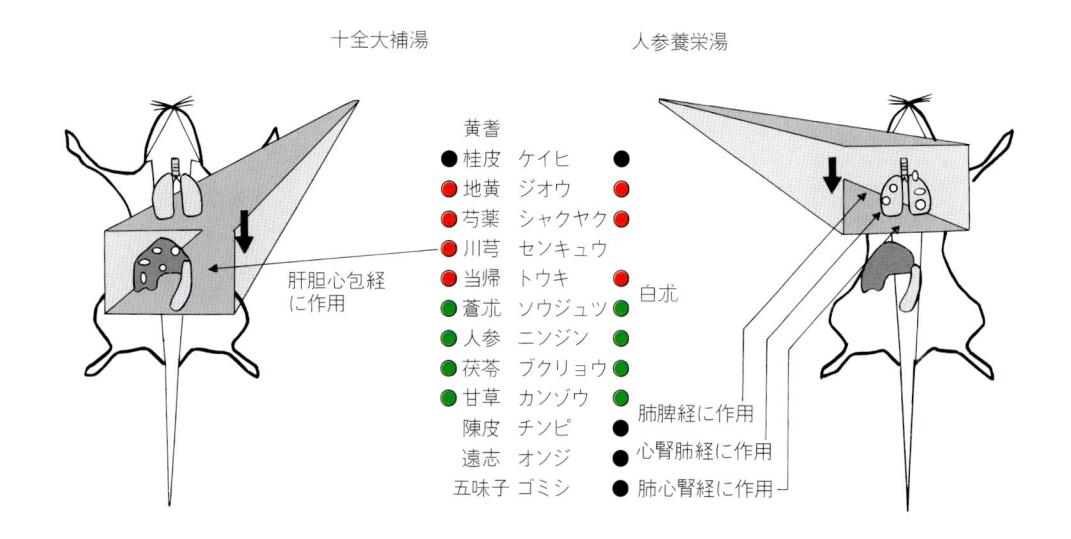

図 58 癌転移の抑制効果の発現における漢方方剤の臓器選択性

theory of Jing and Lun（引経報使）の考えに，部分的に通ずるものがあるかもしれない．十全大補湯は肝胆経に，あるいは人参養栄湯は肺経に作用する生薬（それぞれ川芎あるいは五味子，陳皮，遠志）を含んでいることが病態の改善と関係していると推察される（図58）．

▶▶▶ V．現行の治療と漢方方剤との併用による転移抑制効果の増強

ヒト腎細胞癌に対してインターフェロン治療が行われているにもかかわらず，奏功率が低いため，より有効な治療法の開発が望まれている．マウス腎細胞癌の肺転移モデルを用いて，十全大補湯とインターフェロン-αの併用効果を検討した結果，明らかに各単独投与群と比較して有意な肺への転移抑制効果の増強とインターフェロン-αによる副作用の軽減が認められた[8]．黄連や黄柏の主成分であるベルベリンは，止瀉，抗炎症，抗コレステロール作用などを有するとともに，経口投与によりルイス肺癌の同所性移植による縦隔リンパ節転移を抑制し，さらに塩酸イリノテカンCPT-11との併用により移植部位の腫瘍増殖ならびにリンパ節転移を相乗的に抑制した[9]．鬱金の主成分であるクルクミンとシスプラチンとの併用により，単独投与に比較して強い抑制効果が認められた[10]．薬用人参のサポニン成分はメラノーマ細胞の肺転移抑制効果を示し，その効果発現は腸内細菌代謝産物によることも明らかにした[11,12]．

▶▶▶ おわりに

漢方薬は経口摂取が長期間可能であり，副作用がほとんどみられることなく，生体内調節機構を巧みに利用しながら恒常性の維持さらに病態の改善に有効な治療薬であると思われ，BRMとしての役割がさらに注目されるものと考えられる．今後，基礎・臨床の両面で

基 礎 編

の研究の発展が大いに期待される．

■文　献■

1) Saiki I : Review ; A Kampo medicine "Juzen-taiho-to" ─ Prevention of malignant progression and metastasis of tumor cells and the mechanisms of action ─. Biol Pharm Bull 23 : 677-688, 2000.
2) Saiki I, Yamaura T, Ohnishi Y, et al : HPLC analysis of Juzen-taiho-to and its variant formulations and their antimetastatic efficacies. Chem Pharm Bull 47 : 1170-1174, 1999.
3) Ohnishi Y, Fujii H, Kimura F, et al : Inhibitory effect of a traditional Chinese medicine, Juzen-taiho-to on progressive growth of weakly malignant colne cells derived from murine fibrosarcoma. Jpn J Cancer Res 87 : 1039-1044, 1996.
4) Ohnishi Y, Fujii H, Hayakawa Y, et al : Oral administration of a Kampo medicine Juzen-taiho-to inhibits liver metastasis of colon 26-L5 carcinoma cells. Jpn J Cancer Res 89 : 206-213, 1998.
5) Ohnishi Y, Yamaura T, Tauchi K., et al : Expression of anti-metastatic effects by Juzen-taiho-to is based on the content of Shimotsu-to constituents. Biol Pharm Bull 21 : 761-765, 1998.
6) Chino A, Sakurai H, Matsuo M, et al : Juzentaihoto, a Kampo medicine, enhances IL-12 production by modulating Toll-like receptor 4 signalling pathways in murine peritoneal exudates macrophages. Int Immunopharmacol 5 : 871-882, 2005.
7) Matsuo M, Tani T, Saiki I : Organ selectivity of Juzen-taiho-to and Ninjin-yoei-to in the expression of anti-metastatic efficacy. J Trad Med 19 : 93-97, 2002.
8) Muraishi Y, Mitani N, Yamaura T, et al : Effect of interferon-γ A/D in combination with the Japanese and Chinese traditional herbal medicine Juzen-taiho-to on lung metastasis of murine renal cell carcinoma. Anticancer Res 20 : 2931-2938, 2000.
9) Mitani N, Murakami K, Yamamura T, et al : Inhibitory effect of berberine on the mediastinal lymph node metastasis produced by orthotopic implantation of Lewis lung careinoma. Cancer Lett 165 : 35-42, 2001.
10) Ichiki K, Mitani N, Doki Y, et al : Regulation of activator protein-I activity in the mediastinal lymph node metastasis of lung cancer. Chin Exp Metastasis 18 : 539-545, 2001.
11) Hasegawa H, Saiki I (eds) : "Cancer prevention by Ginseng via its intestinal bacterial metabolites" pp1-149, published by Art Village, Tokyo, 2003.
12) Yamada H and Saiki I (eds) : Traditional Herbal Medicines for Modern Times Volume 5, "Juzen-taiho-to (shi-Quan-Da-Bu-Tang)" Scientific Evaluation and Clinical Applications, CRC Press Taylor & Francis Group, Boca Raton FL, pp1-242, 2005.

8. 肝転移の遺伝子治療

高山 卓也　田原 秀晃*

▶▶▶ はじめに

　進行固形癌に対する治療の第一選択は外科的切除術であり、さらに化学療法や放射線治療とあわせた集学的治療により、予後の改善をはかるのが現在の癌治療の方針といえる。しかしながら、これらの治療に不応となった場合、既存の治療を補完する治療として免疫治療や遺伝子治療の役割が注目され、トランスレーショナルリサーチとしてその安全性と有効性の検証が現在世界的に行われている。このように、遺伝子治療は現在研究段階にある臨床試験である。

　近年、分子生物学や免疫学の進歩の結果、先天性疾患の発症機構や癌に対する免疫応答の機序が分子レベルで明らかになり、この情報を治療法として応用する遺伝子治療も進化を遂げている。世界初の遺伝子治療の臨床試験は、1989年米国国立衛生研究所（National Institute of Health；NIH）で、Rosenbergらにより悪性黒色腫患者の腫瘍浸潤リンパ球に薬剤耐性遺伝子（neo）を遺伝子導入し、患者に投与するという遺伝子標識の臨床研究を始めとして行われた。この薬剤耐性遺伝子標識T細胞を10人の患者に投与し、投与後平均3週間にわたり末梢血中に標識T細胞が存在することが判明しただけでなく、腫瘍内にも標識T細胞が検出できた症例が報告された[1]。この臨床研究は癌に対する遺伝子治療の先駆けとなったことは言うまでもない。現在ではさまざまな疾患を対象に、世界で900以上の遺伝子治療の臨床試験が実施され3,000人以上の患者が試験に参加しており、対象疾患の6割以上は悪性疾患である。

　本稿では、まず総論として遺伝子治療のトランスレーショナルリサーチとは何かを述べたうえで、各論として実際に行われている肝転移に対する遺伝子治療の臨床試験について、米国NIH（National Institutes of Health）のホームページ（http://clinicaltrials.gov/ct/gui）から、現在試験中あるいは計画中の臨床試験を紹介する。さらに遺伝子治療の臨床試験に向けたわれわれの準備状況についてもあわせて紹介する。

東京大学医科学研究所先端医療センター外科・臓器細胞工学分野　*教授

基礎編

▶▶▶ I. 遺伝子治療のトランスレーショナルリサーチ

　トランスレーショナルリサーチとは，探索的臨床研究(Translational Research；TR)を指し，さまざまな疾患に対する画期的・根本的な新規治療法の開発のために行う早期臨床試験である．つまり，その最終目標は，診断，治療，そして予防といった臨床の場において活用できることである．遺伝子治療の臨床試験は，現在のところ，このトランスレーショナルリサーチの範疇にある．しばしば混同されるが，治験とは新薬承認を前提とした臨床試験であるのに対し，トランスレーショナルリサーチとは医師の裁量権の範囲内において医師の責任にて行われるものであり，この臨床試験の結果をそのまま薬剤などの承認申請に用いるわけではない．

　トランスレーショナルリサーチを施行するにあたり，倫理面での明確な指標が必要である．2003年に厚生労働省より「臨床研究の倫理指針」が公表され，それまで事実上制約のなかった医師によるヒトへの臨床研究に初めてルールが定められた．また，それを補い，さらに現実的な基盤整備を目的として「トランスレーショナルリサーチ実施にあたっての共通倫理審査指針」も作成された(http://www.kutrc.org/index.html)．この指針には，トランスレーショナルリサーチの定義や位置づけと研究倫理，標準業務手順として実際の臨床研究実施計画書が備える必要のある項目や被験者への説明・同意文書作成の注意すべき点，重篤な有害事象が発生した時の対応マニュアルなど具体的に明記されている．

　遺伝子治療については，平成14年に「遺伝子治療臨床研究に関する指針」(文部科学省・厚生労働省告示)が公表され，平成16年12月に改正された．この指針には，遺伝子治療の医療上の有用性および倫理性を確保することを目的に，遺伝子治療の臨床研究に関して遵守すべき事項が定められている(http://www.mext.go.jp/a_menu/shinkou/seimei/main.htm)．つまり，遺伝子治療のトランスレーショナルリサーチを実施するにあたってソフト面，ハード面ともにこれらの事項を網羅して勘案することが求められているのである．

▶▶▶ II. 肝転移の遺伝子治療

1．Interferon-beta 遺伝子治療

　Interferon-betaは，腫瘍に直接作用してDNAの合成抑制や細胞周期の延長，蛋白の合成抑制といった直接作用で腫瘍の増殖を抑制する機能をもち，またNatural Killer (NK) 細胞やCytotoxic T cell Lymphocyte (CTL)など宿主の免疫能を活性化させることにより，間接的に腫瘍増殖を抑制する作用をも備えるサイトカインである．本邦では，注射薬として皮膚悪性黒色腫，膠芽腫，髄芽腫，星細胞腫などの適応が認められている．投与方法は，皮膚悪性黒色腫では病巣である腫瘍内あるいはその周囲への投与，そして膠芽腫，髄芽腫，星細胞腫では髄腔内の腫瘍局所への投与あるいは点滴静注が行われている．

　California大学では，外科的切除不能の大腸癌肝転移症例に対し，Interferon-betaを発現するアデノウイルスベクターを静脈投与する遺伝子治療の第I/II相臨床試験が行われている．安全性を検証することが主目的であるが，副目的として投与したウイルスベクターが腫瘍に達し，抗腫瘍効果を誘導するか否かを検証する第I/II相臨床試験が現在進行中で

ある.

2. Modified Cyclin G1 遺伝子治療

　細胞周期は，増殖を促進するシグナルと抑制に働くシグナルがバランスを取り合うことにより制御されている．この制御機構が破綻して細胞周期が暴走している状態が癌といえる．癌の破綻している制御機構を遺伝子治療により補完して抗腫瘍効果を得ようとする試みが行われている．

　Cyclin は Cyclin 依存性キナーゼと複合体を形成し，基質をリン酸化して細胞周期を制御している．癌細胞に Mutant の Cyclin G1 遺伝子を導入すると，wild type の Cyclin G1 遺伝子の機能が阻害し，Cyclin 依存性キナーゼと複合体を非活性型にすることにより癌細胞の増殖が抑制される．この作用に注目し，臨床試験へと応用した遺伝子治療の第Ⅰ相臨床試験が米国 USC Norris Comprehensive Cancer Center と米国 USC General Clinical Research Center で行われている．対象は大腸癌の肝転移症例であり，Modified Cyclin G1 を発現するレトロウイルスベクターを肝動脈より1回投与し，その安全性と効果を判定する臨床試験である[2]．また，この臨床試験では，癌細胞と腫瘍新生血管の細胞外 Matrix を標的としたレトロウイルスベクターを用いており，腫瘍と腫瘍新生血管に特異的な作用を誘導することによる安全性の検証も目的としている．

3. IL-12 遺伝子治療

　IL-12 は，生体での免疫機構において元来備わっている自然免疫と獲得免疫の橋渡しをする非常に重要なサイトカインであり，T 細胞や Natural Killer 細胞，Natural Killer T 細胞を活性化する．また，Th1 細胞への分化成熟を誘導し，細胞性免疫の増強を促進させる作用を備える．米国では線維芽細胞に IL-12 遺伝子を導入し，腫瘍近傍に投与する遺伝子治療の臨床試験が既に行われており，限られた症例で局所の腫瘍の縮小のみならず遠隔転移巣での治療効果が報告されている[3]．米国 Mount Sinai Medical Center では，外科的切除不能肝転移巣に対して IL-12 を発現するアデノウイルスを超音波下に腫瘍に局所投与を行う臨床試験が行われている．

▶▶▶ III. 米国で生じた遺伝子治療による死亡例

　1997年4月，米国ペンシルバニア大学で血中アンモニア上昇を伴う先天性の代謝疾患であるオルニチントランスカルバミラーゼ欠損症に対してアデノウイルスベクターを用いた遺伝子治療の第Ⅰ相試験が開始された．投与する遺伝子治療ベクターは，低用量から次第に増量する方法が採用され，第10例と第12例の被験者において重篤な肝機能障害が認められた．しかし，臨床試験は引き続き継続され，最大量のウイルスを投与された第18例目の18歳男性は投与後4日目にDICにて死亡した．米国食品医薬品局(Food and Drug Administration；FDA)は，早速緊急調査を行い数多くの違反項目を指摘した．そのうち主な項目は，(1)遺伝子治療ベクター作成に必須とされる標準業務手順書(Standard Operating Procedure；SOP)を作成していなかったこと，(2)サルを用いた動物実験で，2匹の死亡例をFDAに報告していなかったこと，(3)被験者死亡例の以前に発生した2例の重篤な肝機

能障害例をFDAに報告していなかったこと，(4)患者選択の際の臨床試験プロトコールの規定に沿った十分な選考がなされていなかったこと，(5)被験者に対し，この遺伝子治療の効果を偽って説明したこと，またサルを用いた動物実験で2匹の死亡例についても説明しなかったこと，が判明した．これを受けて，FDAは死亡例の直後に本試験を中止させ，同時にペンシルバニア大学で進行中のすべての遺伝子治療の臨床試験を中止させた．その後，ペンシルバニア大学は遺伝子治療の臨床試験からの撤退を表明し，被験者が死亡した臨床試験にかかわった主任研究員はあらゆる臨床試験の実施する資格を失っただけでなく，ヒトに関する研究も禁じられた．

この事件を契機に，NIHは全米で実施中のすべての遺伝子治療の臨床試験を再調査し，調査により判明した691件の重篤な有害事象のうち39件(6％)しか報告されていない事実が明らかになった．NIHはこの事実を受けて，遺伝子治療に関する臨床試験の監視体制の強化し，その影響は遺伝子に関する基礎的研究にまで及んだ．

遺伝子治療のトランスレーショナルリサーチ「先進国」である米国で起こったこの事件をきっかけに，改めて遺伝子治療のトランスレーショナルリサーチに対してさまざまな問題点と，それに対する対策の必要性が論じられたのは言うまでもない．しかし，先に述べたように，実はSOPの作成や有害事象に対する対応，被験者の選択基準，そして被験者への説明事項といった臨床試験に際して当然盛り込まれている内容に対する基本的な欠陥がその原因であったことは明らかである．

▶▶▶ IV．東京大学医科学研究所附属病院　先端医療研究センター 治療ベクター開発室

東京大学医科学研究所附属病院では，日本における始めての癌遺伝子治療である「GM-CSF遺伝子導入腫瘍細胞を用いた癌遺伝子治療」を1998年に開始し，2001年に完遂した．それに伴う審査体制の確立および周辺基盤整備を着々と進めている．そのなかには，極めて高い品質での細胞調整を可能にした臨床細胞工学室の整備(1997年)や，日本で初めてGMPグレード(Good Manufacturing Practice)でのウイルスベクター作製が可能な施設となった治療ベクター開発室(2001年)を開設した．GMPとは，品質の優れた医薬品を製造するための要件をまとめたものを指す．治療ベクター開発室設置の目的は，遺伝子治療の臨床試験を高い水準で支援することである．また，将来的には他施設からの依頼に対しても高い水準で支援できる「全国共通利用施設」としての運営体制つくりも目指している．治療ベクター開発室は，品質管理の国際規格工程管理，記録文書の保管，定期的なチェック，事故時の連絡方法などの体制が整っていることを，国際審査機関が認証して得られるISO 9001を細胞および遺伝子治療の製品の開発と生産の認証範囲において2002年に取得した．また，遺伝子治療の臨床試験を視野に，2003年にはFDAのコンサルタントを招き，施設全体・文書管理などの査察を受けた(http://imswww.hgc.jp/CFTV/index.htm)．

現在，札幌医科大学　濱田洋文教授との共同研究のもとで「国産のアデノウイルスベクター」を用いた遺伝子導入樹状細胞療法の臨床試験へ向けて準備を進めている．実際，臨床用のアデノウイルスベクターを作製するには，293細胞のCell Bank Systemを構築する必要がある．そこで，BioReliance社より293 Working Cell Bankを購入し，当治療ベクター

開発室の Master Cell Bank(MCB)を調製した．MCB の品質検査を BioReliance 社に委託，検査の合格を確認した．そして，その MCB より培養にて増やし，分注して得られた Working Cell Bank(WCB)を作製し，再び BioReliance 社に検査を委託して品質を確認した．後述する現在計画中の IL-12 遺伝子導入樹状細胞の臨床試験で用いるウイルスベクターは，ヒト 5 型アデノウイルスを基本骨格として E1A と E1B 遺伝子を欠失することで非自律増殖型とし，E3 遺伝子を欠失することで細胞傷害性を抑え，組み換えアデノウイルスの安全性を確保した．さらに，樹状細胞へのアデノウイルスの感染効率を向上させるために，細胞表面に発現しているインテグリン分子群を標的にファイバー部分を改変したファイバー変異型アデノウイルスを用いることを予定している．

▶▶▶ V．遺伝子治療の今後の展開

　安全なベクターの開発と同時に高発現効率を得ることができる遺伝子導入のための性能のよいベクターの開発が現在注目されている．目的とする細胞特異的に発現するベクターの開発は副作用の軽減のみならず，安全性の確保とウイルス量の増量による治療効果の増強といういわば相反した目的を満たす可能性がある．たとえば，遺伝子発現を調節するプロモーターとして細胞あるいは癌特異的プロモーターや組織特異的プロモーターを用いれば，標的細胞のみに高発現を得ることが可能となる．また，アデノウイルスベクターのウイルスタンパク質の機能の一部を欠損した変異型ウイルスを工夫することにより，標的細胞のみ選択的に増殖，発現するようにできる．欧米ではすでに制限増殖型ベクターの臨床試験が進められ，その成果が報告されている．その一方，ベクターの長所を生かして疾患ごと，あるいは治療目的に応じてベクターを選択する研究も展開しつつある．

▶▶▶ おわりに

　遺伝子治療は，当初の期待の割りには目覚しい結果が得られなかったが，安全なベクターの開発とその性能向上などの基礎的研究の成果により，着実な発展がなされつつある．しかし，同時に，米国で起きた重篤な有害事象を警鐘として，トランスレーショナルリサーチとしてより成熟した臨床試験を実施するためには，合理的かつ組織的な整備を基盤として倫理的かつ科学的根拠に基づいたプロトコールの構築することが求められている．遺伝子治療のトランスレーショナルリサーチが発展するためには，患者の立場に立った最大限の安全に対する配慮と病態に対する深い理解を礎に，解決すべき問題点を明らかにし，そしてそれを1つ1つ科学的・客観的に捉え，エビデンスの集積のもとに解決していくことが必要である．そして，その結果，近い将来には既存の外科的治療や抗癌剤治療を補完する新しい治療法として確立されることが期待される．

■文　献■

1) Kasid A, et al：Human gene transfer；characterization of human tumor-infiltrating lymphocytes as vehicles for retroviral-mediated gene transfer in man. Proc Natl Acad Sci USA 87：473-477, 1990.
2) Lenz HJ, Anderson WF, Hall FL, et al：Tumor Site Specific Phase I Evaluation of Safety

　　　 and Efficacy of Hepatic Arterial Infusion of a Matrix‑Targeted Retroviral Vector Bearing a Dominant Negative Cyclin G1 Construct as Intervention for Colorectal Carcinoma Metastatic to Liver. Human Gene Therapy 12：1515‑1537, 2002.
3) Tahara H, et al：Antitumor effect in patients with melanoma, head and neck, and breast cancer in a phase I/II clinical trial of interleukin (IL‑12) gene therapy. Proc Am Soc Clin Oncol 16：438, 1997.

9. 網羅的遺伝子・タンパク解析
1）DNAマイクロアレイ

竹政伊知朗　池田　正孝　山本　浩文
関本　貢嗣　門田　守人*

▶▶▶ はじめに

　癌患者の多くは最終的に遠隔転移により死に至るため，進行癌治療・研究における主たる目的は，転移・再発のメカニズムを解明することでいかに癌を制御するかということにあると言える．従来の代表的な癌転移モデルの考え方は，癌の発育・進展過程において比較的後期に，ごくわずかな細胞が遺伝子レベルで変異を起こして転移能を有し，それらの細胞が原発巣から離脱することで遠隔転移のステップが開始されるというものであった[1]．しかし，癌には多様性が存在し，同一病期内でも症例により再発するものとしないものが存在することや，比較的早期の段階でも遠隔転移を起こす症例やその対照的な症例を実際の臨床では経験することがある．このような症例間の違いを従来の多段階発癌モデルだけで説明することは困難である．癌は臓器による違いはもちろん，同種の癌でもそれぞれのケースにおける宿主，癌腫両面の遺伝的表現型の違いにより種々の個性を持つため，さまざまな臨床経過をたどると考えられるようになった[2]．
　一方，2003年にヒトゲノムの解読完了が宣言され，癌医療はこれまでの生命科学研究の集大成を土台に大きな革新を迎えようとしている．なかでも網羅的な遺伝子発現解析は，癌の発育・進展の分子生物学的な解明において大きな役割を果たすようになった．最近のDNAマイクロアレイを用いた研究では，癌の転移能力は発育段階の早期にすでに確立されており，転移に関与する特有の遺伝子発現プロファイルが存在するとした報告が相次ぎ，癌の転移メカニズムに関する新たな知見[3]と，それらを応用した転移・再発予測診断の可能性がさかんに議論されるようになった[4]．本稿では，われわれの教室の取り組みを含め，消化器癌の代表的な転移形式である肝転移をはじめとした癌の遠隔転移に対するDNAマイクロアレイを用いた研究の現状を概要する．

▶▶▶ I. 癌の遠隔転移

　正常の細胞が増殖異常を起こして悪性化した後，転移巣を形成するまでには，細胞間接

大阪大学大学院医学系研究科消化器外科学講座　*教授

基 礎 編

着能の低下による癌細胞の主病巣からの離脱に始まり，基底膜への接着と浸潤，組織内移動，血管内への侵入と移動，遠隔臓器の血管内皮細胞への接着，血管外への脱出，遠隔臓器での浸潤，血管新生を伴う増殖といった数多くの複雑なステップが存在する[5]．また，癌細胞は癌周囲の間質細胞と互いに影響を及ぼしあい直接的，間接的に転移を促進させるとともに，それぞれの段階で異なる遺伝子群が特有の変化を起こし，転移過程が遷移すると考えられている．よって，局所的に単一分子を解析するよりも包括的に腫瘍の遺伝子変化を解析することで，初めて転移過程の分子生物学的な全体像を捉えることが可能となる[6]．

▶▶▶ II．DNA マイクロアレイ

癌研究における遺伝子発現解析手法は，これまで Northern Blot 法や RT‐PCR（Reverse Transcription‐Polymerase Chain Reaction）など一度に数種類程度の遺伝子発現しか調べられないものが主であったが，多数の遺伝子発現を解析するために，DD（Differential Display）法[7]，SAGE（Serial Analysis Gene Expression）法[8]，RDA（Representational Different Analysis）法[9]などが開発された．しかし，これらの方法も一度にたくさんの症例を調べるのには不向きであった．これに対してDNAマイクロアレイは，一度に数千〜数万の遺伝子発現状態（遺伝子発現プロファイル）を調べることが可能である．2001年2月に国際ヒトゲノムプロジェクト[10]と Celera Genomics 社[11]によりヒトゲノムのドラフト配列が発表さ

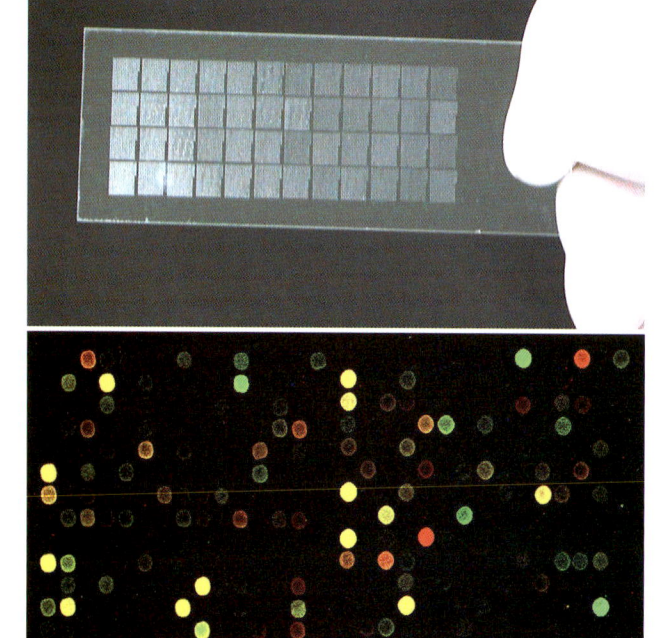

図59　ヒト全遺伝子型DNAチップ（Ace-Gene：DNAチップ研究所）とハイブリダイゼーションイメージ
50merのオリゴヌクレオチド30000種余りが搭載されたDNAチップ．

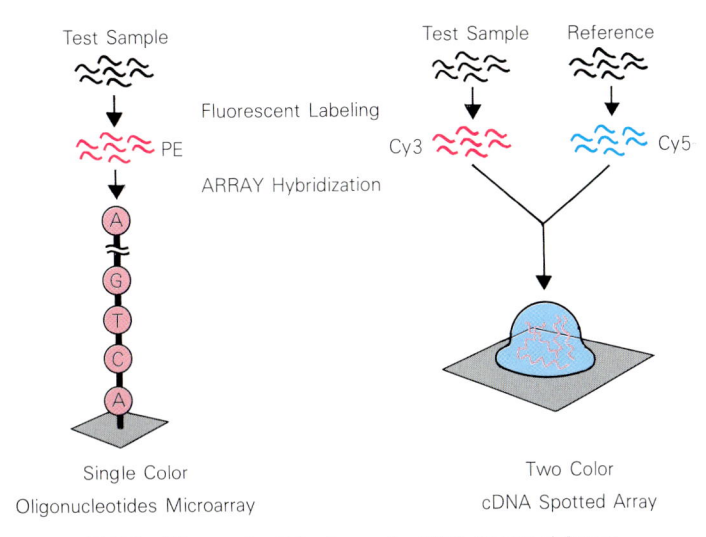

図60　Oligonucleotide Array と cDNA Spotted Array
Oligonucleotide Array（オリゴチップ）はプローブとなるオリゴDNAを基板上で直接合成作製し，テストサンプルの遺伝子発現情報を一色法で検出する．cDNA Spotted Array（cDNA マイクロアレイ）は cDNA ライブラリーなどから選んだ cDNA クローンを PCR で増幅し，プローブとして基板上にスポットして作製し，テストサンプルとリファレンスの遺伝子発現情報を二色法で検出する．

れた後，2004年4月にはその完全解読が宣言された．結果，ヒトの遺伝子数が当初の予測を大きく下回る約2万～2万5千程度であると判明したことに伴い，種々の公共データベースの整備が精力的にすすめられ，ヒト全遺伝子の発現情報が1枚のDNAマイクロアレイで解析可能な時代となった（図59）．

　DNAマイクロアレイは，cDNAやオリゴヌクレオチドなどを基盤上に高密度にスポットしたもので，相補的な核酸同士のハイブリダイゼーションに基づき，標的細胞RNAと対照細胞RNAの遺伝子発現レベルを一度に解析できるアッセイ技術である（図60）．また，標的細胞DNAと対照細胞DNAを比較することによって遺伝子コピー数を測定する方法（CGH-array：Comparative Genomic Hybridization-array）のほか，SNP（Single Nucleotide Poly-morphism）解析や，メチレーション解析など遺伝子発現解析だけにとどまらずDNA，RNAの網羅的な質的・量的変化の解析にも広く利用されるようになった．最近では，数千個のBACクローンDNAをスポットすることによってヒトゲノム全体をカバーしたBAC-arrayのほか，クロマチン免疫沈降法（ChIP；Chromatin Immunoprecipitation）と技術融合し転写にかかわる複合体の染色体DNAの結合状態を網羅的に解析するChIP-chip法や，micro RNA（miRNA）チップなど新しい技術にも次々と応用されその成果が注目されている．

▶▶▶ III. 遺伝子発現プロファイル解析

　遺伝子発現プロファイル解析とは，DNAマイクロアレイなど解析ツールで得られた遺伝子発現情報と生物学的な特徴の関係を比較検討し，有意義な情報を検索することである[12]．

DNAマイクロアレイを用いて得られる遺伝子情報は膨大なので,その中からエッセンシャルな情報を得るにためには高度な解析技術が必要であり,バイオインフォマティクス領域との連携が重要である.現在,発現プロファイル解析に用いられているアプローチは,大きく非管理解析法と管理解析法とに分けられる.この2種類の解析方法はお互いに排他的ではないため,目的に応じた手法を選択し,相互的に解析することが大切である[13].

▶▶▶ IV. 癌の遺伝子発現プロファイル

DNAマイクロアレイ技術を用いた発現プロファイル解析の報告数は1996年以来年々増加している.癌研究の分野でもその傾向は顕著で,現在ではほぼすべての癌腫で報告がみられており[12],DNAマイクロアレイ技術が大きな役割担っていることがよくわかる(図61).当初は癌細胞と対照細胞を比較する単純なものが中心であったが,技術が進むにつれ,多数の癌の生物学的特徴の解析と発現プロファイルによる分類の対応をつけようという総合的な試みがされるようになり,癌の個性化診断・治療への応用に関する報告も多数みられるようになった.なかでも2002年頃より癌の遠隔転移・再発に関係する重要な論文が相次ぎ報告されるようになった.

van't Veerらは,117例の若年性乳癌を対象として特有の遺伝子発現 signature により遠隔転移を予測できると報告した[14].引き続き van de Vijver らは,病期IまたはIIの若年性乳癌295例を,腋窩リンパ節転移など従来の臨床病理予後指標と独立して,70種の遺伝子発現パターンによって予後良好群と不良群に判別することができ,さらに予後不良群と判別される発現パターンは遠隔転移に深く関連していることを示した[15].また,中枢神経系腫瘍[16]や前立腺癌[17]でも同様に遺伝子発現パターンは独立した予後指標となることが示されるようなった.これらの結果より,遠隔転移能は比較的早期にすでに獲得されており,腫瘍内に本質的に備わっているという仮説がたてられるようになった[3)14)].

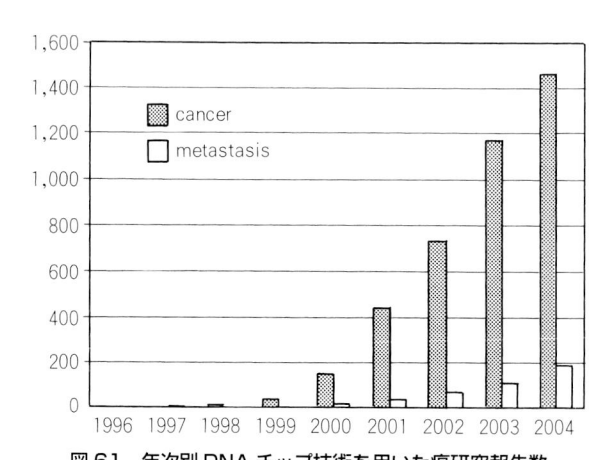

図61 年次別DNAチップ技術を用いた癌研究報告数
Medline上,癌研究においてDNA chip or microarrayで検索した論文数(黒).これにmetastasisを検索語句として追加した結果(白).

Ramaswamyらは数種類の腺癌原発巣64例と転移巣12例の遺伝子発現プロファイルを比較することにより，原発巣，転移巣それぞれで転移に関与深い64種ずつの遺伝子群（fingerprint）を同定し，このfingerprintを有する原発巣はさまざまな癌腫において有意に予後不良であることを示した[18]．この報告は，原発巣内にはすでに転移能を持った細胞が十分量存在し，その個体の予後を規定する因子となっていることを示している．
　また，Kangらは種々の乳癌のcell lineを用いて，骨，肺，肝に転移する遺伝子発現プロファイルを比較することによって，原発腫瘍内には予後不良な遺伝子発現のsignatureが存在するだけでなく，遠隔転移巣別に組織特有の遺伝子発現パターンが内在するとことを示した[19]．
　Wangらは，74例のDukes, B大腸癌のうち23種の遺伝子発現パターンによって，術後3年以内の再発危険度が13倍にもなる群を予測できることを報告した[20]．これらの報告は，DNAマイクロアレイを用いた遺伝子発現プロファイル解析が遠隔転移・再発のメカニズムの解明の一助となり，従来の癌転移モデルとは異なる解釈の可能性を示すとともに，腫瘍悪性度予測に大きく貢献することを証明したものである．

▶▶▶ V. 大腸癌肝転移に関与する発現プロファイル

　大腸癌の最たる予後規定因子は肝転移・再発であり，遺伝子発現プロファイルで肝転移の予測診断ができるようになれば，その臨床的意義は非常に大きい．われわれの教室では，大腸癌解析用のcDNAマクロアレイ[21]を用いて，このテーマに取り組み次の結果を得ている．肝転移を起こした原発巣は，肝転移を伴わない原発巣よりも肝転移巣の発現プロファイルに近いことがクラスター解析より示唆された（図62）[2]．また，Dukes病期によらず，原発巣の解析によって肝転移の有無により，その発現パターンは全く異なっていた（図63）．これら結果は大腸癌の肝転移に関しても，原発巣に転移signatureが内在することを示唆しており，その発現プロファイル解析により腫瘍の肝転移のしやすさを予見できる可能性を表している．実際，管理解析法によって約80％の精度で肝転移の予測診断が可能であることも判明している．
　また，予測遺伝子群は肝転移にかかわる重要な役割を担っている可能性があり，詳細な機能解析によって，転移のメカニズムの解明のみならず，新たな治療targetとして特異的な阻害薬の開発など創薬分野への展開も期待されている．

▶▶▶ VI. DNAマイクロアレイの今後の展開

　今後の癌の肝転移研究は，DNAマイクロアレイ技術をはじめとした網羅的な解析により飛躍的に進展すると思われる．さらには各種の解析手段を組み合わせることでDNA，RNA，タンパク質での相互作用を包括的に解析する方向へ発展すると思われる．しかし，基礎的研究で得られた成果を実際の臨床に応用するためには，まだ多くの課題と改善点が残されている．
　肝転移という現象をより明確に捉えるためには，解析サンプルの対象をLCM（Laser captured microdissection）法によって純粋な癌細胞だけとするのか，周囲細胞とのinteraction

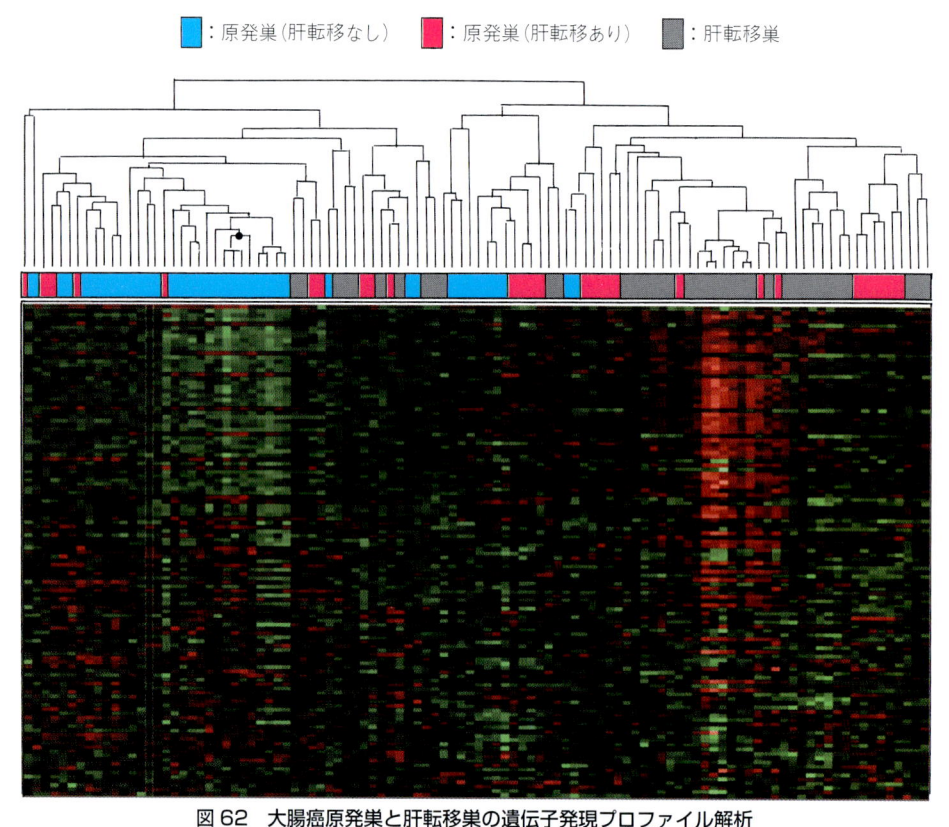

基 礎 編

図62 大腸癌原発巣と肝転移巣の遺伝子発現プロファイル解析
119種類の大腸癌の発育進展に関与する遺伝子群の発現パターンでは，肝転移ある原発巣(赤)は肝転移のない原発巣(青)よりもむしろ肝転移巣(黒)の発現プロファイルに近い．

も考慮にいれてwhole tissueとするのか議論が続けられている[22]．また，解析デザインに関しては，解析遺伝子数に対する症例数が少ないことや，同一データを対象としても用いる解析手法により結果が異なるといった問題点が挙げられる．実際に研究単位により報告されている転移関連遺伝子の相関性が少ないことや，判別信頼性が不足していることが指摘されている[23]．これらの問題点を解決するためには，DNAマイクロアレイに搭載する遺伝子情報(コンテンツ)を整備し，コストを下げ解析系を簡便化すると同時に，十分な症例数を集積したrobustな解析手法と，validationを常に更新することによるprospectiveな解析が必要と考えられる[24]．

▶▶▶おわりに

DNAマイクロアレイを用いた癌の転移研究と新たな知見について概説した．系統的・網羅的な分子生物学的研究により，どのような癌細胞集団が，どのような転移様式をとって転移巣を形成するのか，そのメカニズムの解明がさらに進むと考えられる．近い将来，従来困難であった個々の患者の転移・再発状況に即した予後予測が可能になり，癌の「個性化診断」・「治療」の実践が期待される．

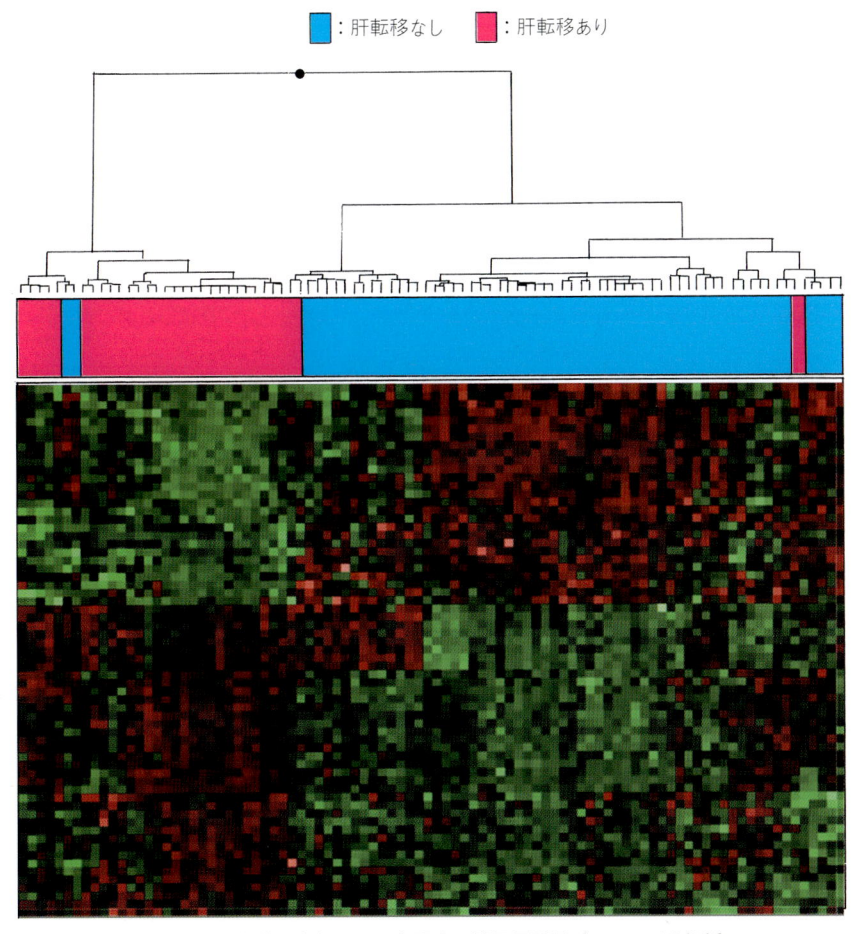

9. 網羅的遺伝子・タンパク解析-1) DNAマイクロアレイ

図63 肝転移の有無による大腸癌の遺伝子発現プロファイル解析
64種類の転移関連遺伝子群の発現パターンは転移のある症例(赤)と肝転移のない症例(青)では全く異なっている.

■文　献■
1) Fidler IJ, Kripke ML：Metastasis results from preexisting variant cells within a malignant tumor. Science 197：893-895, 1977.
2) 竹政伊知朗, 門田守人：ヒト癌の遺伝子発現プロファイル解析の現況と展望. 松原謙一編；ゲノム機能, 発現プロファイルとトランスクリプトーム, pp83-101, 中山書店, 東京, 2000.
3) Bernards R, Weinberg RA：A progression puzzle. Nature 418：823, 2002.
4) Ntzani EE, Ioannidis JP：Predictive ability of DNA microarrays for cancer outcomes and correlates: an empirical assessment. Lancet 362：1439-1444, 2003.
5) Liotta LA, Tryggvason K, Garbisa S, et al：Metastatic potential correlates with enzymatic degradation of basement membrane collagen. Nature 284：67-68, 1980.
6) 竹政伊知朗, 門田守人, 松原謙一：癌の悪性度とマイクロアレイ；遺伝子発現プロファイル解析. 消化器外科 24：1733-1739, 2001.
7) Liang P, Pardee AB：Differential display of eukaryotic messenger RNA by means of the polymerase chain reaction. Science 257：967-971, 1992.
8) Velculescu VE, Zhang L, Vogelstein B, et al：Serial analysis of gene expression. Science 270：

484 - 487, 1995.
9) Diatchenko L, Lau YF, Campbell AP, et al: Suppression subtractive hybridization; a method for generating differentially regulated or tissue-specific cDNA probes and libraries. Proc Natl Acad Sci USA 93: 6025 - 6030, 1996.
10) Lander ES, Linton LM, Birren B, et al: Initial sequencing and analysis of the human genome. Nature 409: 860 - 921, 2001.
11) Venter JC, Adams MD, Myers EW, et al: The sequence of the human genome. Science 291: 1304 - 1351, 2001.
12) 竹政伊知朗, 山崎 誠, 門田守人: DNAチップを用いた癌研究の現状と展望. Molecular Medicine (臨時増刊号 癌ゲノム学) 39: 54 - 65, 2002.
13) 竹政伊知朗, 門田守人: バイオインフォマティクスに基づく大腸癌の臨床ーDNAチップの解析手法と臨床応用ー. 医学のあゆみ 208: 694 - 695, 2004.
14) van't Veer LJ, Dai H, van de Vijver MJ, et al: Gene expression profiling predicts clinical outcome of breast cancer. Nature 415: 530 - 536, 2002.
15) van de Vijver MJ, He YD, van, t Veer LJ, et al: A gene-expression signature as a predictor of survival in breast cancer. N Engl J Med 347: 1999 - 2009, 2002.
16) Pomeroy SL, Tamayo P, Gaasenbeek M, et al: Prediction of central nervous system embryonal tumour outcome based on gene expression. Nature 415: 436 - 442, 2002.
17) Singh D, Febbo PG, Ross K, et al: Gene expression correlates of clinical prostate cancer behavior. Cancer Cell 1: 203 - 209, 2002.
18) Ramaswamy S, Ross KN, Lander ES, et al: A molecular signature of metastasis in primary solid tumors. Nat Genet 33: 49 - 54, 2003.
19) Kang Y, Siegel PM, Shu W, et al: A multigenic program mediating breast cancer metastasis to bone. Cancer Cell 3: 537 - 549, 2003.
20) Wang Y, Jatkoe T, Zhang Y, et al: Gene expression profiles and molecular markers to predict recurrence of Dukes' B colon cancer. J Clin Oncol 22: 1564 - 1571, 2004.
21) Takemasa, I, Higuchi H, Yamamoto H, et al: Construction of preferential cDNA microarray specialized for human colorectal carcinoma: molecular sketch of colorectal cancer. Biochem Biophys Res Commun 285: 1244 - 1249, 2001.
22) Hynes RO: Metastatic potential; generic predisposition of the primary tumor or rare, metastatic variants- or both? Cell 113: 821 - 823, 2003.
23) Michiels S, Koscielny S, Hill C: Prediction of cancer outcome with microarrays; a multiple random validation strategy. Lancet 365: 488 - 492, 2005.
24) 竹政伊知朗, 門田守人: 分子生物学と外科 (4) DNAチップによる癌の個別化診断・治療時代の到来. 外科治療 91: 485 - 491, 2004.

9. 網羅的遺伝子・タンパク解析
2）SAGE（Serial Analysis of Gene Expression）

大上　直秀　　伊藤　玲子**　　安井　弥*

▶▶▶ はじめに

癌の転移機構は極めて複雑である．進展経路として，血行性転移，リンパ行性転移，播種性転移がある．さらに要因を異にする，原発巣からの離脱，浸潤，脈管内侵入，運搬，脱出，転移巣での増殖の段階が含まれる．また癌の性状も個体間で異なっており，一個の癌病巣においても，細胞性状を異にする癌細胞が存在する．造腫瘍性はあるものの，転移しない癌細胞株もあり，癌細胞が転移能を獲得するためには，癌の発生に関わる原因とは別の変化が存在することが示唆されている．このような癌細胞の転移能を規定する新しい遺伝子を同定するため，転移能の異なる細胞間において，遺伝子発現異常の解析が進められてきた．その中でも，網羅的，包括的な遺伝子発現解析により，さまざまな転移関連遺伝子が抽出されている．網羅的遺伝子発現解析法には，cDNA マイクロアレイ，あるいはオリゴヌクレオチドアレイなどのアレイを用いた解析法が主流であるが，これに関しては前項のDNAマイクロアレイを参照されたい．本稿では，もう一つの網羅的遺伝子発現解析法である，Serial Analysis of Gene Expression（SAGE）法について述べる．

▶▶▶ I. SAGE 法の原理

SAGE法は，未知，既知にかかわらず遺伝子発現を何万という単位で網羅的に調べることが可能な方法として，1995年にVelculescuらによって開発された[1]．その概略は，mRNAのpoly A tailからみて，一番初めに出てくるCATGから下流10塩基（これをタグと定義している）をPCRで増幅後，いくつも直列に連結し，クローニングベクターに組み込み，シークエンスしてタグの出現頻度と種類を解析するものである．タグの配列はわずか10塩基であるが，この配列は個々の遺伝子で特異性が高いことが知られており，タグに対応する遺伝子を特定でき，さらに同じタグの個数を数えれば発現量が分かる．SAGE法の大きな利点としては，定量性が高いことがあげられる．cDNAマイクロアレイではスポットに使用するプローブにより，ハイブリダイゼーションの効率が異なり，同一遺伝子の発現でも，使用するマイクロアレイや施設間によりデータの違いが生じる．SAGE法ではタグの個数を

広島大学大学院医歯学総合研究科探索医科学分子病理学　*教授
**財団法人　放射線影響研究所放射線生物学／分子疫学部

基 礎 編

数え，それを発現量とするので，施設間のデータの違いは原理上なくなる．例えば，ある細胞で発現しているタグ（遺伝子）の数，種類をSAGE法を用いて一度プロファイリングすれば，他の細胞（遺伝子導入，薬剤処理したものなど）との比較はコンピューター上で容易に行うことができる．NCBIにはSAGEmapというwebサイトがあり（http://www.ncbi.nlm.nih.gov/SAGE/）[2]，さまざまなSAGEのデータが公開されている．少なくとも272の細胞や組織から得られたSAGEデータがデータベース化されており，これらのデータと直接的な比較も可能である．SAGE法のもう1つの利点として，未知遺伝子の発現解析も可能であることがあげられる．未知遺伝子のタグの配列から，対応する遺伝子をクローニングする方法（reverse SAGE法）も開発されている[3]．

▶▶▶ II. 大腸癌肝転移巣におけるSAGE解析

SAGE法はこのように優れた手法であるが，その実験手法は極めて煩雑であり，マイクロアレイと比較した場合，解析例が少ないのが現状である．とくに肝転移とその原発巣の遺伝子発現プロファイルを解析したのは，Sahaらが2001年に大腸癌の原発巣と肝転移巣を解析したもののみである[4]．肝転移巣からSAGE法で得られた17,324種類の遺伝子発現データと，大腸癌および非腫瘍部大腸粘膜のSAGEデータを比較した結果，144種類の遺伝子が肝転移巣で有意に発現が亢進していた．それらのうち，38種類の遺伝子について，多数例の非腫瘍部大腸粘膜，大腸癌，その肝転移巣を材料に，リアルタイムRT-PCR法で遺伝子発現を解析した結果，PRL-3が高頻度に肝転移巣で発現が亢進していた．RT-PCR, in situ hybridizationによる解析では，PRL-3の発現亢進は胃癌[5]のリンパ節転移陽性例で高頻度に認められ，転移リンパ節においてもPRL-3の発現が亢進することが報告されている．大腸癌[6]では，肝，肺転移陽性例で有意なPRL-3の発現亢進が見いだされている．以上の知見は，PRL-3は胃癌，大腸癌の転移と深く関連しており，胃癌，大腸癌において転移の予測マーカーになると同時に，分子標的治療のターゲット分子にもなる可能性を示唆している．詳しくは，本書基礎編のPRL-3の項を参照されたい．

▶▶▶ III. 胃癌リンパ節転移巣におけるSAGE解析

一方，転移形式は異なるものの，リンパ節転移巣についてはわれわれの解析例を含め，胃癌，乳癌を含む数例が報告されている．われわれは，原発性の胃癌4例（早期癌1例，進行癌3例）とそのリンパ節転移1例を材料に，SAGE法を用いて網羅的遺伝子発現解析を行った．合計で約10万クローンのシークエンスを行い，137,706タグが得られた．これらは38,903種類の遺伝子を含んでいた．このSAGEデータを相互に比較し，多数の浸潤転移関連遺伝子を抽出した[7]．原発巣のさまざまな癌細胞のうち，転移能を有する癌細胞がリンパ節に転移し，転移巣を形成するという考えから，原発巣のSAGEデータとリンパ節転移巣のSAGEデータを比較した結果，さまざまな遺伝子の発現の亢進，減弱が認められた（**表18**）．これらのうち，リンパ節転移巣で発現が亢進していた，SCAND1, RGS5, S100A11, RNPC2, APOEの5遺伝子について，別の44例の胃癌を材料にリアルタイムRT-PCR法で遺伝子発現を測定したところ，APOEの発現亢進が有意に腫瘍の深達度，リンパ節転移

9. 網羅的遺伝子・タンパク解析 − 2）SAGE（Serial Analysis of Gene Expression）

表18　胃癌における原発巣と転移リンパ節におけるSAGEデータの比較

転移リンパ節で発現が亢進していた遺伝子

Tag sequence	Tags per million P208T	Tags per million P208L	UniGene ID	Symbol	Description
ATCGGGCCCG	0	1105	Hs.274411	SCAND1	SCAN domain containing 1
TATGAGGGTA	0	975	Hs.24950	RGS5	regulator of G-protein signalling 5
CAGGCCCCAC	0	780	Hs.417004	S100A11	S100 calcium binding protein A11 (calgizzarin)
			Hs.145696	RNPC2	RNA-binding region (RNP1, RRM) containing 2
CGACCCCACG	0	780	Hs.169401	APOE	apolipoprotein E
GCCCAGGTCA	86	1560	Hs.10499	FLJ10815	hypothetical protein FLJ10815
TTAACCCCTC	86	1430	Hs.78224	RNASE1	ribonuclease, RNase A family, 1 (pancreatic)
			Hs.393660	H3F3B	H3 histone, family 3B (H3.3B)
CAAGCAGGAC	0	650	Hs.424551	P24B	integral type I protein
TAGAAAGGCA	0	650	Hs.457718	na LOC151103	
CTCGCGCTGG	0	585	Hs.25640	CLDN3	claudin 3
GCTGCTCCCT	0	585	Hs.343579	MRPL14	mitochondrial ribosomal protein L14

転移リンパ節で発現が減弱していた遺伝子

Tag sequence	Tags per million P208T	Tags per million P208L	UniGene ID	Symbol	Description
GCCAGGTTAC	4317	0	Hs.410026	BCL2L2	BCL2 - like 2
GCTTTCTCAC	3626	0			No match
GTCATAGCTG	3539	0	Hs.356502	RPLP1	ribosomal protein, large, P1
			Hs.75873	ZYX	zyxin
GGCCGCGTTC	3108	0	Hs.433427	RPS17	ribosomal protein S17
ACTAGTGTGT	2762	0	Hs.200481	FLJ11151	hypothetical protein FLJ11151
CAACTGGAGT	2417	0	Hs.166011	CTNND1	catenin (cadherin-associated protein), delta 1
			Hs.446065	CYP20A1	cytochrome P450, family 20, subfamily A, polypeptide 1
TGCACCACAG	2244	0	Hs.9534	SPC18	signal peptidase complex (18kD)
ACTGCCCTCA	2072	0	Hs.435676	LOC339290	hypothetical protein LOC339290
GGGGGAGTTT	1813	0			No match
GCATCTGTTT	1726	0	Hs.343667	ELOVL5	ELOVL family member 5, elongation of long chain fatty acids (FEN1/Elo2, SUR4/Elo3 - like, yeast)
			Hs.449273		na hypothetical gene supported by AK092445

の有無，ステージと相関していた．さらに，APOE（apolipoprotein E）の発現を免疫染色で解析した結果[8]，胃癌組織の間質における組織球でapolipoprotein Eの発現を認めたのに対し，非腫瘍部胃粘膜中の組織球ではapolipoprotein Eの発現は認められなかった．以上から，胃癌においては，apolipoprotein E陽性の組織球と胃癌細胞との間に，何らかの相互作

表 19　早期胃癌と進行胃癌の SAGE データの比較

進行胃癌で発現が亢進していた遺伝子

Tag sequence	Tags per million W226T	Tags per million W246T	UniGene ID	Symbol	Description
TCCCCGTAAA	22	559			no match
TCCCGTACAT	0	279			no match
AAAAGAGTGG	0	217	Hs.89436	CDH17	cadherin 17, LI cadherin (liver - intestine)
			Hs.99969	FUS	fusion, derived from t (12；16) malignant liposarcoma
CCAGAGAACT	0	217	Hs.356442	PRO1073	PRO1073 protein
AACCTCCCCA	0	186	Hs.137396		Sapiens cDNA FLJ36926 fis, clone BRACE2005196.
			Hs.232092		Sapiens cDNA FLJ30146 fis, clone BRACE2000256.
AATACTTTTG	0	186	Hs.356427	PAI - RBP1	PAI - 1 mRNA - binding protein
			Hs.179573	COL1A2	collagen, type I, alpha 2
TCCTATTAAG	22	372			no match
TGGAAATGAC	0	186	Hs.172928	COL1A1	collagen, type I, alpha 1
			Hs.193076	GRAP2	GRB2 - related adaptor protein 2
TCCCCGTACA	227	3325	Hs.2730	HNRPL	heterogeneous nuclear ribonucleoprotein L
			Hs.151734	NUTF2	nuclear transport factor 2
AAGTGAAACA	0	155	Hs.93659	ERP70	protein disulfide isomerase related protein (calcium - binding protein, intestinal - related)

進行胃癌で発現が減弱していた遺伝子

Tag sequence	Tags per million W226T	Tags per million W246T	UniGene ID	Symbol	Description
TCCATCGTCC	888	31			no match
CTAATTCTTT	273	0			no match
CTGTAAAAAA	478	31	Hs.180686	UBE3A	ubiquitin protein ligase E3A (human papilloma virus E6 - as sociated protein, Angelman syndrome)
			Hs.253601		Homo Sapiens transcribed sequences
TTGTAAAAAA	478	31	Hs.409965	PNN	pinin, desmosome associated protein
			Hs.458484	TRAG3	taxol resistance associated gene 3
TCTTTACTTG	227	0	Hs.439511	ARPC3	actin related protein 2/3 complex, subunit 3, 21kDa
			Hs.75372	NAGA	N - acetylgalactosaminidase, alpha-
CATTAAATTA	204	0			no match
TTTTAAAAAA	204	0	Hs.57940		na LOC346452
			Hs.389571	FLJ13782	hypothetical protein FLJ13782
GGCCCTACAA	387	31	Hs.180804		Homo sapiens, clone IMAGE：5755907, mRNA
TGAAGGATGC	182	0	Hs.180911	RPS4Y	ribosomal protein S4, Y - linked
			Hs.367761	RPS4Y2	ribosomal protein S4, Y - linked 2
TTGAAAGGTT	182	0	Hs.21293	UAP1	UDP - N - acetylglucosamine pyrophosphorylase 1

用が存在することが想定された．

　一方，早期胃癌と進行胃癌のSAGEデータの比較から，癌の進展に関連すると考えられる遺伝子を抽出した(表19)．これらのうち，進行胃癌で発現が亢進していた，CDH17，FUS，PAI‐RBP1，COL1A2，COL1A1，GRAP2，HNRPL，NUTF2，ERP70についても，別の44例の胃癌を材料にリアルタイムRT‐PCR法で遺伝子発現を測定した．その結果，CDH17の高発現は胃癌の深達度と，FUSの高発現はリンパ節転移と有意に相関していた．免疫染色で，94例の胃癌を材料にCDH17(Li‐cadherin)の発現を解析したところ[9]，63例(67%)がLi‐cadherin陽性であり，有意に腫瘍の深達度，ステージと関連していた．さらにLi‐cadherin陽性の胃癌は有意に予後不良であった．一方，Koら[10]は，胃癌においてCDH17のmRNAレベルの上昇は有意にリンパ節転移陽性であると報告している．以上から，Li‐cadherinは胃癌の浸潤，転移と深く関連していると想定され，今後の機能解析が重要と考えられる．

▶▶▶ IV．乳癌リンパ節転移巣におけるSAGE解析

　乳癌においては，Porterら[11]が正常乳腺上皮，上皮内癌，浸潤癌，転移リンパ節を材料にSAGE法で網羅的遺伝子発現解析を行っている．その結果，正常と癌部で多数の発現レベルの異なる遺伝子を同定した．しかしながら，上皮内癌，浸潤癌，転移リンパ節のSAGEデータは類似しており，それぞれで特徴的な発現の異常を示す遺伝子は認められなかったと報告している．以上から，乳癌においては，正常上皮細胞から上皮内癌に移行するときに多くの遺伝子発現異常が起こることが想定された．

▶▶▶ まとめ

　以上，肝転移・リンパ節転移に関するSAGE解析をまとめた．前述のように，転移臓器でSAGE解析が行われたのは，われわれの解析を含めわずか3報である．SAGE法は手法が煩雑であり，1例解析するのに，数ヵ月から半年程度はかかる．2日でデータの得られるcDNAマイクロアレイとは異なり，多検体の解析には向いていないということが最大の原因と考えられる．SAGE法は未知遺伝子の発現も解析可能であるため，マイクロアレイで検出しえなかった転移関連遺伝子を同定できる可能性もあり，今後，転移臓器でのSAGE法による網羅的遺伝子発現解析を行う必要がある．

■文　献■

1) Velculescu VE, Vogelstein B, Kinzler KW, et al：Serial analysis of gene expression. Science 270：484‐487, 1995.
2) Lal A, Lash AE, Altschul SF, et al：A public database for gene expression in human cancers. Cancer Res 59：5403‐5407, 1999.
3) Polyak K, Kinzler KW, Vogelstein B, et al：A model for p53‐induced apoptosis. Nature 389：300‐305, 1997.
4) Saha S, Bardelli A, Buckhaults P, et al：A phosphatase associated with metastasis of colorectal cancer. Science 294：1343‐1346, 2001.
5) Miskad UA, Semba S, Kato H, et al：Expression of PRL‐3 phosphatase in human gastric

carcinomas ; close correlation with invasion and metastasis. Pathobiology 71 : 176 - 184, 2004.
6) Kato H, Semba S, Miskad UA, et al:High expression of PRL-3 promotes cancer cell motility and liver metastasis in human colorectal cancer ; a predictive molecular marker of metachronous liver and lung metastases. Clin Cancer Res 10 : 7318 - 7328, 2004.
7) Oue N, Hamai Y, Yasui W, et al:Gene expression profile of gastric carcinoma;identification of genes and tags potentially involved in invasion, metastasis, and carcinogenesis by serial analysis of gene expression. Cancer Res 64 : 2397 - 2405, 2004.
8) Yasui W, Oue N, Ito R, et al : Search for new biomarkers of gastric cancer through serial analysis of gene expression and its clinical implications. Cancer Sci 95 : 385 - 392, 2004.
9) Ito R, Oue N, Yasui W, et al : Clinicopathological significant and prognostic influence of cadherin - 17 expression in gastric cancer. Virchows Arch, in press.
10) Ko S, Chu KM, Luk JM, et al:CDX2 co-localizes with liver-intestine cadherin in intestinal metaplasia and adenocarcinoma of the stomach. J Pathol 205 : 615 - 622, 2005.
11) Porter DA, Krop IE, Nasser S, et al : A SAGE (serial analysis of gene expression) view of breast tumor progression. Cancer Res 61 : 5697 - 5702, 2001.

臨 床 編

1. 診　　断
    1）腫瘍マーカー
    2）Ｃ　Ｔ
    3）Ｍ Ｒ Ｉ
    4）エ コ ー
    5）血管造影，血管造影下CT
    6）Ｐ Ｅ Ｔ
2. 治　　療
    1）手 術 療 法
    2）転移性肝癌に対するラジオ波焼灼療法
    3）転移性肝癌に対する凍結治療
    4）アイソトープ治療
    5）全身化学療法
    6）動注化学療法
    7）大腸癌肝転移に対する経皮的肝灌流化学療法
    8）免 疫 療 法
    9）抗体治療の現状
    10）集学的治療
    11）肝 移 植
3. 臓 器 別
    1）大 腸 癌
    2）胃　　癌
    3）膵　　癌
    4）膵内分泌腫瘍
    5）肝癌の肝内転移
    6）肺　　癌
    7）GIST・カルチノイド
    8）血液腫瘍，悪性リンパ腫
    9）食 道 癌
    10）泌尿器科癌
    11）婦 人 科 癌
    12）骨軟部腫瘍
    13）小 児 腫 瘍
    14）他臓器転移を伴う肝転移

1. 診　　　断
1）腫瘍マーカー

佐々木　茂　　篠村　恭久　　今井　浩三*

▶▶▶ はじめに

　今日の癌に対する研究の進歩は非常に大きなものであり，癌の肝転移に関するメカニズムの解明も大きな進歩がみられている．しかしながら，実際の臨床において，この研究成果が直接的な効果を発揮しているという段階までには至っていない．肝転移の制圧が現実のものとなれば，癌の診断・治療も次のステップに到達してくるものと思われる．
　一方，癌の転移は，それぞれの原発巣の特性を保持している場合が多いが，ときには形質変化を生じている場合がある．この点については，それぞれの癌種の特性によるものであり，その特性を理解することも重要である．
　この肝転移における腫瘍マーカーの意義としては，以下の2点が考えられる．一つは経過観察における指標としての意義，もう一つは原発臓器が不明な場合の，原発巣検索における意義である．とくに後者における腫瘍マーカーの意義は大きく，原発巣の診断の大きな根拠となりうることも多々経験される．
　本稿では，転移性肝癌のうち比較的多く経験される大腸癌，胃癌，膵・胆道癌などに関連した腫瘍マーカーを中心に概説したいと思う．現在，肝転移に特異的な腫瘍マーカーは存在しておらず，ここでは代表的な腫瘍マーカーの概説と肝転移を含めた進行期におけるそれら腫瘍マーカーの変化を述べたい．現在，転移に関連した種々の蛋白の発現や遺伝子の増幅などが報告され，今後の腫瘍マーカーの候補として名乗りを挙げてきているのが現状であるが，ここではなるべく臨床に即したものとなるよう，基本的に現在すでに汎用されている腫瘍マーカーを中心に述べたいと思う(**表1**)．

▶▶▶ I. 大　腸　癌

　大腸癌の腫瘍マーカーとしては，CEAおよびCA19-9があげられる．大腸癌におけるCEAの陽性率は40〜60％であり，CA19-9より高値である．しかし，CEA陰性例でCA19-9が陽性を示す場合もある．

札幌医科大学第一内科学教室　*学長

表1　主な腫瘍マーカー

癌腫	腫瘍マーカー	癌腫	腫瘍マーカー
大腸癌	CEA, CA19-9, CA50, CA724, NCC-ST-439		2, SPAN-1, SLX, NCC-ST-439
胃癌	CEA, CA19-9, STN, NCC-ST-439	肝癌	AFP, AFP-L3, PIVKA-II,
		乳癌	CEA, CA15-3, NCC-ST-439, ErbB-2
肺癌		子宮癌	
腺癌	CEA, SLX, CA19-9	頸癌	SCC, CEA, CA19-9, CA125
扁平上皮癌	SCC, CYFRA, CEA	体癌	CA125, CA19-9, CEA
小細胞癌	NSE, ProGRP	卵巣癌	CA125, CA130, CA72-4, STN,
膵癌・胆道癌	CA19-9, CEA, CA50, DUPAN-		CA19-9, SLX

1．CEA

1965年Goldらにより見いだされた胎児消化管粘膜と共通の抗原性を有する糖蛋白であり，内胚葉由来の消化管粘膜の癌化に際して特異的に出現することから，消化器癌を中心に代表的マーカーとして血清診断に広く応用されてきた．正常大腸粘膜でもCEA産生はあるが，管腔側に分泌されて血中に移行する量は，正常では微量であるのに対し，癌では血中に入りやすく，とくに肝転移や脈管浸潤などで著増する．しかしながら，リンパ管侵襲は陽性率に影響しないと報告されている．大腸癌では病期が進むほど高値となり，Kijimaらは大腸癌の肝転移に関してCEAよりさらにCEA mRNAの検出が肝転移の早期診断に有効であることを報告している[1)2)]．大腸癌以外では，胃癌，肺癌，乳癌，甲状腺癌などで陽性を示す．

2．CA19-9

CA19-9はヒト結腸・直腸癌細胞株SW1116を免疫原とするモノクローナル抗体NS19-9が認識する抗原で，抗原決定基はシアリルルイスAとされ，健常者では約20万の糖蛋白上，癌患者では分子量500万の巨大ムチン糖蛋白上に存在している．また，シアリルルイスA抗原はE-セレクチンのリガンドの一つと考えられており，転移との関連が示唆されている．組織分布は膵管，胆嚢，胆管，胃，気管支，唾液腺，前立腺，結腸，直腸などの上皮細胞上に分布するが，膵管，胆嚢，胆管に多く発現し，これらの癌で高い陽性率を示す．早期癌での陽性率は低く，むしろ再発のモニターに使用される．大腸癌以外では，胃癌，肺癌，膵癌，胆道癌などで陽性を示す．このCA19-9について，ルイス血液型抗原(Le[a])陰性者（日本人では5～10％）では陰性となることに注意が必要である．

その他の一般的な大腸癌の腫瘍マーカーとしては，CA50，CA72-4，DUPAN-2，SPAN-1，TPAなどがあげられるが，それらはCEAやCA19-9が陰性の場合に用いられることが多い．

▶▶▶ II. 胃　　癌

胃癌に関して，特異性，感度ともに優れた腫瘍マーカーは残念ながら存在していない．一般的には，大腸癌の腫瘍マーカーとほぼ同じマーカーが用いられている．

1. CEA

CEAについては，陽性率は30〜50%と報告され，肝転移例では70〜80%と報告されている．CEAの高値例(20.0 ng/ml以上)は肝転移，リンパ節転移例に多いといわれている．また，比較的緩徐な増加は局所再発，急激な増加は肝転移例に多いといわれている．さらに肝転移のうち，片葉に比べて両葉の転移では陽性率が高い(38% vs 60%, $p = 0.045$)という報告もみられる[3]．

2. CA19-9

CA19-9も胃癌に対してよく用いられる腫瘍マーカーであるが，肝転移例の陽性率は35〜60%であり，CEAの陽性率よりやや低下する結果が報告されている．しかしながら，一般的に胃癌の進行癌に対してはCEAよりもCA19-9，SPAN-1などのシアリルLe^{a}グループやCA72-4などのシアリルLe^{x}グループの陽性率が高く，予後との相関も高いと報告されている．

3. CA72-4

乳癌の肝転移細胞膜成分分画を免疫原とするモノクローナル抗体B72.3を作成し，これと反応する抗原TAG72の精製抗原を免疫原としてモノクローナル抗体CC49を作成し，これらの両抗体により測定される腫瘍マーカーがCA72-4である．対応抗原は血清型糖鎖抗原ファミリーに属し，エピトープはそれぞれシアリルTn抗原とT抗原にシアル酸がついたものとされている．Tn抗原のシアリル化が癌化に伴って増えるため上昇する．胃癌において，CA72-4は肝転移例で有意に増加することが報告されるとともに，予後決定因子として年齢，進行度，そしてCA72-4が有意な因子であることが報告されている[4]．

▶▶▶ III. 膵・胆道癌

いずれも予後不良の疾患であり，腫瘍マーカーの意義は小さいのが現状である．腫瘍マーカーとしてはCEA，CA19-9がやはり代表格であり，このほかにSPAN-1やDUPAN-2などがあげられる．

1. CEA

CEAについては，膵癌での陽性率が約40%程度，胆道癌では35〜60%であるが，膵癌ではCEA異常値を示した症例の切除率が38.4%に対し，正常値であった場合にも切除率は52%であり，有用性は低いものとなっている．

2. CA19-9

CA19-9については，陽性率は膵癌では70〜80%であり，胆道癌では約65%となっている．CEAに比較して，病期と相関しているという報告も存在するが，一定の見解とはなっていない．

胆道癌においては，局所再発の27%，肝転移の28%の症例で，CTなどの画像診断に先行してCEAまたはCA19-9の再増加がみられたと報告され，治療後の経過観察において

肝転移の早期発見に用いることの有用性が報告されている．

3．SPAN-1
ヒト膵癌細胞株 SW1990 を免疫原とするモノクローナル抗体を認識する抗原で，膵癌細胞膜および分泌物中に存在する．膵癌では約 80％，胆道癌では約 70％と報告されている．

4．DUPAN-2
ヒト膵癌細胞株 HPAF-1 を免疫原として得られた DUPAN-1 から DUPAN-5 の 5 種のモノクローナル抗体のなかの DUPAN-2 により認識される抗原であり，多様な分子量を有するムチン様糖蛋白と考えられている．ルイス抗原陰性者でも使用でき，これらの場合，有用性が非常に高くなっている．膵癌では約 60％，胆道癌では約 35％という陽性率が報告されている．

▶▶▶ IV．肝癌肝内転移

肝癌に対する腫瘍マーカーとして，臓器特異性が非常に高い AFP，PIVKA-II，AFP 分画があげられる．

1．AFP
胎児特異的蛋白として発見された AFP は，1963 年 Abelev らにより肝細胞癌患者の血清で増加することが報告され，以後，肝細胞癌の診断に欠かせない腫瘍マーカーとなっており，臓器特異性が高い．肝細胞癌における陽性率は 62％と報告されているが，残念ながら肝内転移に特異的に増加するという報告はみられない．

2．AFP-L3 分画
AFP は複合型糖蛋白であり，この糖鎖構造の解析から産生腫瘍により糖鎖構造の異なる亜分画の存在が知られるようになった．その相違をレクチンとの親和性により分画することができる．レンズマメレクチンを用いて電気泳動すると，L1〜L3 の 3 分画に細分され，L3 分画の増加が肝細胞癌において特徴的であることが報告された．一般的に AFP-L3 陽性例は肝細胞癌のなかでも生物学的悪性度が高く，とくに中〜低分化癌で高値を示すことが多く，多発再発，門脈侵襲を生じることが多いと報告されている[5]．

3．PIVKA-II
プロトロンビンの異性体で，その産生機序は明確ではないが，ビタミン K 欠乏時に肝細胞や肝細胞癌で産生される．AFP と相補的であり相関は低い．AFP 陰性の肝細胞癌の半数で陽性となる．一般的に腫瘍径が大きい，単発より多発，高分化より中・低分化型で高く，さらに門脈腫瘍栓を伴うことが多いなどといった進行程度とよく相関するといわれている[6]．

▶▶▶ V. 乳　　癌

CA15-3，CEA，ErbB-2などがあげられ，転移例で高値となることが報告されている．

1．CEA
乳頭分泌液中のCEAは，触知不能乳癌に対して感度73％，特異度91％であり，高い診断効率が示され，これは分泌液の細胞診よりも高い診断効率を示していると報告されている．肝転移との明らかな相関は示されていない．

2．CA15-3
CA15-3は，乳脂肪球膜抗原に対するモノクローナル抗体115-D8と肝転移した乳癌の細胞膜から作成したモノクローナル抗体DF-3の双方の抗体に反応する抗原であり，再発乳癌の診断・経過観察において高い有用性が報告されている．さらに，局所再発・リンパ節転移に対する陽性率は低いが，肝転移例では陽性率がとくに高いことが報告されている[7]．

3．ErbB-2
ErbB-2はレセプター型のチロシンキナーゼであり，膜貫通型の増殖因子受容体である．現在のところ，明らかなリガンドは同定されていない．乳癌，胃癌，大腸癌などで高発現されていることが知られ，乳癌では悪性度と相関することが報告されている．とくに，ErbB-2陽性乳癌患者では，再発の早期診断に有効性が高いと報告されている[8]．

ほかに，NCC-ST-439，BCA225などが用いられるが，とくにNCC-ST-439については乳癌に対する特異性が高いといわれている．

▶▶▶ VI. 肺　　癌

肺癌においては，CEA，SLX，SCC，CYFRA，NSE，ProGRPなどが代表的な腫瘍マーカーとしてあげられる．このうち，CEAとSLXは腺癌，SCCとCYFRAは扁平上皮癌，NSEとProGRPは小細胞癌に特異性がある．そのほか，大細胞癌ではNSEやProGRPが有用な場合もある．このうち，CEAに関して，術前に手術可能と診断された場合にも，CEA高値の場合，遠隔転移やリンパ節転移が70％以上に認められたという報告もある[9]．

1．SCC
SCCは1977年に加藤らにより子宮頸部扁平上皮癌から精製された蛋白質であり，一般に扁平上皮の存在する部位に広範な重症疾患が存在すれば，血中濃度は上昇するため各種臓器の扁平上皮癌で上昇する．早期癌での陽性率は低く，高値を示す場合，転移などの病期進展例が多い傾向がある．

2．CYFRA

サイトケラチンの部分抗原で，肺扁平上皮癌に特異的に高い陽性率を示す．比較的早期の段階から陽性を示すことが特徴とされている．

3．NSE

解糖系酵素エノラーゼのアイソザイムで，神経細胞と軸索突起に特異的に存在している．神経内分泌腫瘍の性格をもつ肺小細胞癌で増加する．

4．ProGRP

ProGRPは神経内分泌細胞で作られるガストリン放出ペプチド（GRP）の前駆体の一部分であり，神経内分泌腫瘍のマーカーとなっており肺小細胞癌で増加する．NSEより増減幅が大きく，経過観察には適している．

▶▶▶ VII．婦人科癌

子宮頸癌，体癌では，早期診断に関して有用な腫瘍マーカーは残念ながら存在していない．子宮頸癌では扁平上皮癌のマーカーであるSCC，子宮体癌では進行癌で一部にCA125やCA19-9が陽性となる．また，卵巣癌ではCA125，CA130，CA72-4，CA19-9，SLXなどがあげられるが，多彩な組織型がある卵巣癌においては，すべての組織型に有用なマーカーは存在していない．

CA125

CA125は，Bastらがヒト卵巣漿液性囊胞腺癌の腹水細胞培養系を免疫原とするモノクローナル抗体OC125により認識される抗原で，上皮性卵巣癌患者血清中では高濃度，高頻度に存在することから，卵巣癌の腫瘍マーカーとして用いられている．子宮癌において，リンパ節転移，子宮外進展，脈管侵襲などではCA125が高値になると報告されている．

▶▶▶ おわりに

現在，残念ながら肝転移に特異的な腫瘍マーカーは存在していない．一方，肝転移に関連する遺伝子や蛋白の探索・同定が急速に進んでいる．これらの知見をもとに肝転移の早期診断に有用な新しい腫瘍マーカーが用いられる日が遠からず訪れることが想定される．

■文　献■

1) Kijima M, Togo S, Ichikawa Y, et al：Clinical significance of serum CEA protein and CEA mRNA after resection of colorectal liver metastasis. Anticancer Res 25：1327-1332, 2005.
2) Miura M, Ichikawa Y, Tanaka K, et al：Real-time PCR (TaqMan PCR) quantification of carcinoembryonic antigen (CEA) mRNA in the peripheral blood of colorectal cancer patients. Anticancer Res 23：1271-1276, 2003.
3) Kwok CM, Wu CW, Lo SS, et al：Survival of gastric cancer with concomitant liver metastasis. Hepatogastroenterology 51：1527-1530, 2004.
4) Gasper MJ, Arribas I, Coca MC, et al：Prognostic value of carcinoembryonic antigen, CA19-

9 and CA72-4 in gastric carcinoma, Tumor Biol 22：318-322, 2001.
5）Yamashita F, Tanaka M, Satomura S, et al：Prognostic siginificance of Lens culinaris agglutinin A-reactive alpha-fetoprotein in small hepatpcellular carcinomas. Gastroenterology 111：996-1001, 1996.
6）Koike Y, Shiratori Y, Sato S, et al：Des-gamma-carboxy prothrombin as a useful predisposing factor for the development of portal venous invasion in patients with hepatocellular carcinoma; a prospective analysis of 227 patients. Cancer 91：561-569, 2001.
7）稲治英生, 山本　仁, 小山博記：5. 乳癌. 第3章　腫瘍マーカーの臨床への応用. 腫瘍マーカーの新展開－分子レベルの最新知見と病理. 臨床応用の現状－. 病理と臨床　8（臨時増刊）：300-305, 1990.
8）菅野康吉：25. 癌診断学. 6. 腫瘍マーカー. 臨床腫瘍学, 第3版, pp495-502, 癌と化学療法社, 東京, 2003.
9）波戸岡俊三, 光富徹也：腫瘍マーカー. 肺癌診療ハンドブック, 第2版（仁井谷久暢ほか編）, pp60-65, 中外医学社, 東京, 2001.

臨床編

1. 診 断
2) CT

小林 聡　松井 修*

▶▶▶ I. 肝転移診断における CT の位置づけ

　CT は，既知の原発巣を有する症例に対する治療方針決定目的の全身検索の一翼を担う．最近では PET による転移巣検索も行われるが，多くの施設ではいまだ CT を主体に検索が行われている．また，CT は治療効果判定，術後再発のチェックなどにも使用されている．原発巣・転移巣の評価いずれの場合も，ヨード造影剤の使用により情報量が増すことから経静脈性造影 CT が行われる場合が多い．
　CT は，客観性を有する最も簡便な検査法と言えるが，肝転移の検出能に限ると，造影 MRI，とくに網内系をターゲットとする造影剤を用いた MRI に比べて劣るという報告があり，注意を要する[1]．
　一方で，血管造影時に動脈から造影剤を注入しながら肝臓の撮影を行う動注 CT は，偽病変出現の問題はあるが病変の検出能には非常に優れるという特徴を有するため，術前の肝精査には非常に有用である[2]．

▶▶▶ II. 肝転移 CT 所見

　多くの場合，肝転移は単純 CT で等〜低濃度の腫瘍として描出されるが，石灰化や出血が存在する場合には高濃度を呈することがある．
　特徴的所見を伴わない場合，単純 CT では腫瘍性病変の質的診断は困難な場合が多いが，既知の原発巣を有する症例の経過観察 CT で，肝内に腫瘍性病変が新たに出現した場合には，肝転移と考えるのが妥当であろう．多くの肝転移は乏血性であり，造影 CT では造影早期には辺縁部を中心としたリング状の濃染を呈する場合が多く，造影後期には周囲肝よりやや低濃度の腫瘍として描出される場合が多い(図1 a〜c)．
　このような造影パターンは非特異的であり，肝内胆管癌，炎症性偽腫瘍，内部変性を伴う血管腫や硬化性血管腫などでも類似所見を呈することがある．

金沢大学大学院医学系研究科血管病態制御学（経血管診療学）講座　*教授

1. 診　　断－2）CT

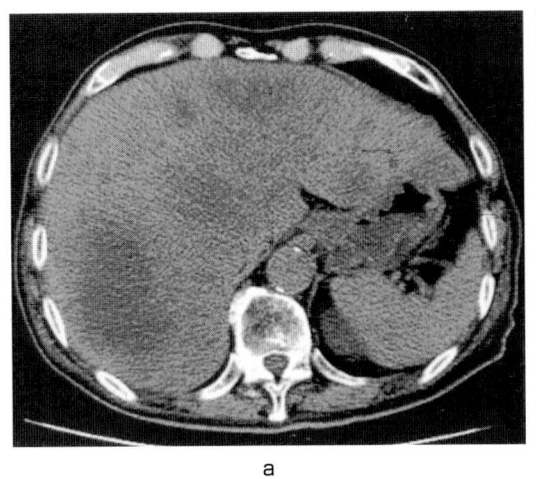

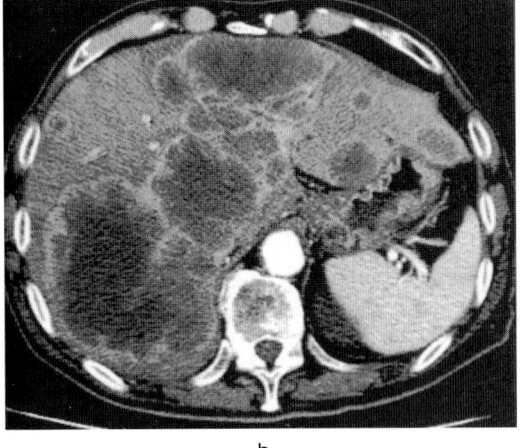

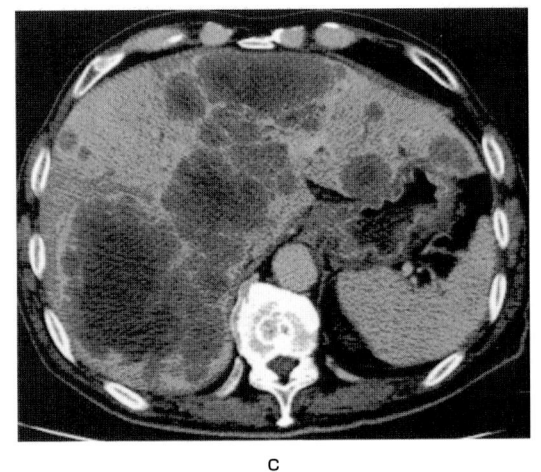

図1　大腸癌肝転移のCT
a. 単純CTでは，肝転移は周囲肝より軽度低吸収の腫瘤として描出される．
b. 造影CT早期相（ダイナミックCT）では，腫瘤の辺縁を中心にリング様の濃染を呈する．
c. 造影後CT（平衡相）では，転移巣は周囲肝より低吸収な腫瘤として認識される場合が多い．

▶▶▶ III. 肝転移CT所見からの原発巣推定

　肝腫瘤が最初に発見され，全身検索が未試行である場合，画像所見から原発巣を推定することは容易ではない．肝転移の画像所見は，原発臓器の違いではなく，むしろ原発巣の組織型の違いを反映して種々の所見を呈する．したがって，CT所見から原発巣を正確に判断することは困難に近いが，原発巣の組織型を推定することはある程度可能である．
　以下，肝転移から転移巣の組織型や原発臓器の推定が可能となるような特徴的CT所見に関して，形態学的特徴および造影パターンの特徴に大別して列挙する．

1．形態学的特徴からの原発巣推定
1）粘液変性
　原発巣が大腸癌，胃癌，乳癌，卵巣癌などで，とくに粘液産生性が強いタイプの腫瘍である場合，肝転移巣でも粘液産生がみられ，画像が修飾される．この場合，単純CTでは

著明な低吸収で一見，囊胞様だが，造影後期では転移巣内の間質が染まりを呈する特徴を有する[3]．

2）囊胞形成

肺癌や食道癌などの扁平上皮癌の肝転移では囊胞変性をきたす頻度が高く，GISTの肝転移においても囊胞様所見を呈する場合がある．なお，卵巣癌の肝転移においては短期間に急速に囊胞形成を呈する場合があり注意を要する[4]．

これら以外でも，転移巣のサイズが大きい場合は，中心壊死をきたし，造影CTで内部の染まりが乏しい囊胞様の所見を呈する場合がある[5]．

3）石灰化

前出の粘液産生性の腫瘍の転移巣において腫瘍内に石灰化を呈する場合がある．また，甲状腺癌，骨肉腫なども肝転移巣に石灰化を生じる場合がある．

4）グリソン鞘浸潤

胆道系の悪性腫瘍や胃未分化癌の肝転移では，血行性転移以外に，リンパ行性肝転移を生じる場合がある．この際にはグリソンに沿ってリンパ管に浸潤する進展形式をとり，腫瘍形成が不明瞭な場合もある[6]．

5）門脈腫瘍栓

門脈腫瘍栓は，進行した肝細胞癌で観察される場合が多いが，肝転移でも稀に認められる．転移の場合は，大腸癌や胃癌などの消化器癌からの肝転移で門脈腫瘍栓を認めることが多く，とくに胃癌の場合はAFP産生性腫瘍で多い傾向がある[7,8]．

6）癌臍形成など

線維成分の多い腺癌が肝表近くに存在する場合には癌臍を生じ，画像上肝表のへこみとして捉えることができる．一方，平滑筋肉腫やカルチノイド腫瘍の肝表付近の転移では辺縁が平滑で球状ないし外に凸の形をとることが多い．

7）特徴的病変分布を呈するもの

胆囊癌の肝転移は胆囊床部にまず出現する場合がある[9]．これは，胆囊静脈が胆囊床部の肝類洞へ流入しているためである．また，類上皮性血管内皮腫は肝臓の被膜直下から広がるようにして進展する特異な進展形態をとりやすい[10]．

8）播種性転移

卵巣癌の腹膜播種が肝に及んだ場合は，肝表に多発する腫瘍が生じ，特徴的な形態を呈する場合がある．

2．造影パターンによる原発巣推定

ダイナミックCTを行うことにより，肝腫瘍のvascularityの評価が可能である．大部分の消化器癌，乳癌，悪性黒色腫など，多くの肝転移は乏血性で，動脈相造影画像では濃染を呈さない場合が多い．しかし，原発巣が多血性である腎細胞癌，悪性褐色細胞腫，メラノーマ，カルチノイド，平滑筋肉腫，悪性膵島細胞腫，甲状腺髄様癌などでは肝転移も多血性を呈する場合が多い（図2）．このような場合も腫瘍が増大し，広範な壊死を生じた場合には乏血性を呈する．

典型的な腺癌の肝転移で，腫瘍の辺縁部にはviableな腫瘍細胞が豊富で，内部には線維性間質が豊富な構造をとる場合には，造影CT早期相でviableな腫瘍が多い辺縁部がリング

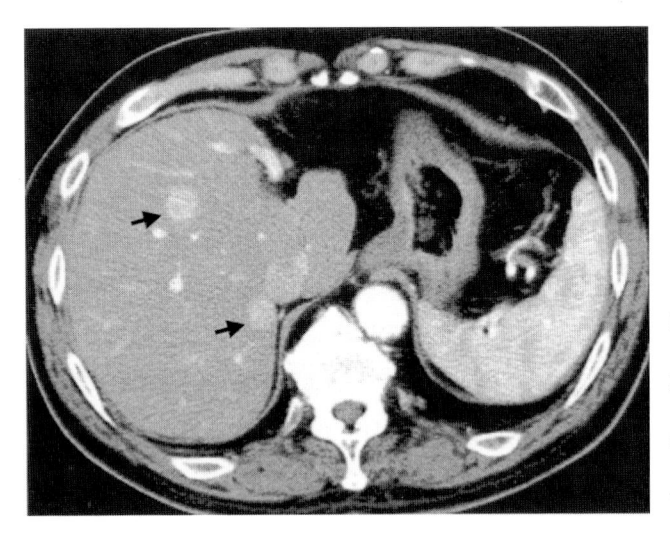

図2 カルチノイド肝転移の CT
造影 CT 早期相（ダイナミック CT）にて早期濃染を呈する腫瘤を認める（矢印）。カルチノイドの肝転移である。このような多血性肝転移は、肝細胞癌や限局性結節性過形成のような肝細胞性の多血性腫瘍と誤らないようにする必要がある。

状に造影され，内部は造影されないが，造影後，時間が経過した晩期相では線維性間質にしみ出した造影剤のために内部が染まりを呈する delayed enhancement を呈する[11]。

▶▶▶ おわりに

肝転移の診断における CT の現状，および CT 画像から転移巣の組織型や原発臓器を推定するために役立つ特徴的所見に関して解説した．

■文　献■

1) Fretz CJ, Stark DD, Metz CE, et al：Detection of hepatic metastases；comparison of contrast-enhanced CT, unenhanced MR imaging, and iron oxide-enhanced MR imaging. AJR 155：763-770, 1990.
2) Matsui O, Takashima T, Kadoya M, et al：Dynamic computed tomography during arterial portography；the most sensitive examination for small hepatocellular carcinomas. J Comput Assist Tomogr 9：19-24, 1985.
3) Hayashi M, Matsui O, Ueda K, et al：Imaging findings of mucinous type of cholangiocellular carcinoma. J Comput Assist Tomogr 20：386-389, 1996.
4) Tang Y, Yamashita Y, Ogata I, et al：Metastatic liver tumor from cystic ovarian carcinomas；CT and MRI appearance. Radiat Med 17：265-270, 1999.
5) Kokubo T, Itai Y, Nagao T：Intrahepatic cholangiocarcinoma with cystic formation. Radiat Med 8：219-221, 1990.
6) Itoh T, Kanaoka M, Obara A, et al：Lymphangiosis carcinomatosis of the liver. Acta Pathol Jpn 38：751-758, 1998.
7) 宮山士朗，松井　修，松岡利彦ほか：転移性肝癌の CT, MRI, CTAP 所見．肝胆膵 33：215-221, 1996.
8) Araki T, Suda K, Sekikawa T, et al：Portal venous tumor thrombosis associated with gastric adenocarcinoma. Radiology 174：811-814, 1990.
9) Endo I, Shimada H, Takimoto A, et al：Microscopic liver metastasis；prognostic factor for patients with pT2 gallbladder carcinoma. World J Surg 28：692-696, 2004.
10) Mermuys K, Vanhoenacker PK, Roskams T, et al：Epithelioid hemangioendothelioma of the liver；radiologic-pathologic correlation. Abdom Imaging 29：221-223, 2004.
11) Yoshikawa J, Matsui O, Kadoya M, et al：Delayed enhancement of fibrotic areas in hepatic masses；CT-pathologic correlation. J Comput Assist Tomogr 16：206-211, 1992.

臨床編

1. 診　　　断
3）M R I

金　東石　　村上　卓道*　　中村　仁信**

▶▶▶ はじめに

　肝腫瘍の診断におけるMRIの役割は，病変の検出・質的診断・ひろがり診断である．肝転移の診断法としては，超音波，CT，MRIが用いられてきたが，最近ではpositron emission tomography(PET)も臨床的に重要な位置を占めるようになってきた．ここではMRIによる肝転移の診断と，その他のモダリティとの使い分けについて述べる．

▶▶▶ I. 非造影MRI

　非造影MRIとしては，通常T1強調像とT2強調像が撮影される．これらのT1・T2強調像は，以前はスピンエコー法で撮影されていたが，最近ではT1強調像は呼吸停止のグラディエントエコー法，T2強調像は呼吸同期あるいは呼吸停止の高速スピンエコー法が用いられることが多い．そのほかにエコープラナー法による拡散強調像やstedy state gradient echo法などを撮影している施設もある．これらの撮像シークエンス・撮影法は，メーカー・MR機種・施設によりさまざまであり，それがMRIを複雑なものと感じさせる要因の一つである．

　転移性肝腫瘍は，一般的にT1強調像で低信号，T2強調像で高信号に描出される．肝転移はその組織型により異なった画像所見を呈するが，T2強調像で中等度の高信号を呈することが多い(図3)．このT2強調像における信号強度が，T2強調像で著明な高信号を呈する嚢胞や血管腫などの良性病変との鑑別に重要である．しかし，粘液癌の転移は，T2強調像で著明な高信号を呈するために血管腫との鑑別に，また卵巣癌や甲状腺癌の転移は嚢胞状を呈することがあり，嚢胞との鑑別に注意を要する．肝腫瘍の質的診断のためには，次に述べる細胞外液性ガドリニウム造影剤を用いた造影を行うべきである．

▶▶▶ II. 細胞外液性ガドリニウム造影MRI

　細胞外液性ガドリニウム造影剤は，尿路血管用ヨード造影剤と同様に血中・細胞外液に分

大阪大学大学院医学系研究科放射線統合医学（放射線医学）講座　*助教授　**教授

布し，尿中に排泄される．この細胞外液性ガドリニウム造影MR検査法としては，造影剤を緩徐に注入した後に撮影するいわゆる造影MRIと，造影前および注入直後の動脈相から経時的に撮影するダイナミックスタディがあるが，前者のいわゆる造影MRIによる情報量は乏しく，現在ではまず行われないため，後者のダイナミックスタディについて述べる．

転移性肝腫瘍の検出について，細胞外液性ガドリニウム造影MRIは非造影MRIに勝ることはないと報告されている[1)-3)]．肝転移の検出には超常磁性酸化鉄造影剤(superpara-magenetic iron oxide；SPIO)などの肝特異性造影剤を用いたほうが，ガドリニウム造影剤を用いるよりも有用である[3)]．しかし，肝腫瘍の質的診断については，ガドリニウム造影剤によるダイナミックMRIは有用である．ダイナミックMRIで嚢胞は造影されず，血管腫は早期に辺縁部に球状の造影がみられ，後期には造影が中心に広がっていく[4)]．転移性肝腫瘍の造影パターンは原発腫瘍によって異なり，組織型によりさまざまである(**図3，4**)．臨床上多くみられるのは，動脈相での造影効果が弱いhypovascularな肝転移であり，大部分の肝転移はhypovascularであり，その代表例が消化管癌の転移(**図3**)である．肝転移では，

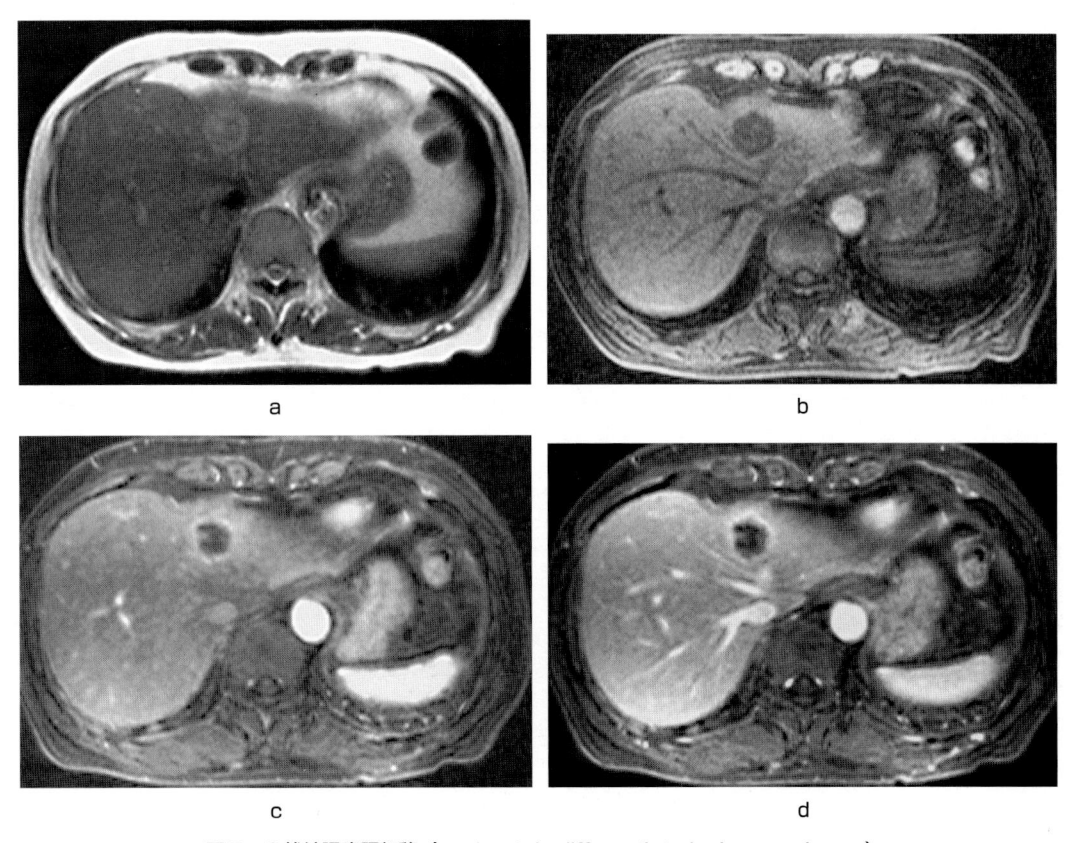

図3 S状結腸癌肝転移（moderately differentiated adenocarcinoma）
a. T2強調HASTE MR像：肝左葉に中等度の高信号を呈する結節を認める（矢印）．
b. 脂肪抑制T1強調グラディエントエコーMR像：結節は低信号を呈する．
c. 細胞外液性ガドリニウム造影剤によるダイナミックスタディの動脈相：結節の辺縁部のみが濃染し，hypovascularである．
d. ダイナミックスタディの門脈相：動脈相と同様に結節の辺縁部のみが濃染している．

臨床編

a
b
c
d
e

図4 直腸癌肝転移 (moderately differentiated adenocarcinoma)
a. 脂肪抑制呼吸同期ファストスピンエコー T2 強調 MR 像：肝右葉に中心部の壊死部が著明な高信号を示すが，全体的には中等度の高信号を示す結節を認める(矢印)．
b. T1 強調グラディエントエコー MR 像：結節は低信号を示す．
c. 細胞外液性ガドリニウム造影剤によるダイナミックスタディの造影前：結節は低信号を示す．
d. ダイナミックスタディの動脈相：結節は中心部の壊死部を残して，肝実質より強く造影されており，hypervascular である．
e. ダイナミックスタディの門脈相：結節は肝実質と等信号になっているが，辺縁部に高信号帯がみられ，肝細胞癌でみられる被膜様である．画像的には肝細胞癌との鑑別は困難である．

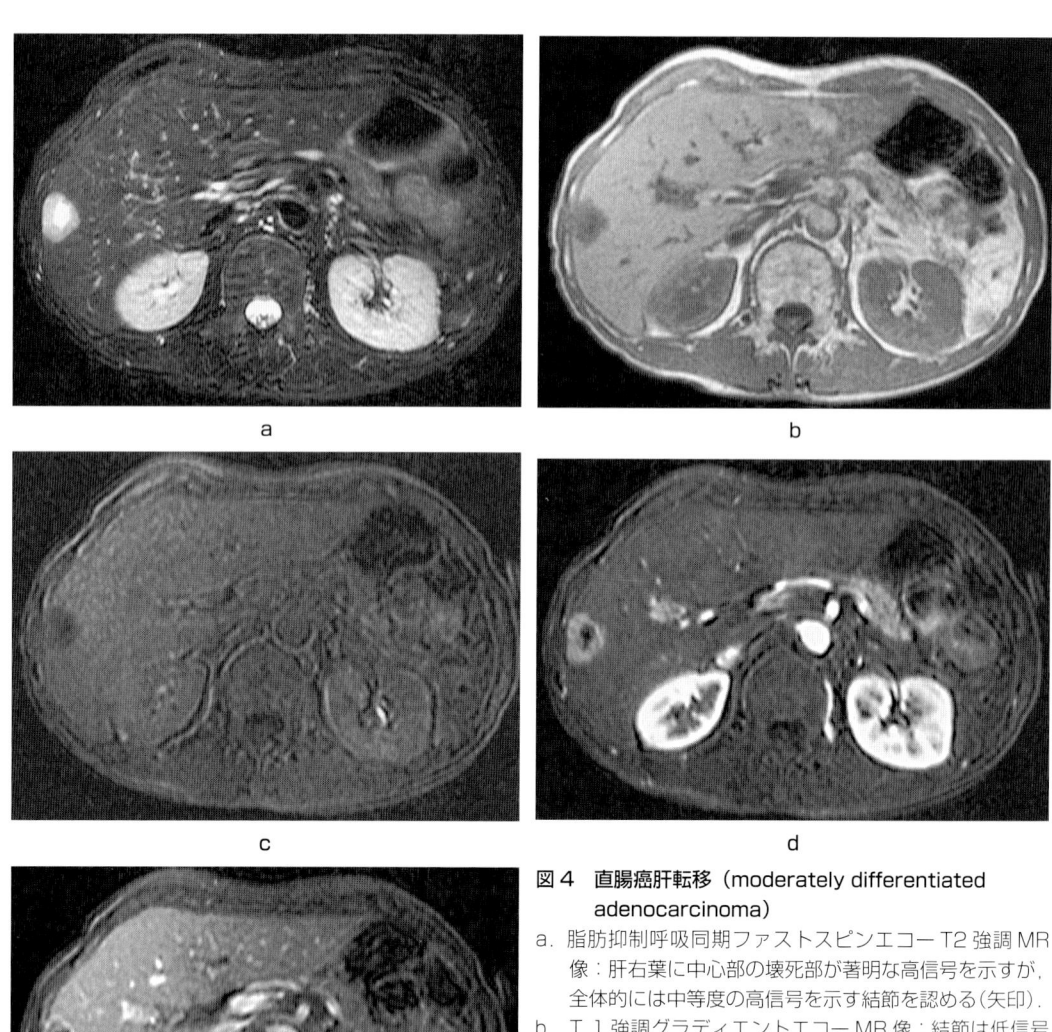

辺縁部が厚く層状に造影されることが多い．原発腫瘍が hypervascular であれば，肝転移も動脈相で肝実質よりも強く造影される hypervascular のパターンを示すことが多く，hypervascular な肝転移を示すものとしてはカルチノイド，膵島細胞腫，膵腺胞細胞癌，腎癌，乳癌，悪性黒色腫，甲状腺癌などが知られている．しかし，胃癌や大腸癌でも hypervascular な肝転移を示すことがある(図4)．Hypervascular な肝転移は，限局性結節性過形成，肝

腺腫，肝細胞癌などのhypervascularな原発性肝腫瘍との鑑別が問題となる．限局性結節性過形成では，中心瘢痕，SPIO造影剤の取り込みが特徴的で，肝腺腫は腫瘍内出血が多いことなどが特徴的である．肝細胞癌は被膜やnodule‐in‐nodule appearance，モザイク状の形態，後期相で造影剤のwashoutにより肝実質よりも腫瘍が低信号を呈することが画像診断上の特徴である．しかし，hypervasculraな腫瘍の鑑別は画像のみでは難しいことも多く（図4），肝細胞癌のリスクであるウィルス性肝炎，腫瘍マーカーを参考にして総合的に鑑別すべきである．

原発腫瘍が判明している場合には，転移性肝腫瘍の造影パターンは予測できる．肝腫瘍が発見され，それが良性肝病変，原発性肝腫瘍の画像パターンに合致しない場合には，転移性肝腫瘍の可能性を考えて原発腫瘍を探す必要がある．

▶▶▶ III. SPIO造影 MRI

SPIO造影剤は，肝類洞壁に存在するKupffer細胞に貪食され，T2*強調画像・T2強調画像で肝の信号低下を生じ，Kupffer細胞を持たない悪性腫瘍は信号低下が生じず，悪性腫瘍と肝のコントラストを増強することにより，腫瘍の検出能を向上させる（図5，6）．

SPIO造影剤は腫瘍の検出に用いられるが，SPIO造影後のT1強調グラディエントで腫瘍周囲にみられるリング状の高信号が悪性を示唆する所見であることが知られている（図5）[5]．また，SPIOはT1短縮効果を持っており，最短のTE（2msec以下）で撮影したT1強調像で腫瘍の造影効果を見ることができ，造影される血管腫は高信号あるいは等信号，造影されない転移性肝腫瘍は低信号になることが多く，血管腫と転移性肝腫瘍との鑑別も可能である[6]．

SPIO造影MRIによる転移性肝腫瘍の検出能については，SPIO造影MRIは非造影MRI

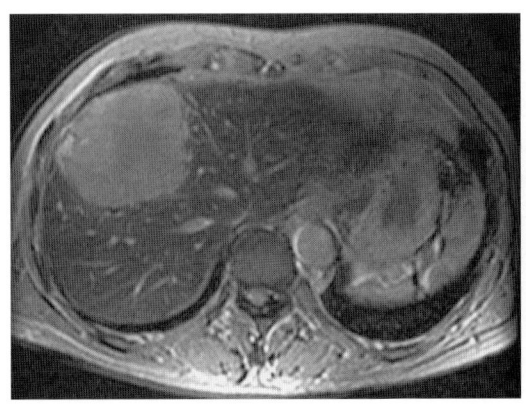

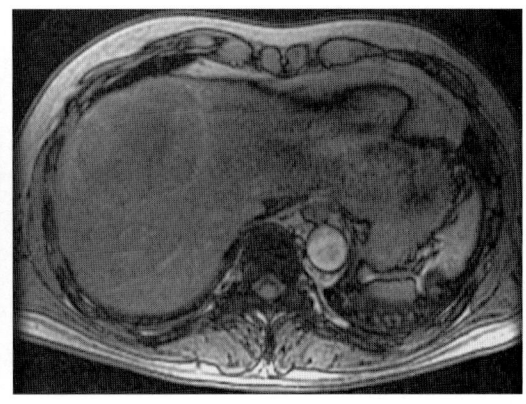

図5 パラガングリオーマ肝転移
a．SPIO造影後 long TE（TE = 9msec）グラディエントエコーMR像：肝実質は低信号化し，腫瘍とのコントラストが高い．
b．SPIO造影後T1強調（TE = 4msec）グラディエントMR像：腫瘍と肝実質の境界に高信号帯がみられる．

臨床編

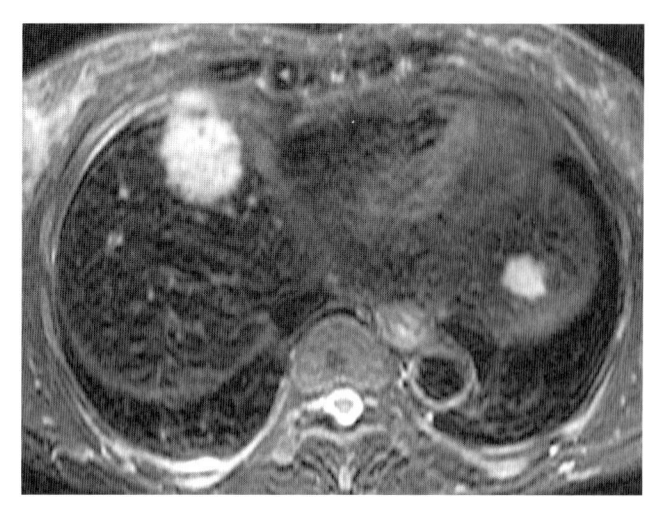

図6 直腸癌肝転移（mucinous adenocarcinoma）
SPIO造影脂肪抑制呼吸同期ファストスピンエコーT2強調MR像：肝S8/4境界と外側区域の2ヵ所の肝転移が強いコントラストで描出されている（矢印）.

よりも優れ，経動脈性門脈造影下CT(CT duging arterioportography；CTAP)と同等の診断能を有していると報告されている[7]．最近では，転移性肝腫瘍の外科切除前検査法として用いられていた侵襲的なCTAPに置き換わって，非侵襲的なSPIO造影MRIが用いられている．

▶▶▶ IV．肝転移の診断のための画像診断モダリティの使い分け

食道，胃，大腸の消化管からの転移性肝腫瘍について，非侵襲的な検査法である超音波，CT，MRI，^{18}F fluorodeoxyglucose（FDG）- PETによる診断能のmeta - Analysisの結果，FDG - PETによる検出能が最も優れると報告されている[8]．これらの検査法による診断能については，今後さらに詳細に比較検討していく必要があると思われるが，FDG - PETは全身の転移性病変を検査でき，その臨床的な重要性が認められており，現在急速に普及しつつある．そのほかの検査法では，超音波検査は非侵襲的であることと簡便性が特長である．CTは，転移性病変の検査法としては臨床的に最も普及した検査法であり，最近では高速CTであるマルチスライスCTの普及により，胸腹部を含む広範囲を一回の検査で行えるようになっている．微小な肺転移についてはFDG - PETよりもCTが優れている．CTとMRIでは転移性肝腫瘍の検出にはMRIが優れていると言われている[8]．PETの問題点としては，肝切除に必要な血管などの解剖構造がわからないことである．PETは化学療法の効果判定にも有用である[9]．検査目的に応じて，各施設に導入されているモダリティ・検査のコスト・侵襲性を考慮して，各検査の使い分け・組み合わせを行う必要がある．

われわれの施設での現況は，肝転移の診断のための画像診断の中心は，胸腹部と広範囲の検査を行えスループットの優れる造影マルチスライスCTである．超音波などで発見された肝腫瘍の鑑別のためにも，まずダイナミックCTが行われることが多い．ガドリニウ

ム造影ダイナミックMRIはほとんどの場合，ヨード造影剤を投与できない患者での肝腫瘍の鑑別のために行われることがほとんどで，肝転移の検出にはSPIO造影MRIを行っている．SPIO造影MRIも肝切除を考慮する肝転移症例において，より正確な肝転移の存在診断が必要な場合に行われることが多い．

▶▶▶ おわりに

MRIによる肝転移の診断について述べた．肝転移の診断および治療方針の決定には，CT，PETとSPIO造影MRIを効率的に組み合わせる必要がある．

■文　　献■

1) Peterson MS, Baron RL, Murakami T: Hepatic malignancies; usefulness of acquisition of multiple arterial and portal venous phase images at dynamic gadolinium-enhanced MR imaging. Radiology 201: 337-345, 1996.
2) Hamm B, Mahfouz AE, Taupitz M, et al: Liver metastases; improved detection with dynamic gadolinium-enhanced MR imaging? Radiology 202: 677-682, 1997.
3) Blakeborough A, Ward J, Wilson D, et al: Hepatic lesion detection at MR imaging; a comparative study with four sequences. Radiology 203: 759-765, 1997.
4) Whitney WS, Herfkens RJ, Jeffrey RB, et al: Dynamic breath-hold multiplanar spoiled gradient-recalled MR imaging with gadolinium enhancement for differentiating hepatic hemangiomas from malignancies at 1.5 T. Radiology 189: 863-870, 1993.
5) Kim JH, Kim MJ, Suh SH, et al: Characterization of focal hepatic lesions with ferumoxides-enhanced MR imaging; utility of T1-weighted spoiled gradient recalled echo images using different echo times. J Magn Reson Imaging 15: 573-583, 2002.
6) Kumano S, Murakami T, Kim T, et al: Using superparamagnetic iron oxide-enhanced MRI to differentiate metastatic hepatic tumors and nonsolid benign lesions. AJR 181: 1335-1339, 2003.
7) Seneterre E, Taourel P, Bouvier Y, et al: Detection of hepatic metastases; ferumoxides-enhanced MR imaging versus unenhanced MR imaging and CT during arterial portography. Radiology 200: 785-792, 1996.
8) Kinkel K, Lu Y, Both M, et al: Detection of Hepatic Metastases from Cancers of the Gastrointestinal Tract by Using Noninvasive Imaging Methods (US, CT, MR Imaging; PET); A Meta-Analysis. Radiology 224: 748-756, 2002.
9) Choi H, Charnsangavej C, de Castro Faria S, et al: CT evaluation of the response of gastrointestinal stromal tumors after imatinib mesylate treatment; a quantitative analysis correlated with FDG-PET findings. AJR 183: 1619-1628, 2004.

臨床編

1. 診　　　断
4）エ　コ　ー

井上　達夫　　工藤　正俊*

▶▶▶ はじめに

　転移性肝癌は原発性肝癌の約20倍の頻度であり，悪性腫瘍で死亡した症例の25〜50％に肝転移が存在する．悪性腫瘍のほとんどすべてが肝転移を起こす可能性があり，日常臨床で遭遇する機会も多い．超音波検査は侵襲なく検査を行うことができ，腹部症状を訴える患者にまず第一に施行する検査である．Bモードでは，ヤツガシラ，ないしはカリフラワー型の所見や，多発性の辺縁の厚い低エコー帯(Bull's eye sign)や，石灰化像，融解壊死像などが認められる．カラードプラでは，乏血性の転移巣では，癌細胞の増殖部である辺縁の低エコー帯のみに血流が認められる．また，既存の肝動脈，門脈，静脈が腫瘍に圧排され避けるように走行する場合があり，detoring patternの血流シグナルとして描出される．造影超音波検査のearly arterial phaseでは，腫瘍辺縁血流をより感度良く描出できる．また，post vascular phaseでのsweep scanでは，転移結節の存在診断が容易となる．
　本稿では，転移性肝癌の超音波所見(Bモード，カラードプラ，造影エコー法)を概説する．

▶▶▶ I. Bモード法

　Bモード法で検出される転移性肝癌の特徴的所見として日本超音波医学会による肝腫瘍の超音波質的診断基準[1]では，形状として被膜がないためにヤツガシラ型，ないしはカリフラワー型の所見を認め，境界は粗く，凹凸のあることが多い．辺縁低エコー帯は肝細胞癌に比し厚く，Bull's eye sign(図7)と呼ばれ，中心部の壊死組織および辺縁のviableな腫瘍細胞からなっている．これは転移性肝腫瘍を強く示唆する所見である．また，肝細胞癌のように線維性隔壁を形成しないので，モザイクパターンを示さない．内部エコーは同心円状の配列を示すことが多い．後方エコーは減弱また不変であると記載されている．また，腫瘍細胞が密に存在する腫瘍辺縁部は低エコーに，出血や壊死巣からなる腫瘍中心部は高エコーレベルに描出されることが知られている．一般に，肝臓への転移様式は門脈，肝動脈などの血行性転移と，リンパ行性転移が主要な転移様式であるため，肝臓内に複数箇所に同時期に転移巣が発見されることが多い．そのため，同程度の大きさの腫瘍が肝内に多

近畿大学医学部消化器内科学教室　*教授

1. 診　　　断-4) エコー

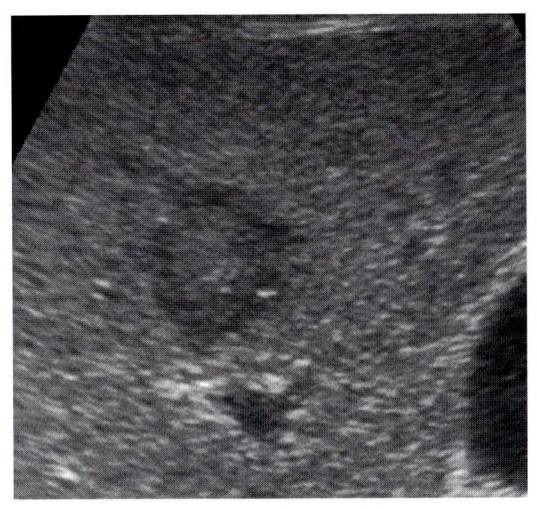

図7　胃癌の肝転移症例
腫瘍は厚い辺縁低エコー帯を伴い，中心部は高エコーとなっている．辺縁低エコー帯は厚いところと薄いところを認める．

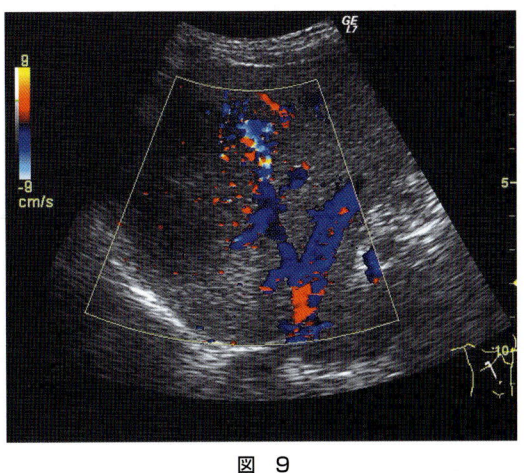

図9
カラードプラで腫瘍の圧排が強いと考えられる部位には，血流速度の上昇を反映しエリアシングが認められる（矢印）．

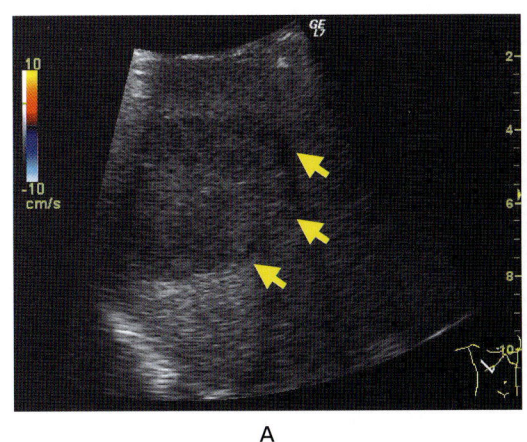

A

B

図8　大腸癌の肝転移症例
A：Bモードで肝S8に巨大な結節を認める（矢印）．
B：Aのカラードプラ像．中肝静脈は腫瘍により圧排されている．

数認められる場合は転移性肝癌を強く疑う所見となる．まれに巨大な高エコーや混合エコー腫瘍を形成することもある．また，小さな腫瘍性結節が集簇し，clusterを形成することもある．Bモード法で，転移病巣であることを推定できる所見として，ほかに石灰化像（大腸癌，乳癌に多い），融解壊死（扁平上皮癌，肉腫に多い）などがあるが，これらの所見は肝細胞癌にも認められることもあり，確実な診断根拠とはならない．

▶▶▶ **II. カラードプラ法**

　カラードプラ法では，腫瘍内部，周辺の血流評価を行うことが出来る．転移性肝癌は上

173

臨 床 編

述したように，中心部が壊死しやすく，同部には腫瘍血管が存在しない場合が多い．そのため，栄養源となる動脈血流が腫瘍外より内部に流入し，癌細胞の増殖部である辺縁の低エコー帯のみに認められることが多い．また，肝内に多数の結節が存在し，既存の肝動脈，門脈，静脈が腫瘍に圧排され避けるように走行する場合があり，detoring pattern の血流シグナルとして描出されることがある(図 8)[2]-[4]．また，圧排部より末梢の門脈血流のシグナル低下や，脈管の圧排部および周辺の流速の変化によるエリアシング(図 9)などが観察される．圧排部より末梢の肝内胆管の拡張が見られることもある．一般的に，転移性肝癌はhypovascular なことが多いが，原発巣によってvascularity は異なる．腎細胞癌，膵島細胞腫瘍などはhypervscular な転移巣を示し，そのような場合には肝細胞癌との鑑別は困難となる．

▶▶▶ III. 造影エコー法

超音波造影剤Levovist®を使用することで肝腫瘍の非侵襲的，血流動態診断が可能となっている．転移性肝癌は一般的に置換性発育を示し，非腫瘍との境界が明瞭でなく，存在診断が困難なことが多い．また，肝硬変を合併している場合には肝内エコーパターンが粗くなり，診断はさらに困難である．そのような場合，造影USを施行することにより，癌部と非癌部の境界が明瞭となる[5]．

レボビストの体内動態は大きくvascular phase と post vascular phase の 2 つに分けられる(図10)．vascular phase はさらに early arterial phase と late vascular phase に分けられる．転移性肝癌は一般に乏血性が多く，造影超音波検査の early arterial phase では，転

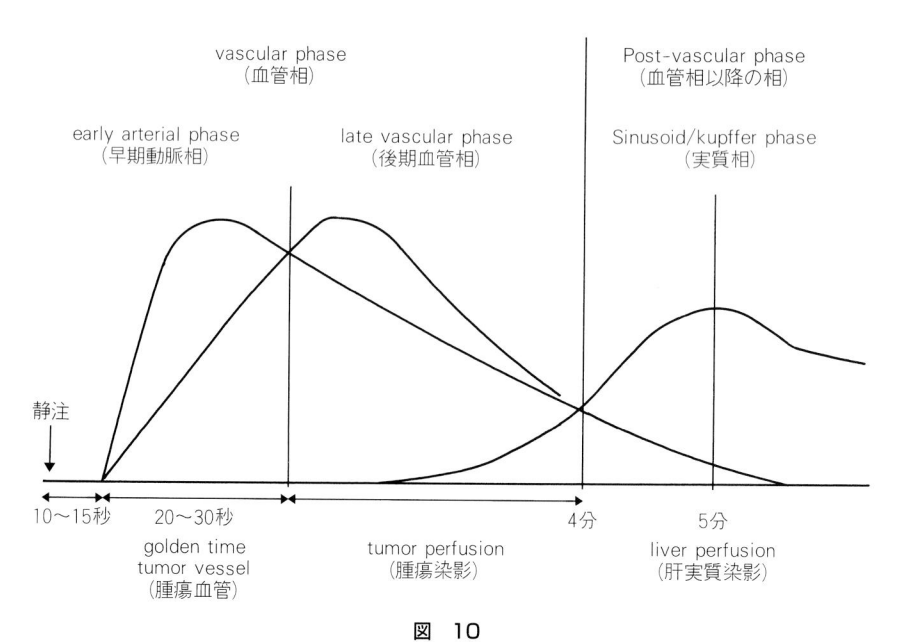

図 10

レボビストの肝内での挙動はvascular phaseとpost vascular phaseの2つに大きく分けられる．vascular phaseは，さらにearly arterial phaseとlate vascular phaseの2つに分けられる．post vascular phaseにおいて全肝のsweep scanを行う．

1. 診　　断 — 4) エコー

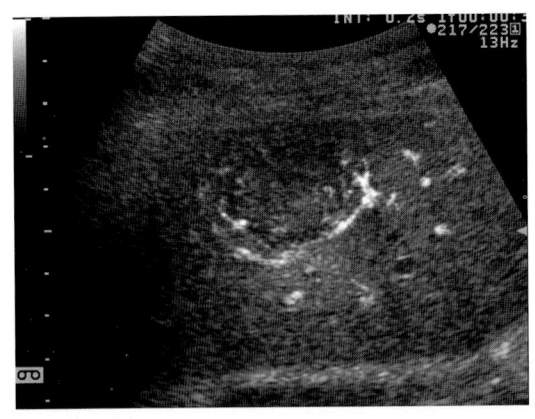

図11　大腸癌の肝転移症例の造影超音波検査
Coded Harmonic Angio mode の early arterial phase で, 腫瘍辺縁に豊富な血流を認める.

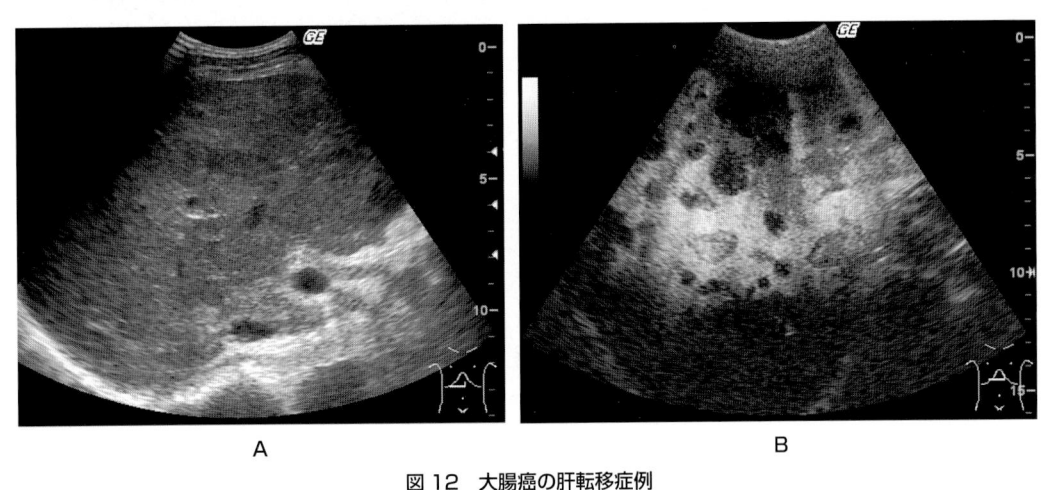

図12　大腸癌の肝転移症例
A：Bモードでは，肝内のエコー輝度は不均一であるが，腫瘍と健常部との境界は不明瞭である.
B：同症例の造影超音波検査のpost vascular phaseにおけるsweep scan像．Bモードでは検出困難であった微細な転移巣と考えられるperfusion defect像が多数明瞭に観察される.

　移性肝癌の血管構築は中心が壊死に陥りやすいため，動脈性の vascularity は中心部で乏しくなり，癌細胞の多い腫瘍辺縁部が hypervascular となることが多い．造影エコー法では造影 CT と同様に，このような特徴的血流動態所見を明瞭につかむことができる(図11).
　レボビスト体内動態は個人差があるものの，静注後3分ないし4分程度頃より，今度はしだいに血管内から類洞の内皮細胞もしくは Kupffer 細胞への付着／貪食が始まり，一般的には5分後以降には Kupffer 細胞もしくは類洞の中にマイクロバブルはトラップされていくと考えられている．post vascular phase において癌部には Kupffer 細胞が存在しないため，レボビストが取り込まれず癌部と非癌部の境界が明瞭となり，癌の存在診断が容易となる．造影エコーを用いることで，転移結節の存在診断がBモードよりもさらに明瞭となる場合がある[6)7)]．すなわち，post vascular phase scan は転移病巣の検出に優れている．Bモードエコー，造影 CT と比較し，造影 US が転移数，小転移巣の検出に優れていたという報告もあり[8)9)]，CT で検出されないような2〜3 mm大の微小結節が検出される場合がある(図12)．肝転移診断の検出能は，Bモード US，造影 CT との比較では SPIO・MRI が優れているとされる(疑陽性の問題はある)が，造影 US と SPIO・MRI との肝転移結節の検

表2　肝転移検出における各検査法の利点と欠点

	利　点	欠　点
●造影 US	・リアルタイムで血流評価が可能 ・簡便 ・検査時間は数分 ・禁忌例がほとんどない ・コストが安価	・再現性，客観性がやや劣る ・被検者の体格，呼吸に依存 ・検者の技術に依存
●造影 CT	・MRIより安価 ・検査時間は数分 ・客観性に優れる	・被曝 ・腎障害例には使用しづらい
●SPIO・MRI	・被曝がない ・各方向からの断層像が容易に得られる ・微細な病的変化の検出に優れる ・組織のコントラスト分解能に優れる ・客観性に優れる	・検査時間が長い ・磁性体を体内に有する例は禁忌 ・閉所恐怖例は使用困難

出能を比較した報告は現在のところ認めていない．

　転移性肝癌の治療法は原発巣の種類にもよるが，肝切除，動注化学療法，全身化学療法，マイクロ波凝固療法，RFAなどがあり，肝転移の個数，サイズ，局在により治療法が選択される．造影USを施行し，post vascular phaseにて全肝をsweep scanすることで，転移個数を把握することができ，stagingや治療法の選択が変更になる場合があり，有用であると思われる．

　表2に各種画像診断における利点，欠点を示す．コスト面，簡便性から考えると，造影USはMRI，CTと比較して優れているが，検者の技術，検査機器の性能に診断結果が大きく依存することは留意すべきであり，他検査と併用することで診断能の向上に寄与できると考えられる．

■文　献■
1) 日本超音波医学会編：肝腫瘍超音波断層法の診断基準．超音波診断　第2版，pp925-927，医学書院，東京，1994．
2) 田中幸子：超音波による肝胆膵腫瘍診断ポイント．新興医学出版社，東京，1993．
3) Tanaka S, Kitamura T, Fujita M, et al：Color Dopller flow imaging of liver tumors. AJR 154：509-514，1989．
4) Tanaka S：Ultrasonography；Doppler. In Libraghi T；Diagnosis and treatment of hepatocellular carcinoma. pp99-107, Oxford press, 1997.
5) 冨田周介：腹部カラードプラ診断テキスト．文光堂，東京，1992．
6) 工藤正俊：肝腫瘍の造影ハーモニックイメージング．医学書院，東京，2001．
7) Kudo M：Contrast harmonic imaging in the diagnosis and treatment of hepatic tumors. Springer-Verlag, Tokyo, 2003.
8) Esteban JM, Molla MA, Tomas C, et al：Improved detection of liver metasatsis with contrast-enhanced wideband harmonic imaging；comparison with CT findings. Europian Journal of Ultrasound 15：119-126, 2002.
9) Giovagoni A, Martegani A, Aiani L, et al：Pulse inversion US with echographic contrast media (Levovist) in the evaluation of hepatic metastasis. Radiol Med 101：111-117, 2001.

1. 診　　　　断
5）血管造影，血管造影下 CT

稲葉　吉隆*　　山浦　秀和　　佐藤　洋造　　林　孝行

▶▶▶はじめに

　画像診断の向上は撮影装置の進歩，各種造影剤の開発によるところが大きいが，これは肝転移の画像診断においても同様であり，近年著しく進歩してきている．とくに CT 撮影装置は，ヘリカル CT からマルチスライス CT の登場によりスクリーニングから精査までをこなせるようになってきており，経静脈性造影 CT において多時相撮影を行うことで動脈優位相，門脈優位相の画像を容易に得ることができるとともに，3 D 再構成により肝動脈の血管解剖や門脈の状況も描画可能となっている．また，MRI では肝特異性造影剤である鉄性造影剤(SPIO：superparamagnetic iron oxide)が開発され，これを用いた SPIO 造影 MRI での肝転移の診断における有用性が示されている．こういった状況下で肝転移の画像診断における血管造影の役割も大きく変化してきている．以前は，肝切除術前検査においては必須とされていた血管造影も，侵襲的な検査であるため避ける傾向になってきている[1]．

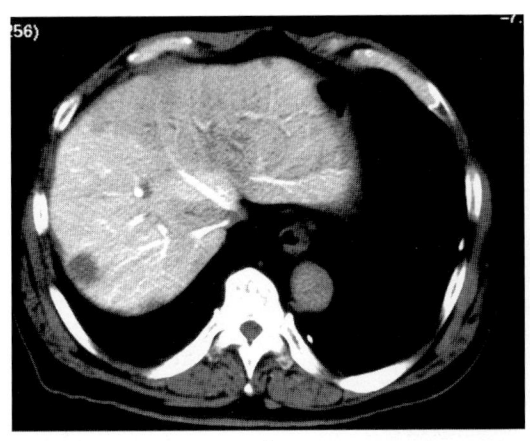

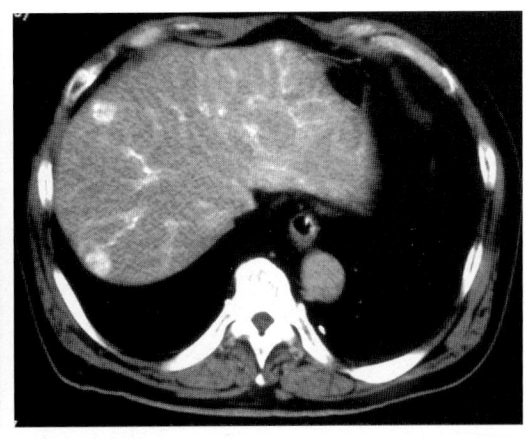

図13　66歳男性，大腸癌肝転移，肝動注化学療法施行
スクリーニング経静脈性造影 CT では肝右葉病変のみの指摘であり肝切除予定であったが，(A) CTAP ならびに (B) CTHA により外側区域病変もみられ，多発肝転移であったため肝動注化学療法に治療方針が変更された．

愛知県がんセンター中央病院放射線診断部　*部長

臨床編

実際，単に肝動脈から血管を造影するだけの検査は，肝転移の診断においての意義は希薄である．しかし，血管造影下CTの診断的有用性は依然として高く，可能な限り病巣の検出を目指すという観点においては必要性のあるものである（図13）．

本稿では，血管造影下ＣＴを中心に現時点での肝転移診断，診療における血管造影の利用法について述べる．

▶▶▶ I. 肝転移の血管造影像

DSA（digital subtraction angiography）により肝動脈造影を行うことで，肝動脈の走行から血管解剖を把握できるとともに，肝動脈血流から肝実質，腫瘍の濃染状況を経時的に確認することができる．肝転移は消化器癌に由来する頻度が高く，そのほとんどが腺癌であるため，一般に肝実質の濃染を基準として染まりが乏しい乏血性腫瘍であることが多い．乏血性であるため，腫瘍そのものの濃染が認識されずに欠損像を呈する場合もあるが，濃染が認められる場合はリング状となることが多い[2]（図14，15）．これは，腺癌の転移の多

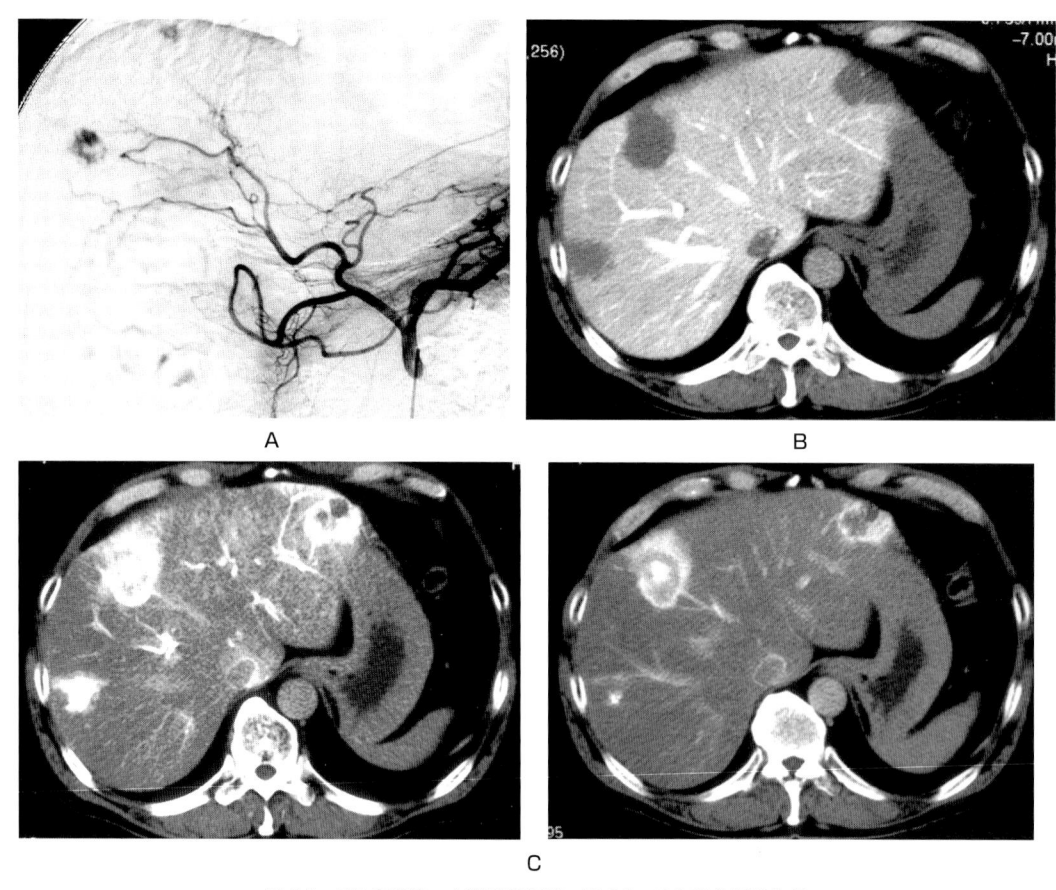

図14 57歳男性，大腸癌肝転移，肝S3・S4部分切除施行
A）腹腔動脈造影DSA像：2箇所の血管腫は明瞭であるが，2箇所ある転移巣の濃染は不明瞭である．
B）CTAP像：2箇所の転移巣と血管腫が造影欠損を呈する．CTAPのみでは両者の鑑別は困難である．
C）CTHA像（2相）：早期相では病巣が周囲肝実質も含めて強く濃染されている．後期相では肝実質の濃染が軽減し，転移巣内部の構造も明瞭となっている．血管腫は粒状濃染が残存している．

1. 診　　断 − 5）血管造影，血管造影下 CT

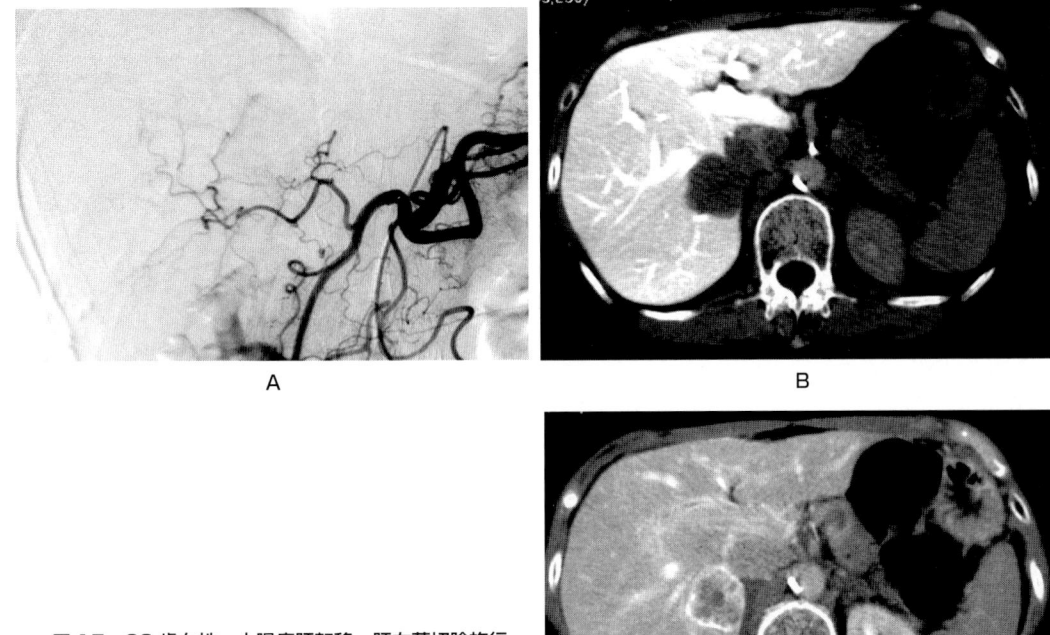

図 15　60 歳女性，大腸癌肝転移，肝右葉切除施行
A）腹腔動脈造影 DSA 像：転移巣の濃染は淡い．
B）CTAP 像：下大静脈の右側に接する転移巣の造影欠損がみられる．
C）CTHA 像：転移巣はリング状濃染を呈し，下静脈との境界も明瞭である．

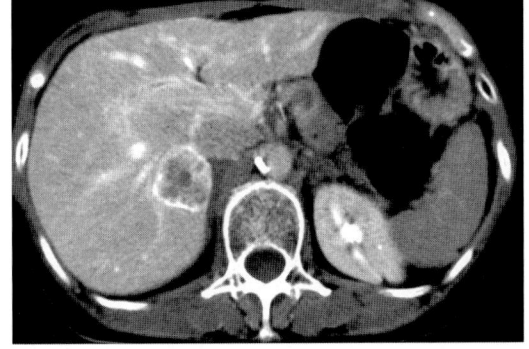

くがその増殖に伴い中心部壊死をきたし，血流の関与が希薄となり，腫瘍細胞が密な辺縁部と転移の増殖により圧排された周囲肝実質での血流が，相対的に多くなることを反映したものである．この腫瘍濃染様式の理解は，経静脈性造影 CT や MRI で肝転移を診断する場合と同様である．一方，腎癌や膵島癌，カルチノイドなどの肝転移は，原発巣の性質を反映して多血性腫瘍として描出され，腫瘍の中心部まで濃染される（図 16）．腺癌の転移でも多血性の腫瘍濃染を呈することもあり，肝転移すなわちリング状濃染ではない[2]（図 17）．

▶▶▶ II. 血管造影下 CT

　経動脈性門脈造影下 CT（CTAP：CT during arterial portography）は，上腸間膜動脈または脾動脈造影による門脈への還流を利用して得られる門脈血流のみを反映した評価法である[3]．原発性，転移性を問わず，肝腫瘍は原則として動脈血流のみから供血され，門脈血流支配を受けないため，肝腫瘍は類球状の造影欠損像を呈する[4)5]．とくに，肝転移は非硬変肝が背景にあることが多いため，概ね均一に良好な造影を呈する肝実質と明瞭なコントラストが得られ，その検出は非常に鋭敏である[6]．この像は，経静脈性造影 CT では如何に時相をあわせても得ることのできないものである（図 13 〜 15，17 〜 19）．

　CTAP では，肝転移の周囲の肝実質を造影することで肝転移を造影欠損像として認識するものであるが，実際のところ CTAP での肝転移は門脈血流を受けない腫瘍でしかなく，

179

臨床編

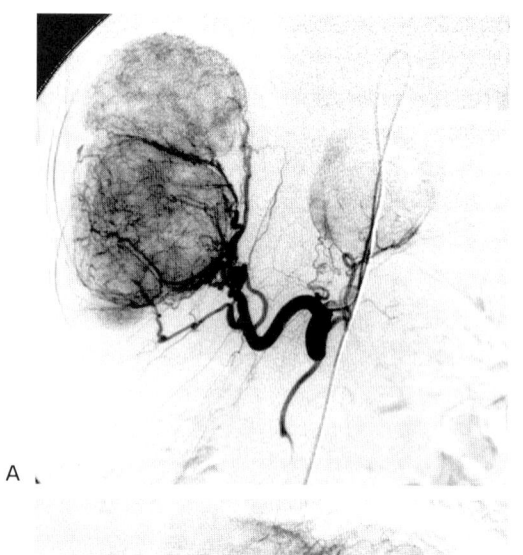

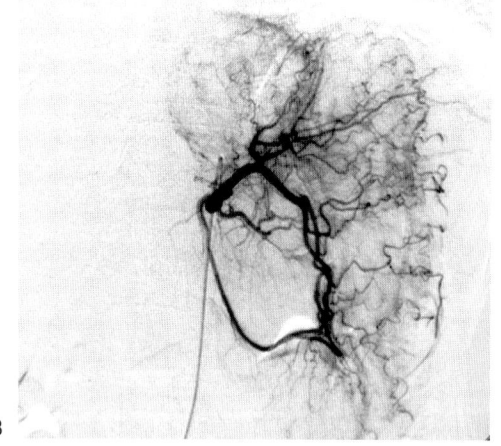

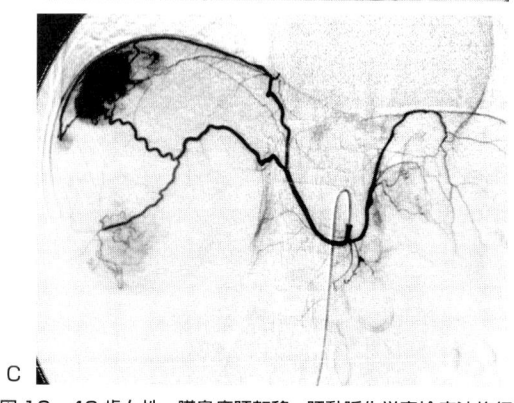

図16 43歳女性，膵島癌肝転移，肝動脈化学塞栓療法施行
A) 総肝動脈造影 DSA 像：多血性腫瘍を呈する転移巣が多発している．
B) 左胃動脈造影 DSA 像：肝胃間膜を介する小動脈より肝外側区域の転移巣への供血を認める．なお，右胃動脈への逆流から A3 も描出されている．
C) 下の横隔動脈造影 DSA 像：右横隔動脈から肝右葉横隔膜下の転移巣への供血がみられる．

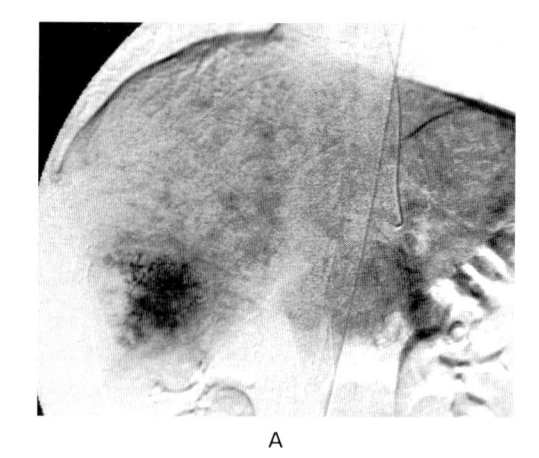

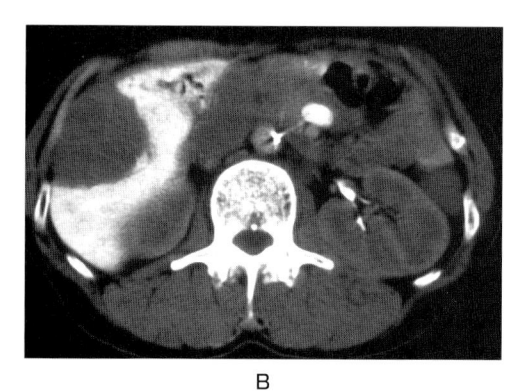

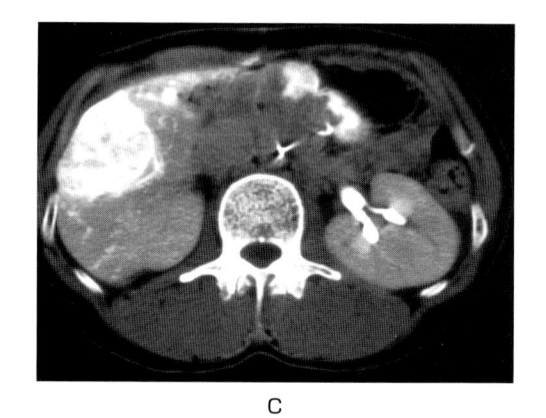

図17 55歳女性，胃癌肝転移，肝動注化学療法施行
多血性腫瘍を呈する肝転移．（A：腹腔動脈造影 DSA 後期相，B：CTAP 像，C：CTHA 像）

1. 診　　断－5）血管造影，血管造影下 CT

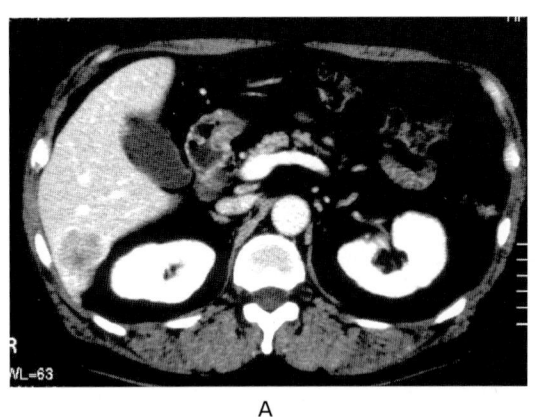

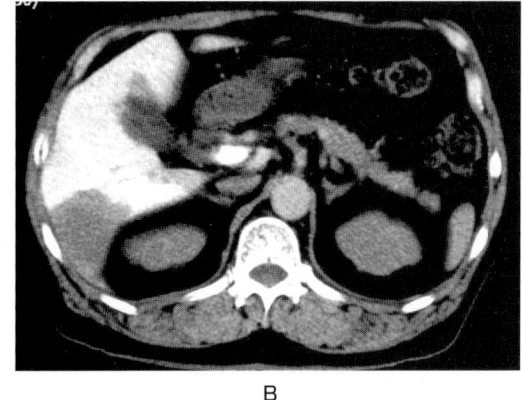

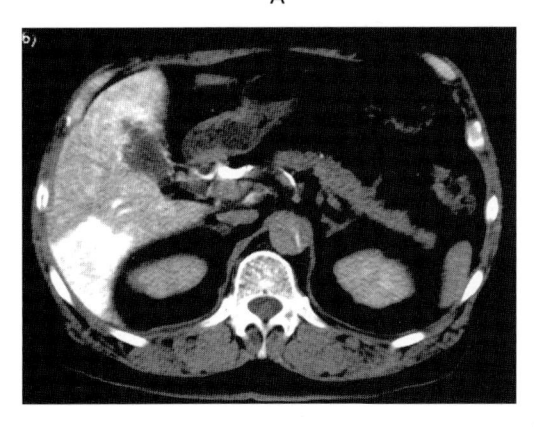

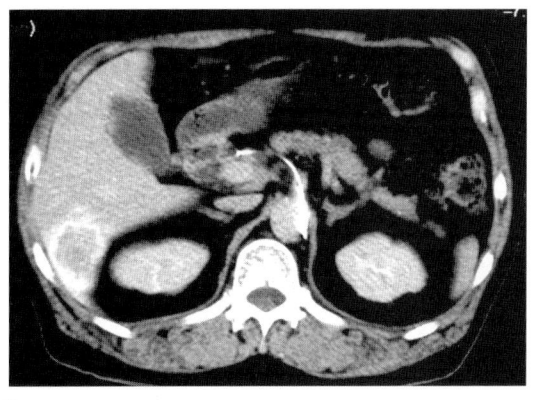

図 18　69 歳男性，大腸癌肝転移，肝後区域切除術試行
A）経静脈性造影 CT 像：肝 S6 に転移巣を認める．
B）CTAP 像：転移巣の背側肝実質も含めて造影欠損となっている．末梢側門脈枝の閉塞が示唆される．
C）CTHA 像（2 相）：早期相では CTAP での造影欠損領域に一致した濃染がみられる．後期相ではその内部での転移巣が明瞭となっている．

　肝転移以外に門脈血流を受けない腫瘤（囊胞や血管腫）が存在する場合には，その鑑別は困難である[7]（**図 14**）．また，肝転移そのものによる圧排や浸潤により門脈血流の低下が生じている場合には，その領域の評価ができないことがある[7]（**図 18**）．さらに，非腫瘍性の門脈欠損像が偽病変となり，肝転移との鑑別を要する場合がある[8]．そういった CTAP の欠点を補う目的で，CTAP に加えて肝動脈造影下 CT（CTHA：CT during hepatic arteriography）が併用される[7)-10)]（**図 13〜15，17〜19**）．CTHA により，肝腫瘤の内部構造がその造影様式により評価でき，門脈血流低下域の状況も相補的に把握可能である（**図 18**）．また，偽病変の評価にも有用である．腫瘍内部構造の詳細評価を要する場合などは，2 相撮影を行うことでさらに有用な情報が得られる[11]．2 相目では肝実質の不均一な濃染がなくなり，肝転移のリング状濃染がより明瞭となる（**図 14，18**）．リング状濃染は，癌細胞が密な転移巣辺縁部と圧排された周囲肝実質とが合わさって描出されているとされ，これにより周囲への進展程度が認識される[12]．リング状濃染が途絶している場合は，そこに肝実質

181

が消失していることとなり，下大静脈に近接して肝転移が存在する場合などでは浸潤の有無の評価に有用とされる[13]（図15）．

ヘリカルCTの登場により，血管造影下CTも1回呼吸停止下に全肝を撮影することが容易となり，さらに血管造影装置とCTとが一体化したIVR-CTの開発，普及により，CTAPとCTHA併用評価がより簡便に行えるようになっている[14]．実際，肝腫瘍の評価において，CTAPにCTHAを併用することで診断能が向上するとされている[10]．肝転移の診断においても，CTAPとCTHA併用評価はCTAP単独評価に比して有意に優れると報告されている[7]（図13〜15，17，18）．

▶▶▶ III. 肝動注化学療法における血管造影の役割

前述のSPIO造影MRIは，CTAPと同様に肝実質に造影効果を及ぼすことで肝腫瘍を診断しようとするものであり（詳細は他項を参照），肝転移の診断においてはCTAPに匹敵または凌駕するものとして急速に普及している．この非侵襲的なSPIO造影MRIの登場により，血管造影および血管造影下CTは肝転移の局在診断においてはもはや必要ないとする面もあるが，肝転移の切除以外の治療も念頭に置いた場合，肝動注化学療法や肝動脈化学塞栓療法施行のためには，IVRの一環として血管造影は必須なものである．

切除不能肝転移に対する動注カテーテル・リザーバーを用いた肝動注化学療法（リザーバー肝動注）は有効な治療法の一つであり，これを計画するうえで肝動脈の血管解剖の把握が最重要事項である．そのうえで，動注カテーテルの留置に先立ち血行変更術（血流改変術）が施行される．右胃動脈や胃十二指腸動脈など肝以外への供血動脈の塞栓と複数肝動脈が存在する場合の一本化がその基本である[15]．

動注カテーテル留置後は，リザーバーからの造影DSA（リザーバーDSA）やCT（リザーバーCTA）により，肝内血流分布（薬剤分布）の状況や肝外への血流の有無の評価，肝外からの供血の想定が可能となる[16]（図19）．リザーバーCTAにより，肝実質内に灌流欠損域が見られる場合には，その領域への肝外からの供血のための側副血行路の発達が示唆され，また肝外への側副血行路が生じた場合は肝外での濃染が認識される．肝動注化学療法を継続して施行するうえで，これらの側副血行路が支障をきたすものと判断される場合は，血管造影により側副血行路を評価し，必要に応じて再血行変更術を行う[17]（図19）．

肝転移に対する肝動脈化学塞栓療法は一般的ではないが，多血性腫瘍の場合には有効な手段である．この場合は，当然肝動脈造影により支配血管を同定する必要がある（図16）．また，側副血行路の発達により肝動脈以外からも供血される病巣の血流支配の把握は，血管造影によりはじめて可能となるものである（図16，19）．

▶▶▶ おわりに

肝転移における血管造影診断について，血管造影下CTも含めて概説した．肝転移巣を可能な限りすべて検出する必要性にある状況では，血管造影下CTは未だ極めて有用である．また，IVRによる治療を念頭に置いた場合は，血管造影ならびに血管造影下CTは重要なアプローチ法である．

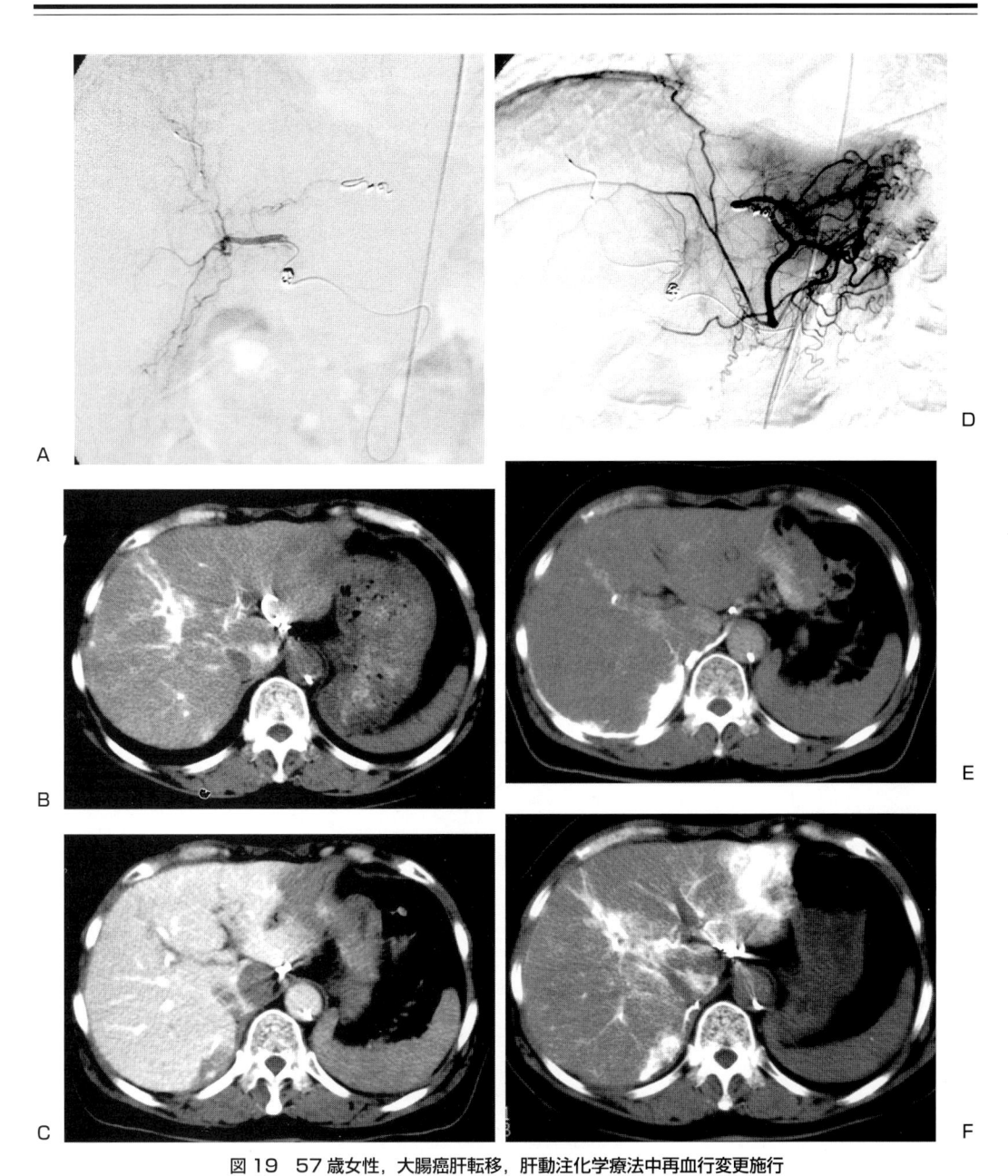

1. 診　　　断－5）血管造影，血管造影下CT

図19　57歳女性，大腸癌肝転移，肝動注化学療法中再血行変更施行

A) リザーバー DSA 像：末梢側の狭小が生じてはいるが，留置カテーテルからの血流は良好である．
B) リザーバー CTA 像：肝左葉の造影が不良で，同部の転移巣の濃染がみられない．
C) CTAP 像：肝左葉の転移巣以外にも，左尾状葉や S7 にも造影欠損がみられる．S7 の病変はリザーバー CTA（B）でも背側の濃染が不良である．
D) 左胃動脈造影 DSA 像：以前に金属コイルで塞栓していた転位左肝動脈が再開通していた．また，左胃動脈の根部より分岐する右下横隔動脈の背側枝の近位に淡い濃染がみられる．
E) 右下横隔動脈造影 CTA 像：肝 S7 病巣を含む領域の濃染を認める．
F) 再血行変更後のリザーバー CTA 像：転位左胃動脈ならびに右下横隔動脈の塞栓による再血行変更施行により，留置カテーテルからの血流分布は改善している．

臨 床 編

■ 文　　献■

1) 松枝　清, 稲葉吉隆, 荒井保明：転移性肝癌の画像診断. 日本外科学会雑誌　104：696-700, 2003.
2) Rosch J, Freeny P, Antonovic R, et al：Infusion hepatic angiography in diagnosis of liver metastases. Cancer 38：2278-2286, 1976.
3) Matsui O, Kadoya M, Suzuki M, et al：Dynamic sequential computed tomography during arterial portography in the detection of hepatic neoplasms. Radiology 146：721-727, 1983.
4) Breedis C, Young G：The blood supply of neoplasms in the liver. Am J Path 30：969-985, 1954.
5) Itai Y, Matsui O：Blood flow and liver imaging. Radiology 202：306-314, 1997.
6) Matsui O, Takashima T, Kadoya M, et al：Liver metastases from colorectal cancers；detection with CT during arterial portography. Radiology 165：65-69, 1987.
7) Inaba Y, et al：Revealing hepatic metastases from colorectal cancer；value of combined helical CT during arterial portography and CT hepatic arteriography with a unified CT and angiography system. Am J Roentgenol 174：955-961, 2000.
8) Kanematsu M, Hoshi H, Imaeda T, et al：Nonpathological focal enhancements on spiral CT hepatic angiography. Abdom Imag 22：55-59, 1997.
9) Prando A, Wallace S, Bernardino ME, et al：Computed tomography arteriography of the liver. Radiology 130：697-701, 1979.
10) Chezmar JL, Bernardino ME, Kaufman SH, et al：Combined CT arterial portography and CT hepatic angiography for evaluation of hepatic resection candidate. Radiology 189：407-410, 1993.
11) Matsuo M, Kanematsu M, Inaba Y, et al：Pre-operative detection of malignant hepatic tumours：value of combined helical CT during arterial portography and biphasic CT during hepatic arteriography. Clin Radiol 56：138-145, 2001.
12) 稲葉吉隆, 荒井保明, 竹内義人ほか：CT arteriography における大腸癌肝転移の濃染パターンについての検討. 日本医学放射線学会雑誌　57：483-486, 1997.
13) Irie T, Tsushima Y, Tarahata S, et al：Rim enhancement in colorectal metastases at CT during infusion hepatic arteriography, Does it represent live parenchyma or liver tumor cell zone ? Acta Radiologica 38：416-421, 1997.
14) 荒井保明, 堀田勝平, 内藤光利ほか：Interventional-CT system の開発とその有用性. 映像情報　26：57-61, 1994.
15) Arai Y, Inaba Y, Takeuchi Y：Interventional techniques for hepatic arterial infusion chemotherapy. Castaneda-Zuniga WR (ed), Interventional radiology, 3rd edition, pp192-205, Williams & Wilkins, Baltimore, Maryland, USA, 1997.
16) 稲葉吉隆, 荒井保明, 松枝　清ほか：肝腫瘍性病変の診断における血管撮影の役割. 臨床放射線　16：1082-1090, 2000.
17) 稲葉吉隆, 荒井保明, 松枝　清ほか：CTA による右下横隔動脈からの肝内血流分布についての検討. 臨床放射線　43：247-252, 1998.

1. 診　　断
6) PET

安田　聖栄　　幕内　博康*　　中條　秀信**

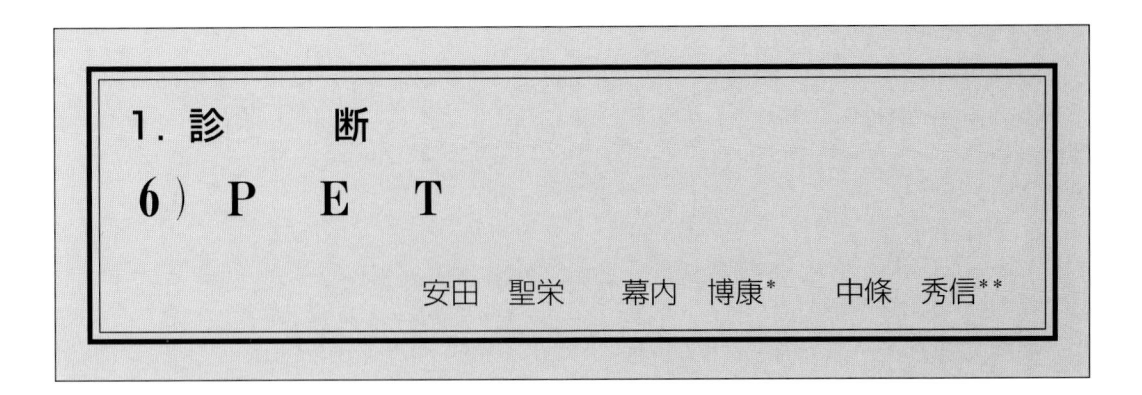

▶▶▶ はじめに

　PET施設が増え，臨床医は検査を依頼しやすくなった．PETサマーセミナーのホームページ［http://pet.jrias.or.jp（2005年10月現在）］で，近隣のPET施設を簡単に調べることができる．2005年現在，10種の悪性腫瘍で保険適用になっている（保険点数7500点）（**表3**）．PETは代謝画像（metabolic image）であるが，PET CTではPETとCTの重ね合わせ画像が得られる（anatometabolic image）．PET，PET CTは転移・再発の検索に優れ，肝転移の診療で役立つ機会は少なくない．

▶▶▶ I. 基　　礎

1. PETの原理

　PETは核医学検査で，従来の一般核医学検査（骨・ガリウム・心筋シンチなど）との相違は，使用される核種の違いに由来する[1]．PETではポジトロン核種が使用され，酸素，水，アミノ酸などを含め生体に重要な生理物質に標識し，その体内分布を調べることができる．将来，癌に特異的に摂取される物質が明らかにされれば，その物質に標識し診断に利用できる．種々の物質の体内動態を高感度で検出できるPETは原理的に研究・診断手法として

表3　PETの保険適用（2005年10月現在）

1. 肺　癌	6. 悪性黒色腫
2. 乳　癌	7. 脳腫瘍
3. 大腸癌	8. 膵　癌
4. 頭頸部癌	9. 転移性肝癌
5. 悪性リンパ腫	10. 原発不明癌

注意：転移性肝癌でのPETの適用は原発巣の不明な患者，鑑別診断，生検・CTで転移巣の疑い，腫瘍マーカー高値例など．

表4　ポジトロン核種と標識化合物

ポジトロン核種	半減期	標識化合物
^{11}C（炭素）	20分	^{11}Cメチオニン，^{11}Cコリン
^{13}N（窒素）	10分	^{13}Nアンモニア
^{15}O（酸素）	2分	^{15}O$_2$，H$_2$^{15}O
^{18}F（フッ素）	110分	^{18}F・FDG

東海大学医学部外科学系消化器外科　助教授　*教授　**四谷メディカルキューブ画像診断センター

臨床編

優れていることは強調したい．
　ポジトロン核種は半減期が短い(表4)．ちなみに ^{99m}Tc の半減期は約6時間である．これらポジトロン核種は，サイクロトロン（粒子加速器）で人工的に製造される．病院設置用は小型化されているが，導入・設置・維持には高額な費用がかる．

2．癌と糖代謝

　ブドウ糖は脳，肝臓，骨格筋をはじめ全身の組織で利用される共通のエネルギー源である．癌細胞は正常細胞に比べ，ブドウ糖の消費が特に活発である[2]．血中ブドウ糖を細胞内に取り込む機序で，細胞膜上の輸送蛋白(glucose transporter protein)が関与する．癌化で細胞膜に変化が生じ膜輸送も影響を受けるとされる．輸送蛋白は発見順に Glut-1，2，3，4，5，7の6種類が知られているが，乳癌，膵癌，大腸癌などでは Glut-1，Glut-3 の過剰発現があるとされる．また，細胞内解糖系酵素の hexokinase 活性が癌細胞で高いことが示されている．癌細胞での糖代謝亢進は，基本的にはエネルギー源として摂取される結果と推測される．しかし，癌病巣でのブドウ糖摂取にはブドウ糖輸送蛋白，hexokinase，炎症細胞など多くの因子が複雑に関与しておりメカニズムは解明されていない．

3．FDG

　FDG は元来脳の局所糖代謝の研究で開発された経緯がある．ブドウ糖(D-glucose)の C-

```
               hexokinase*
glucose  ⇌  glucose-6-P
       glucose-6-phosphatase
                         ↕   phosphohexose
                              isomerase
                         fructose-6-P
       fructose-1,6-
       diphosphatase  ↕  phosphofructokinase*
                         fructose-1,6-diP
                         ↕  aldolase
                         glyceraldehyde-3P
                         ↕  glyceraldehyde-3P-dehydrogenase
                         1,3-diphosphoglycerate
                         ↕  phosphoglycerate kinase
                         3-phosphoglycerate
                         ↕  phosphoglycerate mutase
                         2-phosphoglycerate
                         ↕  enolase
                         phosphoenol pyruvate
                         ↓  pyruvate kinase*
                         pyruvate ⟶ lactate
                              ↓  lactate dehydrogenase
                         TCA cycle
```

FDG ⇌ FDG-6-P ✗

FDG-6-P は glucose-6-P と構造がことなりこれ以上は代謝を受けず細胞内に蓄積する (metabolic trapping)．

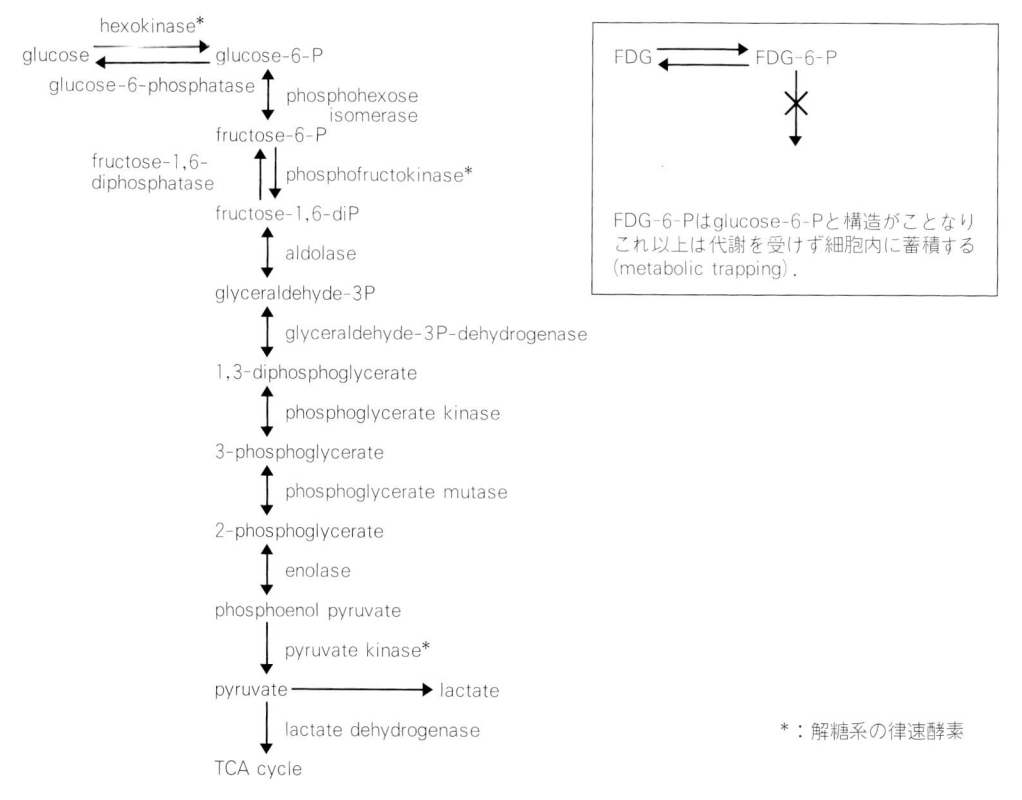

＊：解糖系の律速酵素

図20　解糖系と糖新生系の経路

2位の‐OHを‐Hに置換した2‐deoxy‐D‐glucoseは，ブドウ糖と同様に解糖系酵素のhexokinaseの基質となり代謝される．しかし，その後の代謝は受けず細胞内に蓄積する．C‐2位にポジトロン核種^{18}Fを結合したのが，2‐deoxy‐2‐[^{18}F] fluoro‐D‐glucose (FDG)である．^{18}F‐fluorodeoxyglucoseとも記述される．FDGは静脈内投与されると，細胞内でブドウ糖と同様にhexokinaseの作用を受けFDG‐6‐リン酸(FDG‐6‐P)となる．FDG‐6‐Pはブドウ糖‐6‐リン酸と構造的に異なり，それ以上の代謝は受けない．癌ではブドウ糖代謝の亢進があり，しかもglucose‐6‐phosphataseの活性が乏しいため，FDG‐6‐Pが細胞内に蓄積する(metabolic trapping)(図20)．これがFDG PETで癌を検出できる理由である[1)3)]．

4．FDG以外のトレーサー

アミノ酸代謝を調べるメチオニン(^{11}C‐methionine)，コリン(^{11}C‐choline)，チミジン(^{11}C‐thymidine)，チロシン(^{11}C‐tyrosine)，フルオロデオキシウリジン(^{18}F‐fluorodeoxyuridine)など種々ある．FDGを越えるトレーサーの開発は興味がもたれており，大きな研究領域となっている．

5．ブドウ糖摂取の定量評価

糖代謝定量評価は，厳密には動脈血中のFDG濃度の測定が必要になる．しかし，実際の臨床ではSUV (standardized uptake value)で半定量的に評価される．

$$SUV = \frac{単位組織あたりの濃度（MBq/g）}{投与量（MBq）／体重（g）}$$

で単位はない．PET装置のモニター画面で関心領域を設定して簡単に表示される．健常組織のSUV値はおよそ肺で0.7，骨髄で1，脾で2，肝で2.6である．ただし，SUV値は血糖値，体重に占める脂肪の割合，FDG投与後の時間，関心領域の設定の仕方，PET装置の解像度などの影響を受けるため，施設間での比較では注意が必要である[1)4)]．

▶▶▶ II. 臨　　床

PETの用途は2通りで，腫瘍の糖代謝定量と画像診断である．

1．糖代謝測定

PET本来のこの用途を最も重要視する専門家もいる．

1）悪性度の評価

糖代謝と生物学的悪性度の相関が脳グリオーマ，悪性リンパ腫，乳癌，食道癌で示唆されている．ただし，PETで測定できる糖消費量は癌細胞のレベルではなく，体積をもった腫瘍のレベルである．したがって，生存細胞の密度が高いと腫瘍全体としてのブドウ糖消費量は高くなる．また，腫瘍内の壊死・瘢痕・結合組織では糖代謝は低く，腫瘍浸潤炎症細胞(macrophage，リンパ球，白血球)では高い．FDG PETによる糖代謝評価では腫瘍の組織像も念頭におく必要がある．

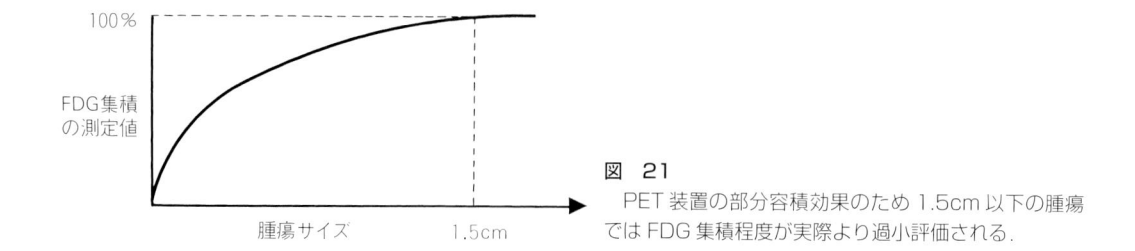

図 21
PET装置の部分容積効果のため1.5cm以下の腫瘍ではFDG集積程度が実際より過小評価される.

2）治療効果の判定

糖代謝定量は治療効果判定に利用される．PETでは生存癌細胞と線維化・瘢痕を区別できる．大腸癌肝転移に対して熱焼灼療法（RFA：ラジオ波焼灼療法，MCT：マイクロ波凝固療法）が行われる．個々の転移巣の焼灼治療が完全にできたかを早期に判断するには，CTに比べPETが優れる[5]．SUV値を求めることで活動性の遺残病巣がないか評価できる．

2．画像診断

糖代謝の高い腫瘍はFDGの高集積として描出される．一度の検査で広い範囲を非侵襲的に臓器の区別なく検索できる．

1）良悪性の鑑別

FDG集積の有無・程度をPETで調べることは，良悪性の鑑別で役立つ．ただし，糖代謝亢進は癌に特異的ではない．良性腫瘍でFDGの高集積が認められ，悪性腫瘍で認められない場合もある．このため画一的に診断することはできず，個々の臓器・組織別のPETの知見に基づいた判断が必要である．

2）転移・再発の診断

転移・再発癌の診断はPETの最も得意とするところである[6]．とくに従来の形態画像で診断困難な正常大リンパ節転移，腹膜転移，直腸癌術後の局所再発，骨転移などを一度の検査で同時に検出できるのは大きな利点となっている．

通常，大腸癌ではFDGが高集積するためPETが役立つ（図22）．大腸癌肝転移に対する肝切除後の5年生存率は約30％である．PETを施行し肝切除適応ありとなった症例100例では，5年生存率が58％と明らかに従来に比べ高かったとされる[7]．これは他の検査で検出されなかった病巣（多くはリンパ節転移）を発見し，無駄な肝切除を減らした効果による．PETにより予期しない病巣の発見頻度が25％とされる．大腸癌肝転移で肝切除予定症例はPETで肝外病巣がないか確認しておくのがよい．

3）原発不明癌の検索

腫瘍マーカーが高値で超音波，CTで異常なく，PETで癌が発見される場合がある．PETは転移性肝癌の原発巣検索でも利用できる．

4）PETの限界

画像診断でのPETの限界は三点に集約される．

(1) 腫瘍サイズ

腫瘍サイズが1.5cm以下になると，PET装置の部分容積効果の影響でFDGの集積程度を実際より過小評価する（図21）．その結果，ミリ癌の検出で限界がある．

1. 診　　断 − 6) PET

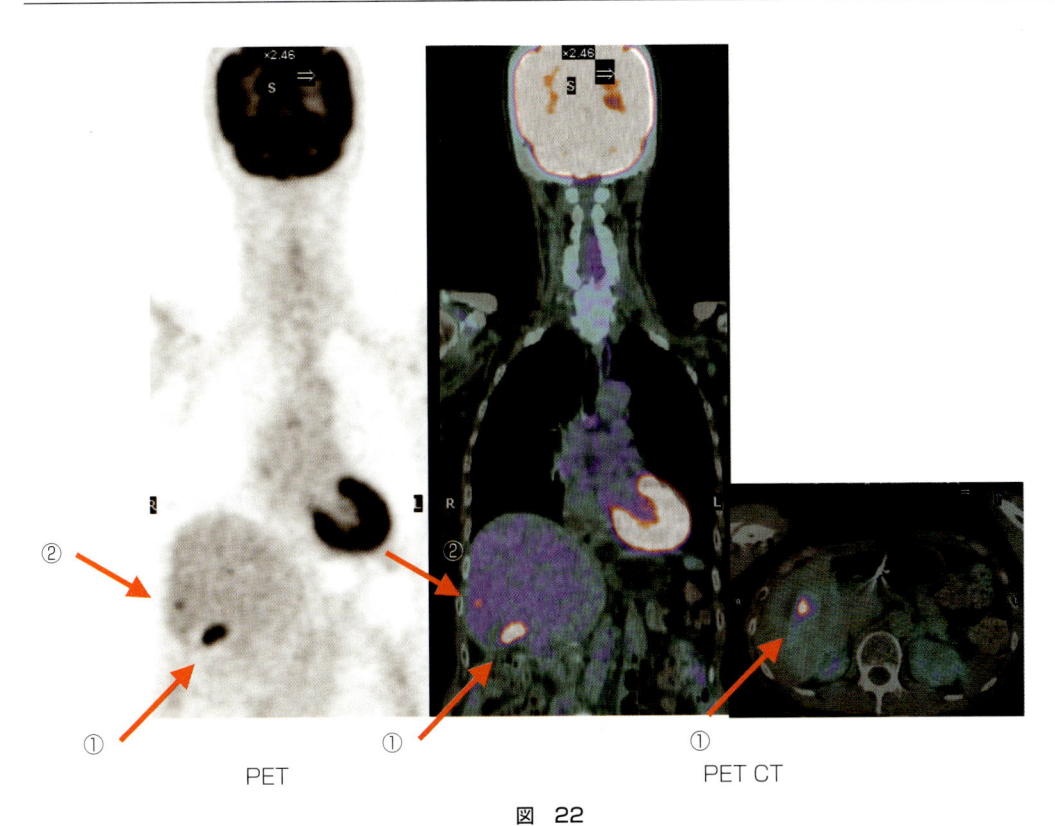

図 22
大腸癌肝転移で2つの病巣が認められる（①，②）．PET CT では肝臓の輪郭もより明瞭になる．

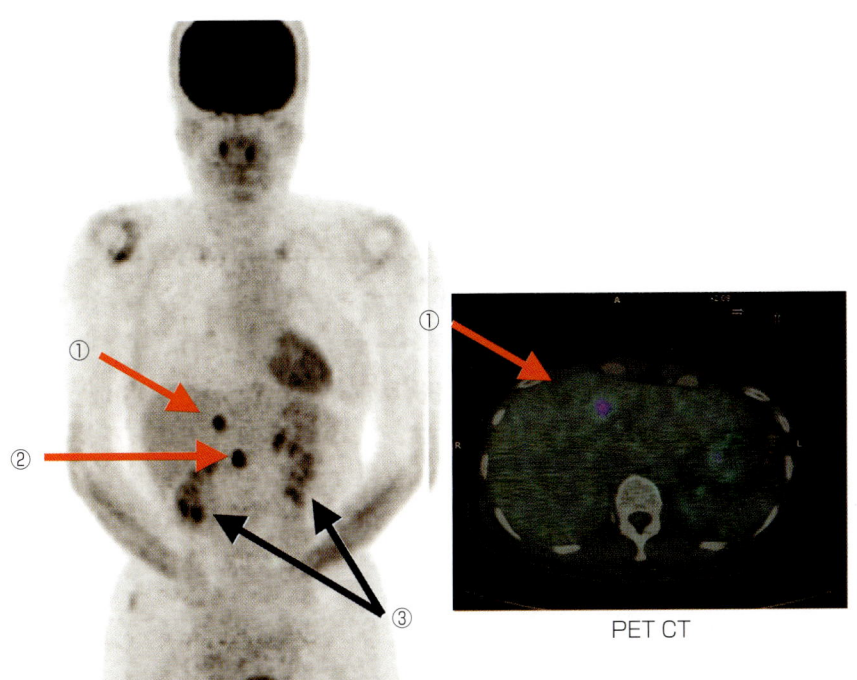

図 23
　乳癌肝転移で1つの病巣が認められる．また，肝門部に肝外転移（リンパ節）も認められた．
　①：肝転移，②：リンパ節転移，③腎の尿中に排泄されたFDG像でこれは正常．

(2) 組　織　型

　組織型でFDGの集積程度が異なる．腺癌・扁平上皮癌には高集積するが，粘液癌，印環細胞癌では集積が低く，偽陰性になり得る．細胞密度が低いためと推測される．乳癌では通常FDGが高集積しPETが役立つ(図23)．しかし，頻度が数％と低いのであるが小葉癌で集積は低い[8]．原発性肝癌でFDGは高集積しない．これはglucose-6-phosphataseの活性が高く，FDGのmetabolic trappingがないためと推測される(図20)．Grawits腫瘍，前立腺癌でもFDGの高集積が見られないことがある．

(3) 炎　　　症

　炎症巣にFDGが集積することは，PETの特異度を下げる大きな要因となっている．これは局所浸潤炎症細胞(白血球，とくにmacrophage)で糖代謝が高いためである．肝膿瘍では偽陽性になりえる．

▶▶▶ お わ り に

　PETによる糖代謝定量は肝転移巣の治療効果評価に役立つ．この用途はまだ臨床で十分に活用されていない．また，PETによる画像診断では，肝外転移を同時に検出できる利点がある．しかし，ミリ単位の病巣およびFDGが高集積しない腫瘍で偽陰性となる恐れがある．画像診断としての検出限界も念頭におくことで，PET検査の結果は治療方針の決定で役立つ．

■文　　献■

1) 安田聖栄：腫瘍PET．最新医学　54：1141-1148，1999．
2) Warburg O：On the origin of cancer cells. Science 123：309-314，1956．
3) Smith TAD：FDG uptake, tumor characteristics and response to therapy；a review. Nucl Med Commun 19：97-105，1998．
4) Zasadny KR, et al：Standardized uptake values of normal tissues at PET with 2-[fluorine-18]-fluoro-2-deoxy-D-glucose；variation with body weight and a method for correction. Radiology 189：847-850，1993．
5) Donckier V, et al：[F-18] fluorodeoxyglucose positron emission tomography as a tool for early recognition of incomplete tumor destruction after radiofrequency ablation for liver metastases. J Surg Oncol 84：215-223，2003．
6) Kalff V, et al：The clinical impact of 18F-FDG PET in patients with suspected or confirmed recurrence of colorectal cancer；a prospective study. J Nucl Med 43：492-499，2002．
7) Fernandez FG, et al：Five-year survival after resection of hepatic metastases from colorectal cancer in patients screened by positron emission tomography with F-18 fluorodeoxyglucose (FDG-PET). Ann Surg 240：438-450，2004．
8) Wahl RL：Current status of PET in breast cancer imaging, staging, and therapy. Semin Roentgenol 36：250-260，2001．

2. 治　　療
1）手　術　療　法

安井　健三　　清水　泰博　　加藤　知行*

▶▶▶ はじめに

　肝転移は血行性転移であるため，局所治療である外科治療の効果は疑問視されていたが，Mayo Clinic の Woodington と Waugh[1] は大腸癌肝転移患者の肝切除を行い，その5年生存率が20%であったと1963年に報告し，大腸癌肝転移の外科切除が生存率向上に有効であることを示した．その後，Flanagan と Foster[2] が5年生存率28%と報告し，1976年には Mayo Clinic の Wilson と Adson[3] は，肝切除を行った大腸癌肝転移患者54例中8人が10年以上無再発生存したと報告した．1986年に Memorial Sloan-Kettering の Butler ら[4] が，大腸癌肝転移切除患者62例の成績を5年生存率26%，10年生存率21%と報告して，外科治療によって長期生存が得られ完全治癒することを示した．

　現在は，肝切除が完全治癒をも期待できる極めて有効な治療法であることに異論はない．しかし，大腸癌以外の肝転移外科治療対象は少なく，著者らの施設でも少数の胃癌，乳癌，子宮癌，胆道癌，腎癌などが肝転移外科治療の対象になっているにすぎない．ここでは大腸癌肝転移に対する肝切除の適応と成績，および治療上考慮すべき要点について述べる．

▶▶▶ I. 大腸癌肝転移外科治療の歴史

　当初1970年代の報告では，肝転移の切除適応は明らかな単発大腸癌肝転移[3]あるいは大腸リンパ節転移がなく，大腸癌切除後遅れて出現する異時性の小さな肝転移[5]に限定して肝切除が適応された．その後，Mayo Clinic の Adson[6,7] は，大きな肝転移や多発肝転移に対する拡大肝切除を適応に加えた．

　時の経過とともに，肝切除適応外とされた肝外転移再発併存あるいは肝リンパ節転移のある肝転移患者でも肝切除の報告[8-13]が行われ，予後不良ではあるが外科治療の効果が示された．

　肝切除不能と判断された大腸癌肝転移患者においても，Bismuth ら[14] は術前抗癌剤治療により腫瘍の縮小あるいは一部消失の後，53例に肝切除を行い，肝切除からの5年生存率が40%という驚くべき良好な結果を報告した．

愛知県がんセンター中央病院消化器外科　*院長

臨床編

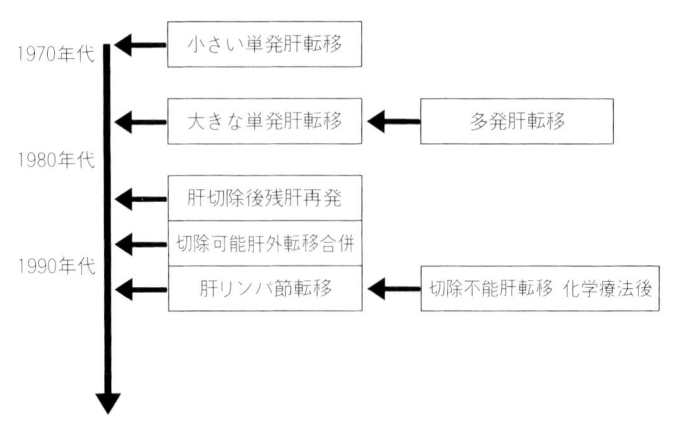

```
1970年代 ← 小さい単発肝転移
         ← 大きな単発肝転移 ← 多発肝転移
1980年代
         ← 肝切除後残肝再発
         ← 切除可能肝外転移合併
1990年代
         ← 肝リンパ節転移 ← 切除不能肝転移 化学療法後
```

これらの適応には現在も議論があり,各施設によって適応基準は異なる.

図24 大腸癌肝転移の肝切除適応

肝転移切除後の残肝再発は予後を左右する大きな因子であるが,1980年代にはそれらに対して再肝切除[15]が行われるようになった.1997年Adamら[16]は再肝切除64例において,2回目の肝切除からの5年生存率41%と初回肝切除と同様の良好な成績を示した.

大腸癌肝転移患者の肝切除に伴う手術死亡率0%という報告[17]-[20]もあり,最近の20年で肝切除技術および患者管理の進歩により安全性が確立され,治療成績が向上し,適応拡大を後押ししている(図24).

▶▶▶ II. 肝切除適応と術式選択の現状

1. 肝切除適応の現状

1) 治癒を目的とする肝切除－肝転移巣とその局所進展を含んだすべての癌が切除範囲に含まれる場合

この場合は,肝転移巣とその局所進展以外に転移再発がなく,肝切除によってすべての癌を摘出できる患者が対象となる.

2) 姑息的と考えられるが治癒する可能性もある肝切除－切除可能な肝外転移を合併する場合

切除可能である肺転移,大腸癌局所再発,限局した腹膜転移などの肝外転移を合併する肝転移患者が対象となる.

3) 姑息的肝切除－広範多発肝転移あるいは切除不能肝外転移を合併する場合

切除不能肝外転移が存在するが,肝転移が最も強く生命予後を規定すると考えられる肝転移患者および化学療法によって切除可能となった肝転移患者(広範肝転移の化学療法後)が対象となる.

いずれの場合も術前に肝転移の大きさ,部位,腫瘍脈管との位置関係および脈管侵襲やリンパ節転移の有無など必要な情報を正確に得て,肝切除によって患者の生存期間延長,QOL向上,化療効率向上に貢献する可能性が大きく,妥当なリスク(低い合併症率・低い死亡率)で実施でき,早期社会復帰が可能であると判断される場合に適応と考えられる(**表5**).

表5 肝切除適応判定のためのチェック項目

1. 腫瘍学的条件（完全に切除できるか否か）
   ・肝転移の大きさ，存在部位，数，主要脈管との位置関係．
   ・肝転移局所進展因子の有無．
   ・肝外転移存在の有無．
   ・原発巣局所再発の有無．
2. 肝切除関連条件（安全確実に切除できるか否か）
   ・肝機能のチェック（ICG15値，アルブミン値，血小板数，凝固因子など）
   ・切除予定肝体積と残肝機能の予測
   ・外科医および施設のレベル（手術合併症頻度・死亡率，出血量，手術時間，術後管理能力）

2．肝切除術式選択の現状

YasuiとShimizu[21]の文献的集計によると，根治切除50例以上の73報告において，解剖学的切除率が50%超の36報告と50%以下の11報告の2群で比べると，両群の平均解剖学的肝切除率は74%と37%と大きく異なっているが，合併症率平均，死亡率平均，3年，5年，10年生存率平均，残肝再発率は両群で全く差がなかった．しかし，Scheeleらの報告[22]およびKokudoら[23]の報告で明らかなように，解剖学的肝切除例では肝転移の大きさが部分切除例の2倍であり，進行した肝転移に主として解剖学的肝切除が行われた結果であることは明白である．このように多くの報告では，大きい肝転移巣，そして/もしくは多発の場合に主として解剖学的拡大肝切除が行われ，肝転移が小さく肝被膜近くにあれば主として部分切除が行われている．

対象となった肝転移の進行度の違いを考えれば，多くの報告で解剖学的肝切除と部分肝切除の成績がほぼ同等であるということは，多くの施設で適切な術式選択が行われていることを示している．

▶▶▶ III．肝転移切除関連予後因子

1．大腸原発巣関連予後因子

肝転移切除に及ぼす原発巣の予後因子としては，原発巣ステージ[19,24,25]，大腸リンパ節転移[10,19,20,26]，組織型[27]，組織budding[28]や静脈侵襲[28]が報告されている．これらは，理論的には大腸癌診断時あるいは術後1〜2年以内に肝転移が出現するような場合に，肝転移切除例の予後因子として関与すると考えられる．

2．肝転移巣の予後因子—大きさ・数

癌は転移形成後の経過時間と生物学的悪性度に応じて増大するので，その指標としての肝転移巣の数，大きさ，占拠率，片葉・両葉分布は予後因子として多くの報告がなされている．一般的に，肝転移巣が大きくなるほど[10,29,30]，また転移個数が多いほど[10,24,31]肝切除術後の予後は不良である．とくに，肝転移巣が5cm以上で，個数が4個以上の場合は，多くの報告で予後不良とされている．

臨床編

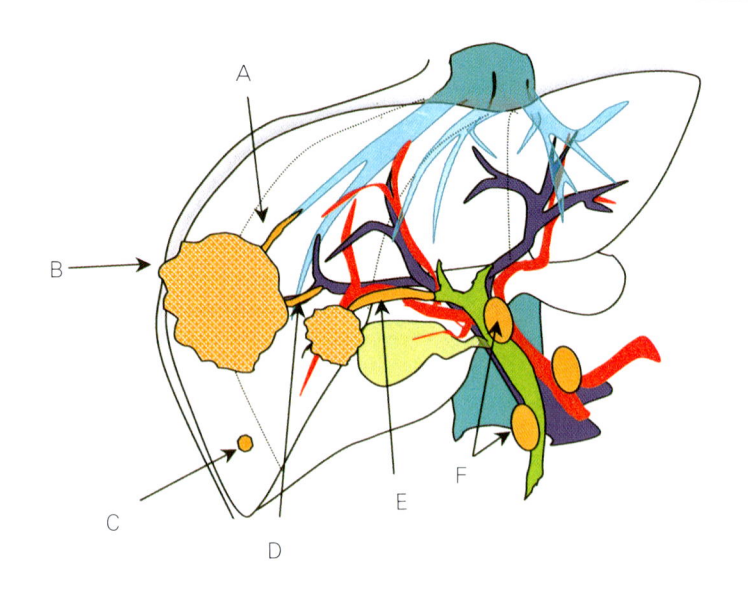

A：肝静脈浸潤　B：隣接臓器直接浸潤　C：微小肝転移巣
D：門脈浸潤　E：胆管浸潤　F：肝リンパ節転移
図25　肝転移の局所進展様式

3．肝転移巣の予後因子－局所進展因子

肝転移の臨床病理学的研究では，肝転移巣からの局所進展因子(図25)が予後因子として報告されている．肝内門脈・肝静脈侵襲[9)32)33)]，肝内胆管侵襲[9)33)]，神経周囲侵襲[33)34)]，サテライト[18)22)28)35)]，隣接臓器直接浸潤[10)]，肝十二指腸間膜リンパ節転移[8)9)32)37)-41)]などが報告されている．

4．肝転移巣の予後因子－生物学的悪性度

肝転移の生物学的悪性度を反映する臨床病理学的所見として，肉眼型（YASUI）分類[32)]やEntrapped Liver Cell[42)]も報告されている．一方，残肝再発などが少ない肝転移所見として腫瘍周囲の偽被膜形成が報告[43)44)]されている．

5．肝外転移再発因子

肝以外の転移再発部位で多いのは肺転移であり，そのほか腹膜転移，局所再発，骨転移，脳転移，副腎転移，縦隔リンパ節転移，大動脈リンパ節転移などがある．これらの肝外転移再発を合併している場合は予後不良である．したがって，肝転移切除適応および術式決定には，これらの肝外転移再発巣の有無を十分に検索し，肝外転移が存在する場合に肝切除を行う場合は，それらが根治的に切除できるか否か検討し，より安全な適応と術式決定が必要である．

6．その他の予後因子

その他の予後因子として，原発巣と肝転移巣の切除間隔[45)]が短い患者，同時性肝転移患

者[22)46)]は予後不良であり，肝切除断端距離[10)22)24)29)]，術前・術後 CEA 値[30)45)]，腫瘍ダブリングタイム[47)]などの報告がある．切除術式では解剖学的切除が良いとする報告[22)25)47)48)]と部分切除が良いとする報告[10)]がある．

▶▶▶ IV. 根治的肝切除の治療成績

1．根治的肝転移切除患者の予後

　大腸癌肝転移における根治的肝切除とは，大腸癌原発巣が治癒切除されて局所再発がなく，また肝以外に転移再発がない患者において術前および術中診断できるすべての肝転移巣および局所進展因子を切除できる肝切除である．
　表6に，報告された肝転移根治切除術後成績を示した．多施設報告の5年生存率は，フランスの Jaeck[49)]らが 26％，ドイツの Lorenz[50)]らが 35％，アメリカの Hughes[24)]らが 33％と報告している．Kato[26)]らの報告では，日本における 18 施設の 585 肝切除例の累積 5 年生存率は 39％であった．
　単一施設報告の成績は，多施設集計より一般に良好で，累積5年生存率は，M. Sloan-Kettering[10)]において 37％，Erlangen[22)]では 39％，Bologna[51)]では 40％（無再発生存率），国立がんセンターは前期 48％[46)]，後期 38％[19)]，千葉大学[43)]は 26％，癌研究会病院[23)]は 43.2％，新潟大学[48)]は 40％，横浜市立大学[47)]は 43％と報告されている．
　大腸癌肝転移外科治療成績が報告によって異なっている理由は，種々の条件の相違（肝転移進行程度，診断精度，手術，術式選択基準の違い，術後補助化学療法の有無，再発後治療の差など）によると思われる．
　愛知県がんセンターでは 1983 年以来，解剖学的肝切除とリンパ節郭清を基本術式として，これまで 20 年間ほぼ全例の手術を著者の一人が執刀もしくは指導して行ってきた．2003 年 7 月までに，根治的肝切除は 157 例（解剖学的肝切除 126 例，部分切除 31 例）に行われ，

表6　大腸癌肝転移の根治的肝切除成績

報告年	報告者[文献]	分析期間	施設・国	患者数	解剖学的肝切除率（％）	死亡率（％）	5年生存率（％）	残肝再発率（％）
1988	Hughes[24)]	1984〜1985	24 施設・アメリカ	798	53.1	—	33	—
1992	Rosen[35)]	1960〜1987	Mayo Clinic・アメリカ	280	53	1.8	25	—
1993	Sugihara[46)]	1978〜1989	NCC・日本	109	25	1.3	48	31.2
1995	Scheele[29)]	1960〜1992	Erlangen・ドイツ	350	74.6	4.4	39	—
1997	Jaeck[49)]	1959〜1991	85 施設・フランス	720	63.3	3.6	26	—
1998	Lorenz[50)]	1991〜1996	26 施設・ドイツ	218	67	5.0	35	34.9
1999	Fong[10)]	1985〜1998	MSK・アメリカ	1001	86	2.8	37	28.8
1999	Ambiru[43)]	1984〜1997	千葉大学・日本	168	95.2	3.5	26	46.0
2000	Minagawa[19)]	1980〜1997	東京大学・NCC ほか・日本	218	41.7	0	38	41.7
2001	Kokudo[23)]	1980〜1999	癌研究会病院・日本	174	55.2	1.1	43	—
2003	Nagakura[48)]	1982〜2000	新潟大学・日本	102	59.8	1.7	40	39.2
2003	Kato[26)]	1992〜1996	18 施設・日本	585	54	—	39	41.4
2004	Tanaka[47)]	1985〜2000	横浜市立大学・日本	189	59.1	0.52	43	45.5
	自験例	1983〜2003	ACC・日本	157	80.3	1.9	49	26.0

NCC：国立がんセンター，MSK：Memorial Sloan-Kettering，ACC：愛知県がんセンター

表7 大腸癌肝転移における根治的肝切除術後再発と再発時期
(愛知県がんセンター,1983年～2003年)

	総再発例	残肝再発例	肺転移再発例
1年未満	43/94 (45.7%)	17 (18.1%)	18 (19.1%)
2年未満	36/94 (38.3%)	15 (16%)	18 (19.1%)
3年未満	10/94 (10.6%)	2 (2.1%)	6 (6.4%)
3年以上	5/94 (5.3%)	0 (0%)	2 (2.1%)

病理学的な肝リンパ節転移陽性11例を含んで,その肝切除術後累積生存率は,3年70%,5年49%,10年・15年がそれぞれ36.3%であった.特に期間後半10年の90例では,5年・10年累積生存率はそれぞれ58%,48%と向上している.この理由は,診断精度の向上,肝切除技術の進歩,再発後の外科・内科治療が総合的に働いて生存率向上に貢献していると考えられる.

2.根治的肝切除後の再発

愛知県がんセンターにおいては,表7に示すように根治的肝切除術後60%(94例)の患者が再発し,その84%は肝切除術後2年以内,95%は3年以内の再発で,4年目以降の再発は少ないことを示している.残肝再発率は26%で,残肝再発に限れば術後3年以降の再発例はなかった.さらに,肝切除術後5年間無再発で経過した患者は,その後も全例無再発生存中で,肝切除時点で完全な治癒になっていたと考えられる.

残肝再発率は肝転移診断精度,肝切除術式選択の妥当性,および肝切除技術のレベルを端的に表すものであり,多くの報告では残肝再発率は年々低くなって来ている.この再発率が低いほど,その施設の肝転移診断・外科治療に関して総合的に良いレベルにあることを示す.

▶▶▶ V.肝転移切除成績向上のための対策

1.肝切除後残肝再発をいかに減らすか?

肝転移切除例における残肝再発の様式は,原発巣からの癌細胞が時期をずらして肝に転移する場合と転移巣からの局所進展による転移とが考えられる.同時性肝転移の場合に,原発巣手術から2～3ヵ月程度経過観察して肝切除適応と術式決定を行うことで,無用な肝切除を避け,適切な範囲の肝切除術式決定が可能となる.この場合,著者らの経験では3ヵ月の経過観察で新たな転移巣が出現することはあるが,切除不能となった患者は少ない.また,待機したことによる生存率の低下も全くない.

原発巣が完全に治癒していれば,肝転移切除後の残肝再発は,診断できなかった転移巣が存在したか,肝転移の局所進展による癌細胞が残存したことに原因がある.したがって,全身状態や肝機能が許せば,肝転移巣の局所進展様式を考慮して,できるだけ広範囲に系統的に切除すべきである.著者の基準では,転移巣最大径が3cm以上,あるいは転移巣割面が不整形(Yasui分類CN型)[32]の場合は局所進展の頻度が高くなる[9]ので,肝葉切除を

基本とする解剖学的肝切除が有効であると考えている．

2．リンパ節転移や肝外転移再発をいかに治療するか？

　肝リンパ節転移陽性例あるいは肝外転移合併例は予後不良であるから，肝切除そのものも適応ではないとする論文[24)36)]もあるが，著者らの経験では肝リンパ節転移11例中2例が5年以上生存し，一人は肝切除後13年の現在も無再発生存中である．最近の報告では，肝リンパ節郭清の重要性や必然性に言及する論文[40)41)]も少なくない．

　外科的に大きなリスクを伴わず切除あるいは郭清ができる患者に対して，最初から治療を放棄するのは論理的および倫理的な矛盾を感じる．リンパ節郭清あるいは肝外転移を切除することで，患者への不利益は少なく，結果的に限られた患者しか長期生存できないとしても，少しでもより良い結果を求めることは当然であり妥当であろう．現状では，大腸癌肝転移切除術後の補助化学療法で外科治療以上に有効なレジメンはなく，妥当なリスクでできる手術であれば，最初からあきらめることなく可能な限り治療することが医師の務めとして必然的であると著者は考えている．

3．肝切除可能性の拡大

　肝切除を安全確実に行うための方法として，術前門脈塞栓による残存肝機能保全[52)]，術中超音波検査による適切な肝切除[19)]があり，肝転移が直接浸潤した下大静脈，肝静脈，あるいは門脈の血管再建を伴う肝切除による適応拡大[53)]などの有効性が報告されている．

▶▶▶おわりに

　手術の安全性とともに肝転移外科治療はその適応を広げて，種々の予後因子の解明や臨床病理学的研究の進歩もあり，予後改善に大きな貢献をしてきた．今後も肝切除は肝転移治療の中心的役割を担う治療法である．しかし，外科治療はあくまでも局所治療法の一つに過ぎず，外科治療後に再発する患者も少なくない．残肝再発を含んで多くの再発をいかに防ぐか，すなわち真に有効な術後補助化学療法が確立されることが課題である．また，根本的に原発癌治療において，いかに肝転移再発を防ぐかが重要な課題となる．

■文　　献■

1) Woodington GF, Waugh JM：Results of resection of metastatic tumors of the liver. Am J Surg 105：24-29, 1963.
2) Flannagan L, Foster JH：Hepatic resection for metastatic cancer. Am J Surg 113：551-557, 1967.
3) Wilson SM, Adson MA：Surgical treatment of hepatic metastases from colorectal cancers. Arch Surg 111：330-334, 1975.
4) Butler J, Attiyeh FF, Daly JM：Hepatic resection for metastases of the colon and rectum. Surg Gynecol Obstet 162：109-113, 1986.
5) Foster JH：Survival after liver resection for secondary tumors. Am J Surg 135：389-394, 1978.
6) Adson MA, Van Heerden AV：Major hepatic resections for metastatic colorectal cancer. Ann Surg 191：576-583, 1980.
7) Adson MA, van Heerden JA, Adson MH, et al：Resection of hepatic metastases from colorectal cancer. Arch Surg 119：647-651, 1984.

臨床編

8) Ekberk H, Tranberg KG, Andersson R, et al : Determinants of survival in liver resection for colorectal secondaries. Br J Surg 73 : 727 - 731, 1986.
9) Yasui K, Hirai T, Kato T, et al : Major anatomical hepatic resection with regional lymph node dissection for liver metastases from colorectal cancer. J Hepatobiliary Pancreat Surg 2:103-107, 1995.
10) Fong Y, Fortner J, Sun RL, et al : Clinical score for predicting recurrence after hepatic resection for metastatic colorectal cancer ; analysis of 1001 consecutive cases. Ann Surg 230 : 309 - 321, 1999.
11) Bellon N, Pignon JP, Pocard M, et al : Extrahepatic disease does not contraindicate hepatectomy for colorectal liver metastases. Br J Surg 90 : 567 - 574, 2003.
12) Ferrero A, Polastri R, Muratore A, et al : Extensive resections for colorectal liver metastases. J Hepatobiliary Pancreat Surg 11 : 92 - 96, 2004.
13) Elias D, Sideris L, Pocard M, et al : Results of R0 resection for colorectal liver metastases associated with extrahepatic disease. Ann Surg Oncol 11 : 274 - 280, 2004.
14) Bismuth H, Adam R, Levi F, et al : Resection of nonresectable liver metastases from colorectal cancer after neoadjuvant chemotherapy. Ann Surg 224 : 509 - 520, 1996.
15) Tomas - de la Vega JE, Donahue EJ, Doolas A, et al : A ten year experience with hepatic resection. Surg Gynecol Obstet 159 : 223 - 228, 1984.
16) Adam R, Bismuth H, Castaing D, et al : Repeat hepatectomy for colorectal liver metastases. Ann Surg 225 : 51 - 60, 1997.
17) Iwatsuki S, Esquivel CO, Gordon RD, et al : Liver resection for metastatic colorectal cancer. Surgery 100 : 804 - 810, 1986.
18) Taylor M, Forster J, Langer B, et al : A study of prognostic factors for hepatic resection for colorectal metastases. Am J Surg 173 : 467 - 471, 1997.
19) Minagawa M, Makuuchi M, Torzilli G, et al : Extension of the frontiers of surgical indications in the treatment of liver metastases from colorectal cancer. Ann Surg 231 : 487 - 499, 2000.
20) Jaeck D, Nakano H, Bachellier P, et al : Significance of hepatic pedicle lymph node involvement in patients with colorectal liver metastases ; A prospective study. Ann Surg Oncol 9 : 430 - 438, 2002.
21) Yasui K, Shimizu Y : Surgical treatment for metastatic malignancies. Anatomical resection of liver metastasis ; indications and outcome. Int J Clin Oncol 10 : 86 - 96, 2005.
22) Scheele J, Stangl R, Altendorf-Hofmann A, et al : Indicators of prognosis after hepatic resection for colorectal secondaries. Surgery 110 : 13 - 19, 1991.
23) Kokudo N, Tada K, Seki M, et al : Anatomical major resection versus nonanatomical limited resection for liver metastases from colorectal carcinoma. Am J Surg 181 : 153 - 159, 2001.
24) Hughes KS, Simon R, Songhorabodi S, et al : Resection of the liver for colorectal carcinoma metastases ; A multi - institutional study of indications for resection. Surgery 103 : 278 - 288, 1988.
25) Doci R, Gennari L, Bignami P, et al : One hundred patients with hepatic metastases from colorectal cancer treated by resection:analysis of prognostic determinants. Br J Surg 78:797-801, 1991.
26) Kato T, Yasui K, Hirai T, et al : Therapeutic reults for hepatic metastasis of colorectal cancer with special reference to effectiveness of hepatectomy. Dis Colon Rectum 46 : S22 - S31, 2003.
27) Jatzko GR, Lisborg PH, Stettner HM, et al : Hepatic resection for metastases from colorectal carcinoma - a survival analysis. Eur J Cancer 31A : 41 - 46, 1995.
28) Ueno H, Mochizuki H, Hashiguti Y, et al : Predictors of extrahepatic recurrence after resection of colorectal liver metastases. British J Surg 91 : 327 - 333, 2004.
29) Scheele J, Stang R, Altendorf-Hofmann A, et al : Resection of colorectal liver metastases. Wolrd J Surg 19 : 59 - 71, 1995.
30) Nordlinger B, Giuguet M, Vaillant JC, et al : Surgical resection of colorectal carcinoma metastases to the liver ; A prognostic scoring system to improve case selection based on 1,568 patients. Cancer 77 : 1254 - 1262, 1996.

31) Cady B, Jenkins RL, Steele GD, et al : Surgical margin in hepatic resection for colorectal metastasis ; a critical and improvable determinant of outcome. Ann Surg 227 ; 566 - 571, 1998.
32) Yasui K, Hirai T, Kato T, et al:A new macroscopic classification predicts prognosis for patient with liver metastases from colorectal cancer. Ann Surg 226 ; 582 - 586, 1997.
33) Yamamoto J, Sugihara K, Kosuge T, et al:Pathologic support for limited hepatectomy in the treatment of liver metastases from colorectal cancer. Ann Surg 221 ; 74 - 78, 1995.
34) Sasaki A, Aramaki M, Kawano K, et al : Prognostic significance of intrahepatic lymphatic invasion in patients with hepatic resection due to metastases from colorectal carcinoma. Cancer 95 ; 105 - 111, 2002.
35) Rosen CB, Nagorney DM, Taswell HF, et al:Perioperative blood transfusion and determinants of survival after liver resection for metastatic colorectal carcinoma. Ann Surg 216 ; 493-505, 1992.
36) August DA, Sugarbaker PH, Schneider PD : Lymphatic dissemination of hepatic metastases. implications for the follow - up and treatment of patients with colorectal cancer. Cancer 55 ; 1490 - 1494, 1985.
37) Nakamura S, Yokoi Y, Suzuki S, et al : Results of extensive surgery for liver metastases in colorectal carcinoma. Br J Surg 79 ; 35 - 38, 1992.
38) Elias D, Saric J, Jaeck D, et al : Prospective study of microscopic lymph node involvement of the hepatic pedicle during curative hepatectomy for colorectal metastases. Br J Surg 83 ; 942 - 945, 1996.
39) Bakalakos EA, Kim JA, Young DC, et al:Determinants of survival following hepatic resection for metastatic colorectal cancer. Wolrd J Surg 22 ; 399 - 405, 1998.
40) Elcolani G, Grqzi GL, Ravaioli M, et al:The role of lymphadenectomy for liver tumors;Further considerations on the appropriateness of treatment strategy. Ann Surg 239 ; 202 - 209, 2004.
41) Laurent C, Cunha AS, Rullier E, et al:Impact of microscopic hepatic lymph node involvement on survival after resection of colorectal liver metastasis. J Am Coll Surg 198;884-891, 2004.
42) Koike M, Yasui K, Torii A, et al : Prognostic significance of entrapped liver cells in hepatic metastases from colorectal cancer. Ann Surg 232 ; 653 - 657, 2000.
43) Ambiru S, Miyazaki M, Isono T, et al : Hepatic resection for colorectal metastases ; analysis of prognostic factors. Dis Colon Rectum 42 ; 632 - 639, 1999.
44) Lunevicius R, Nakanishi H, Ito S, et al:Clinicopathological significance of fibrotic capsule formation around liver metastasis from colorectal cancer. J Cancer Res Clin Oncol 127 ; 193 - 199, 2001.
45) Hohenberger P, Schlag PM, Gerneth T, et al:Pre- and post-operative carcinoembryonic antigen determinations in hepatic resection for colorectal metastases. Predictive value and implications for adjuvant treatment based on multivariate analysis. Ann Surg 219 ; 135 - 143, 1994.
46) Sugihara K, Hojo K, Moriya Y, et al:Pattern of recurrence after hepatic resection for colorectal metastases. Br J Surg 80 ; 1032 - 1035, 1993.
47) Tanaka K, Shimada H, Ohta M, et al : Procedures of choice for resection of primary and recurrent liver metastases from colorectal cancer. World J Surg 28 ; 482 - 487, 2004.
48) Nagakura S, Shirai Y, Yokoyama N, et al : Major hepatic resection reduces the probability of intrahepatic recurrences following resection of colorectal carcinoma liver metastases. Hepatogastro-enterology 50 ; 779 - 783, 2003.
49) Jaeck D, Bachellier P, Guiguet M, et al:Long-term survival following resection of colorectal hepatic metastases. Br J Surg 84 ; 977 - 980, 1997.
50) Lorenz M, Muller HH, Schramm H, et al:Randomized trial of surgery versus syrgery followed by adjuvant hepatic arterial infusion with 5 - fluorouracil and folinic acid for liver metastases of colorectal cancer. Ann Surg 228 ; 756 - 762, 1998.
51) Cavallari A, Vivarelli M, Bellusci R, et al : Liver metastases from colorectal cancer ; Present surgical approach. Hepato - Gastroenterology 50 ; 2067 - 2071, 2003.
52) Kawasaki S, Makuuchi M, Kakazu T, et al : Resection for multiple metastatic liver tumors after portal embolization. Surgery 115 ; 674 - 677, 1993.
53) Nakamura S, Suzuki S, Hachiya T, et al:Direct hepatic vein anastomosis during hepatectomy for colorectal liver metastases. Am J Surg 174 ; 331 - 333, 1997.

臨床編

2. 治　療
2）転移性肝癌に対するラジオ波焼灼療法

小池　幸宏　　小俣　政男*

▶▶▶ はじめに

　現在，転移性肝癌の治療法第一選択は外科的切除であり，報告されている大腸癌肝転移の手術成績は，治療後の5年生存率で30〜40％程度まで向上している[1]．しかしながら，肝転移の高度進行や肝外転移の合併，高齢やADLの低下，合併症などにより，実際の切除可能症例は20〜30％程度とされている．従来，外科的切除の適応外となった症例に対しては化学療法（あるいは保存的治療）が試みられてきた．化学療法の成績は年々向上してきてはいるものの決して満足のいくものではない．本年4月にオキサリプラチンの承認が得られる以前，国内で使用可能な大腸癌に対する抗癌剤の奏功率は20〜40％であり，期待さ

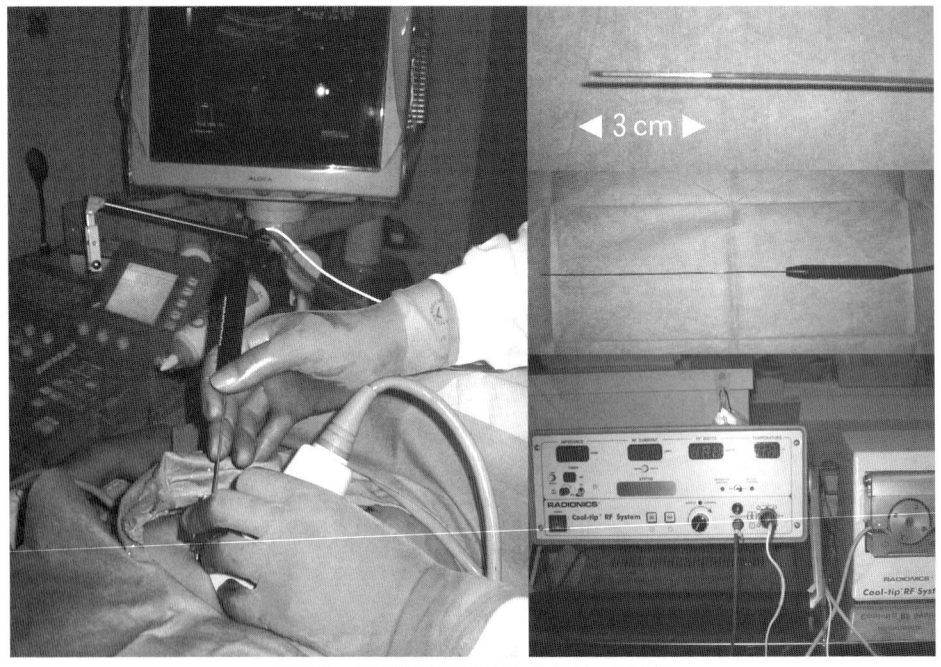

図26　ラジオ波後焼灼療法（RFA）の実際

関東中央病院消化器内科　医長
*東京大学大学院医学系研究科器官病態内科学（消化器内科学）講座　教授

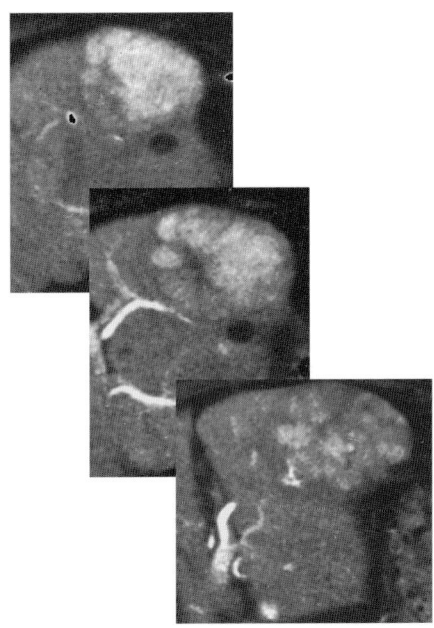

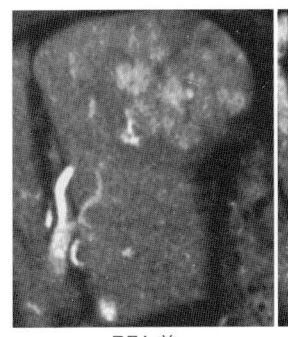

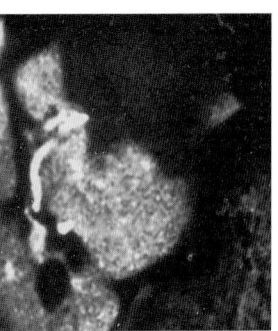

2. 治　　療 − 2）転移性肝癌に対するラジオ波焼灼療法

図 27　原発性肝癌に対するラジオ波後焼灼療法（RFA）
90歳男性．肝外側区に7cm大肝細胞癌を認め，ラジオ波を2セッション施行．10日で退院．3年間無再発．

れる生存率も1年から1年半というのが現状であった．

　ラジオ波焼灼療法（ラジオ波）は，国内において主に原発性肝癌に対する治療法として用いられ発展してきた[2]．図に示すようにエコー下にラジオ波針を腫瘍に穿刺し，機械を作動させることで熱により癌を死滅させる治療法である（図26）．転移性肝癌は原発性肝癌と比較してよ

図 28　従来の戦略

り大きく，多発していることが通常である．しかしながら，熟練した術者の手によれば，こと肝内の腫瘍に関する限り80〜90％程度を焼灼することは比較的容易である（図27）．したがって，化学療法での奏功が病変を半分以下にすることを指すのであれば，ラジオ波による肝内病変に対する奏功率は80〜90％が期待できる．切除不能転移性肝癌に対し，ラジオ波を用いることで（あるいはラジオ波と化学療法を組み合わせることで），より確実性の高い治療効果が期待できることになる（図28）．当院（関東中央病院）では2002年以来，切除不能転移性肝癌症例に対し，肝外転移の有無や，肝内病変の進展度によらず積極的にRFAを施行してきたが，とくに大腸癌肝転移症例を中心に当初の予想を超える治療成績が得られつつある．本稿では進行転移性肝癌症例に対するRFAの有用性について述べてみたい．

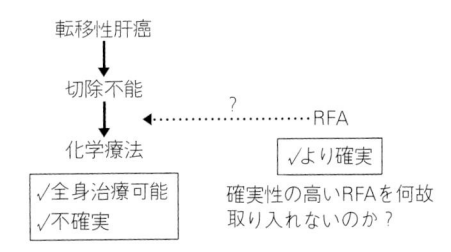

▶▶▶ I. 転移性肝癌の特徴—原発性肝癌との比較—

　当院では2002年2月から2005年の6月までに切除不能転移性肝癌101名，延べ235症例に対してRFAを施行してきた．内訳は表8に示すとおりであるが，大腸癌，胃癌はもちろんのこと，肺癌や腎細胞癌，後腹膜肉腫や乳癌に至るまで全身12臓器からの肝転移症例

臨床編

表8 転移性肝癌101名, 延べ235症例にRFAを施行

大腸癌	63例	卵巣癌	2例
胃癌	13例	子宮癌	2例
膵癌	4例	後腹膜肉腫	2例
胆管癌	4例	小腸癌	1例
肺癌	4例	膀胱癌	1例
腎細胞癌	4例	乳癌	1例

(05年6月現在)

表 9

	肝細胞癌	転移性肝癌
背景肝	肝硬変（焼灼量に注意）	正常肝（注意必要？）
癌の悪性度	比較的おとなしい（根治を目指す）	悪性（根治 or 減量）
治療のオプション		
RFA	有効	有効
TAE	有効	無効？
化学療法	無効（従来）	奏功率30〜50%

が対象となっている．

　癌の治療を行う際には癌の特性を知ることが大切であるが，転移性肝癌の特徴は国内においてRFAの主な治療対象である原発性肝癌と比較するとおおよそ表9のようになる．一般的に転移性肝癌は原発性と比較して癌の悪性度が高く，RFAによる局所コントロールはより困難である．とくに切除不能と判断される症例では，癌腫はしばしば巨大で多発している．逆に背景肝組織に関しては原発性肝癌の80%が硬変肝であるのに対し，転移癌では基本的に正常肝である．十分な safety margin を狙った思い切った焼灼が可能となる．治療のオプションとしては，多発癌に対し原発性肝癌では肝動脈塞栓術が有力な武器になるのに対し，転移癌では乏血性で無効なことが多い．逆に化学療法の開発は転移癌のほうが進んでいるといえる．

▶▶▶ II. 切除不能転移性肝癌に対するラジオ波焼灼療法のコンセプト

　2 cm程度までの小型腫瘤に対しては，HCCも転移性肝癌も基本的に変わらない．ただ正確に癌の中心を穿刺し，焼灼するのみである．しかしながら，とくに3 cmを超える病変に対しては，上記の転移性肝癌の特徴（局所再発を起こしやすいが，肝予備能は十分）を頭に入れたうえでの治療が求められる．決して癌の中心から穿刺することなく，辺縁の焼灼を優先するべきである．

　原発性肝癌症例に対するRFAは基本的に完全焼灼を理想とするが，切除不能な転移性肝癌に対するRFAは癌の減量を第一目的と考えるべきである．肝外転移を伴う場合や多発例においては，例え画像診断によって描出可能な肝内転移病変をすべて焼灼したとしても（したように見えても），早期にそれ以外の病変（肝外転移巣や描出できなかった肝内病変）が問

題となってくる．眼前の病変を完全焼灼することに拘泥するあまり，化学療法を中心とした次の治療ステップに進む時期が遅れれば，結局は患者の予後改善は望めないであろう．ラジオ波焼灼療法も化学療法などと並んで集学的治療の一手段であるという認識にたって治療方針を決定することが大切である．

▶▶▶ III. 転移性肝癌に対するラジオ波焼灼療法の実際

症例を3例提示する．

症例 1

Tさんは58歳の男性で，当初は膀胱癌の診断で当院泌尿器科に入院し手術を受けたが，同時にS状結腸癌も指摘され，さらに肝臓に大小12個の転移も発見された．外科的切除外となり消化器内科に転科となった．肝内転移巣に対し3回に分けてラジオ波を施行したところ，CT上は肝内病変消失した(図29-1)．ただし原発巣(S状結腸癌)が残っていることと，肝臓内にもCT上は見つからない小さな病変が残存している可能性が高いため抗癌剤

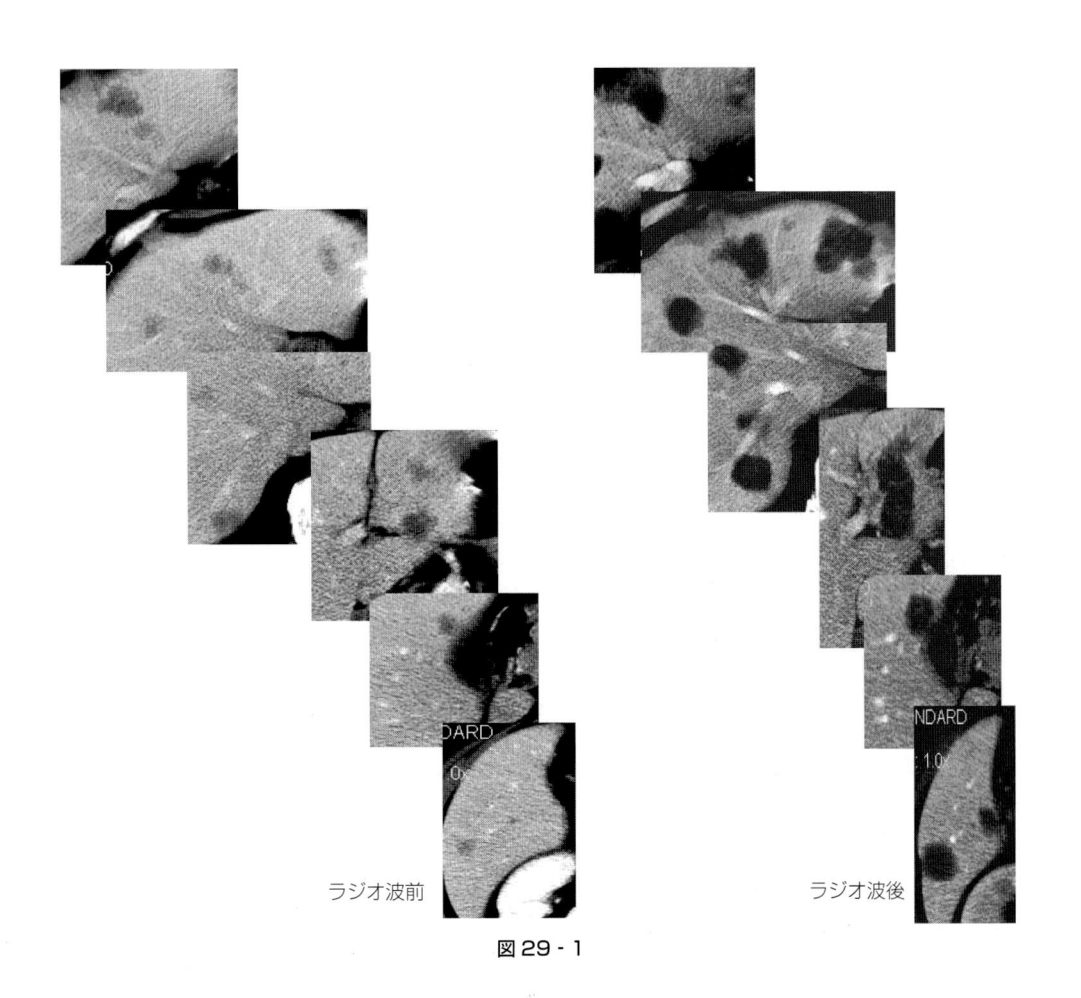

ラジオ波前　　　　　　　　　　　ラジオ波後

図29-1

臨 床 編

図29-2 治療経過

Pre RFA　　　　Post RFA　　　　1yr after

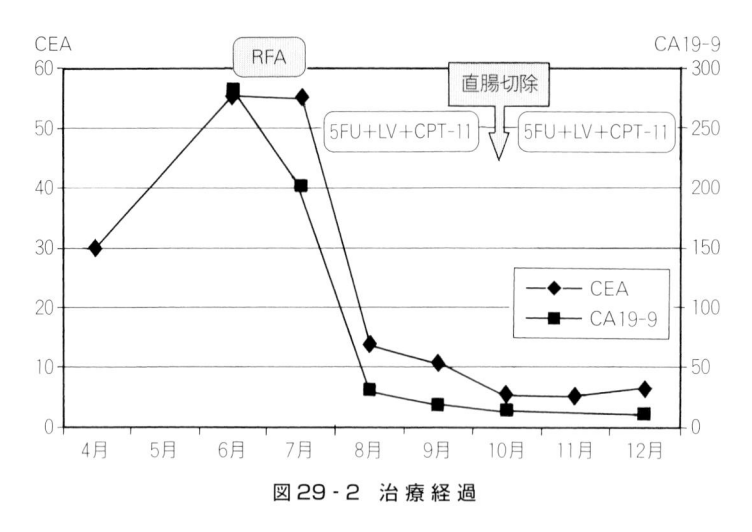

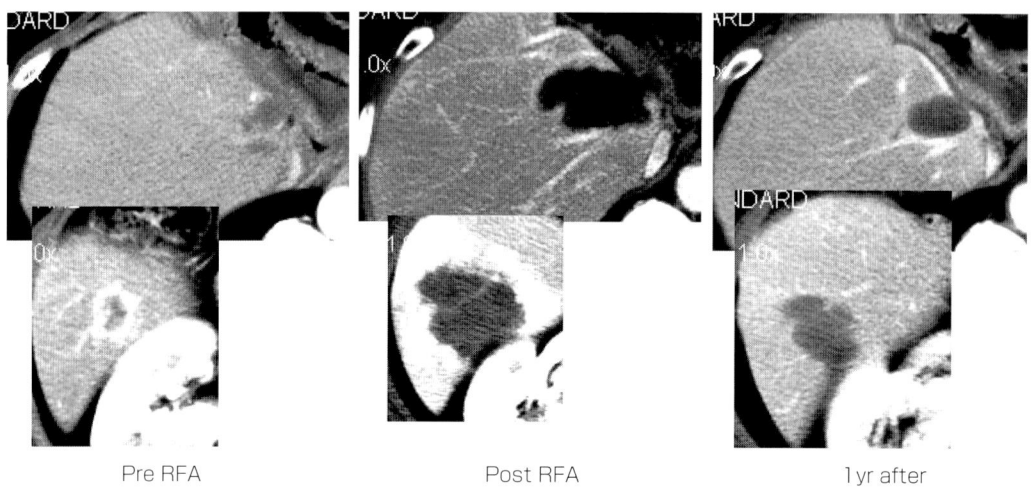

図　30
K. M. 53歳, 2002年6月　OCC:左葉切除, 2004年4月に再発, 当院紹介受診, 2004年4月14日に当院入院.

治療 (5FU＋LV＋CPT-11) を3クール行った. RFA前に52だったCEAが, 13まで低下し, 原発巣以外に新たな病変の発生も見られなかったため, 原発巣切除を施行した. その結果CEAは正常値まで低下し (図29-2), 抗癌剤投与終了後も1年以上再発を認めていない.

症例　2

症例は53歳女性. 都内の癌専門病院にて2002年6月に胆管細胞癌にて肝左葉切除. 2004年4月に残肝再発あり, 切除不能と判断され, 抗癌剤の臨床試験を勧められたためラジオ波焼灼療法を希望して当院受診となった. ラジオ波焼灼療法施行. その後, ジェムシタビンによる化学療法を計12クール施行. 術後15ヵ月無再発で経過している.

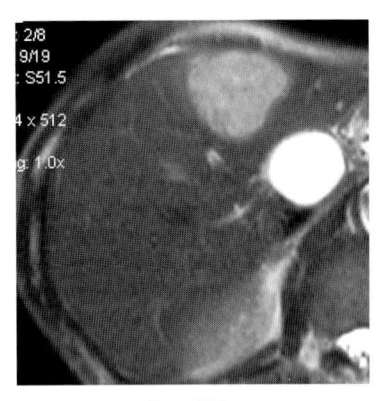

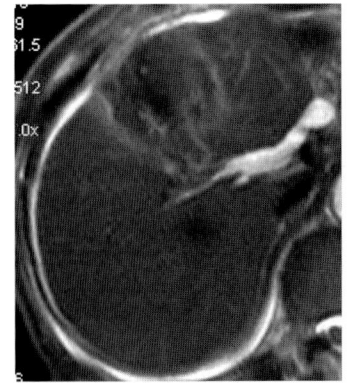

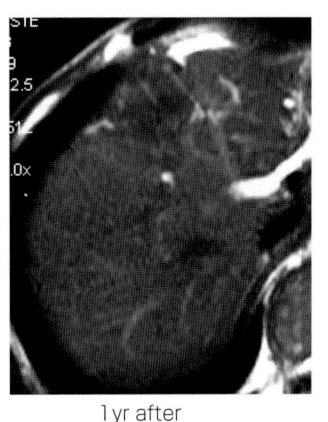

2. 治　　療－2）転移性肝癌に対するラジオ波焼灼療法

| Pre RFA | Post RFA | 1yr after |

図 31

症例　3

73歳男性．2003年3月に胃癌にて胃全摘術．同年11月に肝転移指摘．結核により片肺切除され低肺機能あり，切除不能と診断され，当院紹介受診となった．2004年1月にS4 4cmの病変にラジオ波焼灼療法施行．TS-1内服開始するも2クールで副作用により中止．術後18ヵ月無再発生存中．

▶▶▶ IV. 転移性肝癌に対するラジオ波焼灼療法の合併症・奏功率

転移性肝癌全体に対する治療成績を表10に示す．初回治療時の平均在院日数は21日．これは当院における原発性肝癌の在院日数(7日)と比較して長期であるが，癌の進行度に比例して施行セッション数が多く(2.8回)，化学療法の導入に要する期間も含まれていることが主な原因と考えられる．合併症率は3.4％，腹膜播種が2例に認められた．治療前後の画像診断により50％以上の癌の減量が認められた場合を奏功と定義すると，奏功率は99％であった．この数字は癌の減量を80～90％と定義しても90％以上であった．肺癌，胃癌の症例で治療中に癌の増大が認められ奏功が得られなかった．術死は現在まで認めていない．

表10　転移性肝癌全体の成績

平均在院日数（初回時）	21±16（17日）
セッション数（初回時）	2.8±2.3
合併症率（全症例）	3.4%（8/235）
胆管炎	3
腹膜播種	2
肝膿瘍	2
血胸	1
術死	0
奏功率（初回時）	99%（99/101）

臨床編

▶▶▶ V. 切除不能大腸癌肝転移に対するラジオ波焼灼療法の治療成績

　関東中央病院では2002年2月より2005年6月までに63名（延べ167症例）の切除不能大腸癌肝転移患者にラジオ波を施行してきたが，次に2004年10月までに治療を行った48名（延べ116症例）の成績を示す．図32にRFA後の生存率を示す．平均腫瘍径は4.9cm，腫瘍数は6.3個であった．切除不能の理由（重複あり）としては，肝外転移の存在（22例），肝転移切除後再発（10例），化学療法無効（24例），肝転移進展（6個以上15人，10個以上10人），年齢（75歳以上9人），合併症（低肺機能2人）であった．合併症は2例（肝膿瘍）で認められたが，いずれも内科的処置で軽快した．術後生存率は1年80％，2年54％で，当院におけるラジオ波導入前症例と比較して良好であった[2]．予後に及ぼす因子としては，術前に化学療法歴がないことが有意であり，化学療法のない症例での2年生存率は約70％であった（図33）．

▶▶▶ VI. 切除可能肝転移に対するラジオ波焼灼療法

　当院では，原則的に切除可能症例に対してはラジオ波を施行していない．原発性肝癌の場合と違い，外科的切除成績と比較して転移性肝癌に対するラジオ波治療のエビデンスはまだ十分と言えないからである．しかしながら，たとえ外科医が切除可能と判断しても，高齢，時間的制約，その他の理由で，患者本人がラジオ波を希望する場合がある．その場合にはRFA治療における局所再発の危険性などについて，とくによく説明したうえでラジオ波を施行している．こうした症例では，外科切除を施行すれば肝内病変に関してはほぼ100％で根治できるわけであるから，慎重のうえにも慎重に行うべきである．

　ちなみに，東大病院では大腸癌肝転移症例（切除可能症例も含む）に対するラジオ波後生

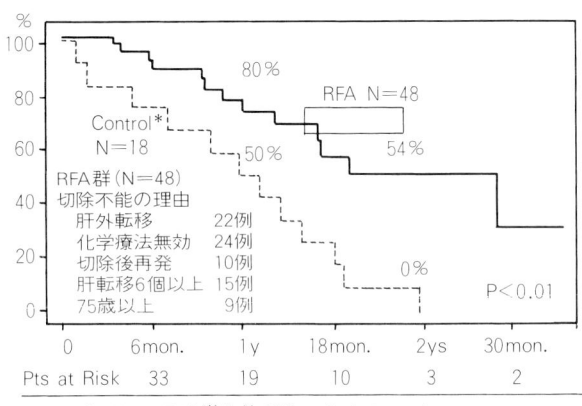

図32　大腸癌症例生存率
Tumor size　4.9cm（1.7〜14.7cm）
No of Tumors　　　6.3（1〜>30）
Control*：00-01　RFA導入前のHistorical Control

図33　化学療法歴による治療

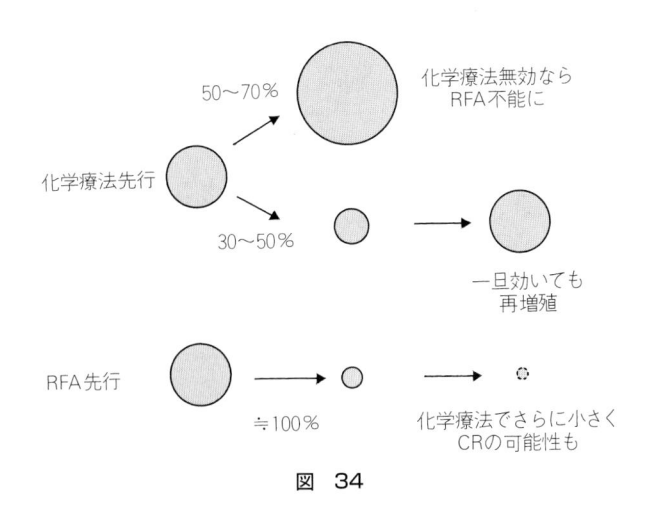

図中:
- 化学療法先行 50〜70% → 化学療法無効ならRFA不能に
- 30〜50% → 一旦効いても再増殖
- RFA先行 ≒100% → 化学療法でさらに小さくCRの可能性も

図 34

存率5年80%を達成しており[4],今後症例によっては切除可能例であってもラジオ波の適応が検討されるようになるであろう.

▶▶▶ VII. 化学療法の導入時期－RFAの前か？後か？あるいは併用か？

ここまで転移性肝癌に対するラジオ波焼灼療法の有用性に関して述べてきたが,高度進行癌において,ラジオ波のみで良好な成績が得られるわけではない.肝内多発例や,肝外転移合併症例においては,当然化学療法の併用が必要となってくる.化学療法をラジオ波の前に行うか,ラジオ波後に行うかについてはさまざまな考えがあると思われるが,当院では基本的にラジオ波可能と考えられた症例に関してはラジオ波を先行させている.当然化学療法で肝内病変のダウンステイジングを行ったうえでラジオ波を施行するという考えも存在するが,通常化学療法の奏功率は30〜50%程度予想されるため,もし化学療法が無効の場合にラジオ波施行の条件がより厳しくなる(病変の大きさ,数とも増大する)からである.また,化学療法のみでは完全寛解の望めない症例であっても,ラジオ波による癌の減量を化学療法に先行させることで完全寛解も可能となる.

▶▶▶ まとめ

転移性肝癌に対するラジオ波焼灼療法の有用性については,国内外を問わずいまだ十分なエビデンスがあるとは言えず,当院の治療成績を中心に述べさせていただいた.転移性肝癌では多くの場合,背景肝が正常肝であるが故に(原発性肝癌と比較して)大胆に治療ができるという利点がある反面で,腫瘍が大きく多発しているケースが多く,ラジオ波でどこまで治療するかという点も常に問題となる.一般的に切除不能転移性肝癌に対するラジオ波焼灼療法は集学的治療の1手段に過ぎないという認識のうえに行われるべきで,ラジオ波,抗癌剤投与,放射線療法などを柔軟に組み合わせ,ときには外科的切除の再検討も考慮に入れて治療を進めていくことが重要である.

臨床編

　まだまだ一般的といえない肝転移に対するラジオ波治療の有用性が，より多くの医療者，患者に認知されるべく，一人ひとりの症例からエビデンスを積み上げていくこと，また広く疾患の理解に努め，化学療法を中心としたラジオ波以外の治療法にも精通するべく努力を続けることが，今まさに死の淵にいて癌と戦っている患者の治療を担当する者の責務と考える．

■文　献■

1) Minagawa M, Makuuchi M, Torxilli G, et al:Extention of the Frontiers of Surgical Indications in the Treatment of Liver Metastases From Colorectal Cancer. Ann Surgery 231 (4)：487-499, 2000.
2) Tateishi R, Shiina S, Teratani T, et al:Percutaneous radiofrequency ablation for hepatocellular carcinoma；An analysis of 1,000 cases. Cancer 103 (6)：1201-1209, 2005.
3) 小池幸宏，川瀬建夫，小俣政男：転移性肝癌の治療戦略－切除不能59症例に対するラジオ波焼灼療法の治療成績．肝臓（0451-4203）45巻 Suppl.2, PageA414.
4) 椎名秀一朗，寺谷卓馬，建石良介編：ラジオ波焼灼療法－安全で効果的な肝癌治療テクニック－．医学書院，2005.

2. 治　　療
3) 転移性肝癌に対する凍結治療

若 林　　剛[*1]　　田 邊　　稔[*3]　　上 田　政和[*3]
島 津　元秀[*3]　　河 地　茂行　　北 島　政樹[*2]

▶▶▶ はじめに

　本邦における肝細胞癌は95％がウイルス性背景肝に由来するため，その治療においては肝癌の治療のみならず背景肝の治療も必要である．1980年代における肝臓外科のめざましい進歩により，肝硬変合併肝癌に対する切除も安全に行えるようになった．しかし同時に，根治的切除後でも背景肝由来の残肝再発が高率に認められることが明らかとなり，肝硬変患者に発生した肝癌に対しては，低侵襲治療として肝動脈塞栓術（TAE；transcatheter arterial embolization）やablation（薬剤注入や熱・凍結などの化学的・物理的エネルギーにより腫瘍を局所的に壊死させる方法）が選択される機会が多くなっている．特に，内科領域で始まった経皮的エタノール注入療法（PEIT；percutaneous ethanol injection therapy）は，マイクロ波凝固療法（MCT；microwave coagulation therapy）やラジオ波熱凝固療法（RFA；radiofrequency ablation therapy）に発展し，現在多くの施設で肝細胞癌に対する局所治療として普及している．

　一方，転移性肝癌では肝転移巣そのものがすでに血行性の遠隔転移であり，最も治療効果の高い大腸癌肝転移でも切除後の根治率は2～3割である．それでも，大腸癌肝転移に対する最も有効な治療は肝切除であり，切除できる肝転移は再発しても繰り返し切除することが一般的な治療である．しかし，切除には限界があり切除不能肝転移に対してablationが選択される場合がある．最近の欧米からの報告でも，切除不能肝転移に対してRFAや凍結融解壊死治療（cryoablation）が有効であるとされる．Ablationは，切除不能肝転移に対しても化学療法と切除の間を埋める治療として，今後の発展が期待できる．以上のような観点から，慶應義塾大学病院では2002年1月に学内の倫理委員会承認のもと凍結効率の向上したアルゴンガスによるcryoablation機器を導入し，現在国内で唯一の施設として肝癌に対するcryoablationの臨床試験を行っている．本稿では転移性肝癌に対するcryoablationについて，われわれの経験をもとに文献的考察を加え総説する．

[*1]岩手医科大学医学部第1外科学教室　教授
慶應義塾大学医学部外科学　[*2]教授　[*3]講師

▶▶▶ I. 肝転移に対する肝切除

　大腸癌の肝転移に関して，第一選択の治療法は肝切除である．切除可能な大腸癌肝転移は切除すべきであり，ablationの適応はablation治療がまだ確立された治療でないことを十分理解したうえで判断されるべきである．大腸癌肝転移切除200例以上の報告を見ると，根治的切除術を施行した大腸癌肝転移の5年生存率は25〜39%である（**表11**）．また，10年生存率は20〜27%であり，遠隔転移のある癌患者に対する根治率としては良好な切除成績と言える．

　一方，大腸癌以外の肝転移に対する切除成績は，原発巣により大きく異なる．一般的には膵臓の神経内分泌腫瘍，カルチノイド，GISTからの肝転移に対しては切除がふさわしいが，肺癌，膵癌，胃癌，食道癌，卵巣癌などからの肝転移切除には一定の役割が与えられ

表11　Results of Liver Resection for Metastatic Colorectal Cancer

Study	n	Operative Mortality %	1y	5y	10y	Median
Scheele, 1991	219	6	—	39	—	—
Rosen, 1992	280	4	—	25	—	—
AFC, 1992	1,818	2	—	26	—	—
Gayowski, 1994	204	0	91	32	—	33
Scheele, 1995	469	4	83	33	20	40
Fong, 1995	277	4	85	35	—	40
Nordlinger, 1995	1,568	2	—	28	—	—
Jamison, 1997	280	4	84	27	20	33
Fong, 1999	1,001	3	—	37	27	—
Minagawa, 2000	235	—	—	38	26	—

（Modified from Fong：Adv Surg 2000による）

表12　Appropriateness of Liver Resection for Metastasis

Often appropriate
　Colorectal cancer
　Pancreatic neuroendocrine tumor
　Carcinoid
　GIST
Occasionally appropriate
　Renal cell carcinoma
　Breast cancer
　Cutaneous melanoma
Rarely appropriate
　Lung cancer
　Pancreatic cancer
　Gastric cancer
　Esophageal cancer
　Ovarian cancer

表13　Hepatic Resection for Non-colorectal Metastasis

Primary tumor type	5 - y survival
Carcinoid	56%
Renal cell carcinoma	27%
Sarcoma	11%
Melanoma	10%
Gynecologic malignancies	7%
Breast cancer	6%
	4%

（McCanter and Fong：Semin Surg Oncol 2000による）

ていない(表12). Sloan-Kettering 記念がんセンターからの報告では，カルチノイドの肝転移切除により5年生存率が56％，腎癌が27％と良好な成績が得られている．しかし，胃癌，乳癌，婦人科領域の癌からの肝転移切除は10％以下の5年生存率を得るに留まっている(表13).

一般的には肝転移の切除には限界があり，実際に切除不能な場合と前述したように切除の意義が明らかでない場合がある．大腸癌肝転移で切除率は約3～4割にすぎず，大腸癌以外の肝転移ではさらに切除率は低いと思われる．したがって，肝転移の治療において切除の持つ意義は限られており，約6～7割の患者が切除できないことになる．

切除できない理由として，以下の3つがあげられる．

まず，技術的に切除が困難な場合：例えば，転移巣が肝臓の70％を占め多発していたりする場合，切除不能となる．次に，切除の有効性が不明の場合：例えば，胃癌，卵巣癌，食道癌など，大腸癌以外の肝転移の場合は，切除を躊躇してしまう．最後に，患者が切除を望まない場合：例えば，すでに切除や再切除を受けた患者が，それ以上の手術を望まないときや，さまざまな領域での ablation が報告されており，患者が切除を望まず ablation を希望する場合がある．

したがって，肝転移に対する肝切除には限界があり，肝転移の治療に関しては，治療効果と侵襲性を考えてバランスの良い治療を選択する必要がある．

▶▶▶ II. 肝転移に対する ablation の意義

肝細胞癌に対する ablation は，(1) 基礎疾患（肝硬変など）による肝予備能低下が外科的切除に制限を与える，(2) 比較的悪性度が低い腫瘍が多い，(3) 血管に富み柔らかい腫瘍であり，針を刺入する ablation に向いている，などの理由により，その役割はほぼ確立されてきている．

しかし，転移性肝癌に対する ablation の意義はまだ確立されていない．一般に，肝転移の ablation は切除不能 (unresectable) な転移巣に対して行われるが，unresectable の定義が施設間で異なるため ablation の適応が決められないのが現状であろう．例えば，両葉に多発している場合，腫瘍個数が4個以上の場合，手術が2回以上行われた場合，高齢者の場合など，それぞれに対する切除適応は施設により異なるであろう．したがって，肝転移に対する ablation の役割はいまだ確立しているとは言えない．

切除不能の肝転移に対して選択される治療は，ablation の導入前は化学療法だけであった．一般的に，切除不能肝転移患者の生命予後が半年から1年とすると，化学療法が効果的に施行できたとしても，生命予後は平均数ヵ月延長する程度であろう．一方，ablation は，化学療法特有の副作用がなく，切除に比較して低侵襲である，という利点がある．われわれは，化学療法と切除をブリッジする治療法として ablation が存在すると考える（図35）．

現在，国内外で使用できる ablation 機器には，マイクロ波凝固治療 (MCT)，ラジオ波焼灼治療 (RFA)，凍結治療 (cryoablation) があげられる．慶應義塾大学病院では2002年より cryo-

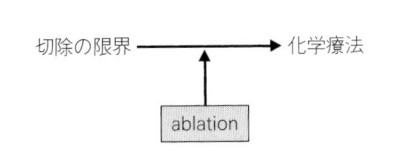

図35 肝転移に対する ablation の意義

臨床編

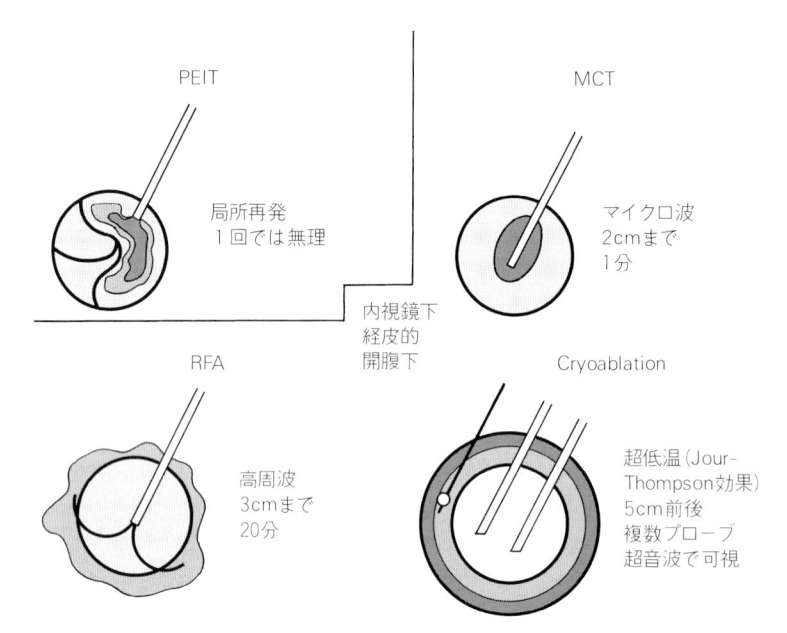

図 36 各種 ablation 方法の特徴

　ablation を導入したため，MCT, RFA, cryoablation から，腫瘍の大きさや ablation 機器の特長に基づき，最もふさわしい治療法を選択し ablation 治療を行うことが可能となった（best modality）．
　Best modality を選択するための ablation 機器のそれぞれの特長を図 36 に示す．PEIT は肝転移に使用することはないので，次の 3 つの治療法が選択できる．MCT は国内で開発された治療法であり，1 分で治療が完結するが治療できる腫瘍径は約 2 cm である．RFA は腫瘍径 3〜4 cm まで治療可能であるが，時間が 20 分以上かかる．一方，凍結治療は超音波検査でリアルタイムに治療領域がモニターできることが最大の利点である．また，複数のプローベを用いた同時操作により，多発転移巣を同時に治療することが可能であり，腫瘍径 5 cm 以上に対しても十分な治療域を得ることができる．
　Ablation 治療で最も重要なことは，病巣に対する正確な穿刺である．理論的には，正確な穿刺を行い ablation 治療が行われれば，ablation 方法の違いにかかわらず局所的には根治が得られるはずである．もちろん，熱凝固（MCT と RFA）でも凍結治療でも，殺細胞効果が完全であるとの前提である．実際には，ablation 治療には 5〜20％位の局所再発が認められるが，この多くは正確な穿刺により回避できると考える．
　正確な穿刺を行うために，われわれは病巣へのアプローチを腫瘍ごとに最もふさわしいものを選択している（best approach）．経皮的治療が不確かなら，内視鏡的治療を選択．また，内視鏡的治療より，小開腹下治療は穿刺の自由度が増すため，より多くの腫瘍数や大きな腫瘍に対する正確な穿刺が行える．したがって，best approach により局所根治性と低侵襲性が両立できると考える（図 37）．

　MCT と RFA の熱凝固に対する技術的な問題として，治療中に焼灼範囲が可視できない

212

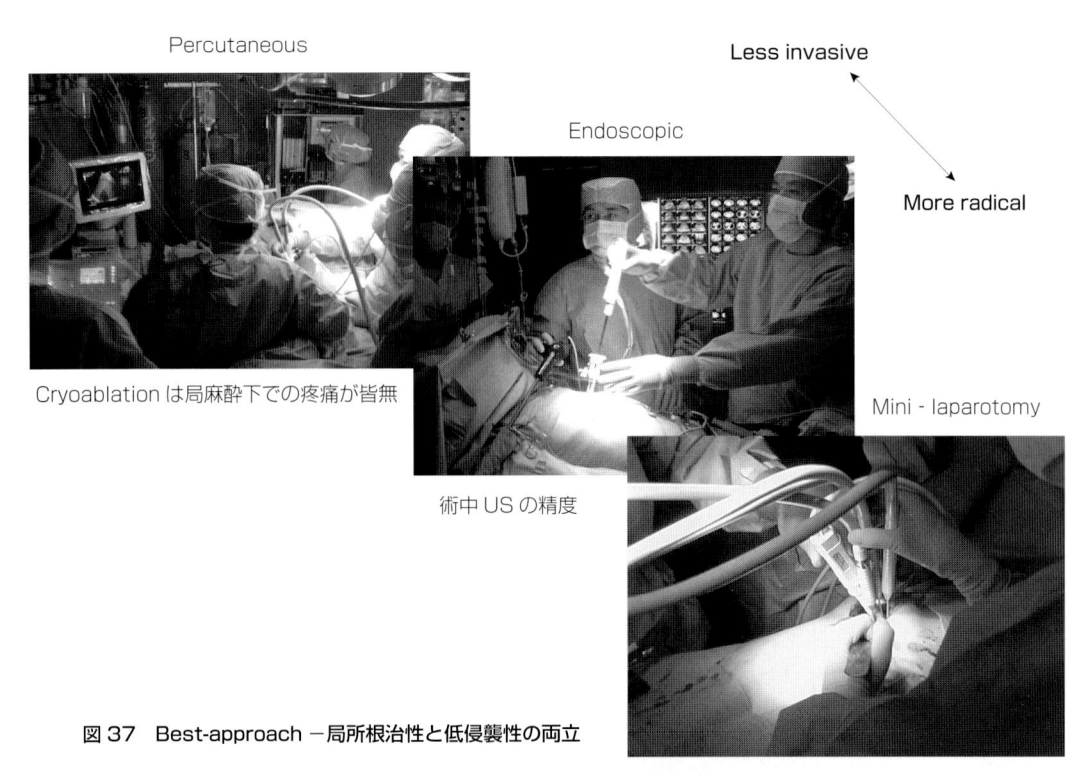

2. 治　　療 — 3) 転移性肝癌に対する凍結治療

図37 Best-approach —局所根治性と低侵襲性の両立

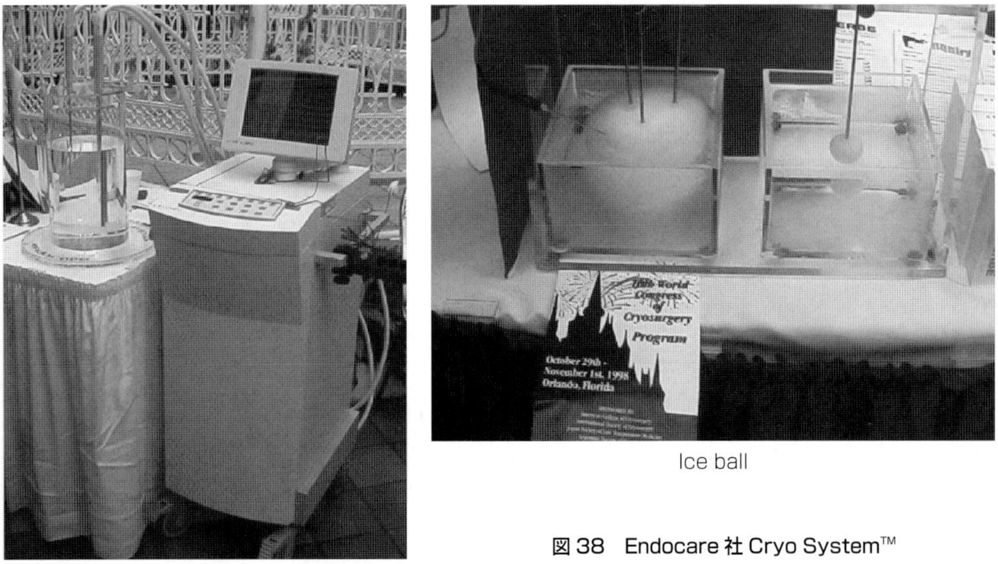

図38 Endocare 社 Cryo System™

こと，一般的に焼灼できる腫瘍径は最大 3 cm 位であること，局所麻酔下の焼灼に疼痛を伴うことがあげられる．一方，凍結治療は凍結範囲を超音波で可視でき，複数のプローベを同時操作できるため多発転移巣や大きな転移巣に対しても治療が可能である．また，局所麻酔下の治療が全く無痛である点が大きな特長である．

以上のような理由で，われわれは 2002 年からアルゴンガスを用いた凍結治療を導入した．実際の機器を**図38**に示す．最大の特長は 8 本のプローベの同時操作が可能であり，大きな

凍結領域が得られることである．また，従来の液体窒素と異なりアルゴンガスを用いるため，1分間でマイナス140度まで急速凍結が可能となり液体窒素に比較して治療効率が向上した．

▶▶▶ III. 肝転移に対する cryoablation の実際

肝癌に対する cryoablation は，古くは液体窒素による治療機器が使用されていた 1970 年代から行われていた．おもに切除不能の大腸癌肝転移に対する治療成績が報告されてきたのは 1980 年代後半からで，液体窒素を使用した cryoablation が切除不能肝転移に対して有用であるとされた．しかし，出血や凝固異常などの術後合併症の発生，さらには cryoablation が全身性の炎症反応を惹起し cryoshock と呼ばれる重篤な多臓器不全を引き起こすことが明らかになった[1]．あわせて，液体窒素を循環させるための穿刺プローベは太く，さらに液体窒素による治療機器はサイズが大きく全体的に大規模な装置であった．一方，1990 年代の中頃より肝癌に対する RFA が行われるようになり，治療機器が小型で操作が簡便なため，本邦では肝細胞癌の治療として内科領域を中心に広く普及し，欧米でも切除不能肝転移の治療に用いられ比較的良好な治療成績が報告されている[2,3]．

われわれは，1990 年代後半より前述したような考え方に従って，切除など治療歴のある再発肝細胞癌や肝予備能や年齢から切除より ablation がふさわしいとした肝細胞癌患者を中心に，MCT や RFA などの熱凝固治療を行っていた．特に，小さな肝細胞癌を中心に徐々に熱凝固治療を行う患者の数を増やしてきたが，同時に熱凝固治療の持つ問題点も明らかになってきた．つまり，熱凝固では治療中に治療範囲が不明であり，術者は治療効果に関して不安を持ちながら治療にあたらざるを得ない．また，治療できる腫瘍の大きさは安全域をとると 3 cm 位までが RFA と MCT の限界であり，さらに局所麻酔下の治療が意外に苦痛を伴う，などの問題を有している．

そのような中，アルゴンガスを高圧で細いプローベの中に循環させることで急速凍結が可能となり，凍結効率の向上した cryoablation 機器が 1997 年に開発された．**図 38** が米国 Endocare 社製の Cryo System™ で，コンパクトな装置であるが複数のプローベを同時に操作することができ，大きな治療域（ice ball）を得ることができる．アルゴンガスを 2 mm から 5 mm 径のプローベに高圧で注入することで，Jour-Thomson 効果により 1 分以内に -140 度まで急速冷却でき，ヘリウムガスにより +20 度まで急速加温出来る．したがって，従来の液体窒素による凍結より急速な温度変化が得られるため殺細胞効果が高く，またプローベ径も細く 8 本まで同時操作が可能なため個数の多い大きな腫瘍にも対応可能な高性能な cryoablation 機器である．流量の多い血管は入り江状によけてアイスボールが形成されるので，血管に接している腫瘍も根治的に治療できる可能性がある．また，腫瘍が ice ball で覆われることがリアルタイムで超音波モニター出来るため，術中に治療域が確実に把握できる点が熱凝固にない大きな利点である．

われわれは cryoablation 導入に当たり，これまでに報告されている文献で局所再発率を比較した．RFA に比較し cryoablation の局所制御率は十分満足のできるもので，低侵襲治療として良好な局所再発率であった（**表 14**）．しかし，アルゴンガスによる高性能 cryoablation 機器を用いた肝癌治療の臨床成績はほとんど報告されておらず，ブタによる前臨床

2. 治　　療 − 3) 転移性肝癌に対する凍結治療

表14　Ablation後局所再発の比較

	Study	Local Recurrence	Mean F/U (mos.)
RFA	Rossi 1995[2]	15.4%	24.8
	Siperstein 2000[3]	12.0%	13.9
Cryoablation	Sotomayor 1996[4]	9.4%	60
	Ravikumar 1991[5]	11.8%	24

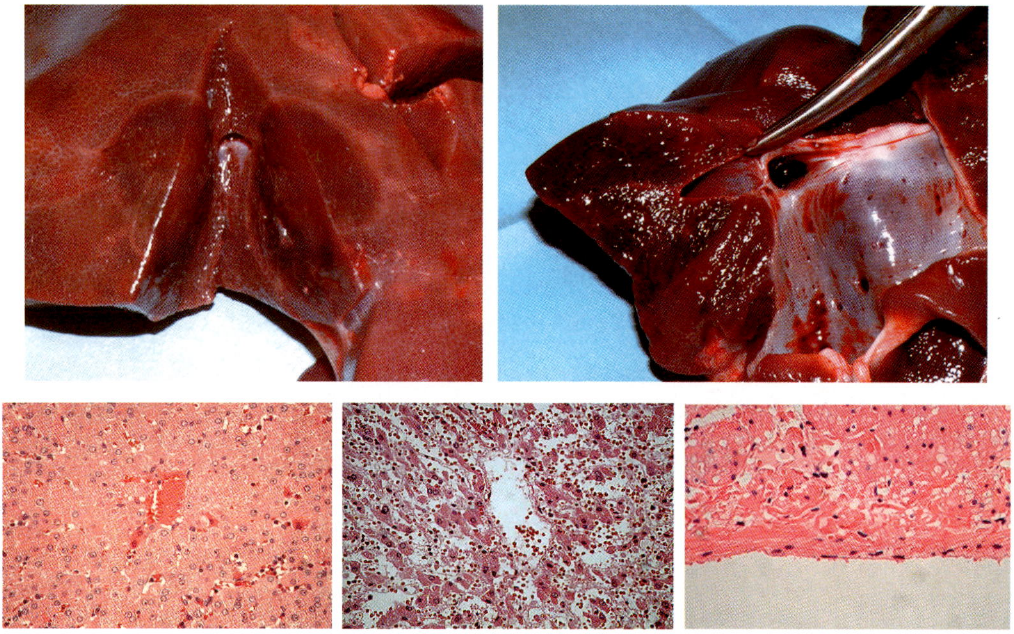

正常肝　　　　　　　　凍結肝　　　　　　　凍結範囲肝静脈

図39　Cryoablation後のブタ肝組織像

　実験を経て2002年1月に学内の倫理委員会の承認を得て，肝癌に対するアルゴンガスによるcryoablationの臨床試験を開始した．
　ブタの実験では，10分の急速凍結後に5分の自然融解，さらに10分の再凍結後に5分の急速融解を行った．すると，境界明瞭な類球形の治療域が出現した．この領域の細胞は核が萎縮し，細胞質内に氷の結晶が形成され急激な体積変化のため，細胞は破裂し後にアポトーシスが惹起される．しかし，血流豊富な肝静脈は，血管の内皮・中膜・外膜が凍結から保護され，その直前の肝細胞は傷害されることが明らかとなった（図39）．
　図40に胸腔鏡下cryoablationを行っているところを示した．What you see is what you get - WYSIWYGがcryoablationの最大のメリットで，体表からのエコーでは描出出来ない横隔膜下の約3 cm大の肝転移が，約1 cmのマージンを持ってice ballで包まれていくことがリアルタイムで観察できる．
　一方，右季肋下に小開腹を置くことで，同時に何本かのプローベを操作することができ大きな肝転移巣の治療が可能となる（図41）．　肝S8の下大静脈と右肝静脈に接する大腸癌肝転移巣に対し，小開腹下に複数プローベを用いて凍結治療を行なった症例である．大き

215

臨床編

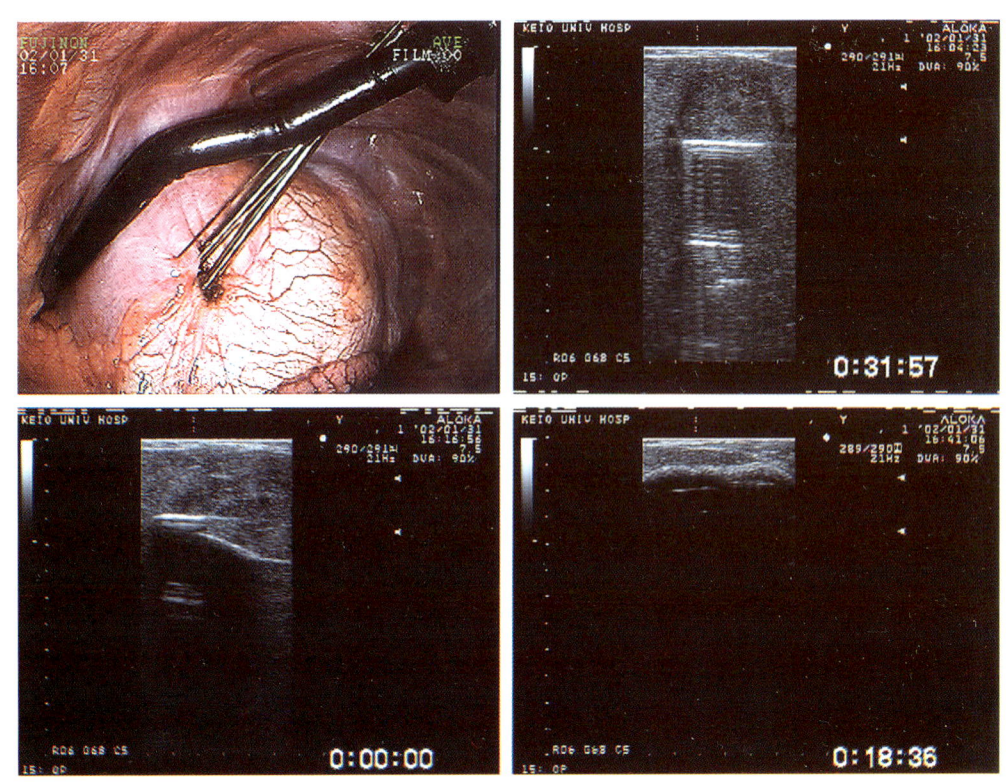

図40 胸腔鏡下 cryoablation - WYSIWYG

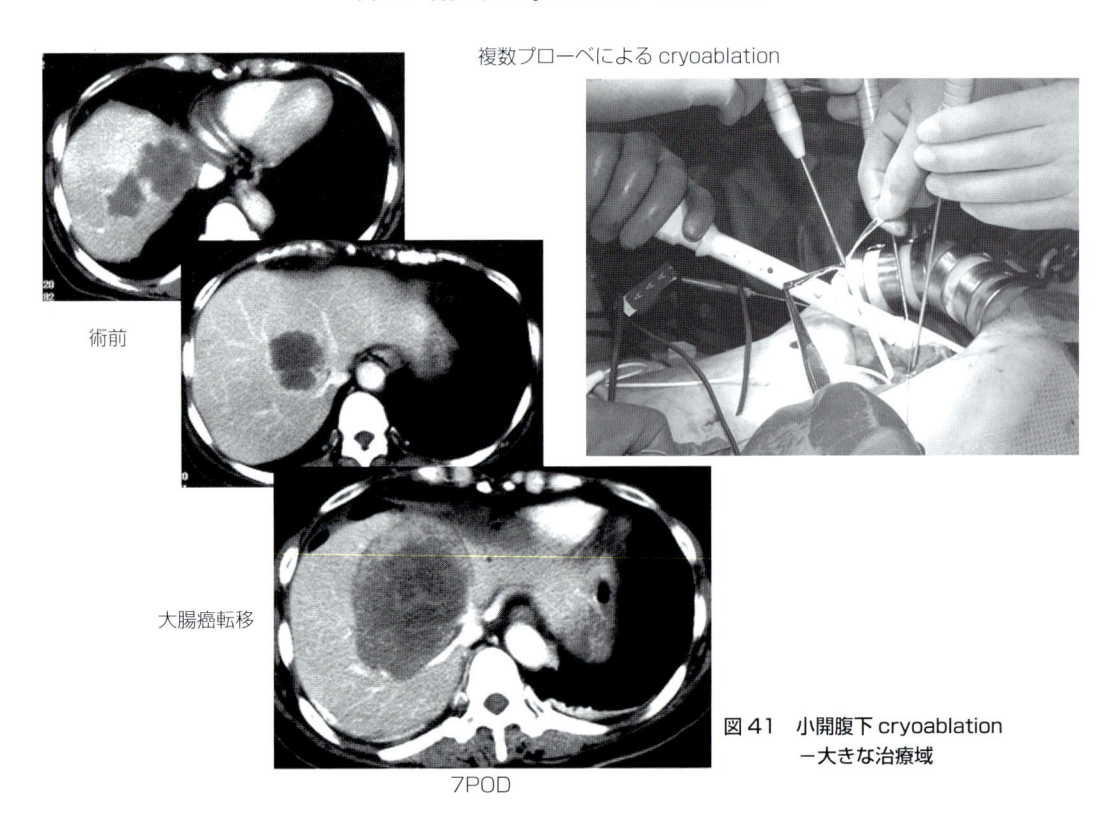

複数プローベによる cryoablation

術前

大腸癌転移

7POD

図41 小開腹下 cryoablation
－大きな治療域

216

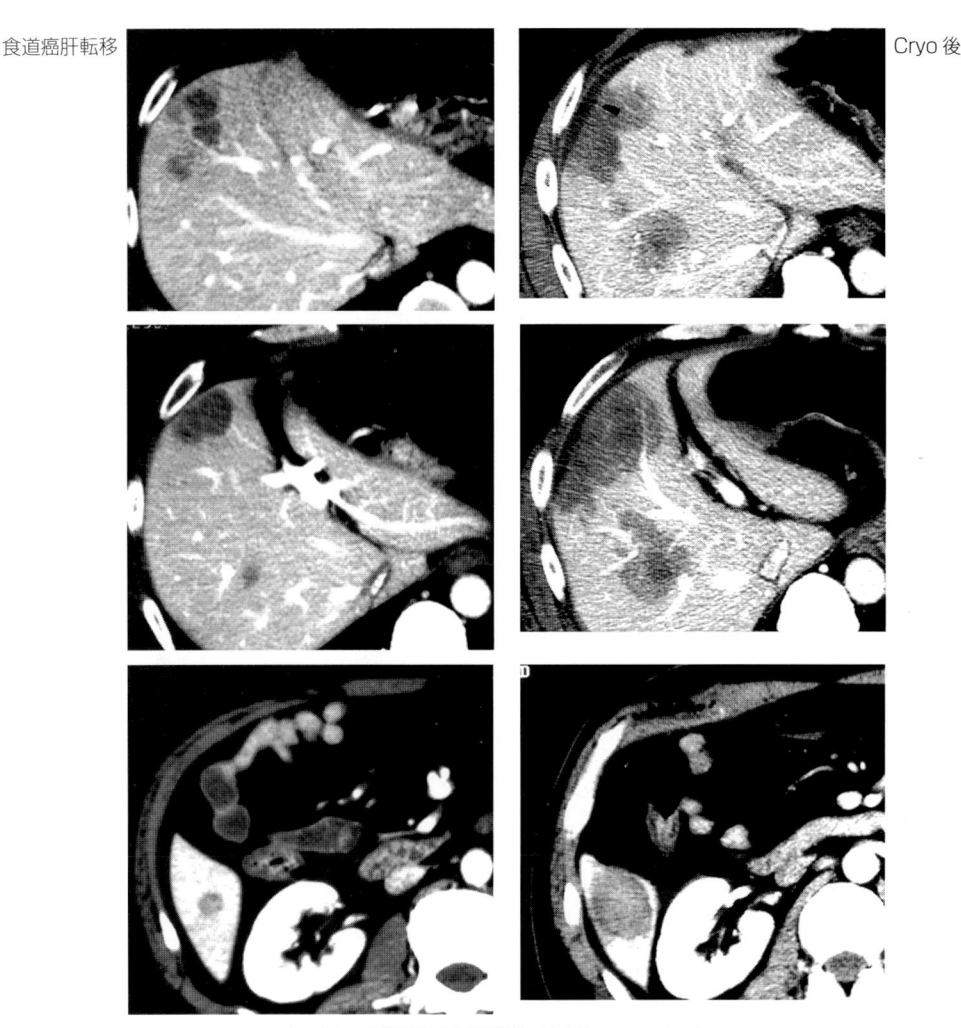

2. 治　　　療 – 3) 転移性肝癌に対する凍結治療

図42　食道癌多発肝転移に対するcryoablation

な凍結領域を得ることができ，右肝静脈を圧迫するような凍結治療が可能であった．
　また，多発肝転移の治療も可能であった．食道癌多発肝転移に対して，既存の化学療法が効果が無いため，小開腹下にcryoablationを行った（図42）．本症例は，原発巣に対して放射線化学療法を受け，局所のコントロールは良好であったが，さまざまな全身化学療法を施行しても肝転移が進行するため紹介される．小開腹下に多発肝転移の凍結治療を行い肝動注も併用した．治療後1年半の経過で，一時的には画像上肝転移は消失した時期もあり，cryoablationが生命予後延長に寄与したと思われる．
　CryoablationはRFAやMCTに比較して，境界明瞭な治療域が得られ，safety marginの確保が確認できた．また，門脈臍部と中肝静脈に接する肝癌も安全に治療できた．一方，腹膜に接する肝癌も，熱による痛みが無く，局所麻酔下での低侵襲治療が可能であった．以上，cryoablationの特長をまとめると，これまでの熱凝固治療では難しかったリアルタイムのモニター下で，脈管や胆管に接する大きな肝癌の治療が可能となった．

▶▶▶ IV. 肝転移に対する cryoablation の成績

　慶應義塾大学病院では 2002 年 1 月から 2003 年 8 月までに 100 人の肝癌患者を cryoablation で治療した．観察期間は 90 日から 668 日で中央値は 347 日である．肝細胞癌の患者は 82 人で Child A が 35 人，Child B が 46 人，Child C が 1 人であった．転移性肝癌患者は 18 人でいずれも切除不能肝転移もしくは根治治療を目指さない肝転移巣のコントロール目的であった．転移性肝癌患者の内訳は，切除不能大腸癌肝転移が 12 例，卵巣癌肝転移 2 例，膵癌肝転移 2 例，乳癌肝転移 2 例，食道癌肝転移 1 例であった．治療した総腫瘍個数は 165 個で，一人あたり平均 2.2 個，最高 10 個の腫瘍まで，複数プローベにより同時に治療できた．治療した腫瘍の最大径は 9.5 cm で，平均 2.6 cm であった．いわゆる ablation の適応とされる 3 cm 以下 3 個までを超える症例が 59％ であり，いままで治療し得なかった患者群を cryoablation により治療した．

　best approach の内訳は，経皮的治療 51％，内視鏡下治療 10％，小開腹下治療 33％，開腹下治療 6％ であった．平均在院日数は 8 日で，合併症として cryoablation に特有な凝固異常に基づく出血・血小板減少を 16％ に認めたが，ほとんどは保存的に軽快した．Cryoshock や crack（凍結中に腫瘍が割れて出血すること）などの液体窒素を用いた cryoablation で報告された合併症は経験しなかった．Cryoshock を経験しなかったのは，アルゴンガスによる cryoablation が良かったのか，われわれの患者選択や手技が良かったのかは不明であるが，大きな治療域を作った症例でも特に cryoshock は起こらなかった．Crack がなかったのは，穿刺に用いるプローブが細くなったことに起因するのではと推察された．根治治療を目指した 90 例の内，局所再発が 7 例に認められ，局所再発率は患者あたり 7.8％ となり，腫瘍あたり 4.2％ であった．この局所再発と新病変再発をあわせた総再発率は 29％ であり，熱凝固では治療し得なかった患者が含まれることを考えると，十分満足できる結果であった．

　われわれの施設で行った肝転移に対する ablation の結果を踏まえて考えると，最もふさわしい ablation 機器を使い（best modality），また最もふさわしい approach により（best approach），できるだけ局所根治を目指した治療を行えば，比較的良好な局所制御率を得ることができる．Ablation による重篤な合併症は認めず，術後の QOL も良好であり，入院期間も 1 週間前後であった．非常に低侵襲であることから，治療効果が確かでない，胃癌，卵巣癌，食道癌など，いままで unresectable とされ，病巣の切除ではなく全身化学療法を受けていた患者に対しても ablation が行えた．しかしながら，長期的な予後に関しては，今後の検討課題であろう．

　Adam らの報告では，ほぼ同数の原発性肝癌と肝転移の症例を対照として，凍結治療を 31 例，RFA を 33 例に行った結果，1 年生存率が 60％，2 年生存率が 40〜50％ との成績が得られている（図 43）．今後の検討だが，ablation は unresectable な肝癌に対しては，化学療法より良好な成績が得られる可能性があると考える．

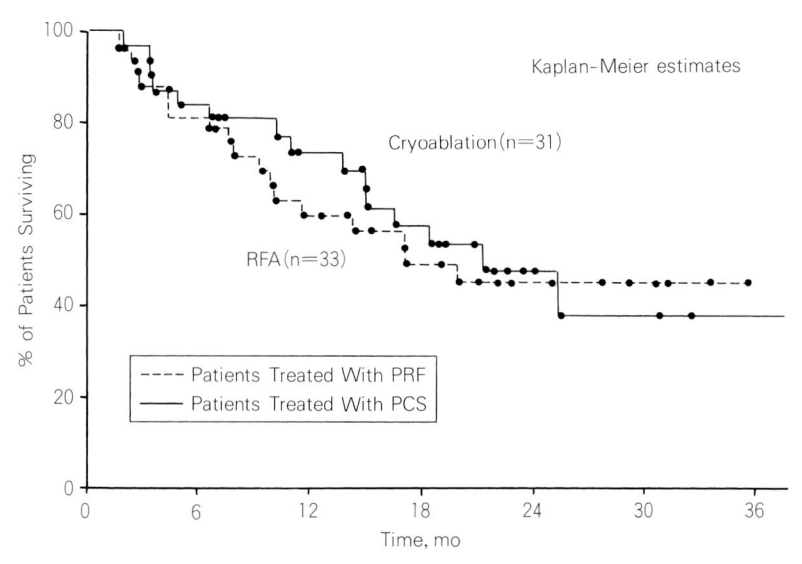

図43 肝癌に対するablationの長期成績
(Adam Rら：Arch Surg, 2002[6] による)

▶▶▶おわりに

　転移性肝癌に対するcryoablationの意義と実際について，われわれの症例を提示しながら概説した．大腸癌肝転移治療の第一選択は肝切除であるが，切除には限界がある．Ablationは切除の限界と化学療法をブリッジする治療法として意義があり，unresectableな転移巣に対する治療の可能性が広がった．MCTとRFAに対してcryoablationは大きな腫瘍，数の多い腫瘍に対しても対応でき，痛みのない低侵襲治療として有用であった．

■文　　献■

1) Ravikumar TS, Kaleya R, Kishinevsky A：Surgical ablative therapy of liver tumors. Cancer：Principles and Practice of Oncology Updates 14(3)：1-12, 2000.
2) Rossi S, Di Stasi M, Buscarini E, et al：Percutaneous radiofrequency interstitial thermal ablation in the treatment of small hepatocellular carcinoma. Cancer J Sci Am 1(1)：73, 1995.
3) Siperstein A, Garland A, Engle K, et al：Local recurrence after laparoscopic radiofrequency thermal ablation of hepatic tumors. Ann Surg Oncol 7(2)：106-113, 2000.
4) Sotomayor R, Ravikumar TS：Cryosurgery on the treatment of hepatic tumors. Cancer Control 3(5)：414-420, 1996.
5) Ravikumar TS, Kane R, Cady B, et al：A 5-year study of cryosurgery in the treatment of liver tumors. Arch Surg 126(12)：1520-1523, 1991.
6) Adam R, Hagopian EJ, Linhares M, et al：A comparison of percutaneous cryosurgery and percutaneous radiofrequency for unresectable hepatic malignancies. Arch Surg 137(12)：1332-1339, 2002.

2. 治　療
4) アイソトープ(RI)治療

織内　昇　遠藤　啓吾*

▶▶▶ はじめに

　アイソトープ治療はRI内用療法とも呼ばれ，甲状腺の細胞がヨウ素を取り込む性質を利用した，^{131}Iによるバセドウ病や分化型甲状腺癌の治療に代表される．最近では^{131}Iのほかに^{90}Yを標識した抗CD20抗体による悪性リンパ腫の治療が，その高い奏功率で注目を集めている[1)2)]．この治療法は欧米では盛んに行われ，わが国でも臨床試験が行われている．これらを含めたアイソトープによる癌治療として臨床応用されている代表例を表15に示す．ストロンチウム(^{89}Sr)やサマリウム(^{153}Sm-EDTMP)による骨転移の疼痛緩和療法もアイソトープ治療であるが，本稿では割愛する．アイソトープ治療は腫瘍特異的な治療法であるため，転移先の臓器を選ばない．したがって，表15に示した疾患が肝に転移している場合にも，すべて治療の適応となり得る．

▶▶▶ I. アイソトープ治療に用いる放射性同位元素

　アイソトープ治療は，放射性同位元素(RI)標識化合物を患者に投与して病巣に集積させ，RIから放出される粒子線で細胞を直接障害する治療法である．表16に示すように多種類のRIがあり，主としてβ線およびα線放出核種が用いられる．核医学で画像診断や組織血流の定量に用いるのはγ線である．β線はγ線よりもエネルギーの大きい粒子線で組織内の飛程はたかだか数mmである．この間に失われる大きなエネルギーによって細胞が障害される．α線はさらにエネルギーが大きく飛程が短い．またRIの固有の物理学的半減期も表16に示した通りさまざまである．このような物理学的特徴のほかに，生産のしやすさ，放射化学的純度，腫瘍特異的な化合物の標識など化学的な性質が実用化の鍵を握る．生産性では画像診断に多用される^{99m}Tcのようにジェネレーターで生産する方法は最も簡便であり，臨床化された場合には普及しやすい．そのほかにはサイクロトロンや原子炉で生産する方法がある．

群馬大学大学院医学系研究科画像核医学分野　助教授　*教授

2. 治　　　療 − 4) アイソトープ(RI)治療

表15　癌のアイソトープ（RI）治療

RI 標識化合物	疾患
¹³¹I	甲状腺癌
¹³¹I - MIBG	悪性褐色細胞腫
	神経芽細胞腫
	甲状腺髄様癌
⁹⁰Y - octreotide	神経内分泌腫瘍
¹³¹I, ⁹⁰Y 標識抗 CD20 抗体	悪性リンパ腫

表17　RI 標識抗体による癌治療

利　　点	欠　　点
癌細胞に特異的	放射線感受性に低い腫瘍
体内分布の画像化	施行できる施設が限定
腫瘍集積と治療効果予測	高　価
副作用が少ない	厳しい法規制
全身病巣の治療	
Crossfire effect	
種々の癌治療に応用可能	

表16　癌治療に用いる放射性同位元素と放出される粒子の特性

放射性同位元素	粒子腺	物理学的半減期	粒子のエネルギー (MeV) α線	粒子のエネルギー (MeV) β線	組織内飛程 (mm)
Iodine (¹³¹I)	β -	8.1 日		0.61	0.8
Yttrium (⁹⁰Y)	β -	2.7 日		2.27	2.7
Renium (¹⁸⁶Re)	β -	3.8 日		1.07	1.8
Renium (¹⁸⁸Re)	β -	17 時間		2.12	2.4
Lutetium (¹⁷⁷Lu)	β -	6.7 日		0.50	1.5
Astatine (²¹¹At)	α	7.2 時間	6.8		0.05～0.08
Bismuth (²¹²Bi)	α	0.8 時間	8.4		0.05～0.08

▶▶▶ II. RI 標識モノクローナル抗体によるがん治療

　癌抗原に対する抗体にRIを結合したRI標識抗体を投与して行う癌治療は，副作用の少ない癌特異的な治療法である[3]．この治療法には表17に列記するような特徴がある．¹³¹Iのようにγ線も放出する核種は，そのまま画像化が可能であるが，γ線を放出しない核種の場合には，画像化が可能なγ線放出核種で同じ抗体を標識することにより，抗体の体内分布を評価することができる．具体的には，シンチグラフィにより腫瘍への集積や正常臓器への分布を画像化するとともに，定量化して線量を測定することで治療効果や骨髄抑制などの副作用を予測できる[4]．

　投与されたRI標識抗体は血行性に体内を循環し，全身にわたって存在する癌細胞に結合する．この治療は全身療法であるため，外科治療や放射線の外照射と異なり，多発性転移や播種がよい適応である．それに対して大きな腫瘍はアイソトープ治療の効果が劣る．腫瘍内部の血流が少ない部位には，RI標識抗体が到達しずらいためである．アイソトープ治療の特徴の一つは，RI標識抗体が結合していない細胞にも飛程内にある近隣のRIからの放射線が照射され，治療効果が得られることである．抗原の発現していない癌細胞や抗原性の変化した癌細胞が混在していても治療効果が得られる．これがいわゆる crossfire effect である．しかし，これも放射線の飛程の範囲内のことであるため，大きな腫瘍における効果には限界がある．

アイソトープ治療の効果を左右する最大の要因は，外照射と同様に癌細胞の放射線感受性である．放射線感受性は，一般に未分化な癌細胞ほど高く，悪性リンパ腫や肺小細胞癌はとくに高い．上皮由来の腫瘍の多くは放射線感受性があまり高くなく，神経由来の腫瘍や肉腫は放射線感受性が低い．

モノクローナル抗体の作成法は確立し，免疫原性の少ないキメラ抗体やヒト化抗体の作製も技術的には容易である．しかし，抗体はいまだに高価であり，特許の制約もあって手軽にできる治療法とはなりにくい．また，病院でのRIの使用には厳しい法規制があるため，基準を満たす設備と経験を有する少数の施設でしか，アイソトープ治療を実施することはできない現状である．新規のRIを病院で使用するには届出と許認可が必要である．

▶▶▶ III. 症例呈示

1．悪性褐色細胞腫

^{131}I-MIBG（[^{131}I] meta-iodo benzyl guanidine）は，ノルエピネフリンの誘導体に^{131}Iを結合した化合物であり，神経堤由来の腫瘍のシナプス前細胞に再取り込み機構で取り込まれる．悪性褐色細胞腫・神経芽細胞腫・甲状腺髄様癌などがMIBGの集積する代表的な腫瘍である．診断目的には^{131}I-MIBGと^{123}I-MIBGの両者が用いられる．^{123}I-MIBGは物理学的半減期が13時間と短いため，投与後24時間に画像を撮影する．^{131}I-MIBGは診断用には通常20 MBq（0.54 mCi）を静注する．半減期が8日と長いため，投与後1週間にわたって撮像が可能である．治療目的には3.7～7.4 GBq（100～200 mCi）を点滴静注する．悪性褐色細胞腫の症例を図44に示す．悪性褐色細胞腫は放射線に対する感受性は高くないが，化学療法がそれほど有効でないため，このように多発性の転移をきたした症例では，アイソトープ治療が適応となる[5]．副作用としては，悪心・嘔吐などの消化器症状や骨髄抑制があるが，これらは軽度のことが多い．問題となるのは高血圧など高カテコラミン血症による症状である．治療後1～2日後に発現して数日間持続することが多い．癌のアイソトープ治療はRIの専用病室で行われ，病室を退出する基準が定められているため，それを満たさない時点ではICUなどへの移動ができないため，治療前に可能な限りの準備をしておく必要がある．

2．大腸癌の肝転移

癌胎児性抗原は，大腸癌の代表的な血清マーカーである．この抗原に対するモノクローナル抗体（BW431/26）に^{99m}Tcを結合した標識抗体が臨床で用いられた（図45）．診断用のRIである^{99m}Tcと類似した化学的性質を有する^{186}Reを同じ抗体に結合させると，治療に応用が可能である．^{186}Reは表16に示したように，エネルギーの高いβ線を放出する．図45に示したように，抗体は骨髄など非標的組織への集積が少ないため，骨髄抑制などの副作用が強くないことが，画像からも予測できる．

▶▶▶ おわりに

アイソトープ治療は，腫瘍特異的な物質に放射性同位元素をつけて治療を行う分子標的

2．治　　　療－4）アイソトープ(RI)治療

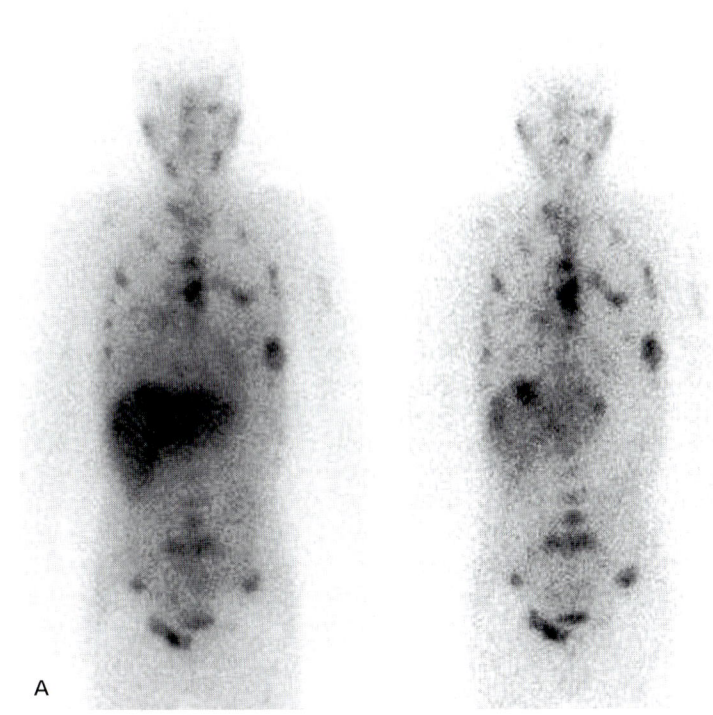

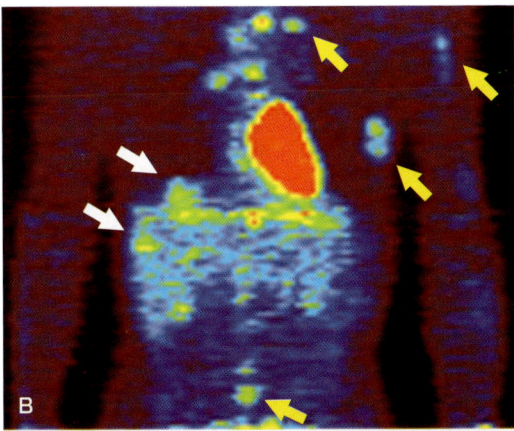

図44　悪性褐色細胞腫

副腎髄質原発の腫瘍を摘出した後に再発した．

(A) [123]I - MIBG シンチグラフィ：[123]I - MIBG を 222 MBq（6mCi）投与後 6 時間（左）と 24 時間（右）の前面像で骨に多発性に集積が認められる．右側に示す 24 時間後像では肝の正常部位の非特異的集積が減少して，肝転移が明瞭に描出されている．

(B) [18]F - FDG PET：胸腹部の MIP（Maximum Intensity Projection）画像で多発性の骨転移（白矢印）と肝転移（黄矢印）を認める．悪性褐色細胞腫の脱分化した再発巣には MIBG が集積しないことがあるため，治療後の評価や再発の診断には [18]F - FDG PET が有用なことがある．

(C) X線 CT：肝の多発性転移（白矢印）および腰椎の骨転移（黄矢印）を認める．

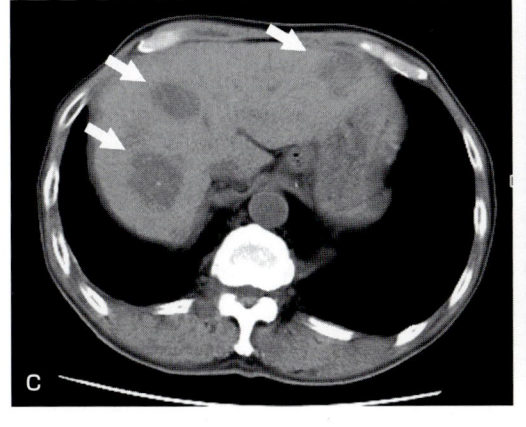

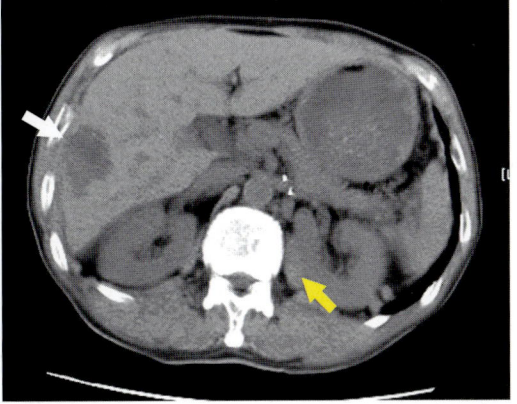

臨床編

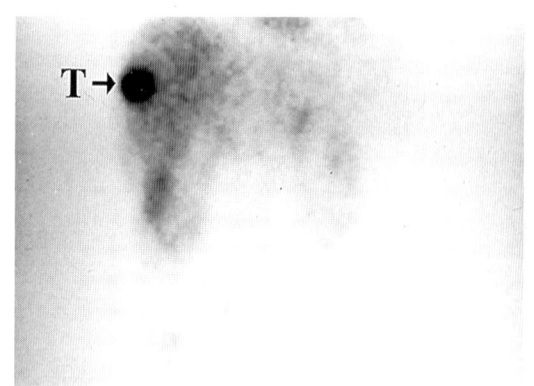

図45 大腸癌の肝転移
^{99m}Tc 標識抗 CEA 抗体による免疫シンチグラフィの投与18時間後の腹部前面像．肝に明瞭な集積（T）が認められる．両側の腎に軽度の集積が認められる．

治療の一つであり，応用範囲は広い．表15に示した^{90}Y-octoreotide は，ソマトスタチン・レセプターを発現している癌細胞に結合して治療効果を発揮する[6]．表には示していないが，^{131}I 標識リピオドールによる肝細胞癌の治療も試みられている[7]．

アイソトープ治療は，^{131}I 標識抗CD20抗体（Bexxar®）と^{90}Y標識抗CD20抗体（Zevalin®）が悪性リンパ腫に高い奏功率を示している．これは，主として腫瘍の特性によるものであり，現在のところ固形癌で有用性が確立しているものはない[8,9]．しかし，この治療法の特徴を考えると，外科治療の適応がない多発性肝転移に対しては，アイソトープ治療が選択肢としてあげられるべきである．癌細胞の表面抗原に対する特異性が高く，腫瘍集積性の高い標識抗体を開発し，他の治療法との併用も考慮した治療戦略の開発が望まれる．

■文　献■

1) Kaminski MS, Tuck M, Estes J, et al：^{131}I-Tositumomab Therapy as Initial Treatment for Follicular Lymphoma. N Engl J Med 352：441-449, 2005.
2) Gordon LI, Molina A, Witzig TE, et al：Durable responses after ibritumomab tiuxetan radio-immunotherapy for CD20$^+$ B-cell lymphoma；long-term follow-up of a phase 1/2 study. Blood 103：4429-4431, 2004.
3) Oriuchi N, Higuchi T, Hanaoka H, et al：Current status of cancer therapy with radiolabeled monoclonal antibody. Ann Nucl Med 19：355-365, 2005.
4) Oriuchi N, Endo K, Watanabe N, et al：Semiquantitative SPECT Tumor Uptake of Tc-99m-labeled Anti-CEA Monoclonal Antibody in Colorectal Tumor. J Nucl Med 36：679-683, 1995.
5) Menzel C, Graichen S, Berner U, et al：Monitoring the efficacy of iodine-131-MIBG therapy using fluorine-18-FDG-PET. Acta Med Austriaca 30：37-40, 2003.
6) Kwekkeboom DJ, Mueller-Brand J, Paganelli G, et al：Overview of results of peptide receptor radionuclide therapy with 3 radiolabeled somatostatin analogs. J Nucl Med 46（Suppl 1）：62S-6S, 2005.
7) Keng GH, Sundram FX：Radionuclide therapy of hepatocellular carcinoma. Ann Acad Med Singapore 32：518-524, 2003.
8) Behr TM, Liersch T, Greiner-Bechert L, et al：Radioimmunotherapy of small-volume disease of metastatic colorectal cancer. Cancer 94（Suppl 4）：1373-1381, 2002.
9) Wong JY, Shibata S, Williams LE, et al：A Phase I trial of ^{90}Y-anti-carcinoembryonic antigen chimeric T84.66 radioimmunotherapy with 5-fluorouracil in patients with metastatic colorectal cancer. Clin Cancer Res 9：5842-5852, 2003.

2. 治　　療
5) 全身化学療法

北川　大　　武冨　紹信
掛地　吉弘　　前原　喜彦*

▶▶▶ はじめに

　転移性肝癌に対する治療は，外科的切除，全身化学療法，肝動注化学療法に加え，焼灼術，免疫療法などさまざまな治療法が行われている．外科的切除は，大腸癌の肝転移に対しては第一選択となるが，治癒切除が可能な症例に限られる．また，胃癌を含めそのほかの癌に関しては，病変が肝に限局することは少なく，外科的切除は第一選択になり得ない．肝動注療法も病変が肝に限局する場合に限られ，肝外病変に対する治療が必要な場合には全身化学療法が選択される．

　肝転移に対する全身化学療法で，どの抗癌剤を用いるかは原発巣の癌の種類によって異なる．大規模な臨床研究が最も進んでいるのは大腸癌であり，ここでは大腸癌を中心に欧米での現状について述べ，その他の代表的な疾患の肝転移に対する全身化学療法についても述べる．

▶▶▶ I. 大腸癌肝転移に対する全身化学療法

1. 全身化学療法の位置づけ

　大腸癌肝転移巣に対する治療においては外科的切除が第一選択となるが，実際に治癒切除の対象となるのは全症例の 20 〜 30％程度である．それ以外の症例の治療としては化学療法が考えられる．また，肝外病変を伴う肝転移症例においては，肝転移巣によって生命が脅かされている場合を除き，全身化学療法が第一選択である．全身化学療法のみで長期予後は期待できないが，化学療法が奏功し外科的切除が施行できた場合は長期予後が期待できると報告されており[1]，化学療法を行う際にも外科的切除の時機を考慮しながら治療にあたるべきである．

2. 全身化学療法の変遷

　大腸癌は化学療法が奏功しない悪性腫瘍の一つであった．5 - FU は現在でも化学療法の

九州大学大学院医学研究院消化器・総合外科学　*教授

中心的存在であるが，当初は5-FU単剤あるいはmitomycin Cやvincristineなどとの併用療法が用いられ，明らかな有効性を示すに至らなかった．1996年のmeta-analysis group[2]の報告では，肝動注群が静注群に対し奏功率(41% vs 14%)，MST(16ヵ月 vs 12.2ヵ月)ともに優れていた．しかし，この後投与法の改良，併用療法の開発が進み，抗腫瘍効果は格段に改善された(表18)．5-FUのmodulatorとしてleucovorin(LV)が開発され，5-FU/LV療法は5-FU単剤療法と比較して有意に奏功率が高いことが報告された[3]．以後，5-FU/LV療法が大腸癌に対する欧米での標準的な治療法となった．また，投与法では，持続静注法が急速静注法より優れていることが示された[4]．5-FU/LV療法の代表的なものにMayoレジメ[4]，Roswell Parkレジメ[4,5]，de Gramontレジメ[6]などがある．de Gramontレジメは高用量LV静注および5-FUの持続静注と急速静注を組み合わせた方法で，奏功率と副作用発現率の低さにおいてMayoレジメより優れていた．そして，irrinotecan(CPT-11)と5-FU/LV療法の併用療法(IFL療法など)[7,8]，oxaliplatin(L-OHP)と5-FU/LV療法の併用療法(FOLFOX4など)[9,10]と開発が進んだ．2004年，FOLFOX4，IFL，IROX(CPT-11＋L-OHP)の比較試験が報告され，FOLFOX4が奏功率(45% vs 31% vs 34%)，MST(19.5ヵ月 vs 14.8ヵ月 vs 17.4ヵ月)ともに優れていることが報告されている[11]．FOLFOXは次々と変法が増えているが，現在FOLFOX4が標準的なレジメであり，FOLFIRI(5-FU/LV＋CPT-11)[12]とともに進行大腸癌に対する化学療法のfirst-lineとなっている．FOLFIRI→FOLFOX6療法とFOLFOX6→FOLFIRI療法の比較にてMST(21.5ヵ月 vs 20.6ヵ月)，first-lineの奏功率(56% vs 54%)に有意な差は認めず[13]，FOLFOX4とFOLFIRIの第III相比較試験においても奏功率，生存率に有意な差は認めなかった[14]．FOLFOXとFOLFIRIのどちらをfirst-lineとするかは決定的でないが，7つの第III相試験のmeta-analysisを行い，どの順番でもCPT-11，L-OHP，5-FU/LVの3剤を投与することで生存期間が延長することが報告されている[15]．FOLFIRIでは悪心・嘔吐，粘膜炎，脱毛，FOLFOXでは骨髄抑制，神経毒性が優位に出現しており[13]，こうした有害事象の特徴は治療法を選択する際に考慮すべきである．

表18 欧米における主な臨床試験報告例

報告年	治療法	RR (%)	MST (months)
1992	5-FU/LV vs 5-FU	23 vs 11	
1996	5-FU inf vs 5-FU bolus	28 vs 18	13.0 vs 10.4
1997	5-FU bolus + inf/LV vs 5-FU bolus/LV	57 vs 25	15.5 vs 14.2
2000	CPT-11＋5-FU/LV (IFL) vs 5-FU/LV vs CPT-11	50 vs 28 vs 29	14.8 vs 12.6 vs 12.0
2000	CPT-11＋5-FU/LV* vs 5-FU/LV	49 vs 31	17.4 vs 14.1
2000	L-OHP＋5-FU/LV*(FOLFOX4) vs 5-FU/LV*	50.7 vs 22.3	16.2 vs 14.7
2004	FOLFOX vs IFL vs IROX	45 vs 31 vs 35	19.5 vs 15.0 vs 17.4
2004	FOLFIRI-FOLFOX6 vs FOLFOX6-FOLFIRI	56 vs 54 (first-line)	21.5 vs 20.5
2004	bevacizumab + IFL vs IFL	44.8 vs 34.8	20.3 vs 15.6

*持続投与

大腸癌化学療法に使用される主な薬剤を**表19**, 主なレジメを**図46**に示す.

3. 経口治療薬

現在数種類の経口5-FUが発売されており, そのうちUFT, Capecitabineに関して5-FU/LV療法(Mayoレジメ)との比較試験が行われている[16)-19)]. これらの報告によると, UFT/LV療法, Capecitabine療法ともに転移大腸癌に対して5-FU/LV療法と同等かそれ以上の奏功率, 生存率を認める一方で, 嘔吐, 下痢, 胃炎などの消化器毒性や骨髄抑制およびそれに関連した発熱, 感染症は軽減されていた. これらの経口治療薬とL-OHPやCPT-11の併用療法に関する第II相試験がいくつか行われており, 奏功率19～45%と比較的良好な成績が報告されている[20)-25)]. また, 転移大腸癌に対するS-1単剤療法の第II相試験も行われており, 奏功率24～39.5%と報告されている[26)-28)]. これらの経口治療薬は, 患者のQOLを重視した治療あるいは術後化学療法として非常に有効な手段となりうる.

4. 抗体療法

近年抗体療法も注目されており, vascular endothelial growth factor(VEGF)やepidermal growth factor receptor(EGFR)の抗体が開発されている. 抗VEGF抗体であるBevacizumab(Avastin)とIFLの併用療法とIFL療法の比較試験にて, MST(20.3ヵ月 vs 15.6ヵ月), 奏功率(44.8% vs 34.8%)とBevacizumab併用療法群が有意に優れていた[29)]. 抗

表19 大腸癌の治療に使用される抗癌剤

1. 5-FU系薬剤とLeucovorin (LV)	
Fluorouracil (5-FU)は, 腫瘍細胞内で活性代謝産物であるfluorodexyuridine monophosphate (FdUMP)に変換される. FdUMPはdUMPと拮抗してチミジル酸合成酵素 (TS), 還元型葉酸との間に三元複合体を形成し, TS活性を阻害することにより, DNA合成を阻害する. 葉酸製剤のlevofolinate (l-LV)は, それ自体まったく細胞毒性を示さないが, FdUMPのTS活性阻害を高めることにより抗腫瘍効果を増強する.	
2. 経口5-FU製剤	
tegafur (FT)	5-FUのmasked compoundで, 肝内で活性化され5-FUになる.
doxyfluridine (5'-DFUR)	5-FUのプロドラッグで, 腫瘍内で5-FUに変換される.
carmofur (HCFU)	肝薬物代謝酵素を介さず体内で徐々に分解され5-FUに変換される.
tegafur・uracil (UFT)	uracilを配合し, 5-FUの分解酵素であるジヒドロピリミジン脱水素酵素 (DPD)を阻害することにより5-FUの作用を増強する.
tegafur・gimeracil・oteracil (S-1)	gimeracilはuracilの180倍のDPD阻害作用を有する. oteracilは5-FUの主な活性化経路を触媒するオロチン酸ホスホリボーシル転移酵素 (OPRT)を阻害することにより消化管毒性を軽減する. 一方で骨髄毒性は増強される.
capecitabine	5'-DFURのプロドラッグであり, 肝の酵素で5'-DFURに変換される.
3. irrinotecan (CPT-11)	
DNAトポイソメラーゼI型を阻害することにより, DNA合成を阻害する. TS阻害を主な作用機序とする5-FUとは交差耐性は示さない.	
4. oxaliplatin (L-OHP)	
DNAトポイソメラーゼI型を阻害することにより, DNA合成を阻害する. TS阻害を主な作用機序とする5-FUとは交差耐性は示さない.	

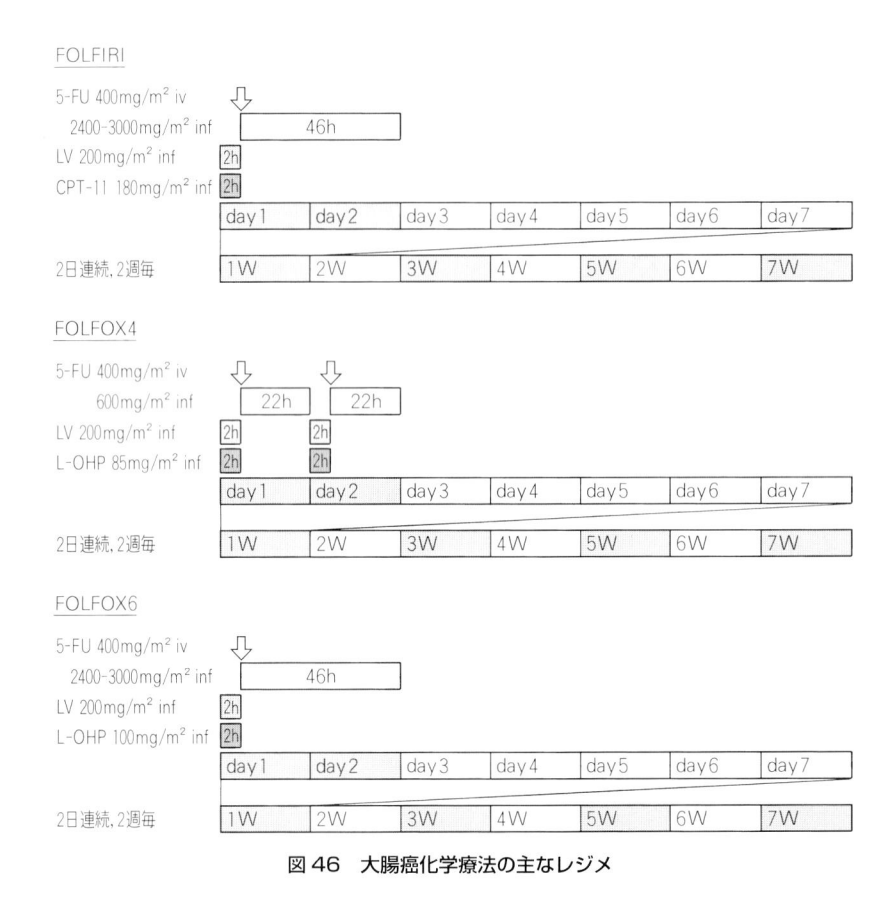

臨床編

```
FOLFIRI
  5-FU 400mg/m² iv
      2400-3000mg/m² inf  [46h]
  LV 200mg/m² inf  [2h]
  CPT-11 180mg/m² inf  [2h]
      day1 day2 day3 day4 day5 day6 day7
  2日連続,2週毎  1W 2W 3W 4W 5W 6W 7W

FOLFOX4
  5-FU 400mg/m² iv
      600mg/m² inf  [22h] [22h]
  LV 200mg/m² inf  [2h] [2h]
  L-OHP 85mg/m² inf  [2h] [2h]
      day1 day2 day3 day4 day5 day6 day7
  2日連続,2週毎  1W 2W 3W 4W 5W 6W 7W

FOLFOX6
  5-FU 400mg/m² iv
      2400-3000mg/m² inf  [46h]
  LV 200mg/m² inf  [2h]
  L-OHP 100mg/m² inf  [2h]
      day1 day2 day3 day4 day5 day6 day7
  2日連続,2週毎  1W 2W 3W 4W 5W 6W 7W
```

図46　大腸癌化学療法の主なレジメ

EGFR抗体であるCetuximabは，EGFR陽性CPT-11耐性転移大腸癌に対してCetuximab/CPT-11併用療法あるいはCetuximab単独療法にて，奏功率がそれぞれ22.9％，10.8％，MSTがそれぞれ8.6ヵ月，6.9ヵ月という成績が報告されている[30]．これらの抗体療法とFOLFOXやFOLFIRIとの併用療法は高い抗腫瘍効果が期待できる．現在，大腸癌stage II，IIIの切除症例に対するFOLFOX 6/Bevacizumab併用療法とFOLFOX 6療法の第III相比較試験(NSABP C-08)などが行われている．

5．術前化学療法と術後化学療法
1) 術前化学療法

Bismuthら[1]は，切除不能肝転移症例に対して全身化学療法(5-FU/LV，L-OHP併用療法)を行い，奏功した症例に対する肝切除にて5年生存率40％という数字を報告している．また，Giacchettiら[31]は，同様の治療が奏功した進行大腸癌患者77例（51％）に肝切除を行い，5年生存率50％，MST48ヵ月，そのうち完全切除58例では5年生存率58％という良好な成績を報告している．FOLFOX 6→FOLFIRIとFOLFIRI→FOLFOX 6を比較した検討では，進行大腸癌に対して全体では15％に治癒切除が可能であったが，その内訳はFOLFOX 6がfirst-lineの場合に22％，FOLFIRIがfirst-lineの場合に9％であった[13]．また，切除不能転移大腸癌に対する術前化学療法の検討では，L-OHPを含む併用療法

（FOLFOX4，IROX）施行群で切除可能となる例が多かった[32]．このように，L-OHPベースの全身化学療法は，奏功率が高いことが数多く報告されており[33]，切除不能とされてきた多発肝転移症例に対しても，決してあきらめる必要がない時代になってきている．やはり治癒切除が理想であり，有害事象の程度や種類に注意しながらも，治癒切除を目指した術前化学療法を積極的に進めていく必要がある．

　2）術後化学療法

　肝切除後の再発は半数が残肝再発であるため，肝動注化学療法が選択されることも多いが，無再発期間の延長と生存率の改善に寄与するとした報告[34]や，生存期間は延長せず，かえって胃炎や嘔気を半数以上に認めるとした報告[35]もあり，意見はさまざまである．floxuridine（FUDR）とdexamethasoneの肝動注療法と5-FU/LVの全身化学療法の併用にて良好な成績が報告されるなど[36]，肝動注療法と全身化学療法の併用も注目されている．現在，大腸癌肝転移に対する切除術または焼灼術後の補助化学療法として，L-OHP，Capecitabine，肝動注療法（FURD）併用療法とL-OHP，Capecitabine療法の第III相比較試験（NSABP C-09）やCPT-11療法と肝動注療法（FURD）併用療法の第II相試験（American Collage of Surgeons Oncology Group：ACOSOG Z05032A1）などが行われ，結果が待たれている．

▶▶▶ II. 胃癌肝転移に対する全身化学療法

　肝転移を伴う胃癌の4割に腹膜転移を併存し，6割が肝両葉に転移巣を認めるため，切除可能な症例は1割程度とされている．そして，肝切除が施行された症例のうち5～9割に残肝再発を認める．また，肝動注化学療法も本邦では行われているが，大腸癌ほど一般的ではない．以上より，胃癌肝転移に対する治療の第一選択は全身化学療法となる．わが国では臨床第III相試験において，生存期間の延長という点では5-FU単独療法を凌ぐ治療法はまだエビデンスとして示されていない[37]．しかし，CPT-11，decetaxel（TXT），paclitaxel（TXL），S-1などの新しい薬剤を中心としたさまざまな治療にて臨床第II相試験では優れた成績が示されている．

　一般に経口摂取が可能な場合，S-1単独療法あるいはS-1を含む多剤併用療法がfirst-lineとなる．肝転移のみを認める場合の多くは経口摂取が可能であるので，S-1を中心とした治療が選択される．S-1は，肝転移巣に対して単独療法での奏功率が25～42.9％，cisplatin（CDDP）との併用で奏功率が50％と報告されている[38)-43)]．一方，経口摂取が困難な場合はCDDP/5-FUが標準的治療である．

　second-lineに用いる薬剤は，基本的には一次治療とは異なる薬剤を選択する．CPT-11，TXT，TXLを中心としてCDDP/CPT-11やTXT/CPT-11といった併用療法を行う．third-lineでは，さらに前治療で未使用の薬剤を選択する[44]．

▶▶▶ III. 乳癌肝転移に対する全身化学療法

　乳癌の転移臓器としては，肺，胸膜，骨，リンパ節，脳，皮膚，肝臓などが挙げられる．そのなかで肝転移は，肺，胸膜，骨と比べると頻度は低いが予後不良であり，3年および5年

生存率はそれぞれ 22%，11% と報告されている[45]．肝転移の治療は，他の臓器への転移性乳癌と同様に全身的な治療が行われる．治療は化学療法，ハーセプチン療法，ホルモン療法に大別され，原発巣の性質，患者の状態に応じて選択される．National Comprehensive Cancer Network (NCCN) の治療ガイドライン[46] を図 47 に示す．

1．化学療法

anthracycline (doxorubicin, epirubicin) と taxane (docetaxel, paclitaxel) が中心的な薬剤であり，これらを含む多くの併用療法が行われている．NCCN の推奨するレジメには CAF (cyclophosphamide/doxorubicin/fluorouracil)，FEC (fluorouracil/cyclophosphamide)，AC (doxorubicin/cyclophosphamide)，EC (epirubicin/cyclophosphamide)，CMF (cyclophosphamide/methotrexate/fuluorouracil) などがあるが，どのレジメを first - line とするかは確定的ではない．doxorubicine/paclitaxel 併用療法は，doxorubicine 単剤療法，paclitaxel 単剤療法と比較して奏功率 (47% vs 36% vs 34%) では優れているが，生存期間，QOL は改善しなかったとする報告もある[47]．これらの薬剤に加え，gemcitabine や capecitabine もおもに taxane との併用療法で用いられる．

2．ホルモン療法

エストロゲン受容体，プロゲステロン受容体の発現を確認したうえで，閉経前患者には抗エストロゲン剤，LHRH アゴニスト，卵巣摘出あるいは焼灼，閉経後患者には抗エストロゲン剤，アロマターゼ阻害剤が用いられる．

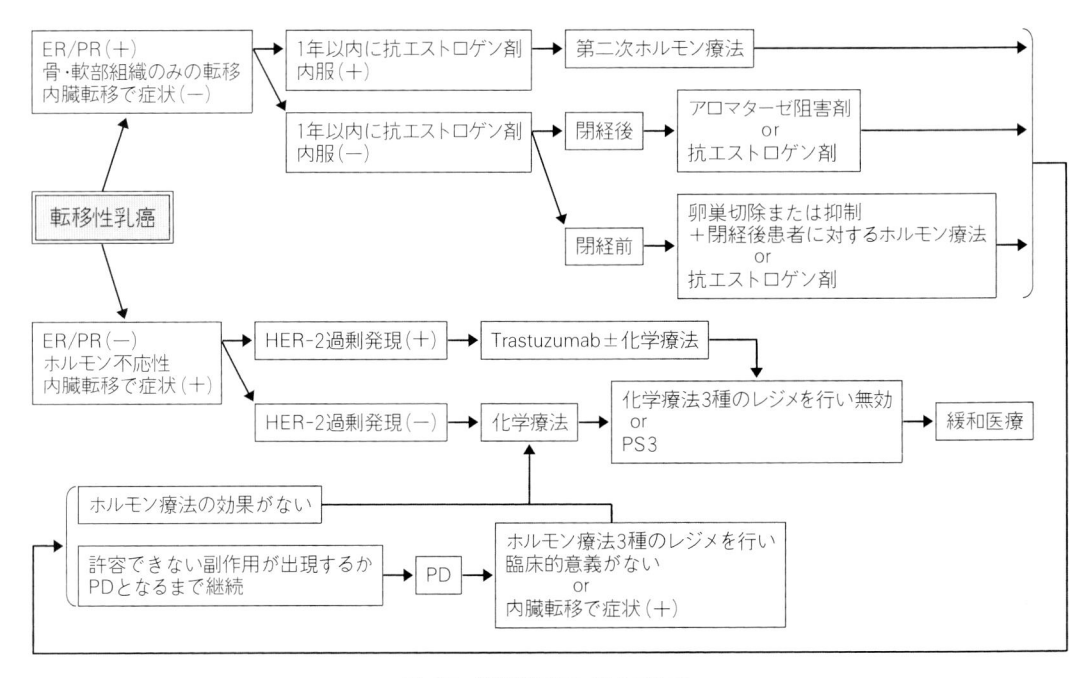

図 47 転移性乳癌に対する治療
(NCCN practice Guidelines in Oncology − v.2．2005 より)

3. ハーセプチン療法

ハーセプチンはHER2蛋白に対するヒト化マウスモノクローナル抗体である．乳癌症例の30％において細胞表面にHER2蛋白が高発現しているとされる．免疫組織染色やfluorescence in situ hybridization(FISH)にてHER2蛋白の高発現や遺伝子増幅を認める症例では，ハーセプチン単剤療法あるいは化学療法との併用療法を行う．

▶▶▶ VI. 肺癌肝転移に対する全身化学療法

肺癌では，肝転移巣に対する特別な治療法はなく，他臓器への転移と同様に全身化学療法が行われる．

1. Stage IV期非小細胞肺癌

Non-small Cell Lung Cancer Collaborative Groupのmeta-analysisでは，シスプラチンを含む抗癌剤治療は対症療法と比べて生存期間を延長し，QOLを改善すると報告しており[48]，全身状態良好な患者に対して化学療法が行われる．プラチナ製剤を含む2剤併用療法が標準的な治療であり，併用薬としてはCPT-11，paclitaxel，docetaxel，vinorelbine，gemcitabineが用いられる．併用薬の違いにより効果に大きな差はないとされている[49,50]．

2. 進展型小細胞肺癌

小細胞肺癌は化学療法に対する感受性が高く，ECOGのPS 0～3の患者に対して積極的に化学療法が行われる．CDDP/etoposide併用療法あるいはCDDP/CPT-11併用療法が標準的治療法である．

▶▶▶ まとめ

転移性肝癌に対して最も多く用いられる治療法は全身化学療法である．大腸癌肝転移では，全身化学療法が第一選択となる場合でも，腫瘍の縮小により治癒切除ができれば理想的であり，適切な支持療法を併用しながら根治を目指すべきである．また，最近注目されている抗体療法との併用，経口治療薬の開発，術後補助化学療法の確立などの研究が進めば，更なる治療成績の向上が期待できるものと考えられる．

■文　献■

1) Bismuth H, Adam R, Levi F, et al：Resection of nonresectable liver metastases from colorectal cancer after neoadjuvant chemotherapy. Ann Surg 224：509-522, 1996.
2) Meta-analysis Group In Cancer：Reappraisal of hepatic arterial infusion in the treatment of nonresectable liver metastases from colorectal cancer. J Natl Cancer Inst 88：252-258, 1996.
3) Advanced Colorectal Cancer Meta-analysis Project：Modulation of fluorouracil by leucovorin in patients with advanced colorectal cancer：Evidence in term of response rate. J Clin Oncol 10：896-903, 1992.
4) Hansen RM, Ryan L, Anderson T, et al：Phase III study of bolus versus infusion fluorouracil with or without cisplatin in advanced colorectal cancer. J Natl Cancer Inst 88：668-674, 1996.
5) Meta-analysis Group In Cancer：Efficacy of intravenous continuous infusion of fluorouracil

臨床編

compared with bolus administration in advanced colorectal cancer. J Clin Oncol 16：301-308, 1998.

6) de Gramont A, Bosset JF, Milan C, et al：Randmized trial comparing monthly low-dose leucovorin and fluorouracil bolus with bimonthly high-dose leucovorin and fluorouracil bolus plus continuous infusion for advanced colorectal cancer：A French Intergroup Study. J Clin Oncol 15：808-815, 1997.

7) Douillard JY, Cunningham D, Roth AD, et al：Irrinotecan combined with fluorouracil compared with fluorouracil alone as first-line treatment for metastatic colorectal cancer：a multicenter randmized trial. Lancet 355：1041-1047, 2000.

8) Saltz LB, Cox JV, Blanke C, et al：Irrinotecan plus fluorouracil and leucovorin for metastatic colorectal cancer. N Engl J Med 343：905-914, 2000.

9) Giacchetti S, Perpoint B, Zidani R, et al：Phase III multicenter trial of oxaliplatin added to chronomodulated fluorouracil-leucovorin as first-line treatment of metastatic colorectal cancer. J Clin Oncol 18：136-147, 2000.

10) de Gramont A, Figer A, Seymour M, et al：Leucovorin and Fluorouracil with or without oxaliplatin as first-line treatment in advanced colorectal cancer. J Clin Oncol 18：2938-2947, 2000.

11) Goldberg RM, Sargent DJ, Morton RF, et al：A randomized controlled traial of fluorouracil plus leucovorin, irrinotecan, and oxaliplatin combinations in patients with previously untreated metastatic colorectal cancer. J Clin Oncol 22：23-30, 2004.

12) Andre T, Louver C, Maindrault-Goebel, et al：CPT-11 (irrinotecan) addition to bimonthly, high-dose leucovorin and bolus and continuous-infusion 5-fluorouracil (FOLFILI) for pretreatment metastatic colorectal cancer. Eur J Cancer 35：1343-1347, 1999.

13) Tournigand C, Andre T, Achille E, et al：FOLFIRI followed by FOLFOX6 or the reverse seaquence in advanced colorectal cancer；a randomized GERCOR study. J Clin Oncol 22：229-237, 2004.

14) Colucci G, Gebbia V, Paoletti G, et al：Phase III randomized trial of FOLFIRI versus FOLFOX4 in the treatment of advanced colorectal cancer；A multicenter study of the Grouppo Oncologico Dell' Italia Meridionale. J Clin Oncol 2005.

15) Grothy A, Sargent D, Goldberg RM, et al：Survival of patients with advanced colorectal cancer improves with the availability of fluorouracil-leucovorin, irrinotecan, and oxaliplatin in the course of treatment. J Clin Oncol 22：1209-1214, 2004.

16) Douillard JY, Hoff PM, Skillings JR, et al：Multicenter phase III study of uracil/tegafur and oral leucovorin versus fluorouracil and leucovorin in patients with previously untreated metastatic colorectal cancer. J Clin Oncol 20：3605-3616, 2002.

17) Carmichael J, Popiela T, Radstone D, et al：Randomized comparative study of tegafur/uracil and oral leucovorin versus parenteral fluorouracil and leucovorin in patients with previously untreated metastatic colorectal cancer. J Clin Oncol 20：3617-3627, 2002.

18) Van Cutsem E, Twelves C, Cassidy J, et al：Oral capecitabine compared with intravenous fluorouracil plus leucovorin in patients with metastatic colorectal cancer；Results of a large phase III study. J Clin Oncol 19：4097-4106, 2001.

19) Hoff PM, Ansari R, Batist G, et al：Comparison of oral capecitabine versus intravenous fluorouracil plus leucovorin as first-line treatment in 605 patients with metastatic colorectal cancer；Result of a randomized phase III study. J Clin Oncol 19：2282-2292, 2001.

20) Mackay HJ, Hill M, Twelves C, et al：A phase II study of oral uracil/tegafur(UFT), leucovorin and irrinotecan in patients with advanced colorectal cancer. Ann Oncol 14：1264-1269, 2003.

21) Feliu J, Vincent JM, Garcia-Giron C, et al：Phase II study of UFT and oxaliplatin in first-line treatment of advanced colorectal cancer. Br J Cancer 15：1758-1762, 2004.

22) Borner MM, Bernhard J, Dietrich D, et al：A randomized phase II trial of capecitabine and two different schedules of irrinotecan in first-line treatment of metastatic colorectal cancer；efficacy, quality-of-life and toxicity. Ann Oncol 16：282-288, 2005.

23) Makatsoris T, Kalofonos HP, Aravantinos G, et al：A phase II study of capecitabine plus

oxaliplatin (XELOX) ; a new first-line option in metastatic colorectal cancer. Int J Gastrointest Cancer 35 : 103 - 109, 2005.
24) Cartwright T, Lopez T, Vukelja SJ, et al : Results of a phase II open-label study of capecitabine in combination with irinotecan as first - line treatment for metastatic colorectal cancer. Clin Colorectal Cancer 5 : 50 - 56, 2005.
25) Rea DW, Nortier JW, Ten Bokkel Huinink WW, et al : A phase I/II and pharmacokinetic study of irinotecan in combination with capecitabine as first - line therapy for advanced colorectal cancer. Ann Oncol 16 : 1123 - 1132, 2005.
26) Ohtsu A, Baba H, Sakata Y, et al : Phase II study of S-1, a novel oral fluorophrimidine derivative, in patients with metastatic colorectal carcinoma ; S-1 Cooperative Colorectal Carcinoma Study Group. Br J Cancer 83 : 141 - 145, 2000.
27) Van den Brande J, Schoffski P, Schellens JH, et al : EORTIC Clinical Studies Group early phase II traial of S-1 in patients with advanced or metastatic colorectal cancer. Br J Cancer 88 : 648 - 653, 2003.
28) Shirao K, Ohtsu A, Takada H, et al : Phase II study of oral S-1 for treatment of metastatic colorectal carcinoma. Cancer 100 : 2355 - 2361, 2004.
29) Hurwitz H, Fehrenbacher L, Novotny W, et al : Bevacizumab plus irinotecan, fluorouracil, and leucovorin for metastatic colorectal canncer. N Engl J Med 350 : 2335 - 2342, 2004.
30) Cunningham D, Humblet Y, Siena S, et al : Cetuximab monotherapy and cetuximab plus irinotecan in irrinotecan - refractory metastatic colorectal cancer. N Engl J Med 351 : 337 - 345, 2004.
31) Giacchetti S, Itzhaki M, Gruia G, et al : Long - term survival of patients with unresectable colorectal cancer liver matastases following infusional chemotherapy with 5 - fluorouracil, leucovorin, oxaliplatin and surgery. Ann Oncol 10 : 663-669, 1999.
32) Delaunoit T, Alberts SR, Sargent DJ, et al : Chemotherapy permits resection of metastatic colorectal cancer ; experience from Intergroup N9741. Ann Oncol 16 : 425 - 429, 2005.
33) Kelly H, Goldberg RM : Systemic therapy for metastatic colorectal cancer ; current options, current evidence. J Clin Oncol 23 : 4553 - 4560, 2005.
34) Tono T, Hasuike Y, Ohzato H, et al : Limited but definite efficacy of prophylactic hepatic arterial infusion chemotherapy after curative resection of colorectal liver metastases. Cancer 88 : 1549 - 1456, 2000.
35) Lorenz M, Muler H, Schramm H, et al : Randomized trial of surgery versus surgery followed by adjuvant hepatic arterial infusion with 5 - fluorouracil and folinic acid for liver metastases of colorectal cancer. Ann Surg 228 : 756 - 762, 1998.
36) Kemeny N, Huang Y, Cohen AM, et al : Hepatic arterial infusion of chemotherapy after resection of hepatic metastases from colorectal cancer. N Engl J Med 341 : 2039 - 2048, 1999.
37) Ohtsu A, Shimada Y, Shirao K, et al : Randomized phase III trial of fluorouracil alone versus fluorouracil plus cisplatin versus uracil and tegafur plus mitomycin in patients with unresectable, advanced gastric cancer ; The Japan Clinical Oncology Group Study (JCOG9205). J Clin Oncol 22 : 54 - 59, 2003.
38) Sakata Y, Ohtsu A, Horikoshi N, et al : Late phase II study of novel oral fluoropyrimidine anticancer drug S-1 (1M tegafur-0.4M gimestat-1M otastat potassium) in advanced gastric cancer patients. Eur J Cancer 34 : 1715 - 1720, 1998.
39) Koizumi W, Kurihara M, Nakano S, et al : Phase II study of S-1, a novel oral derivative of 5 - fluorouracil, in advanced gastric cancer. Oncology 58 : 191 - 197, 2000.
40) Cho H, Konishi K, Tsuburaya A, et al : Long-term control of advanced and recurrent gastric cancer (ARGC) by S-1. Gastric Cancer 6 (Suppl 1) : 24 - 27, 2003.
41) Takahashi I, Kakeji Y, Emi Y, et al : S-1 in the treatment of advanced and recurrent gastric cancer ; current state and future prospects. Gastric Cancer 6 (Suppl 1) : 28 - 33, 2003.
42) Tsujitani S, Fukuda K, Kaibara N : Combination chemotherapy of S-1 and low-dose cisplatin for advanced gastric cancer. Gastric Cancer 6 (Suppl 1) : 50 - 57, 2003.
43) Baba H, Yamamoto M, Endo K, et al : Clinical efficacy of S-1 combined with cisplatin for

advanced gastric cancer. Gastric Cancer 6 (Suppl 1) : 45-49, 2003.
44) 寺島雅典, 後藤満一：全身化学療法の選択. 前原喜彦・馬場秀夫編集, 再発胃癌治療ガイドブック, pp160-164, 南江堂, 東京, 2004.
45) 石田孝宣, 大貫幸二, 武田元博ほか：原発巣からみた転移性肝癌に対する治療方針. 4. 乳癌. 日外会誌 104：707-710, 2003.
46) National Comprehensive Cancer Network : http://www.nccn.org
47) Sledge GW, Neuberg D, Bernardo P, et al : Phase III trial of doxorubicin, paclitaxel, and the combination of doxorubicin and paclitaxel as front-line chemotherapy for metastatic breast cancer ; An Intergroup Trial (E1193). J Clin Oncol 21 : 588-592, 2003.
48) Non-small Cell Lung Cancer Collaborative Group：Chemotherapy in non-small cell lung cancer ; A meta-analysis using updated data on individual patients from 52 randomized clinical trials. Br Med J 311 : 899-909, 1995.
49) Kelly K, Crowley J, Bunn PA, et al：Randomized phase III trial of paclitaxel plus carboplatin versus vinorelbine plus cisplatin in the treatment of patients with advanced non-small cell lung cancer (NSCLC) ; A South West Oncology Group. J Clin Oncol 19 : 3210-3218, 2001.
50) Schiller JH, Harrington D, Belani CP, et al：Comparison of four chemotherapy regimens for advanced non-small cell lung cancer. N Engl J Med 346 : 92-98, 2002.

2. 治　　療
6）動注化学療法

森　武生

▶▶▶ はじめに

　大腸癌の肝転移に対する治療法は過去20年ほどで大きく変化してきている．初期には，Fortnerらの主張する転移巣切除は，1個または2個程度の転移に対してのみ適応とされ，それ以外の大多数の多発肝転移症例は化学療法を行われることが多かった．しかし，当時は5-FUとMMCのone shot全身投与などが主体の治療であり，その結果は芳しいものではなく，50％生存でせいぜい10〜13ヵ月程度であった．1970年代の半ばより，肝固有動脈にカテーテルを挿入して直接肝臓に抗癌剤を注入する肝動注療法が日本に紹介され，三浦らによりone shot療法での好成績が積極的に喧伝されてはいたものの，機材の進歩が伴わず一般的ではなかった．しかし，1975年以降，持続注入器が開発され次第に行われるようになった．当科では1975年から，肝転移に対し肝動脈への5-FUの24時間持続動注療法を第一選択として行ってきた．挿入したカテーテルの刺入部の清潔を保つことや，動注期間中に入浴が不可能なことなど，患者のQOLを犠牲にした治療法ではあったが，平均生存で18ヵ月を越える成績を上げることが可能であった．1980年には梶谷，伊藤らを中心に動注療法研究会が設立され，この治療法の適応の拡大やマイクロスフェアなどの開発，薬物動態の解明などが検討された．同じ頃から，動注ポンプも体内埋め込み型の開発，MSポンプの開発などが進み，同時に挿入カテーテルの末端を体内に埋め込むことが可能となる，ポート（リザーバー）が開発され，動注療法は一躍肝転移に対する有効性を期待される一般的な治療法として認められるようになった．荒井らによるリザーバー研究会も始まり，多発肝転移例に対しては確かに福音であったが，しかし5年治癒例はきわめてまれであった．1988年から厚生省のがん研究班として肝動注療法が取り上げられ，始めは杉原，次いで森，最後に加藤（知）が班長となって，動注療法のみならず肝切除療法も含んで広範囲の研究が始まった．この3つの班の研究成果は徐々に浸透して，現在の日本における大腸癌肝転移の標準的治療の根本となってきている．すなわち，肝転移に対しては肝切除が基本的に取るべき治療であり，切除不能例には肝動注療法が最も有効性の高い治療であることが認められてきた．動注療法は有効ではあるが，同時に予後をさほど延長できないことも判明したが，残肝での増悪や血行性の他臓器再発が予後を規定することがわかった．この

東京都立駒込病院　院長

臨床編

ことは肝切除についても同様で，良い予後を期待できる手術適応を決定できる，肝切除のstage分類が必要であり，その原案が提示された．

本稿においては，初期の5-FU療法の当院における結果，肝切除を目的としたdown stagingとしての肝動注療法，肝切除後の残肝再発予防としての補助的術後肝動注療法，さらに生存期間を改善するための他の血行性転移に対する全身化学療法との併用による動注療法について述べたい．

▶▶▶ I. 5-FU持続動注療法 (HAI)

現在でも肝動脈内持続動注療法の基本となる方法である．同時性肝転移の場合には，術中に胃十二指腸動脈から固有肝動脈分岐部にカテーテルを挿入し，異時性の場合にはセルジンガー法にて総肝動脈から固有肝動脈内にカテーテルを固定する．カテーテルの末梢はポートに接続して前胸部の皮下に埋め込む．この方法は過去15年変わっていない．5-FUの投与法は図48のごとくであり，これも過去20年大きな変化はない．ただし，患者の状況によっては5～6時間で注入を行うweekly high dose (WHF) 法を用いることもある．

薬剤そのものによる副作用は，5-FUの肝動脈外への流出が同量の全身投与に比べて百分の1以下であるため重篤なものは少ない．しかし，カテーテル管理の不備による副作用は大きな問題である．最も問題となる副作用は，カテーテルのdislocationによる薬剤の動脈外や他臓器投与である．難治性の下掘れ潰瘍を形成する十二指腸潰瘍は，往々にして大出血を生じ生命に危険を及ぼす．動注中にカテーテルの造影を面倒がらずに行い，常に薬剤が正確に肝両葉に分布していることを確認して溜まりのないことを確認する必要がある．問診に際して，上腹部の潰瘍や膵炎を疑わせるような愁訴があるときには必須である．

当科の標準は5-FU 30mg/kg/weekを行い，総投与量で250mg/kg以上を投与することを目標としている．およそ16～17週間を要する．抗腫瘍効果と投与量との相関を見ると図49のごとくで，15g/bodyすなわち体重60kgで250mg/kgの点が最も低値を示したからである．効果は図50に示したが，全く切除不能肝転移例でカテーテルトラブルで中止した例を除いて検討してみたが，同時性では有意の，異時性でも有意の傾向を示して良好な結果を示している．しかしながら残念ながら根治例はなく，さらに治療法の前進が必要であると考えられる．

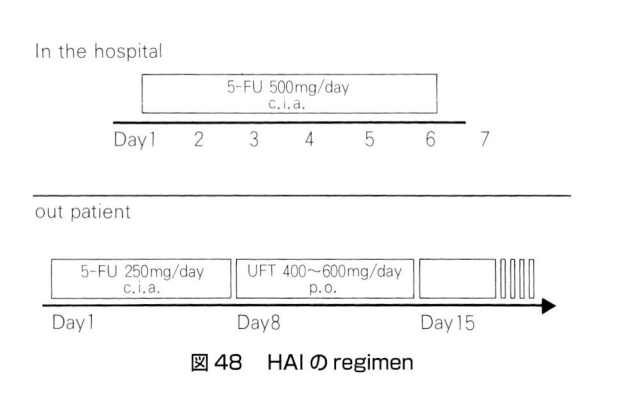

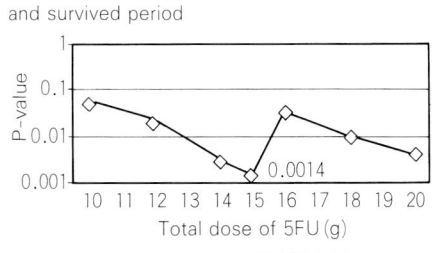

図48　HAIのregimen

図49　5-FUの至適投与量

2. 治　　療 – 6）動注化学療法

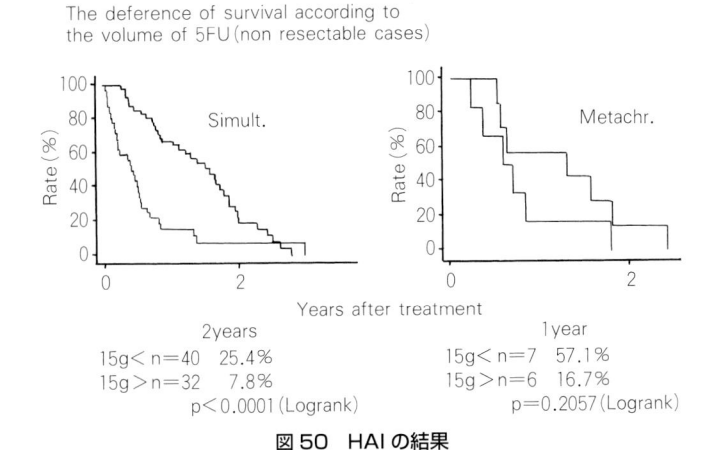

The deference of survival according to the volume of 5FU (non resectable cases)

Simult.

2years
15g＜ n＝40　25.4%
15g＞ n＝32　7.8%
p＜0.0001 (Logrank)

Metachr.

1year
15g＜ n＝7　57.1%
15g＞ n＝6　16.7%
p＝0.2057 (Logrank)

Years after treatment

図50　HAIの結果

▶▶▶ II. 動注後肝切除

　肝転移に対して肝切除が有効なことは夙にわかっていたものの，1970年代に長谷川らの努力により肝切除術が安全に行われるようになるまでは一般的ではなかったが，1990年代からは積極的に切除が行われ好成績を示している．しかし，これらの切除例のなかには，治癒的切除であっても早期に再発して予後不良群が多数含まれる．このため，肝切除の適応を決定するための肝転移stagingが試みられ，大腸癌取り扱い規約の来年度改訂に記載される予定であり，図51に概要を示した．このなかで肝転移stage A, stage Bは当科の成績でも（図52）良好であるが，stage Cは全く不良であり，肝切除のメリットはないと考えられる．しかし，同時にこの群に属する症例は最も多く，全症例の3分の2にあたることも事実であり，切除不能の時点で予後が規定されてしまっている．当科では，このような症例群に対し積極的に動注療法を行い，down stagingした後に肝切除を行い，さらに術後肝動注を加えることにより，予後の向上ひいては治癒せしめることを目的に，1990年から動注後肝切除治療を行ってきた．方法は前章で述べた5-FU持続肝動注と同様であり，10週投与後に効果判定を行う．その時点でPRであれば肝切除を念頭にさらに治療を続行し，手技的に切除可能となった時点で手術に踏み切る．ただし，いずれも多数肝転移例であり，手術は部分切除と区域切除の組み合わせでかなり困難なものではある．症例のなかには腫瘍マーカーは正常化し，画像でもほぼCRを示したようなものもあるが，切除標本を子細に検討すると，ほとんど壊死に陥った腫瘍の横にわずかにviableな腫瘍塊が検出されることが多く，肝動注のみで根治させることの困難さを示すといえる．現在までに，切除不能と判断され他の非治癒因子のない症例中の25%に肝切除が可能となった．図53にその結果を示したが，この時点での19例の生存曲線は当然非切除例よりは有意に高いが，同じH3であっても切除出来た症例群よりさらに有意に高く，初診時の進行度は進んでいたにもかかわらず30%の5年生存率を得た．従来，予後全く不良と言われた切除不能肝転移例に，根治の可能性を見いだした画期的な治療法である．しかし，この治療群でも，また切除を期待して治療を開始した群においても，予後を規定するのは他臓器への血行性転移

237

臨床編

	T1	T2	T3
n0	A	B	
n1	A	B	
n2	B		
M(+)			C

	5-year surv.
T1: 4 lesions or less and 5.0cm or less	39.2%
T2: Except for T1 and T3	17.0%
T3: 5 lesions or more and more than 5.0cm	4.8%
n0 or n1: none or less than 4	35.6%
n2: more than 3	14.2%

図51 肝転移の新しい staging

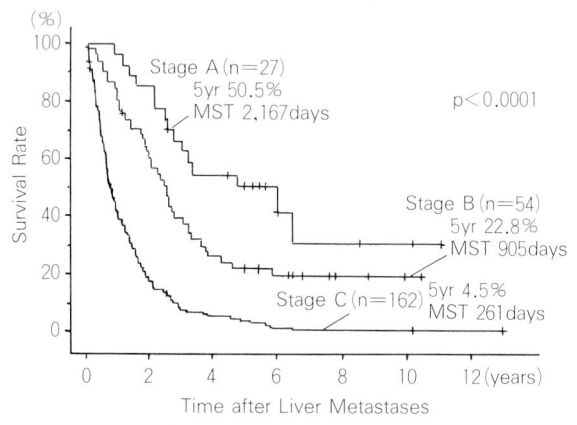

Stage A (n=27) 5yr 50.5% MST 2,167days
Stage B (n=54) 5yr 22.8% MST 905days
Stage C (n=162) 5yr 4.5% MST 261days
p<0.0001

図52 当科における新 staging による結果

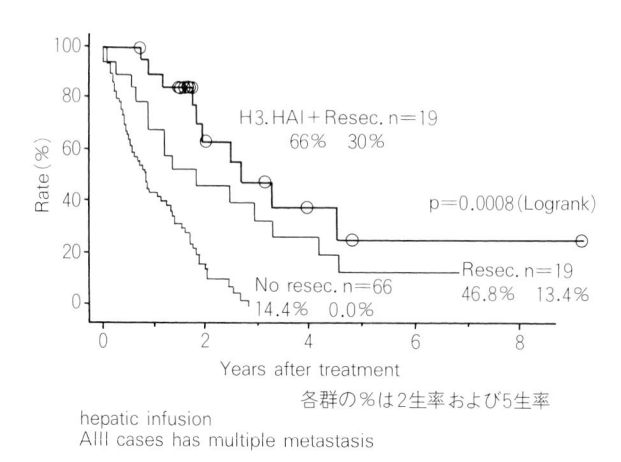

H3. HAI+Resec. n=19 66% 30%
Resec. n=19 46.8% 13.4%
No resec. n=66 14.4% 0.0%
p=0.0008 (Logrank)

各群の％は2生率および5生率
hepatic infusion
All cases has multiple metastasis

図53 動注後肝切除例

であることが判明し，大腸癌肝転移は他の臓器の癌の肝転移に比して肝が最先進部である傾向は強いものの，多くはいわゆる血行性の播種であり，そのためのさらなる治療が必要であると考えられた．

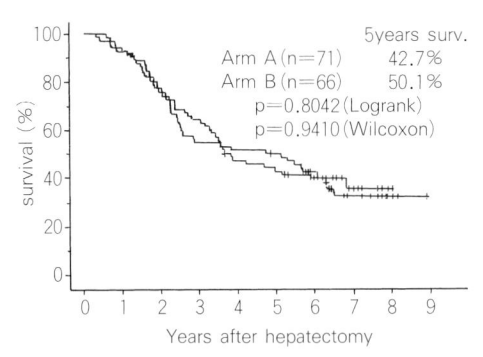

図54 残肝再発予防肝動注の結果：生存曲線
Arm A：動注例／Arm B：無処置例

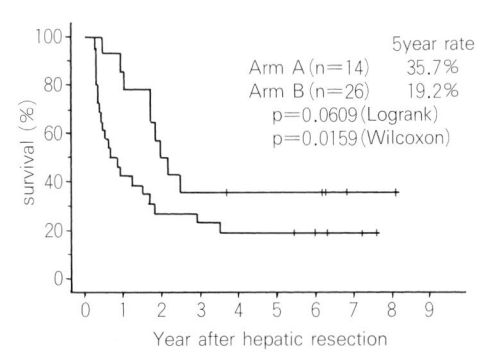

図55 予防的肝動注の残肝無再発率

▶▶▶ III. 肝切除後残肝再発に対する予防的肝動注療法

　肝切除が肝転移に対する有効な手段であることは確認されたが，肝切除後に残肝に高頻度で残肝再発が生じる．これは初回手術時に確認できない ghost metastasis が術後に成育して明らかになるものであり，腫瘍の生物学的特性を示しているものと思われる．前記の厚生省がん研究班では，残肝再発予防のための術後肝動注の RCT を行った．その最終結果は未だ報告されていないが，途中経過は明らかになっている．5-FU単独動注10gを目標に術後動注（24時間持続またはWHF）を行い，無処置群と比較した．図54に生存曲線，図55に残肝無再発曲線を示したが，残肝再発抑制効果は明らかではあるものの，生存にはこの時点では寄与していない．残肝再再発時の治療法に両群間に差があり，最終結果は未だ分明ではないが，いずれ報告されるものと思われる．仮に術後肝動注が単に再発期間を遅らせる意味合いであっても，充分意義のあることであると考えている．

▶▶▶ IV. 動注療法と全身化学療法の併用

　図56は肝転移治療の経過中に発見された肝臓以外の血行性転移の発生部位を示している．このため，肝転移治療中に他の血行性転移に対する治療を行うことの必要性はかねてより言われてきたが，適当な regimen が無かったために行われていなかった．最近，CPT-11 や Oxaliplatine などの新規抗癌剤の認可に伴い，当科では図57のごとき動注と全身化学療法を組み合わせた治療法を開始した．HAIは従来の方法で隔週であり，これに中間の週に1回の CPT-11 静注を行い，5-FU＋Leucoborin あるいは UFT＋Leucoborin を投与している．CPT-11 は60mgから100mg/m^{2}の投与量であるが，表20のごとく現在までに重篤な副作用は認められていない．結果については未だ中間的な検討ではあるが，強力な全身療法を行わなかった従来の肝動注法を行った前期の111例と CPT-11 を使用した後期症例群で，6ヵ月以上経過し効果判定可能であった群を比較した．肝転移に対する直接効果は表21のごとくで，後期では70％に PR を認めている．化学療法が奏功して肝切除を

臨 床 編

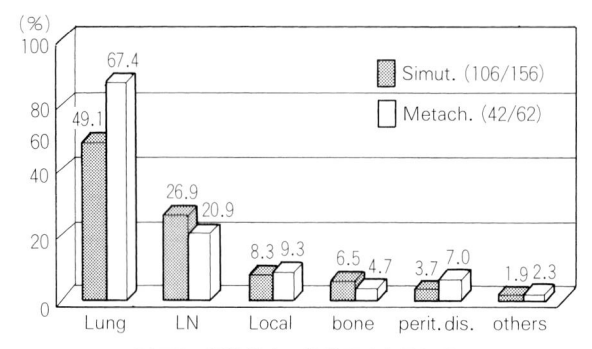

図56 肝動注中の他臓器血行性転移

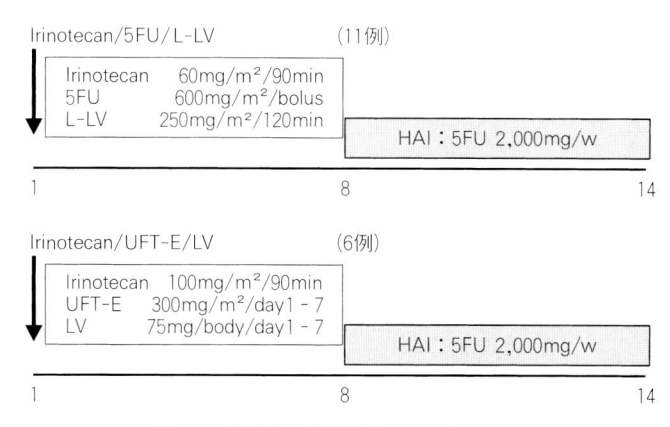

図57 肝動注と全身化療の組み合わせ例

表20 HAI＋CPT11の副作用（19例）

	Grade			
	1	2	3	4
Leukocytopenia	3 (18.1%)	7 (43.8%)	0	0
Appetite loss	9 (56.3%)	2 (12.5%)	0	0
Nausea/vomiting	4 (25.0%)	5 (31.3%)	0	0
Stomatitis	2 (12.5%)	2 (12.5%)	0	0
Gastritis	0	1 (6.2%)	0	0
Diarrhea	4 (25.0%)	2 (12.5%)	0	0
alopecia	3 (18.1%)	2 (12.5%)	0	0

施行できた症例は前期では約20％であったが，後期では他に非治癒因子のない症例では40％に施行可能となり，その予後も良好である．未だに観察期間が短く結論は出ないが，現在までの6ヵ月以上経過例の生存曲線は図58に示したが，前期の群に比べてかなりの向上が認められる．全症例の半数が複数の転移臓器を有していることを考慮すると将来を期

表21 肝転移への直接効果

	前期	後期
complete response	0	0
Partial response	61 (54.9%)	12 (70.6%)
Stable disease	25 (22.5%)	5 (29.4%)
Progressive disease	25 (22.5%)	0
	n = 111	n = 17

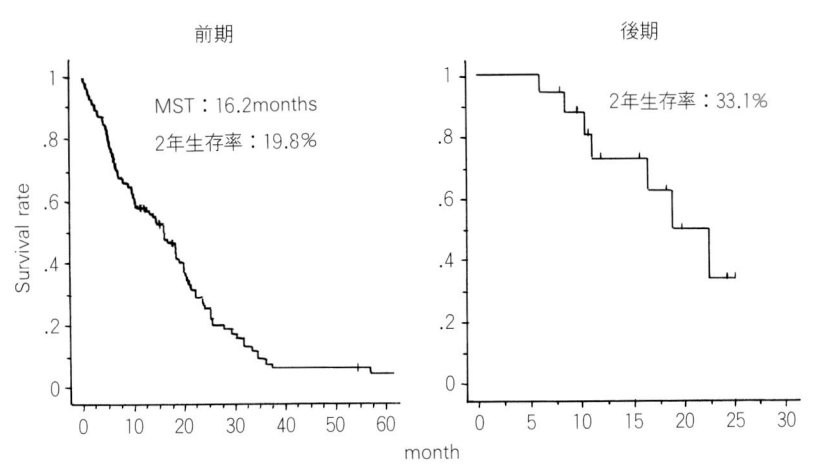

図58 肝動注とCPT11を使用した全身化療の組み合わせの結果

待できる成績であるといえる．今後さらに症例を重ねて検討したい．

▶▶▶おわりに

　かつて予後不良であるといわれてきた大腸癌肝転移も，30年来の種々の治療の改善により，たとえ多発例においても根治が可能となってきた．これは新規の薬剤の開発や，器械の開発，外科手術法の進歩などが相まった結果であるが，基本には決して諦めない癌治療医の熱意があったものと思われる．本稿は，当科において行われてきた持続肝動注療法を基本とする肝転移治療の進歩と現状を述べたが，今後 targetting therapy などを導入して，集学的治療を一層進歩させたいと考えている．肝転移と血行性転移の克服は，大腸癌治療にとって最も大きな命題の一つであり，さらなる成績の改善を行いたい．

臨床編

2. 治療
7）大腸癌肝転移に対する経皮的肝灌流化学療法

福本 巧　富永 正寛　岩崎 武　楠 信也
杉本 武巳　木戸 正浩　武部 敦志　田中 基文
木下 秘我　具 英成*

はじめに

　大腸癌の50％は肝転移で再発し、その治療の第一選択は肝切除であることに異論はない。抗癌剤の全身投与や肝動注療法ではMSTは14〜20ヵ月程度であり、化学療法単独で5年以上生存することは稀であるとされている。それに対し、肝切除が可能であれば5年生存率は23〜47％に達しており[1)2)]、近年の肝切除術の安全性の向上により適応は拡大されつつある。しかし、肝転移の広がりや個数、肝外転移により切除対象となるのは肝転移陽性例の10から25％に止まる。また、肝切除可能例においても残肝や肝外再発が高率で、肝切除によって治癒が期待できる症例は最大でも30％に達していないのが現状である[3)]。したがって、大腸癌肝転移例でこれ以上治療成績の向上を得るには、続発する肝外転移に対する治療法の確立とともに、切除不可能な多発肝転移をいかに治療するかが重要であると考える。本稿では究極の肝局所療法である経皮的肝灌流化学療法（percutaneous isolated hepatic perfusion；PIHP）の切除不能大腸癌肝転移に対する治療成績と、今後に残された問題点について述べる。

I. 経皮的肝灌流化学療法（PIHP）

　PIHPシステムの概要を模式図で示す（図59）。肝分離灌流は従来、門脈、下大静脈などの大血管にカニュレーションを必要とする大がかりで非常に侵襲の大きい治療で、反復はもちろん不可能であった。著者らは経皮的に肝静脈血のみを分離し、体外循環回路に組み込んだ活性炭吸着フィルターを通すことにより、抗癌剤を除去するシステムを考案した。さらに、鼠径部1ヵ所の静脈切開で肝静脈分離が可能な4ルーメン・2バルーンカテーテルを用いたSingle catheter techniqueを開発し[4)]、従来の概念を一新した反復可能な低侵襲性外科治療法として確立した[5)-7)]。

神戸大学大学院医学系研究科 先端医療探索応用分野 肝・移植外科　*教授

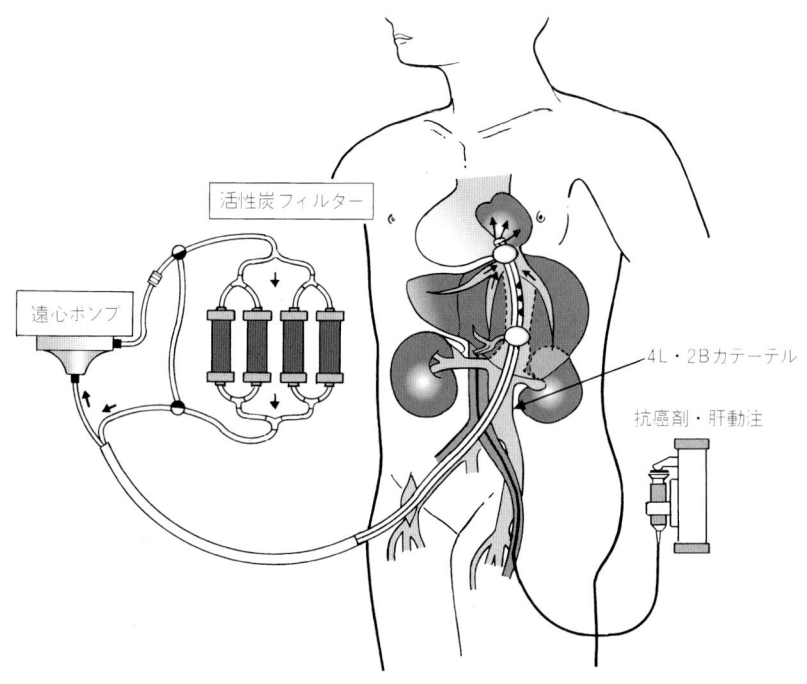

図 59　経皮的肝灌流化学療法（PIHP）

▶▶▶ II. 大腸癌肝転移に対する PIHP 療法

　大腸癌肝転移に対する PIHP 療法は，動注抗癌剤の違いと肝灌流法の改良により 3 期に分けてとらえられる．1989 年から 1995 年までの初期 13 例では抗癌剤はアドリアシンを用い，3 カ所の静脈切開が必要な Double balloon technique を用いたため PIHP の単回治療であった．1996 年から 2000 年までの中期の 9 例では single catheter technique[4] の開発により，シスプラチン単剤による反復治療が施行された（図 59）．2003 年からの後期 3 例ではアドリアシン，シスプラチン，マイトマイシンなど多剤併用による反復治療を行っている．

▶▶▶ III. 対象と方法

　1989 年 5 月より 2004 年 12 月までの 15 年間に，大腸癌肝転移例 25 例に対し計 36 回の PIHP を施行した．対象例の年齢は 54.5 ± 9.3（平均 ± SD）で，28 歳から 70 歳，男性 18 名，女性 7 名であった．原発巣は直腸が 10 例，上行結腸癌が 6 例，S 状結腸癌が 5 例，その他 4 例であった．肝転移の診断はほとんどが同時性で，異時性は 3 例のみであった．25 例中 22 例が H3 で，腫瘍占拠率が CT 所見上 50％以上の症例は 8 例であった．PIHP 時の動注抗癌剤として，初期 13 例ではアドリアシン（100〜200mg/body）を，中期 9 例ではシスプラチン（150〜200mg/m^2）を使用した．後期の 3 例ではアドリアシン 80mg/m^2，シスプラチン 50〜100mg/body，マイトマイシン 30 mg/m^2 の 3 剤併用を基本としている．

なお，中期ではPIHPによる導入療法に引き続き，皮下埋植ポートからの5-FU（300mg/m^2 5日間連続）肝動注療法を維持療法として追加している．

▶▶▶ IV．抗腫瘍効果

全例における抗腫瘍効果はCR 1例，PR15例，SD 8例，PD 1例で，PR以上の奏功率は15例（60%）に達した（**表22**）．ただし，単回治療の前期13例ではCRがなくPRのみ7例（54%）で，血清CEAの低下期間も3～6ヵ月と比較的短期間であった．中期では，PIHPの反復治療によりPR以上が増加した．**図60**に後期のPR例の治療前後のCTを示した．53歳の男性，S状結腸癌の同時性肝転移でH 3症例である．2004年4月に3剤併用によるPIHPを受けPRとなった．術前10.5まで上昇していたCEAは術後2.9まで低下した．

表22　PIHPの抗腫瘍効果

	前期（n＝13）	中期（n＝9）	後期（n＝3）	全例（n＝25）
CR	0（ 0%）	1（11%）	0（ 0%）	14（ 4%）
PR	7（54%）	6（67%）	2（66%）	15（60%）
SD	5（38%）	2（22%）	1（33%）	8（32%）
PD	1（ 8%）	0（ 0%）	0（ 0%）	1（ 4%）

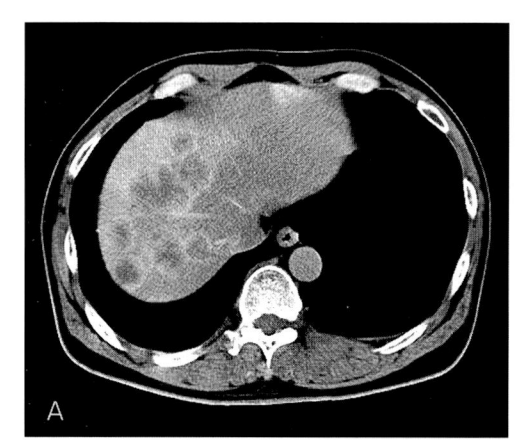

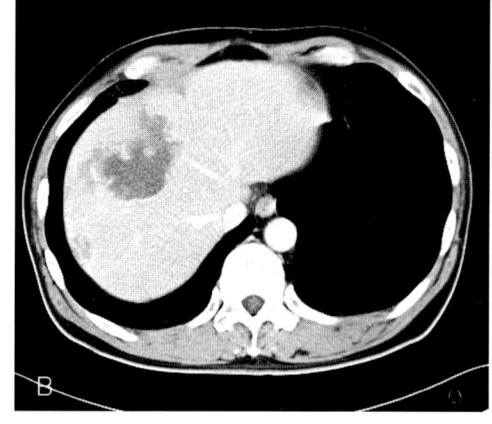

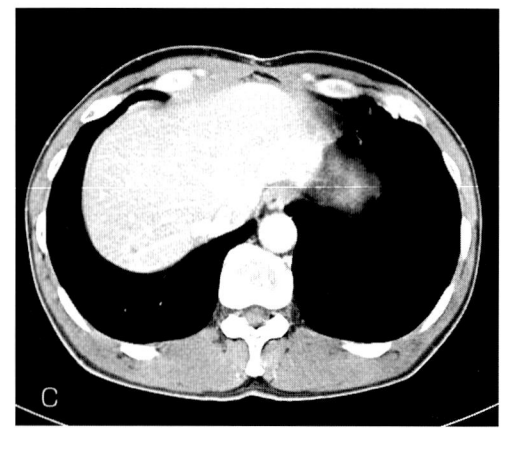

図60　後期，53歳男性．S状結腸癌肝転移
A．PIHP治療前のCT
B．治療後2ヵ月
C．治療後9ヵ月

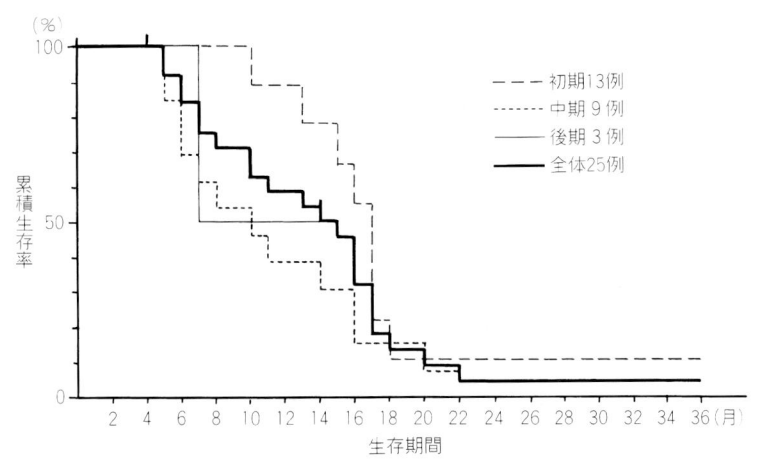

2. 治　　療－7）大腸癌肝転移に対する経皮的肝灌流化学療法

図61　H3大腸癌に対するPIHPの生存率

表23　PIHPの副作用

	前期（n＝13）	中期（n＝9）	後期（n＝3）	全例（n＝25）
白血球減少＜3,000mm³	8 (62%)	3 (33%)	1 (33%)	12 (48%)
AST/ALT上昇＞前値x^2	11 (85%)	7 (78%)	3 (100%)	21 (84%)
悪心・嘔吐	3 (23%)	4 (44%)	2 (66%)	9 (36%)
脱毛	4 (31%)	3 (33%)	1 (33%)	8 (32%)
血清クレアチン＞3mg/dl	0 (0%)	3 (33%)	0 (0%)	3 (12%)
潰瘍	0 (0%)	0 (0%)	1 (33%)	1 (4%)
深部静脈血栓症	0 (0%)	0 (0%)	1 (33%)	1 (4%)

▶▶▶ V. 生　存　率

　全例における生存率は，1年60.0%，3年9%で，生存期間中央値（MST）は15ヵ月であった（図61）．1年生存率およびMSTは前期，中期，後期でおのおの38.5%，89.9%，66.7%および8ヵ月，16ヵ月，16ヵ月で，中期以降で改善がみられた．死因は生存中の1例と自殺した1例を除き23例中11例（48%）が肝転移と考えられたが，そのほか癌性腹膜炎，肺転移，脳転移なども高率に認められた．

▶▶▶ VI. 副　作　用

　PIHPの副作用に致死的な合併症はなく，すべて一過性であった（表23）．

▶▶▶ VII. 考　　察

　PIHPは，外科とIVR技術の融合により可能になった究極の肝局所化学療法で，神戸大学での治験例は肝細胞癌を加えるとすでに150例を超えている．肝細胞癌治療では，PIHPに

245

より超進行例でも高率に中長期生存が可能になったが[7]，大腸癌肝転移に対してはアドリアシン単回治療の前期13例[8]ではMSTは8ヵ月に止まり，H3に対する従来の化学療法と大差なく，効果は限定的であった．その原因として，大腸癌のアドリアシンに対する低感受性が推測されたため，中期9例では抗癌剤を変更するとともに治療を反復した．その結果MSTは16ヵ月に延長し，1年生存率は約90％に上昇した．このMSTは転移性大腸癌に対するイリノテカン単剤の治療成績より優れるが，2年を超える生存は2例のみであった．本院での治療対象例のほとんどが他院での動注無効例か腫瘍占拠率が著しい症例であることを考慮しても，PIHPによる単剤反復治療では生命予後の改善には限界があった．

近年施行された大腸癌肝臓転移に対する肝動注療法と全身化学療法を比較した無作為抽出試験で，肝動注療法は全身化学療法に比較し奏功率は向上するものの予後の改善にはつながらないとする報告がなされた[9]．この結果は，大腸癌肝転移例において肝転移巣の制御が予後の改善につながらない可能性を示唆する．しかし，われわれの経験した大腸癌多発肝転移症例の半数は肝転移が死因であったこと，PIHPでCRを達成した1例のみ3年を超えて生存したことなどが注目された．また，両葉，多発肝細胞癌に対するPIHP治験例では，中長期生存にはCRもしくはCRに近いPRが必要であることが明らかになっている[7]．これらの事実からすると，占拠率の高いH3大腸癌肝転移においても長期に及ぶCRを達成すれば，中長期生存率の改善が可能になると考えた．そこで，2003年以降は多剤によるPIHP反復治療のregimenを設定した．現時点では症例数が限られているため多剤反復治療の成績を論ずることはできないが，今後は症例を集積するとともにオキサリプラチンやイリノテカンなどの新規抗癌剤をPIHPに導入し，さらなる治療成績の向上を計りたい．

▶▶▶ おわりに

切除不能な大腸癌肝転移に対しては標準療法が確立しておらず，現状ではPIHPといえども中長期生存には大きな壁が存在していた．多剤併用や新規抗癌剤の導入による治療成績の改善が今後の課題として残されていると考える．

文献

1) Iwatsuki S, Dvorchik I, Madariaga JR, et al：Hepatic resection for metastatic colorectal adenocarcinoma；a proposal of a prognostic scoring system．J Am Coll Surg 189：291-299, 1999.
2) Hughes KS, Simon R, Songhorabodi S, et al：Resection of the liver for colorectal carcinoma metastases；a multi-institutional study of patterns of recurrence．Surgery 100：278-284, 1986.
3) Choti MA, Sitzmann JV, Tiburi MF, et al：Trends in long-term survival following liver resection for hepatic colorectal metastases．Ann Surg 235：759-766, 2002.
4) Ku Y, Fukumoto T, Maeda I, et al：Single catheter technique of hepatic venous isolation and extracorporeal charcoal hemoperfusion for malignant liver tumors．Am J Surg 173：103-109, 1997.
5) Ku Y, Fukumoto T, Iwasaki T, et al；Clinical pilot study on high-dose intraarterial chemotherapy with direct hemoperfusion under hepatic venous isolation in patients with advanced hepatocellular carcinoma．Surgery 117：510-519, 1995.
6) Ku Y, Tominaga M, Iwasaki T, et al：Percutaneous hepatic venous isolation and extracorporeal charcoal hemoperfusion for high-dose intraarterial chemotherapy in patients with colorectal hepatic metastases．Surg Today 26：305-313, 1996.
7) Ku Y, Iwasaki T, Tominaga M, et al：Reductive surgery plus percutaneous isolated hepatic perfusion for multiple advanced hepatocellular carcinoma．Ann Surg 239：53-60, 2004.

8) Ku Y, Tominaga M, Iwasaki T, et al：Percutaneous hepatic venous isolation and extracorporeal charcoal hemoperfusion for high‐dose intraarterial chemotherapy in patients with colorectal hepatic metastases. Surg Today　26：305‐313, 1996.
9) Kerr DJ, McArdle CS, Ledermann J, et al：Intrahepatic arterial versus intravenous fluorouracil and folinic acid for colorectal cancer liver metastases: a multicentre randomised tral. Lancet　361：368‐373, 2003.

2. 治　　療
8）免　疫　療　法

奥野　清隆

▶▶▶ はじめに

　肝臓は，脾臓とともに網内系を構築する巨大な免疫臓器であり，その類洞には独特のマクロファージや多様なリンパ球を内包する．この構造により，門脈から流入する多量の外来性異物や消化管粘膜由来の変異細胞を処理し，生体のフィルターとしての役割を担っている．本稿では肝類洞の免疫機構を解説したのち，その機能の増強を目指した肝動注の臨床成績，さらに近年，癌拒絶抗原が多数同定されたことから癌特異的ペプチド療法が行われているが，肝転移を含めた最近の進行・再発消化器癌への試みを紹介する．

▶▶▶ I. 肝類洞の免疫機構

　肝臓は，蛋白合成，グリコーゲン貯蔵，薬剤代謝という代謝臓器としての特性が知られているが，実は大きな造血・免疫臓器でもある．生物が進化して胸腺(Thymus)を得るようになると，そこで自己・非自己を認識するT細胞が産生されるが，それ以前の生物(甲殻類，魚類など)では肝がリンパ球の産生，分化に関与する中心的な役割を果たしていた（図62）．もちろん，哺乳類のような胸腺を獲得した高等生物でも昔の名残があり，肝実質細胞に血液を供給する肝類洞と呼ばれる空間には多くのマクロファージ(肝類洞内マクロファージはとくにKupffer細胞と呼ばれ，網内系の70％を占める)や，形態学的に pit cell と呼ばれる独特のナチュラルキラー(NK)細胞が存在することが知られていた[1]．Wiltroutら[2]は，1984年に liver-associated NK cell という概念を提唱して，それを生体反応調節物質(BRM)で活性化させると肝転移を抑制できることを報告した．当時，免疫学の領域では，通常の胸腺由来T細胞とは異なるT細胞レセプター(TCR)を有する独特なT細胞の報告が相次ぎ，それらの生物学的意義とともにその分化増殖(胸腺外分化)の場として肝臓が注目されるようになった．Aboら[3]は，肝類洞内リンパ球の分化様式を胸腺外T細胞分化の主たる経路と位置付け，マウスを用いた実験系で肝類洞リンパ球にはCD3が中等度（intermediate）で，常にIL-2Rβ鎖を発現しているT細胞(int TCR細胞)が多く存在し，このなかにはNKマーカーをも発現している細胞群，NKT細胞が約60％を占めることを報告した．われわれ

近畿大学医学部外科（下部消化管部門）　教授

のラットを用いた肝類洞リンパ球の表面抗原を解析した結果[4]でも，NKマーカーを有する細胞群が60％近くを占め，NKT細胞やNK細胞など系統発生学的にプリミティブ（primitive）な細胞群が主であると考えられた（図63）．われわれはラットの実験系で，これらエ

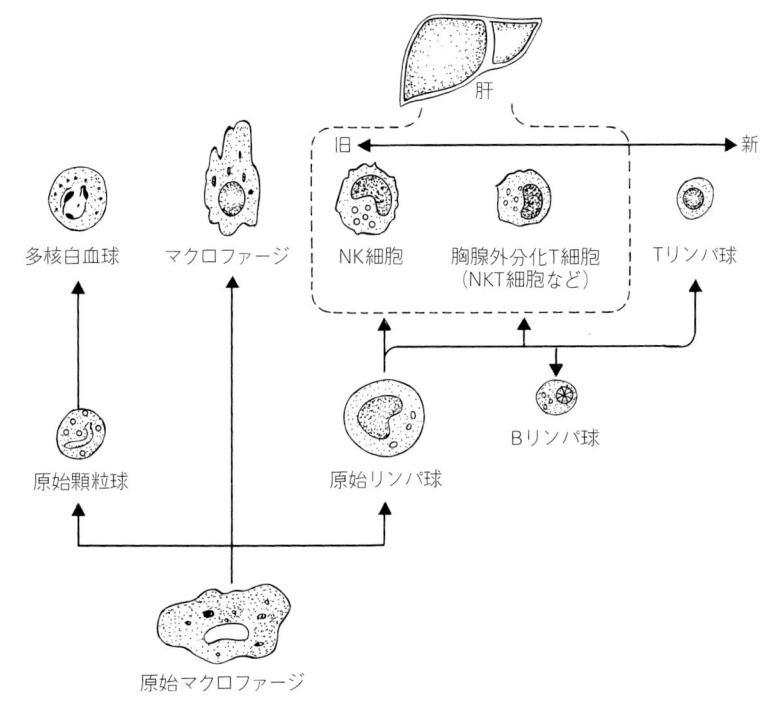

図62 リンパ球の進化

生物の進化とともに，貪食能を持つ原始マクロファージから種々の機能を有するリンパ球が分化してきたと考えられている．生物が胸腺を獲得する以前には，肝は免疫系の中心的な役割を果たしていたと考えられ，肝類洞内の免疫担当細胞は系統発生学的に古くから存在したリンパ球（胸腺外分化T細胞）やNK細胞が多数を占める．

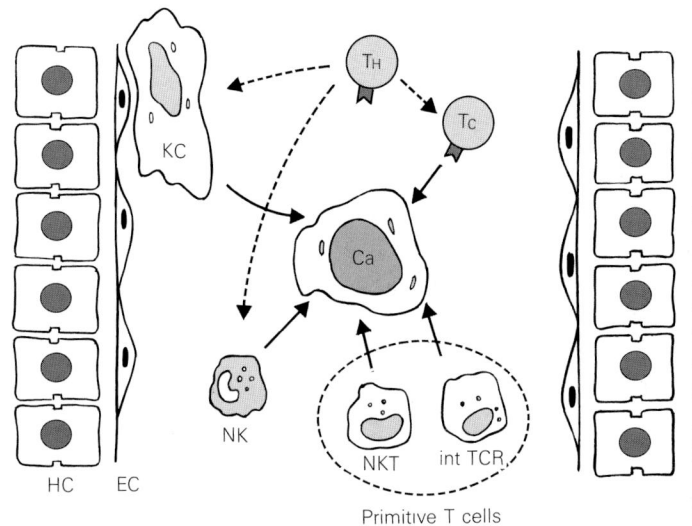

図63 肝類洞内の免疫機構

肝類洞内には，網内系の70％を占めるマクロファージ（クッパー細胞：KC）や肝NK細胞，NKT細胞，intTCR細胞（本文参照）などが存在して，門脈から流入する腸管由来の癌細胞や変異細胞を攻撃，除去している（実線）．もちろん，胸腺を獲得した高等動物ではT細胞も循環し，癌細胞を直接攻撃するキラーT細胞（Tc）やサイトカイン（破線）を介して類洞内免疫細胞を活性化するヘルパーT細胞（Th）などが二次的防御機構を構成する．

HC：肝実質細胞，EC：内皮細胞，Ca：癌細胞．

臨床編

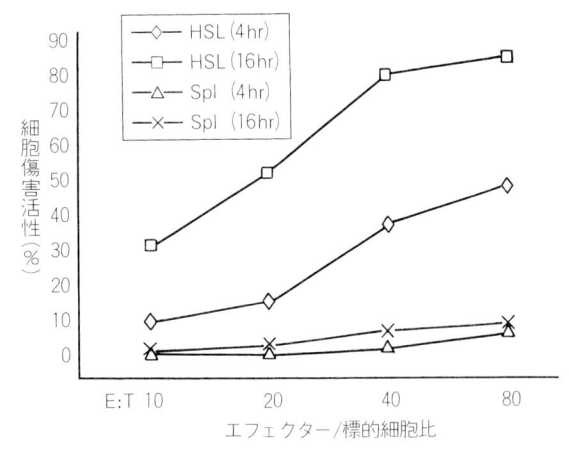

図64 肝類洞内リンパ球の抗腫瘍活性
　肝類洞内リンパ球(HSL)は，ラット大腸癌細胞RCN-9に対して，4時間[51]Cr遊離法で強い抗腫瘍活性が検出され，16時間培養ではさらにその活性が増強された．一方，脾リンパ球(Spl)は，16時間培養でも大腸癌細胞に対する殺細胞活性は検出されなかった．

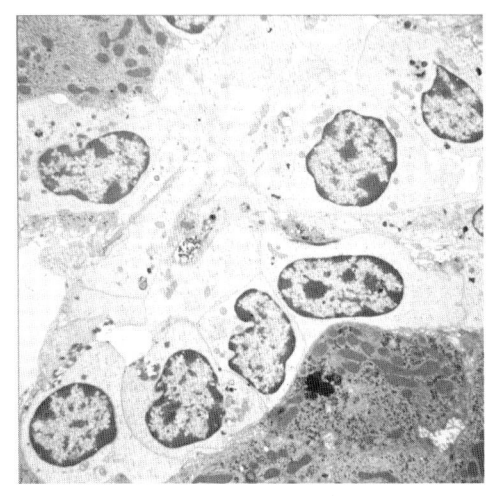

Proliferation of LGLs　　　　　Mitosis of LGL

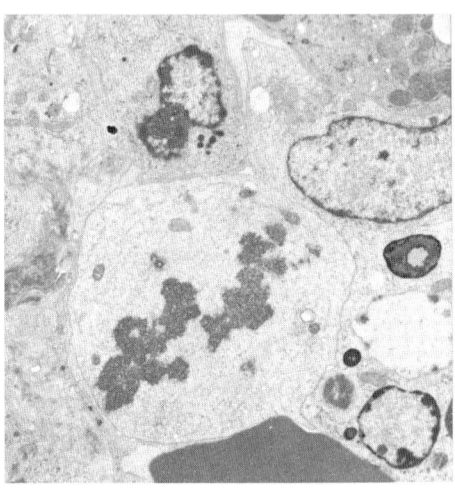

図65　IL-2肝動注による肝類洞内でのLGL（large granular lymphocyte）の増殖（電顕）
　ラットにIL-2肝動注を1週間投与したのちの肝類洞には，LGL(large granular lymphocyte)の増殖像がいたるところで観察される(左)．形態学的LGLは，機能的には肝NK(natural killer)活性を有する細胞群である．また，リンパ球の有糸分裂像(右)もみられることから，IL-2により肝局所でリンパ球増殖が誘導されていることがわかる．

フェクターはNK感受性の腫瘍細胞のみならず，固形癌にも強い抗腫瘍活性を有し（図64），さらにT細胞増殖因子であるインターロイキン-2（Interleukin-2；IL-2）を肝動注することによって肝類洞内で分裂，増殖する（図65）ことも確認している[5)6)]．

▶▶▶ II. 免疫化学肝動注療法

　肝臓は二重血管支配により，肝類洞には約70〜80％の門脈血，20〜30％の肝動脈血が流入するが，肝転移巣はほぼ100％肝動脈支配であることから，肝動脈から薬剤を投与する肝動脈内注入療法(肝動注)が行われてきた[7)8)]．さらに肝抽出率の高い薬剤を使えば肝局所で高濃度の薬理効果が期待できるとともに，全身への流出(副作用)を少なく抑えること

が出来る．この観点から米国では，肝抽出率が94～99％ときわめて高いfluorode-oxyuridine(FUDR)が頻用されるが，同時に肝毒性も強いため，わが国では使用が許可されておらず，5-fluorouracil(5-FU)が本邦では中心的薬剤となっている．さらに，肝類洞には多くの免疫担当細胞が存在する免疫臓器であるということを考えれば，肝動注に化学療法剤だけでなく，免疫賦活剤を投与して抗腫瘍効果を期待するのはきわめて合理的な手法である．われわれはこの観点から，1985年頃にはOK-432(Picibanil®)を用いた免疫化学肝動注[9]を開始し，その有効性を報告した．さらに1990年頃からはT細胞増殖因子であるインターロイキン-2(Interleukin-2；IL-2)による免疫化学肝動注[10)-12]を施行してきた．その当時，5-FU，Mitomycin C(MMC)を標準療法として用いていたので，ここにIL-2を加える上乗せ効果を検討した．切除不能肝転移25例におけるpilot studyでは良好な成績（奏効率76％）が得られたので(表24)，1993年から1995年まで15施設での無作為化早期第II相試験[11]，さらに1998年から2002年には全国37施設の無作為化後期第II相試験試験を実施した．総計128例の登録を得たが，そのうち119例に試験が行われ，奏効率は化学療法(MMC，5-FU；MF)群41％，免疫化学療法(IL-2，MMC，5-FU；IMF)群71％の結果であり(表25)，primary endpointである奏効率は，パイロット，早期第II相，後期第II相試験を通じて免疫化学肝動注(IMF)群で70～76％，化学療法(MF)群35～40％と，有意なIL-2の上乗せ効果が確認された．ところがsecondary endpointとしての生存期間では，両群に統計学的有意差が認められなかった(図66)．肝の無増悪期間は有意にIMF群が良好なことから(図67)，肝動注療法の局所療法としての意義とその限界が改めて明確となった．すなわち，肝動注は局所療法であり，肝転移の制御は可能であるが，続発する肺転移，遠隔再発に対しては無力であり，何らかの全身療法を加えないと生存期間の延長には寄与しない，という事実である．

　幸い，最近では有望な化学療法(5-FU/leucovorinやその経口剤，さらにCPT-11やoxaliplatin)が登場し，臨床の場で使えるようになった．肝転移は，全身病の一環であるとともに予後を規定する最重要因子でもある．肝転移を肝切除，凝固療法，肝動注による集学的

表24　切除不能大腸癌肝転移に対する免疫化学肝動注－パイロット試験(1992年)－

	HAI IL-2, MMC, 5-FU	HAI MMC, 5-FU	Systemic MMC, 5-FU
Pts.	25	27	22
CR	6	1	0
PR	13	8	4
Response rate (%)	76%	33%	18%
% Decrease of CEA	84%	44%	27%
Median survival (mo.)	25	14	7

切除不能肝転移25例に対するIL-2，MMC，5-FU肝動注は奏効率76％，生存期間(中央値)も25ヵ月と，それまでの化学肝動注(MMC,5-FU)の27例(奏効率33％，生存期間14ヵ月)，あるいは全身化学療法(MMC，5-FU静注)と比べて良好な成績が得られた(historical control)．

臨床編

表25 多施設共同無作為化後期Ⅱ相試験の結果（FAS；full analysis set）

総合効果（奏効度）に基づく奏効率の群間比較：FAS

治療群	評価例数	奏効例数	奏効率	95%信頼区間 下限	95%信頼区間 上限	検定
MF群	61	25	41.0%	28.6	54.3	Pe = 0.0010
IMF群	58	41	70.7%	57.3	81.9	

検定：分割表タイプの直接確率計算法

総合効果（奏効度）の分布：FAS

治療群	評価例数	CR	PR	MR	NC	PD	判定不能
MF群	61	0	25	9	15	7	5
		0.0	41.0	14.8	24.6	11.5	8.2
IMF群	58	1	40	4	10	3	0
		1.7	69.0	6.9	17.2	5.2	0.0

判定不能症例の理由：
　　有害事象あるいは副作用のため早期に中止された症例（4例）
　　併用薬違反により早期に中止された症例（1例）

総数119例のうち，化学肝動注（MF）群61例の奏効率は41.0%，免疫化学肝動注（IMF）群58例は70.7%と，統計学上，明らかにIL-2の上乗せ効果が確認された．

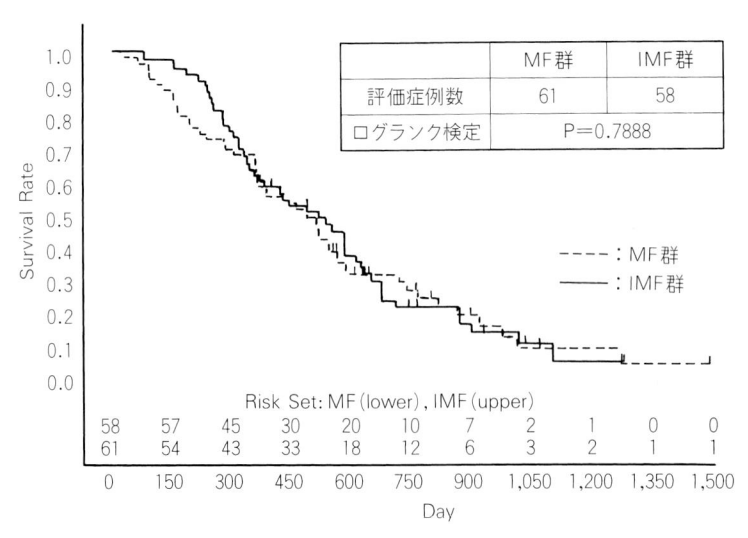

	MF群	IMF群
評価症例数	61	58
ログランク検定	P＝0.7888	

図66 生存期間の比較（FAS；full analysis set）
全症例の生存期間は，両群間で有意差は認められなかった．

治療で局所制御し，肺転移はじめ他の遠隔転移の制御に全身療法を併用するというのが今後の模索する方向であろうし，事実，そのようないくつかの試みはすでに開始されている．近い将来，それらの成績を紹介できるものと期待している．

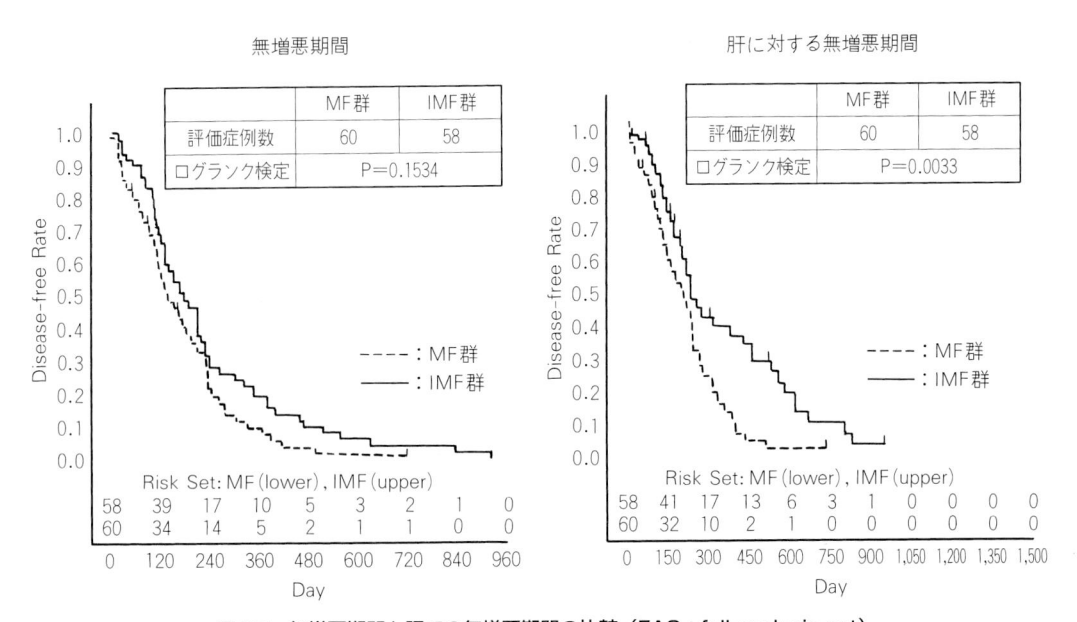

図67 無増悪期間と肝での無増悪期間の比較（FAS；full analysis set）
　無増悪期間は，免疫化学肝動注（IMF）群で良好な傾向を認めるものの有意差はみられず（左図）．肝に限定するとIMF群が明らかに優れていた（右図）．

▶▶▶ III. ペプチド療法

　転移性肝癌をとくに対象としているわけではないが，多くのヒト消化器癌における癌特異抗原ペプチドが同定されたことにより，再発癌，転移癌の治療に癌ペプチド（＋樹状細胞：DC）療法[13)-15)] が行われている．簡単に述べると，本邦で多いHLA-A24またはHLA-A2（本邦人口の約80％が該当する）拘束性の癌ペプチドを不完全フロイントアジュバント（IFA）に溶解したワクチン，あるいは癌ペプチドをパルスしたDCワクチンを患者の皮下に週1回程度の割合で投与するという手法である．投与されたペプチドは，皮膚の抗原提示細胞（ランゲルハンス細胞）により捕捉され，あるいはDCはそのまま投与部近傍の所属リンパ節に運ばれ，そのMHC抗原上のペプチドをT細胞が認識して活性化が起こり，ペプチド特異的T細胞が増殖し，癌細胞を攻撃，排除する，という機序が想定されている（図68）．これまでペプチドとしてはMAGE（本来はメラノーマ抗原，その後種々の消化器癌でも発現が確認），CEA（癌胎児性抗原），久留米大の伊東らが同定した消化器癌の抗原ペプチド（SART, ARTなど），併用アジュバントはDC，IFAを用いて第I相試験（一部は早期第II相試験まで）が実施された．有害事象は，ワクチン投与局所の炎症反応，発熱などで，とくに重篤なものはなく，安全に施行できることが報告されている[15)-17)]．伊東らによると，癌細胞および投与ペプチドに対して特異的認識を示すキラーT細胞（cytotoxic T lymphocyte；CTL）が，ほとんどの症例においてペプチド投与後増加（もしくは誘導）していることが確認されたにもかかわらず，この試験においては有意な臨床効果はまったく認められなかった[15)16)]．その原因の一つは，有効なCTL誘導のためのvaccine primingに数ヵ月要した症例が多く，その結果，癌の進行を抑えることができず臨床効果が得られなかったと推測

臨床編

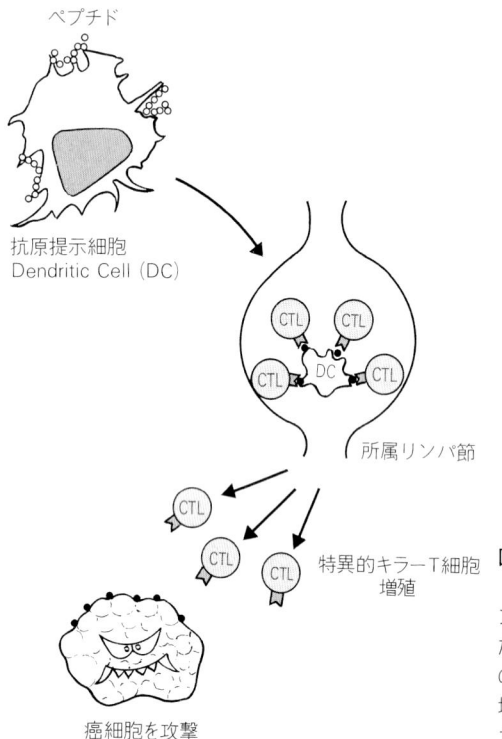

図68 ペプチド療法の作用機序
 9個程度の癌ペプチドは，皮膚の抗原提示細胞(ランゲルハンス細胞)に捕捉，あるいはペプチドをあらかじめパルスされたDC(dendritic cell)はそのまま所属リンパ節に運ばれ，そのMHC抗原上のペプチドを認識したキラーT細胞(CTL)が増殖し，腫瘍細胞を直接攻撃して抗腫瘍効果を発揮すると考えられている．

された．これを克服するため，あらかじめ患者末梢血中のCTL前駆体の存在を検出する簡便な方法が久留米大学免疫学講座において開発された[16]．この方法により，患者末梢血中のCTL前駆体測定に基づく個別のペプチドワクチン療法，CTL precursor-oriented ペプチドワクチンが可能となり，2001年より久留米大学，北海道大学，山口大学，新潟大学において，食道癌，肺癌，胃癌，大腸癌，乳癌，膵癌，子宮癌，卵巣癌，脳腫瘍，メラノーマなど多種類の癌腫に対して，CTL precursor-oriented ペプチドワクチン第Ⅰ相臨床試験が実施された．その結果，大腸癌1例，婦人科癌1例，前立腺癌2例において PR(partial response)が得られ，かつ多種類の癌腫において長期生存例が認められた．しかも大腸癌 PR 例は，肝転移巣に対する腫瘍縮小効果[17]であった．さらに，ペプチドワクチンによる特異的免疫能増強は，細胞性免疫のみならず液性免疫においても確認され，ペプチドワクチン投与により，ペプチド特異的IgG抗体価の増加が得られた症例で，長期生存が得られるという解析結果[18]が得られた．

 これらの結果に基づいて，われわれは2005年より伊東ら(久留米大)との共同研究で，高度進行・再発大腸癌に対するテーラーメイド癌ワクチンと化学療法剤(UFT®/UZEL®)による臨床試験を開始した．これは患者末梢血をあらかじめ採取し，A-2またはA-24拘束性ペプチド各40数種の特異的応答性(血漿中ペプチド特異的IgG抗体価，リンパ球のペプチド特異的IFN-γ産生によるCTL反応)を測定し，その上位4種類までのペプチドを用いるという手法で，速やかなCTL誘導が期待される．さらに，米国の大規模臨床試験によって，進行大腸癌に対して5-FU/leucovorin(LV)静注療法との同等性が検証された経口抗癌剤UFT/UZELを併用するデザインである．本剤は経口剤であるためコンプライアン

スが良好で，しかも白血球減少，血小板減少などの骨髄障害が少ないことが知られており，免疫療法との相性が良い化学療法である．この試験は始まったばかりで，現時点では成績を紹介できないが，肝転移のみでなく，再発大腸癌の新しいタイプの全身免疫化学療法として期待される．

■文　献■

1) Kaneda K, Dan C, Wake K : Pit cells as natural killer cells. Biomed Res, 4, 567-576, 1983.
2) Wiltrout RH, Mathieson BJ, Talmadge JE, et al : Augmentation of organ-associated natural killer activity by biological response modifiers ; Isolation and characterization of large granular lymphocytes from the liver. J Exp Med, 160, 1431-1449, 1984
3) Abo T : Extrathymic pathways of T-cell differentiation : a primitive and fundamental function. Microbiol Immunol, 37：247-258, 1993
4) Okuno K, Jinnai H, Lee YS, Kaneda K, Yasutomi M : Interleukin-12 augments the liver-associated immunity and reduces liver metastases. Hepato-Gastroenterol, 43：1196-1202, 1996
5) Okuno, K, Hirai N, Lee YS, Kawai I, Shigeoka H, Yasutomi M : Involvement of liver-associated immunity in hepatic metastasis formation. J Surg Res, 75：148-152, 1998
6) Okuno K, Kaneda K, Yasutomi M : Regional IL-2 based immunochemotherapy of colorectal liver metastases. Hepato-Gastroenterol, 46：1263-1267, 1999
7) Kemeny N, Seiter K : Hepatic arterial chemotherapy. Cancer of the Colon, Rectum, and Anus (ed) Cohen AM, Winawer SJ, McGraw-Hill Inc, New York, 1995, p. 831-843
8) Sigurdson ER, Ridge JA, Daly JM : Fluorodeoxyuridine uptake by human colorectal hepatic metastases after hepatic artery infusion. Surgery, 100：285-291, 1986
9) 森　亘平，浜田　宏，中村哲彦，他：OK-432, Mitomycin C, 5-fluorouracil 併用肝動注療法が著効を示した胃癌肝転移の3例．癌と化療 16：3473-3476, 1989
10) Okuno K, Hirohata T, Nakamura, et al : Hepatic arterial infusion of interleukin-2-based immunochemotherapy in the treatment of unresectable liver metastases from colorectal cancer. Clin Ther, 15：672-683, 1993.
11) Okuno K, Yasutomi M, Kon, et al : Intrahepatic interleukin-2 with chemotherapy for unresectable liver metastases ; a randomized multicenter trial. Hepato-Gastroenterol, 46：1116-1121, 1999
12) Okuno K, Yasutomi M, Hida J, et al : Longterm effects of hepatic arterial interleukin-2-based immunochemotherapy after potentially curative resection of colorectal liver metastases. J Am Coll Surg, 187：271-275, 1998
13) Rosenberg SA, Yang JC, Schwartzentruber DJ, et al : Immunologic and therapeutic evaluation of a synthetic peptide vaccine for the treatment of patients with metastatic melanoma. Nat Med, 4：321-327, 1998
14) Marchand M, van Baren N, Weynants P, et al. Tumor regressions observed in patients with metastatic melanoma treated with an antigenic peptide encoded by gene MAGE-3 and presented by HLA-A1. Int J Cancer, 80：219-230, 1999.
15) Miyagi Y, Imai N, Sasatomi T, et al : Induction of cellular immune responses to tumor cells and peptides in colorectal cancer patients by vaccination of SART3 peptides. Clin Cancer Res, 7：3950-3962, 2001.
16) Hida N, Maeda Y, Katagiri K, et al : A simple culture protocol to detect peptide-specific cytotoxic T lymphocyte precursors in the circulation. Cancer Immunol Immunother, 51：219-228, 2002.
17) Sato Y, Maeda Y, Shomura H, et al : A phase I trial of cytotoxic T lymphocyte precursor-oriented peptide vaccines for colorectal carcinoma patients. Br J Cancer, 90：1334-1342, 2004
18) Mine T, Sato Y, Noguchi M, et al : Humoral responses to peptides correlate with overall survival in advanced cancer patients vaccinated with peptides based on pre-existing peptide-specific cellular responses. Clin Cancer Res, 10：929-937, 2004.

臨床編

2. 治　　療
9）抗体治療の現状

今野　弘之

▶▶ はじめに

　抗体療法の概念は，1900年にPaul Ehrlichが"magic bullets"（魔法の弾丸）と表現した新たな標的療法の提唱に端を発するが，飛躍的な進展がみられたのは1970年代に開発された細胞融合技術，すなわちハイブリドーマを用いたモノクローナル抗体の作成技術による．それまで用いられてきたポリクローナル抗体では不均一性や力価不足が問題となっていたが，1975年Köhler Milstein[1]によって開発されたモノクローナル抗体の登場により，単一の特異性をもつ抗体がほぼ無限に供給できることになった．種々の疾患に対する治療への応用が一気に広がり，モノクローナル抗体を癌治療に応用しようとする試みも始まった．1980年にNadlerらが初めてB細胞に対するマウスモノクローナル抗体を臨床で使用した[2]．その後，B細胞表面抗原免疫グロブリンに対する抗イディオタイプ抗体の治療研究などを経て，リンパ球や骨髄細胞の分化抗原，または大腸癌における癌関連胎児性抗原（CEA）など腫瘍特異抗原を標的とする研究が広く展開されるに至った．マウスまたはラットをヒト癌細胞で免疫して得られたマウスハイブリドーマから精製されたヒトの悪性腫瘍関連抗原を認識するマウス（ラット）由来のモノクローナル抗体を用いた臨床試験が行われた．さらにモノクローナル抗体の腫瘍特異的な結合能を利用して，抗体と抗癌剤，放射性物質，毒素などを結合させた，いわゆる"ミサイル療法"の研究も展開された．筆者らも人工脂質膜であるリポソームを担体として用い，抗CEAモノクローナル抗体結合アドリアマイシン封入リポソームのヒト大腸癌に対する選択的な抗腫瘍効果を報告した[3]．抗原性を有する定常領域（Fc部分）を除き，Fab部分のみを結合させた担体を用いた検討も行い，良好な結果を得ることができた．

　In vitroの実験結果から，モノクローナル抗体が抗体依存性細胞介在性細胞障害反応（antibody dependent cellular cytotoxicity；ADCC）や補体依存性細胞障害反応（complement dependent cytotoxicity；CDC）などを引き起こすことが判明しており，臨床試験としては抗体単独投与が主として行われてきた．モノクローナル抗体を投与することにより，実験的に観察されていた腫瘍免疫反応が誘導され，臨床的にも治療効果が発揮されることが期待された．しかし，臨床における治療効果は期待されたほどではなく，次々とモノク

浜松医科大学外科学第2講座　教授

ローナル抗体の開発が中止されていった．主な原因として，当時のモノクローナル抗体はマウスなど動物由来であり，異種タンパクであるため，反復投与により高頻度にヒト抗マウス抗体(HAMA；human ant-mouse antibody)が産生され，アナフィラキシーショックなど重篤な副作用が出現したことがあげられる．このため，投与量や回数の制限もあり，期待された効果が得られなかった．いわゆる"魔法の弾丸"として期待が大きかっただけに，抗体医療の実現ははるか彼方に遠のいた感があった．

　さて，抗体医薬の臨床応用への"停滞期"の後，再び抗体治療が脚光を浴びることになるが，それは2つの医療研究上の進歩によるものといえる．一つは1980年代から急速に開発，発展してきた分子生物学的手法を用いて精力的に行われてきた癌の生物学的特性に関する研究成果である．癌細胞の増殖，浸潤，転移機構，さらにアポトーシスの発生，細胞内シングル伝達機序，さらに癌細胞と宿主の関係，とくに血管新生機構に関する膨大な研究が行われ，その成果が蓄積されてきた．加えて，これらの知見を癌治療に応用しようとする試み，いわゆる癌に対する分子標的療法(Molecular targeting therapy)の研究が精力的に行われてきた．もう一つは1990年代半ばに遺伝子組み換え技術の進歩により作成されたマウス-ヒトキメラ抗体の登場による．抗原性を有する定常領域(Fc部分)をヒト型とし，Fab部分はマウス型とすることにより，HAMA産生が著減し，有効な血中濃度を長時間維持できるようになった[4]．このマウス-ヒトキメラ抗体を用いて臨床応用への先陣をきったのがCD20を標的抗原とするrituximabである．さらに抗体の抗原特異性の決定に最も重要

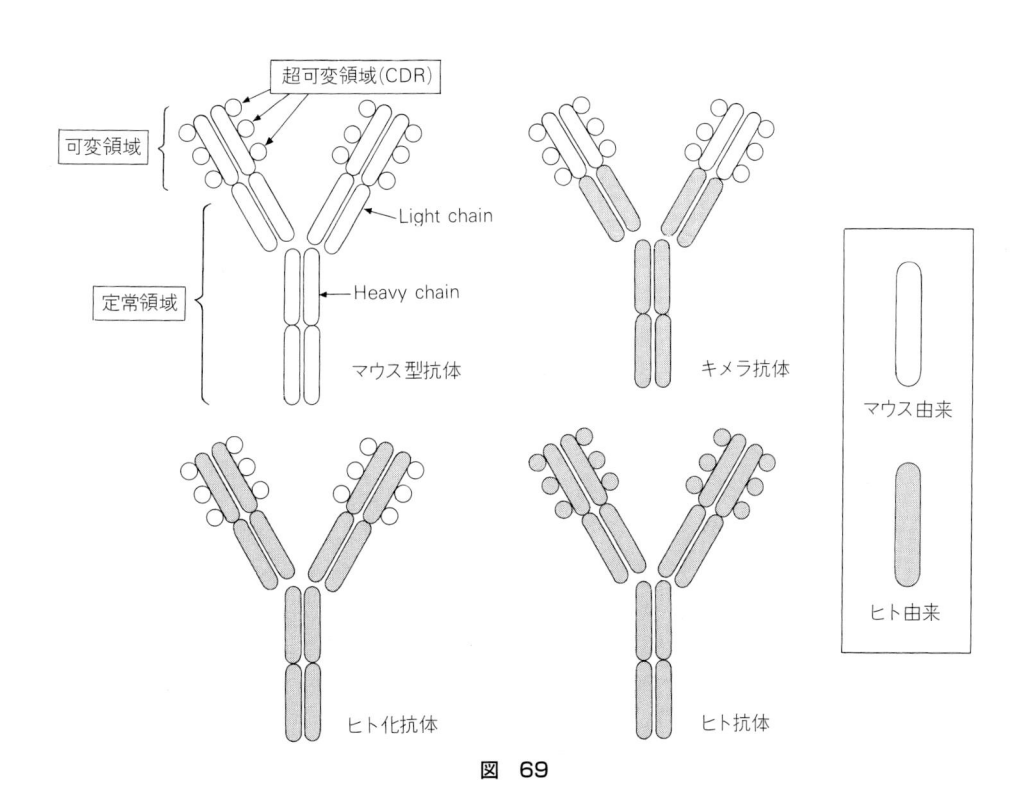

図　69

臨床編

な役割を果たす，complementarity-determining region(CDR)のみをマウス型とし，ほかはすべてヒト型とする抗体が開発されるに至り，抗原性はさらに抑えられアミノ酸配列の95％以上をヒト由来とすることが可能となった．これがヒト化抗体(humanized antibody)で，この代表がHER-2/neuを標的抗原とするtrastuzumabである．さらに遺伝子工学の進歩により100％ヒト由来の遺伝子よりなる「ヒト抗体」の作成が可能となった(図69)．この「ヒト抗体」の臨床試験も始まっている．

現在では，分子標的療法における代表的なツールとして抗体医薬が位置づけられるが，抗体治療が日常診療において有力な癌治療ツールとなるとは，1980年代前半から抗体を用いた癌治療研究を行ってきた筆者自身を含め，癌治療研究者の誰もが全く予想していなかったといっても過言ではない．従来，低分子化学化合物のほうが製剤の安定性や毒性の面で，「使い勝手」がいいと考えられていたが，抗体の持つ標的細胞特異性が現時点では最も臨床的有用性があることが示されたといえる．抗体医薬による優れた臨床効果を受けて，従来抗癌剤により構成されていた標準治療が，一部の悪性腫瘍ではすでに根本的に見直されている．肝転移は多くの進行固形癌において認められ，しかもきわめて難治性であるため，肝転移に対する現行の標準治療も近い将来，抗体医薬を組み込んだ治療に大きく変更される可能性がある．

分子標的療法剤としては，抗体医薬以外にも遺伝子治療(センス，アンチセンス)があげられる．この方面の技術開発，進展も急速に進むことが予想され，さらに分子標的療法のツールが広がることが期待されるが，安全で効率の良い遺伝子発現ベクターの開発が急務である．米国食品医薬品局(FDA)に認可されている抗体医薬は現在10数種類にのぼる．悪性腫瘍に対する抗体医薬として最も早く認可されたrituximabは，本邦でも2001年から保険適用されている．固形癌に対する抗体医薬としては，trastuzumab(Herceptin®)，cetuximab(Erbitux®)，bevacizumab(Avastin®)があげられる．Herceptin®は本邦でも認可されているが，cetuximab(Erbitux®)とbevacizumab(Avastin®)はFDAの認可も2004年であり，2005年現在本邦では認可されていない．このなかで肝転移に用いられている抗体医薬について概説する．

▶▶ I. Trastuzumab(Herceptin®)

Her-2はhuman epidermal growth factor receptorファミリーに属する膜貫通型受容体であり，主にRAS/MAPK系のシグナル伝達を活性化して，細胞増殖を促進する．乳癌の25～30％がHer-2陽性であり，組織学的悪性度と関連し予後因子である．乳癌以外でも卵巣癌，子宮内膜癌，胃癌などで発現亢進が認められている．1990年代前半にHer-2に対するモノクローナル抗体が開発され，臨床試験を経て固形癌に対する抗体療法として初めて1998年にFDAに承認された．作用機序としては増殖シグナルの抑制，Her-2の細胞内移行と分解の促進，ADCC活性の促進，血管新生の抑制などが考えられている．trastuzumab単独では20％弱の奏功率であるが，化学療法との併用が有用である．Her-2/neuを標的抗原とするtrastuzumabも乳癌転移において臨床的効果を示す可能性があるが，最近，乳癌におけるHer-2発現，非発現状況は60例中58例で転移巣と原発巣で一致していることが報告された．すなわち，trastuzumabはHer-2発現乳癌の肝転移に対して有効である可能

性があり，実際に本邦でも乳癌の肝転移に対する化学療法との併用による奏功例も報告されている．乳癌の肝転移に対してtrastuzumab単独投与では奏功例を認めなかったとの報告もあり，Her-2陽性肝転移に対しては化学療法剤との併用が必要である．Her-2の増幅は乳癌以外でも認められているが，当該悪性腫瘍の肝転移に対するtrastuzumabの有用性に関するエビデンスはない．

▶▶▶ II. Bevacizumab(Avastin®)

　現時点では「肝転移に対する抗体医薬」といえば，大腸癌肝転移に対するbevacizumab(Avastin®)が代表といえる．2004年に大腸癌肝転移に対する標準化学療法にbevacizumabを併用投与することにより，非併用投与よりも有意な生存期間の延長が認められることが，大規模臨床試験の結果として報告された[5]．本邦でも消化器癌治療に初めて抗体医薬が導入されることが期待される．また，bevacizumabは腫瘍細胞を直接標的としていないという点できわめて特徴的である．

1．血管新生と癌

　血管新生は，生体における重要な生理的活動の一つであり，血管新生促進因子と抑制因子とのバランスによって調節されている．自己増殖能を有する腫瘍細胞は自ら血管新生因子を産生することにより，永続的に血管新生を継続する．栄養や酸素の補給のために腫瘍細胞の生存，増殖に血管新生は不可欠であるため，悪性腫瘍において血管新生は創傷治癒などと異なり永続的に"switch on"の状態にあり，血管新生は癌の転移巣においても重要な役割を果たしている．新生された原発巣の血管に癌細胞が浸潤し，循環系に入り標的臓器に生着し，血管新生因子を産生し転移巣が形成される．このように血管新生は，癌の成育，転移に決定的な役割を果たしており，血管新生の制御は有用な癌治療手段となりうる．1980年代後半から血管新生因子，抑制因子の同定が次々となされ，これらの内在性因子や合成阻害剤による治療効果が報告された．Matrix metalloprotease(MMP)阻害剤，非特異的血管内皮増殖阻害剤など多くの阻害剤の臨床試験が行われてきた．消化器悪性腫瘍に対する臨床試験ではなかなか期待された結果が得られなかったが，ついに大腸癌肝転移に対してbevacizumabの有用性が明らかになった．

2．腫瘍血管新生のシグナル伝達阻害

　Vascular endothelial growth factor(VEGF)ファミリーは，血管やリンパ管などの脈管新生において重要な役割を果たしているが，腫瘍血管新生において最も決定的な因子がVEGFA(VEGF)である．癌細胞から産生されたVEGFは，血管内皮細胞受容体(VEGFR1，VEGFR2)に結合することにより，内皮細胞の増殖を促進する．増殖シグナルは，主としてVEGFR2を介したシグナル伝達機構が担当している．内皮細胞内シグナル伝達機構を図70に示した．このVEGF-VEGFR2受容体のシグナル伝達機構の阻害剤が次々と開発され，多くの臨床試験が実施されているが，bevacizumabはこのVEGF-Aを標的とするモノクローナル抗体であり，VEGFの受容体への結合を阻害する．筆者らも独自に開発，樹立したヒト大腸癌の自然肝転移モデルを用いて，1990年代後半に抗VEGFモノクローナル抗

臨床編

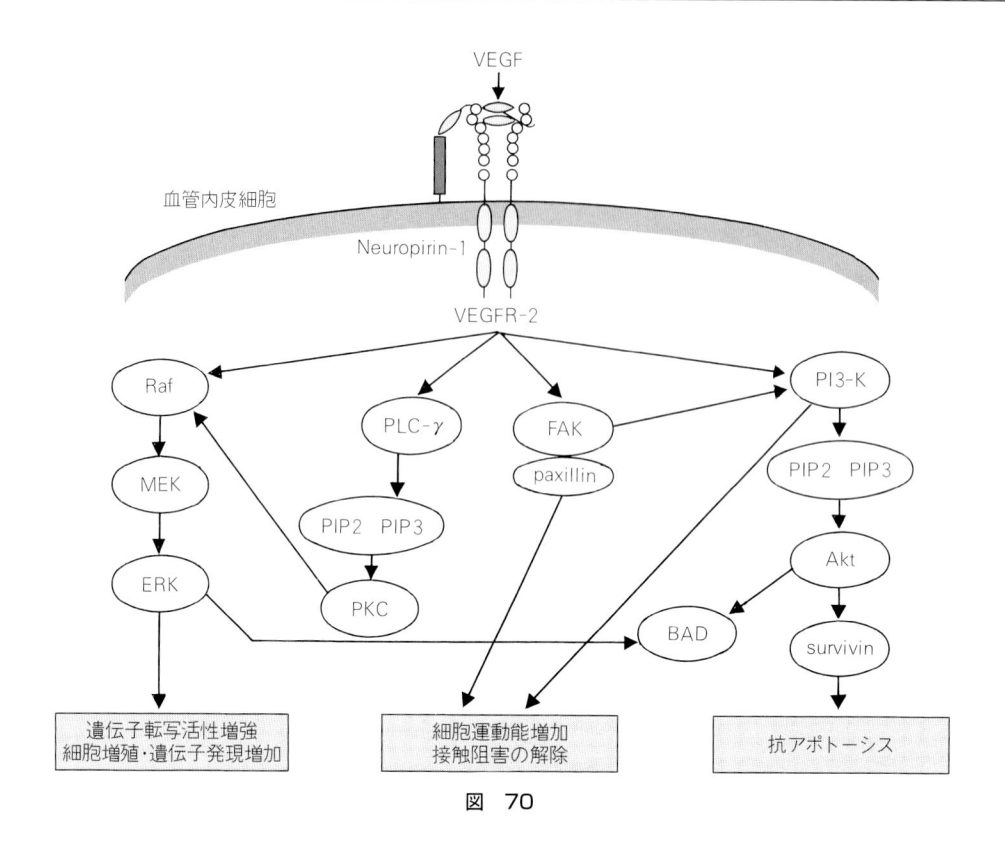

図 70

体の抗腫瘍効果，とくに肝転移の制御について実験的に検討し，抗VEGF中和抗体はVEGF産生大腸癌の成育と肝転移を有意に抑制し[6]，この効果は抗癌剤との併用により増強されることを報告したが，臨床試験により有用性が示されたことは感慨深い．

3．bevacizumab

bevacizumab は Genetic 社が開発したヒト VEGF に対するモノクローナル抗体であり，humanized antibody（ヒト化抗体）（図69）である．最初の第II相試験では評価可能病変を有する転移性大腸癌未治療患者104人を無作為に3群に分けて bevacizumab の安全性と効果を評価した．すなわち，化学療法として 5 Fu ＋ leucovorin（FU/LV）を施行し，化学療法単独群と FU/LV に bevacizumab を 5 mg/kg または 10mg/kg 併用投与する 2 群の計 3 群で比較した．FU/LV 単独群と比較し，治療群はいずれも奏功率が高かった．ただ理由は不明であるが，5 mg/kg 投与群のほうが 10mg/kg 投与群よりも奏功率（40％ vs 24％），無増悪生存期間（10.9 ヵ月 vs 9.2 ヵ月），いずれも良好であった．続いて行われた第II相試験では米国において転移性大腸癌に対する標準治療となった 5 Fu/LV ＋ irinotecan（IFL）と bevacizumab（biweekly に 10mg/kg）を投与した．さらに同用量の bevacizumab を，irinotecan ＋ 5 Fu の開始時容量を減量して投与開始し白血球減少または下痢を認めない場合に漸増した．この結果，全般的な腫瘍抑制率は 79.4％ と良好であった．しかし，有害事象の増加も指摘された．これら 2 つの第II相試験の結果を受けて，第III相試験が施行され，bevacizumab 5

表26 進行・転移性大腸癌に対するIFL＋/－ bevacizumab (first-line) の第Ⅲ相試験結果

悪性腫瘍	IFL	IFL + bevacizumab	P value
生存期間中央値（月）	15.6	20.3	< 0.001
1年生存率（%）	63.4	74.3	< 0.001
無増悪生存期間（月）	6.2	10.6	< 0.001
全般的奏功率（%）	34.8	44.8	0.004
奏功期間中央値	7.1	10.4	0.001

(N Engl J Med 2004 ; 350 より改変引用)

mg/kgがbiweeklyに投与された．最初は3群で登録されたが，IFL＋bevacizumabの安全性が確認されたため，IFL群とIFL＋bevacizumabの2群間での検討が行われた．生存期間中央値，1年生存率，無増悪生存期間，全般的奏功率，奏功期間中央値いずれも有意にIFL＋bevacizumab群（n＝411）で良好であった（表26）．生存期間中央値で15.6ヵ月が20.3ヵ月まで延長した[7]．しかしながら，有害事象に関しては十分な注意が必要である．すなわち，IFL単独群でもGrade 3 or 4の好中球減少，下痢がそれぞれ30％，25％に認められたが，IFL＋bevacizumab群ではGrade 3の高血圧の出現が11％から23％に増加し，胃腸穿孔が6例に発生した．また最近，65歳以上の症例では，動脈血栓症の発現率が高くなることも報告されており，本剤投与において十分な注意が必要である．この第Ⅲ相試験のなかでFU/LV＋bevacizumabとIFLの比較検討もなされている．これはirinotecanを含むIFLは有用なレジメンであるが，有害事象のために施行できない場合が少なくないためであり，結果としてFU/LV＋bevacizumabは安全で，かつIFLと同等の効果をもつことが示された．

2005年のASCOでは，転移を有する大腸癌に対してoxaliplatin＋capecitabineとbevacizumabの併用療法に関して2つの第Ⅱ相試験結果が報告され，全般的奏功率がそれぞれ57％と61％という結果であり，今後の進展が期待される．また切除不能，または転移性胃癌，胃食道接合部癌を対象としたirinotecan＋cisplatin＋bevacizumabの第Ⅱ相試験が開始されている．これはbevacizumabを第1日目に投与し，irinotecanとcisplatinを1，8日目に投与するレジメンで3週を1サイクルとしている．さらにカルチノイド腫瘍や膵癌を対象としてbevacizumabと化学療法剤との併用療法の効果も検討されている．bevacizumabを始めとする血管新生阻害剤は原則的に耐性が出現せず，多くの悪性腫瘍に有効な治療方法であり，癌種の違いによらない「肝転移」全般に有用な治療ツールとして期待される．

III. Cetuximab (Erbitux®)

現在，大腸癌肝転移を標的疾患として臨床試験が行われているもう一つの抗体医薬はEGFR (Epidermal growth factor receptor) に対する抗体cetuximabである．EGFRは構造の類似性からファミリーを形成しており，HER-1 (EGFR, cerb B-1)，HER-2 (neu, cerb B-2)，HER-3 (cerb N-3)，HER-4 (cerb B-4) と分類される．HER-3以外はtyrosin kinase型受容体である．EGFRのリガンドはEGF以外にTGF-α, amphliregulin, heparin-binding EGF, bectacellulinなどが報告されている．リガンドがEGFRに結合すると二量体

臨床編

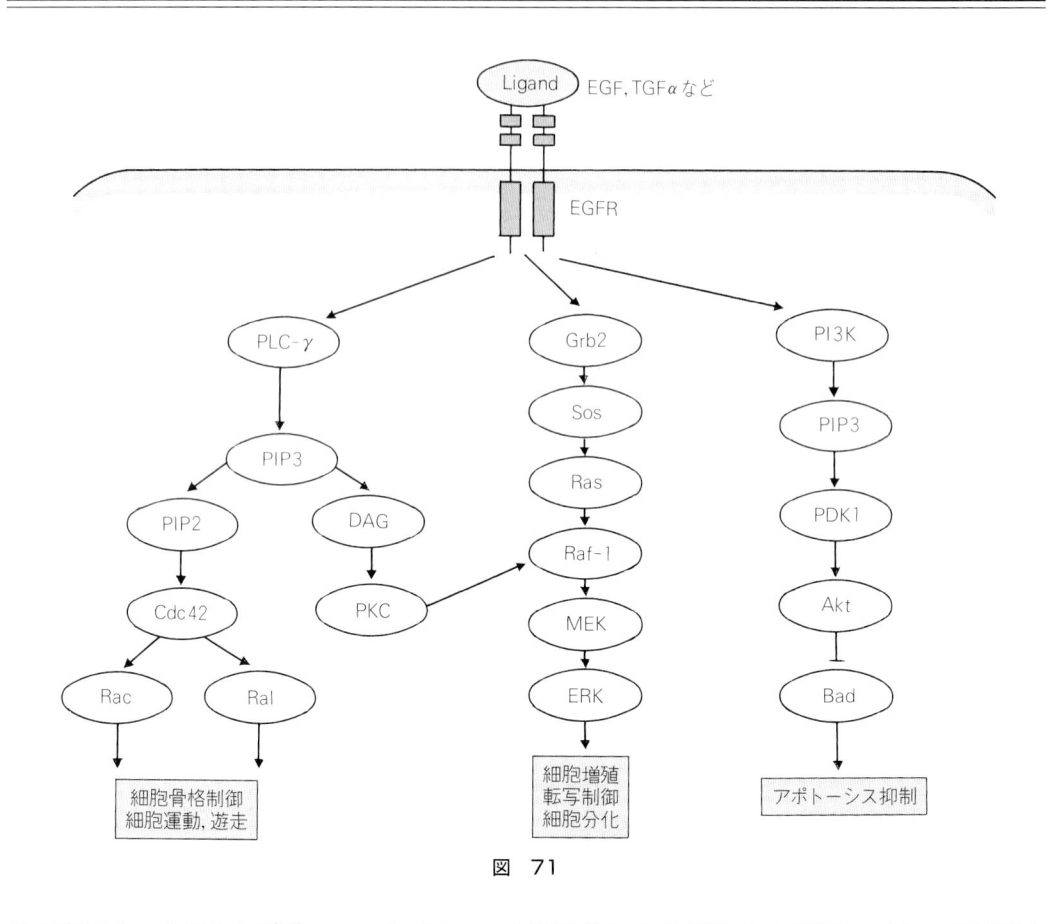

図 71

化が起こり，自己リン酸化，tyrosin kinase の活性化による細胞内の増殖シグナルが伝達される．リン酸化された EGFR はユビキチン化により分解される(**図71**)．悪性腫瘍細胞における EGFR の増幅が生じており，さまざまな癌種において EGFR の過剰発現が報告されている．なかでも頭頚部癌や非小細胞肺癌などの扁平上皮癌では高い割合で過剰発現が観察される．これまで多くの癌種に対して，放射線療法や化学療法剤との併用療法による臨床試験が行われてきた．cetuximab は当初マウスモノクローナル抗体として開発されたが，HAMA の産生が認められたためキメラ抗体化された．2005 年の ASCO では，cetuximab の進行・転移性大腸癌に対する種々の臨床試験結果が報告された．第 I/II 相試験として，EGFR 陽性の転移性大腸癌に対する FUFOX (FU/FA；folinic acid/oxaliplatin) ＋ cetuximab，また irinotecan/FU/FA ＋ cetuximab も安全かつ有効であることが示された．cetuximab は初回投与量として 400mg/m^2，その後 250mg/ 週で投与される．第 III 相試験としては，irinotecan 治療後の EGFR 陽性の転移性大腸癌 102 例に対して FUFOX 単独と FUFOX ＋ cetuximab 投与群の無作為割り付け試験が行われ，FUFOX ＋ cetuximab 投与群で 9/43 が PR (FUFOX 群では 4/42)で有用であると結論している．また同様に，他施設無作為割り付け試験として，EGFR 陽性の転移性大腸癌に対して cetuximab 単独投与群と BSC (best supportive care) との比較が行われている．cetuximab の抗腫瘍効果と EGFR 発現との関係についての検討もされているが，300 例以上の検討では予後との関連は認めておらず，erlotinibu とは異なる(EGFR 陽性の場合に erlotinibu 投与により予後が改善)結果であった．

EGFR発現の有無による効果の違いは，抗体医薬と低分子阻害剤とで異なるのか否か興味深い．また，前治療を受けた転移性大腸癌患者346名を対象としたcetuximab単独投与による第II相試験の結果が報告され，前治療の回数によらず有効であることが示された．現時点でcetuximabの大腸癌肝転移に対する適応に関しては，化学療法に抵抗性のEGFR陽性の転移性大腸癌に対してcetuximab単独または多剤化学療法とcetuximabの併用療法が推奨されている[8)9)]．

▶▶▶ IV. Panitumumab（ABX‐EGF）

panitumumabは完全なヒト型モノクローナル抗体であり，ヒト抗体遺伝子領域を有するトランスジェニックマウスにEGFRを過剰発現する扁平上皮癌 cell line（A431）を immunizeして作成されたものである．panitumumabと化学療法剤の臨床試験が転移性大腸癌に対して進行中である．

▶▶▶ V. 肝転移に対する抗体医療の将来

分子生物学や医療工学などの飛躍的進歩により，難治性疾患の代名詞ともいえる「肝転移」に対する新しい治療方法が次々開発されてきた．外科的治療が不可能な肝転移に対する治療ツールの開発，改良により，着実に予後の改善が得られている．抗体治療は，化学療法剤とは異なり悪性腫瘍特異的であり，癌転移に対して有用な治療ツールと考えられる．化学療法剤のみならず外科的治療など他の癌治療法と抗体治療との併用や新たな分子標的療法剤との併用も有用な治療ツールになることであろう．一方，これまで述べたように，抗体医薬は優れた腫瘍特異性を有しているにもかかわらず，種々の有害事象が認められている．とくに化学療法剤との併用に際しては，有害事象の増悪に十分に留意する必要がある．抗体医薬の作用機序や奏功率，有害事象などを十分理解したうえで治療を行うことが，担癌患者の予後を向上するために最も重要である．

■文　　献■

1) Köhler G, Milstein C : Continuous cultures of fused cells secreting antibodies of predefined specificity. Nature 256 : 495‐497, 1975.
2) Nadler LM, Stachenko P, Hardy R, et al:Serotherapy of a patient with a monoclonal antibody directed against a human lymphoma‐associated antigen. Cancer Res 40 (9) : 3147‐3154, 1980.
3) Konno H, Suzuki H, Tadakuma T, et al:Antitumor effect of adriamycin entrapped in liposomes conjugated with anti‐human alpha‐fetoprotein monoclonal antibody. Cancer Res 47 (16) : 4471‐4477, 1987.
4) Reff ME, Camer K, Chambers KS, et al:Depletion of B cells in vivo by a chimeric mouse human monoclonal antibody to CD20. Blood 83 (2) : 435‐445, 1994.
5) Hurwitz H, Fehrenbacher L, Novotny W, et al : Bevacitumab plus irinotecan, fluorouracil, and leucovorin for metastatic colorectal cancer. N Engl J Med 350 (23) : 2335‐2342, 2004.
6) Kanai T, Konno H, Tanaka T, et al:Anti-tumor and anti-metastatic effects of human-vascular-endothelial‐growth‐factor‐neutralizing antibody on human colon and gastric carcinoma xenotransplanted orthotopically into nude mice. Int J Cancer 77 (6) : 933‐936, 1998.
7) Hurwitz H, Fehrenbacher L, Hainsworth J, et al:Bevacizumab in combination with fluorouracil

and leucovorin : an active regimen for first-line metastatic colorectal cancer. J Clin Oncol 23 (15) : 3502-3508, 2005.
8) Saltz L, Meropol N, Lochrer Sr. P, et al : Phase II traial of cetuximab in patients with refractory colorectal cancer that expresses the epidermal growth factor receptor. J Clin Oncol 22 (7) : 1201-1208, 2004.
9) Cunningham D, Humblet Y, Siena S, et al : Cetuximab monotherapy and cetuximab plus irinotecan in irinotecan-refractory metastatic colorectal cancer. New Engl J Med 351 (4) : 337-345, 2004.

2. 治　　　療
10) 集 学 的 療 法

田中　邦哉　　嶋田　紘*

▶▶▶ はじめに

　1980年頃より欧米を中心に大腸癌肝転移に対する切除後の長期生存例が報告されて以来，肝切除が唯一信頼される治療法として認識された．さらに，肝切除術の安全性の向上に伴い切除適応は拡大された．しかし，現在でも切除が困難な進行例が多い．Ballantyneら[1]は，切除適応となる単発から少数個の片葉転移は大腸癌全体のおよそ5％と報告し，Scheeleら[2]も切除可能例は全体の10～20％程度と述べている．

　一方，Cryosurgery，マイクロターゼあるいはラジオ波焼灼術などのAblation therapyも，肝切除量が多く残肝を十分に確保できない症例や，肝転移が重要な予後規定因子となるような多臓器転移例に対して用いられている．

　さらに，最近の新規抗癌剤は切除不能例や再発例の50％生存期間を20ヵ月にまで延長させていることから，化学療法によるdownstaging後の肝切除もmultidisciplinary therapyとして認識されつつある．

　高度進行肝転移例に対しては肝切除単独ではなく，以上のような切除，局所焼灼治療，化学療法を組み合わせた集学的治療を繰り返し行うことが長期生存には必要と考えられる．本稿では，両葉多発転移(H3)に対する集学的治療を中心に，教室の成績をもとに報告する．

▶▶▶ I. 肝切除適応

　従来，片葉に限る症例を肝切除の適応としていたが，最近では両葉多発転移に対しても積極的に肝切除が施行され，その成績は片葉例に劣らない[3]．肝切除の一般的な適応は，局所再発，肝門リンパ節転移，肝以外の他臓器血行性転移がなく，かつ肝転移巣が治癒的に切除可能な場合である．しかし，肺転移はsizeが小さく1～2個であれば肝切除の禁忌とはしない考えが多い．さらに，肝門部リンパ節転移は郭清を行っても予後不良であるが[4]，確実なリンパ節郭清を行えばある程度の予後が期待できるし[5]，No12，13までの肝門リンパ節転移であれば切除適応とする報告もある[6]．肝転移個数に関しては，2～4個以上の転移を予後不良因子とする報告[7-9]はあるが，切除適応に関する明確な基準はない．

横浜市立大学大学院医学研究科消化器病態・腫瘍外科学講座　*教授

▶▶▶ II. 門脈塞栓術，多段階切除を応用した拡大肝切除

正常肝切除後の肝不全防止のためには全肝重量の25%以上の残肝容量が必要である[10)-12)]．肝切除前に化学療法を行った場合は40%以上の残肝容量が必要である[13)]．両葉多発転移例では残肝容量不足から切除困難な場合が多い．

門脈塞栓術は残肝容量を約10%程度増加させる[14)]．門脈塞栓術そのものの合併症発生率は0〜10%程度で，現在のところ致命的なものは報告されていない．門脈塞栓術併用肝切除の成績は，Eliasら[15)]の肝転移27例の5生率は27%であり，Azoulayら[13)]の報告では40%である．以上から，門脈塞栓術の併用で切除後成績を損なうことなく適応拡大が可能と考えられる．しかし，右門脈塞栓後，左葉内の肝転移は非癌部肝増大速度の最大15倍の速度で大きくなるとの報告もある[16)]．

Adamら[17)]は，13例の多発肝転移に対するTwo-Stage Hepatectomyを行い，術後60日以内の死亡率と合併症発生率は，初回切除は0%，30%，2回目切除は15%，45%で，3生率が35%，生存期間中央値が31ヵ月であったと報告している．さらにJaeckら[18)]は25例の両葉多発転移に対して，初回に左葉転移切除を行ったのち，経皮的右門脈塞栓を施行し，肝再生後に(拡大)右葉切除を行うTwo-Stage Hepatectomy Procedureにより初回，2回目切除ともに死亡率0%，合併症発生率はそれぞれ15%，56%，3生率が54.4%と良好な成績を示している．

教室でも1992年以降の両葉多発肝転移（H3）185例中55例に肝切除を施行した．切除術式は一期的切除が23例，門脈塞栓術後肝切除が10例，二期的切除が5例，門脈塞栓術併用二期的肝切除が17例であった．いずれの術式においても術死例はなく，術式別の合併症発生率，および在院日数に差はなかった．二期的切除の肝切除量比率は71.5%，門脈塞栓術後は63.9%で，一期的の49.8%に比較し高率であった（$P < 0.01$，表27）．これら3群間の生存率，健存率に差はなかった．

以上から，術前門脈塞栓術あるいは多段階に肝切除を行うことにより，両葉多発肝転移に対する肝切除の適応は拡大可能と考えている．とくに肝転移程度を考慮すると，その成績も比較的良好と考えられる．

表27 術式別周術期因子

	一期的 (n=23)	門脈塞栓術併用 (n=10)	二期的 初回切除 (n=20)	二期的 2回目切除 (n=20)
肝切除量比率（%）	49.8±3.2	63.9±3.2*	71.5±2.5*	
肝切除重量	429.3±53.3	727.3±68.4*	886.8±95.0*	
手術時間（min）	510.2±30.3	490.1±28.8	438.3±29.1	458.0±33.7
術中出血量（L）	1.04±0.1	2.22±0.4*	1.34±0.3	2.48±0.6*
在院日数（days）	19.6±1.9	25.5±5.2	28.2±3.7**	26.0±4.7
合併症発症率（%）	17.4	30.0	10.0	15.0

*$p < 0.01$, **< 0.05 vs 一期的切除

▶▶▶ III. 化学療法と Neoadjuvant 化学療法を併用した肝切除の成績

化学療法の regimen, 奏功率は近年著しく改善されている. 1998 年には, 各群 600 例以上での meta-analysis で, 5-fluorouracil(5FU)の持続静注が bolus 投与に比較し優れていることが証明され[19], さらに 5FU 単独投与に比較し 5FU と leucovorin(LV)の併用が奏功率[20)21)], 生存率[21)] ともに良好であることが示された. 欧米では, 現在 Irinotecan(CPT)と 5FU, LV の併用(Saltz regimen[22)], FOLFIRI[23)] など)あるいは Oxaliplatin(LOHP)と 5FU, LV の併用(FOLFOX など)が Front line である. Saltz ら[22)] は, Mayo regimen と Mayo regimen＋CPT 併用(IFL regimen あるいは Saltz regimen)を比較し, Douillard ら[23)] は AIO regimen あるいは de Gramont regimen とこれに CPT を併用したものを比較して, CPT 併用が奏功率, 生存期間中央値ともに良好であったと報告している. 一方, de Gramont ら[24)] による de Gramont regimen と FOLFOX4 の比較試験や, Lévi ら[25)] による chronomodulation chemotherapy での 5FU, LV と 5FU, LV, LOHP の比較により, LOHP 併用の奏功率が良好であることが示された. Goldberg ら[26)] は, Saltz regimen と FOLOFOX4 の比較試験を施行し, 生存期間中央値は FOLFOX4 で 19.5 ヵ月と Saltz regimen の 15 ヵ月に比較し良好と報告した. 一方, Tournigand ら[27)] は, FOLFOX6 と FOLFIRI の cross over 試験により, 両 regimen の奏功率, 生存期間に差がないことを示している. 最近では, さらに molecular targeted therapy として vascular endothelial growth factor のモノクローナル抗体である bevacizumab と 5FU, LV との併用[28)] あるいは IFL との併用[29)] で良好な成績が報告されており, IFL と bevacizumab の併用により, IFL 単独に比較し 10%の奏功率の上昇, 約 5 ヵ月の MST の改善が示されている[29)]. さらに epidermal growth factor receptor のモノクローナル抗体である cetuximab と CPT[30)] あるいは FOLFOX[31)] との併用での良好な成績も報告されており, CPT refractory 症例では cetuximab の併用で 22.9%の奏功率, 4 ヵ月の time to progression が得られている[30)].

化学療法の発達を背景に, 1996 年に Bismuth ら[32)] は, 局在不良, 巨大, 多発, 肝外病変のために Unresectable と判定した 53 症例に, 5FU, LV, LOHP の 3 剤を全身化学療法(Chronomodulated chemotherapy)として施行したのち肝切除を行い, 術死例がなく, 術後合併症も 26%と低率で, 5 生率は 40%と良好なことから, 化学療法による Downstaging 後の肝切除が安全かつ有効であると報告した. また, 同一施設からの報告で, 2004 年に Adam ら[33)] は 11 年間に経験した初診時 unresectable であった 1,104 例に化学療法を行い, minor response 以上の効果が得られた 138 例(12.5%)に Rescue surgery を施行し, 2 ヵ月以内の mortality＝0.7%, morbidity＝28%, 3, 5, 10 年生存率がそれぞれ 52%, 33%, 23%と良好な成績を報告した. この際, 肝切除前の化学療法施行回数は平均 10course で, 3rd line の化学療法まで施行したのち肝切除したものが全体の 9%を占めていた.

診断時, 切除可能か不能かの判断は施設間で格差があるが, H3 のような高度肝転移例には, 化学療法を先行したのち肝切除を行ったほうが長期成績は改善すると考えられる. 両葉多発(5 個以上)肝転移を対象に 2 施設で施行した著者らの検討でも, 肝転移診断後の予後は Neoadjuvant 化学療法併用例が化学療法非施行肝切除例に比較し有意に良好であった[34)]. 最近ではさらに, 化学療法奏功例での良好な予後が報告されている[35)36)]. Adam ら[36)]

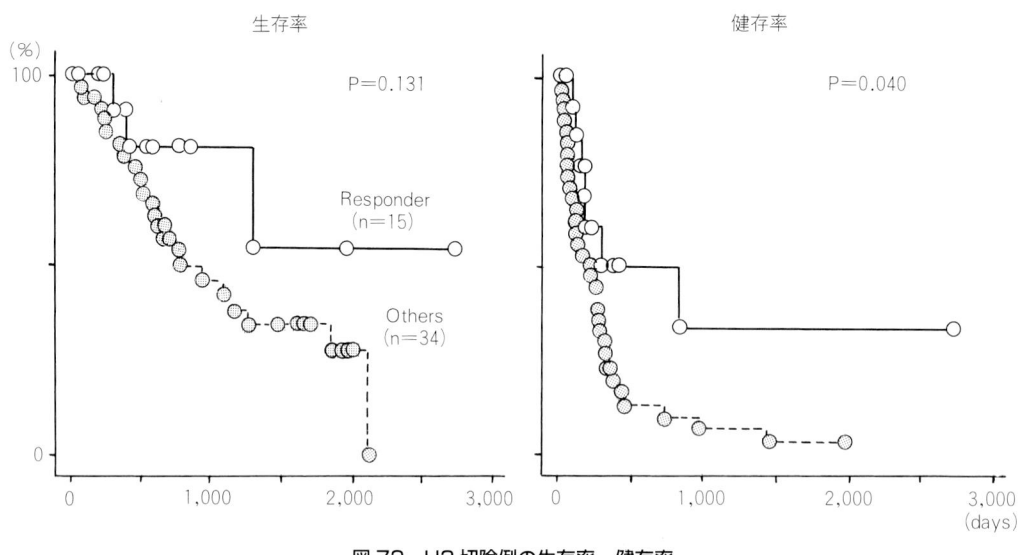

図72 H3切除例の生存率，健存率

は，肝切除前に化学療法を施行した転移個数4個以上の131例を，化学療法奏功度別にResponse, Stabilization, Progressionの3群に分類して治療成績を比較しており，5年生存率はそれぞれ37%, 30%, 8%（P＜0.0001）と，stabilization以上で肝切除の効果はあり，化学療法中にprogressionするものは治癒切除ができても予後不良であることを示している．教室でもH3肝転移例に対して，5 FU，アイソボリン（l‐LV），Cisplatin（CDDP）の3剤による肝動注でのNeoadjuvant化学療法を行っている．Neoadjuvant化学療法後切除例と，Neoadjuvant非施行切除例の比較では，生存率，残肝無再発率に差は認めなかったが，化学療法例のうち奏功例では，非奏功例あるいは化学療法非施行例よりも生存率，健存率，残肝無再発率ともに良好な成績であった（図72）．

術前に化学療法を併用する理由は，(1)急速進行例の肝切除回避，(2)肝切除量軽減による合併症回避，切除率の向上，(3) occult diseaseのコントロールであるが，著者らの肝動注による術前化学療法併用例の検討では，奏功例で有意に肉眼転移巣周囲の微小病巣の頻度が減少することを確認している[37]．

一方，術前化学療法の問題点は，(1)化学療法中のprogressionによる切除の困難化，(2)化学療法の肝毒性による術後mortality, morbidityの増加の2点であるが，(1)に関しては最近のregimenでは，responderおよびstabilizationが80%以上を占めていることから問題とはならない．(2)の化学療法に伴う肝毒性としてsteatosis, hepatocyte necrosis, central vein sclerosis, periportal fibrosis, pericholangitis（sclerosing cholangitis）などがあるが[38)‐41)]，化学療法の有無でmortality, morbidityなどの術後臨床経過に明らかな差はない[41)]．教室の経験でも，3区域以上のmajor hepatectomyを行った症例を対象に，術前肝動注の有無で非癌部肝組織を比較すると，steatosisの有無は動注例で高率であったが（表28），術後合併症発生頻度，在院日数に差はなかった（表29）．

以上より，多発転移例に術前効果的な化学療法を併用することで，mortality, morbidityを増加させることなく治療成績の向上が得られると考えられる．

表28 非癌部肝組織の術前化学療法に伴う組織学的変化

	術前化学療法（−） n = 19	術前化学療法（＋） n = 19	P value
Stenosis			
None	8 (47.1%)	2 (9.5%)	
Mild (< 25%)	6 (35.3%)	12 (54.5%)	
Moderate	2 (11.8%)	2 (9.5%)	
Severe	1 (5.9%)	5 (22.7%)	0.047
Unknown	2	1	
Phlebosclerosis	3 (17.6%)	6 (28.6%)	0.476
Pericholangitis	5 (29.4%)	8 (38.1%)	0.734

表29 術前化学療法の有無別合併症発生率，在院日数比較

	化学療法（−） n = 19	化学療法（＋） n = 22	P value
在院死亡	0	0	> 0.999
合併症発生率	4/19 (21.1%)	6/22 (27.3%)	0.727
創感染	1	1	
切離面感染	0	1	
胆汁漏	1	2	
術後出血	1	0	
腸閉塞	1	2	
一過性肝不全	1	0	
在院日数, days (mean ± SD)	23.9 ± 14.2 (range, 13〜66； median, 18.5)	25.1 ± 16.4 (range, 11〜81； median, 19)	0.735

SD：standard deviation

▶▶▶ IV. 局所焼灼治療を併用した肝切除

　局所焼灼治療のうち，Cryoablationは腫瘍径5 cm以下，5個以内，Microwave ablation（MCT）あるいはRadiofrequency ablation（RFA）は腫瘍径3 cm以下，6個以内[42]が一般的適応である．焼灼後の2生率，50％生存期間は，Cryoablationで20％〜62％，13.5〜28.8ヵ月[43)-47)]であり，MCTではそれぞれ46.4％〜68.7％[48)-50)]，24.2ヵ月[51)]である．RFAの2年，3年，4年生存率は，それぞれ67％[52)]，33〜52.6％[52)53)]，22％[54)]である．
　両葉多発転移では，残肝容量の維持を目的にすることが多いことから，切除と局所焼灼を併用した治療戦略が選択される[54)-56)]．Finlayら[55)]の報告では，肝切除と肝切除＋Cryotherapyの比較で生存率に差がなく，Cryotherapyの併用で切除率がおよそ2倍になると予想している．教室の両葉多発転移（H3）に対する肝切除（n＝34）と肝切除＋局所焼灼（マイクロターゼ，n＝15）の比較では，転移個数は焼灼併用群で13.7 ± 9.5個（mean ± SD）と

臨床編

図73 焼灼治療併用の有無別生存率，健存率

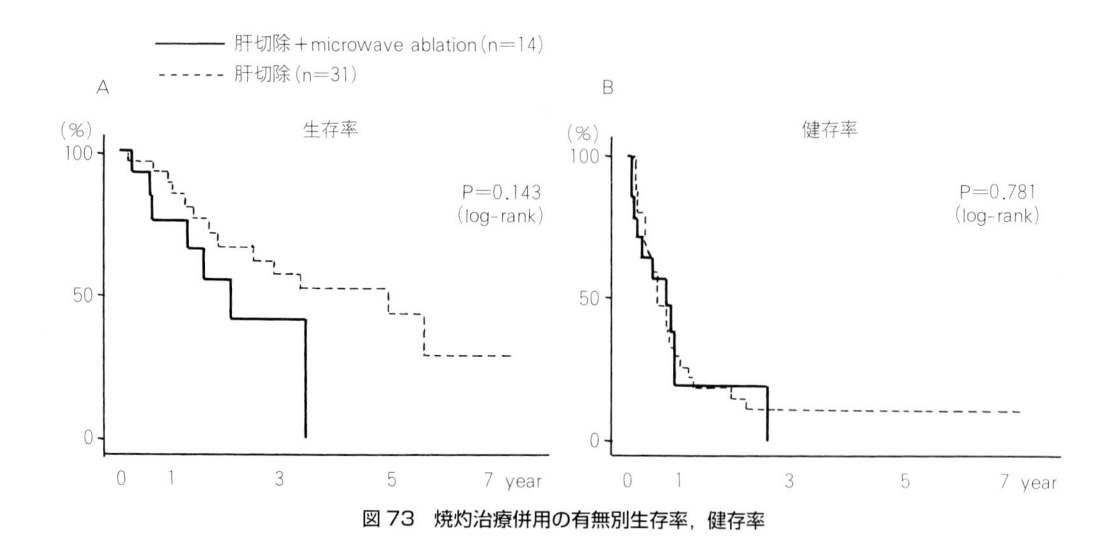

表30 焼灼治療併用の有無別残肝再発部位の比較

残肝再発形態	肝切除 (n=17)	肝切除+microwave ablation (n=17)	P value (χ^2test)
多発再発	8 (47.1%)	7 (87.5%)	
近接再発	8 (47.1%)	1 (12.5%)	
近接+遠隔再発	1 (5.9%)	0 (0.0%)	0.153

肝切除群の8.0 ± 4.4個に比較し有意に多かったが($P = 0.03$)，術中出血量，術後合併症率，在院日数に差はなく，生存率，健存率にも差はなかった(図73)．さらに，肝再発例を多発再発(4個以上)と近接再発(切除・焼灼部位と同一区域あるいはごく近傍)，あるいは遠隔再発に分類して比較したが，焼灼群の近接再発の増加はなかった(表30)．しかし，Abdallaらは，348例の肝のみに限局した転移例を治療法別に肝切除，肝切除＋RFA，RFAのみの3群に分類し，RFAの使用で残肝再発とくに焼灼部局所の再発率が肝切除より高率であること，生存率も肝切除に比較し，肝切除＋RFA，RFAが不良で，肝切除＋RFAとRFAに差はないことを報告しており[54]，肝切除＋焼灼治療の効果は依然controversialである．しかし，現時点では，局所焼灼治療は肝切除の適応拡大が可能となるoptionの一つと考える．

▶▶▶ V．長期生存を得るための multidisciplinary therapy

教室の治癒的切除可能であったH3転移49例のうち，3年以上生存15例と3年未満の早期死亡18例との比較では，転移個数に差はないものの最大腫瘍径($P = 0.02$)，術前CEA値($P = 0.026$)は早期死亡例が高値であった．さらに，再発巣切除，再肝切除の回数は，3年以上生存例がそれぞれ2.1 ± 0.3，1.6 ± 0.2回と，早期死亡例に比較し高率であった(いずれも$P < 0.01$)．肝切除から再発までの期間は，3年以上の生存例が長期であった($P =$

0.015，表31）．

　肝切除後の再発率は一般に65％〜80％で，このうち肝のみの再発は20％〜30％，他部位併存再発例も含めると40％〜50％となる．残肝再発例の再肝切除率はおよそ23％〜33％である[57]．再切除のMortality，Morbidityおよび5生率はそれぞれ0％〜0.9％，10％〜40％，22％〜41％と報告され[58)-63]，その成績は初回切除後と差がない．一方，肝切除後の肺再発に対する再切除も良好な成績が報告されており，教室の成績では多発転移7例（最大5個）を含んだ15例の5生率は50％と良好であった[64]．すなわち，H3転移再発であっても，積極的な再発巣切除が長期予後を得るためには必須であると考えられる．

　表32に3年以上生存した15例の臨床経過の詳細を示す．健存例は症例1および4の2例のみであり，これ以外はすべて再発例である．再発例には積極的な切除と，周術期化学療法が高率に施行されている．15例中6例は初回切除前にneoadjuvant化学療法を施行しており，術後は全例にadjuvant化学療法を施行している．再発巣切除を施行した7例中6例に，2回目切除後にさらにadjuvant化学療法を施行している．3回目切除6例中3例，4回目切除2例中1例と，同様にadjuvant化学療法を施行していた．再切除が困難であった場合でも化学療法に加えて，肝再発に対する局所焼灼治療としてのRFAあるいは脳転移に対

表31　H3肝切除後3年以上生存例と早期死亡例の比較

臨床因子		3年以上生存例（n=15）	早期死亡例（n=18）	P value
年齢（歳）		56.5±1.6	56.5±1.6	
		(range, 48〜68；median, 55)	(range, 40〜79；median, 62)	
原発巣関連				
Dukes	B	5	3	
	C	10	15	
肝転移巣関連	同時	13	14	
	異時	2	4	
個数		9.2±1.7	9.6±1.4	
		(range, 5〜24；median, 5)	(range, 5〜27；median, 7)	
腫瘍最大径（mm）		40.1±11.2	62.4±8.3	0.02
		(range, 8〜185；median, 23)	(range, 8〜150；median, 53.5)	
CEA値（ng/ml）		150.7±81.7	303.0±109.6	0.03
		(range, 0.8〜934；median, 4.1)	(range, 1.4〜1729；median, 68.0)	
肝外転移	有	2	4	
	無	13	14	
治療関連				
門脈塞栓術	施行	8	11	
	非施行	7	7	
二期的切除	施行	6	8	
	非施行	9	10	
切除断端		2.7±1.2	6.4±2.7	
		(range, 0〜14；median, 0)	(range, 0〜43；median, 3)	
DFI（days）		472.3±113.8	168.1±29.2	0.02
		(range, 51〜1443；median, 324)	(range, 29〜462；median, 132)	
総手術回数		2.1±0.3	1.0±0.0	<0.01
		(range, 1〜4；median, 1)	(rangev1〜1；median, 1)	
肝切除回数		1.6±0.2	1.0±0.0	<0.01
		(range, 1〜3；median, 1)	(range, 1〜1；median, 1)	

表32 H3切除3年以上生存例の臨床経過

症例	年齢	性別	同時/異時	転移個数	術前化学療法	術後化学療法	DFI	再発部位	再発治療	術後補助療法
1	59	M	S	7	HAI	HAI	—	—		
2	55	F	S	5	—	HAI	10	肝	切除	SYS
3	52	M	S	5	—	HAI	2	肝	切除	HAI
4	52	M	S	12	—	HAI	—			
5	55	F	S	5	HAI	HAI	28	肺	切除	SYS
6	53	F	S	4	—	HAI	2	肝	切除	SYS
7	56	M	M	5	—	HAI	14	肺	切除	
8	52	M	S	5	—	HAI	48	LN	SYS	
9	55	F	S	5	HAI	Aol	9	肝	切除	SYS
10	51	F	M	13	HAI	HAI	12	肝	切除	HAI
11	48	M	S	5	—	HAI	32	肺	SYS	
12	59	F	S	17	HAI	HAI	3	肺	SYS	
13	65	M	S	6	—	HAI	24	肺	SYS	
14	67	F	S	24	SYS	SYS	11	肝	ラジオ波, SYS	
15	68	M	S	20	—	SYS	9	肺	SYS	

2回目再発治療 DFI	再発部位	再発治療	術後補助療法	3回目再発治療 DFI	再発部位	再発治療	術後補助療法	転帰	
								91	NED
31	肝	切除	HAI	9	LN	SYS		70	DFD
16	肺	切除		5	肺			66	AWD
								66	NED
4	肝	切除	SYS	6	肝	切除	SYS	65	NED
11	肺	切除		19	LN	SYS		65	AWD
28	肺	切除		3	副腎	切除		62	DFD
								56	AWD
6	肝	ラジオ波						55	AWD
16	肝	切除	HAI					54	NED
	脳	γナイフ						49	AWD
	肝	SYS						43	DFD
								42	DFD
								39	DFD
								36	DFD

DFI：無再発期間, S：同時性, M：異時性, HAI：肝動注, SYS：全身投与, NED：無再発生存, DFD：再発癌死, AWD：再発生存

するγknifeを施行していた．すなわち，H3転移のような進行例には，一度の切除のみで長期生存を得ることは不可能であり，neoadjuvant－肝切除－adjuvantといった具合に，化学療法と切除を交互に施行すること，再発例に対しても同様の集学的アプローチで積極的に加療すること，さらにこれを何度も繰り返す交替療法を施行することが，長期生存を得るための条件と考えられた．

　教室では周術期の化学療法として肝動注を好んで使用してきた．一般に肝動注は全身投与に比較し奏功率は優れているものの，予後には寄与しないという報告が多い．切除不能

肝転移を対象とした4編のrandomized trial[65)-68)]では,奏功率は肝動注が有意に良好と報告しているが,生存率はRougierら[68)]とChangら[66)]の報告で差を認めているのみである.肝切除後の補助化学療法としての肝動注の効果も,残肝再発を抑制する傾向はあるが生存率の改善には寄与しないとする報告が多い[69)-71)].一方,Kemenyら[70)]は,全身化学療法(Machover regimen)に肝動注を併用した症例は,全身投与のみに比較して術後2年の時点で生存率に差を認め($P = 0.03$),CPTを併用した全身療法のレジメンでも良好な成績を報告している[72)].今後は肝動注と全身化学療法を組み合わせたレジメンにより,さらに長期生存を期待することが可能であろう.

以上より,両葉多発転移とくにH3転移は,診断時すでに全身病と判断され肝切除のみでの治癒は困難と考えられる.しかし,肝転移の過半数を占めるこれら両葉多発転移を切除適応外としている限り,肝転移例の治療成績向上は望めない.長期生存を得るには,周術期のpotentな化学療法および焼灼治療を組み合わせた外科的切除,すなわちmultidisciplinary therapyを積極的に施行し,これを再発巣に対しても繰り返し行う交替療法が必須である.

▶▶▶おわりに

門脈塞栓術や二期的肝切除による拡大肝切除の安全性の向上,あるいはマイクロターゼ,ラジオ波焼灼術など局所焼灼治療の併用により,両葉多発肝転移に対して治癒的肝切除が可能となった.また,最近進歩の著しい化学療法により,従来切除適応外とされた高度進行例に対してdownstaging後に肝切除が適応されることが明らかとなった.両葉多発転移とくにH3転移の長期生存を得るには,外科的切除,焼灼治療,周術期化学療法を併用したmultidisciplinary therapyを繰り返し施行する交替療法が重要と考えられた.

■文　献■

1) Ballantyne GH, Quin J:Surgical treatment of liver metastases in patients with colorectal cancer. Cancer 71:4252-4266, 1993.
2) Scheele J, Stang R, Altendorf-Hofmann A, et al:Resection of colorectal liver metastases. World J Surg 19:59-71, 1995.
3) Shimada H, Tanaka K, Masui H, et al:Results of surgical treatment for multiple(≧5 nodules) bilobar hepatic metastases from colorectal cancer. Langenbecks Arch Surg 389:114-121, 2004.
4) Rodgers MS, McCall JL:Surgery for colorectal liver metastases with hepatic lymph node involvement;a systematic review. Br J Surg 87:1142-1155, 2000.
5) Nakamura S, Yokoi Y, Suzuki S, et al:Results of extensive surgery for liver metastases in colorectal carcinoma. Br J Surg 79:35-38, 1992.
6) Jaeck D, Nakano H, Bachellier P, et al:Significance of hepatic pedicle lymph node involvement in patients with colorectal liver metastases;a prospective study. Ann Surg Oncol 9:430-438, 2002.
7) Fong Y, Cohen AM, Fortner JG, et al:Liver resection for colorectal metastases. J Clin Oncol 15:938-946, 1997.
8) Registry of Hepatic Metastases:Resection of the liver for colorectal carcinoma metastases;a multiinstitutional study of indications for resection. Surgery 103:278-288, 1988.
9) Nordlinger B, Guiguet M, Vaillant JC, et al:the Association Francaise de Chirurgie;Surgical resection of colorectal carcinoma metastases to the liver;a prognostic scoring system to

臨床編

improve case selection, based on 1568 patients. Cancer 77：1254-1262, 1996.
10) de Baere T, Roche A, Vavasseur D, et al：Portal vein embolization；utility for inducing left hepatic lobe hypertrophy before surgery. Radiology 188：73-77, 1993.
11) de Baere T, Roche A, Elias D, et al：Preoperative portal vein embolization for extension of hepatectomy indications. Hepatology 24：1386-1391, 1996.
12) Vauthey JN, Chaoui A, Do KA, et al：Standardized measurement of the future liver remnant prior to extended liver resection；methodology and clinical associations. Surgery 127：512-519, 2000.
13) Azoulay D, Castaing D, Smail A, et al：Resection of nonresectable liver metastases from colorectal cancer after percutaneous portal vein embolization. Ann Surg 231：480-486, 2000.
14) Abdalla EK, Hicks ME, Vauthey JN：Portal vein embolization；rationale, technique and future prospects. Br J Surg 88：165-175, 2001.
15) Elias D, Cavalcanti A, de Baere T, et al：Résultats carcinologiques á long terme des h_patectomies réalisées aprés embolisation portale sélective. Ann Chir 53：559-564, 1999.
16) Elias D, De Baere T, Roche A, et al：During liver regeneration following right portal embolization the growth rate of liver metastases is more rapid than that of the liver parenchyma. Br J Surg 86：784-788, 1999.
17) Adam R, Laurent A, Azoulay D, et al：Two-stage hepatectomy；A planned strategy to treat irresectable liver tumors. Ann Surg 232：777-785, 2000.
18) Jaeck D, Oussoultzoglou E, Rosso E, et al：A two-stage hepatectomy procedure combined with portal vein embolization to achieve curative resection for initially unresectable multiple and bilobar colorectal liver metastases. Ann Surg 240：1037-1051, 2004.
19) Efficacy of intravenous continuous infusion of fluorouracil compared with bolus administration in advanced colorectal cancer：Meta-analysis Group In Cancer. J Clin Oncol 16：301-308, 1998.
20) Modulation of fluorouracil by leucovorin in patients with advanced colorectal cancer：evidence in terms of response rate；Advanced Colorectal Cancer Meta-Analysis Project. J Clin Oncol 10：896-903, 1992.
21) Piedbois P, Michiels S, for the Meta-Analysis Group In Cancer：Survival benefit of 5FU/LV over 5FU bolus in patients with advanced colorectal cancer；An updated meta-analysis based on 2,751 patients. Proc ASCO 22（abstr #1180）：294, 2003.
22) Saltz LB, Cox JV, Blanke C, et al：Irinotecan plus fluorouracil and leucovorin for metastatic colorectal cancer；Irinotecan Study Group. N Engl J Med 343：905-914, 2000.
23) Douillard JY, Cunningham D, Roth AD, et al：Irinotecan combined with fluorouracil compared with fluorouracil alone as first-line treatment for metastatic colorectal cancer；a multicentre randomised trial. Lancet 355：1041-1047, 2000.
24) de Gramont A, Figer A, Seymour M, et al：Leucovorin and fluorouracil with or without oxaliplatin as first-line treatment in advanced colorectal cancer. J Clin Oncol 18：2938-2947, 2000.
25) Giacchetti S, Perpoint B, Zidani R, et al：Phase III multicenter randomized trial of oxaliplatin added to chronomodulated fluorouracil-leucovorin as first-line treatment of metastatic colorectal cancer. J Clin Oncol 18：136-147, 2000.
26) Goldberg RM, Sargent DJ, Morton RF, et al：A randomized controlled trial of fluorouracil plus leucovorin, irinotecan, and oxaliplatin combinations in patients with previously untreated metastatic colorectal cancer. J Clin Oncol 22：23-30, 2004.
27) Tournigand C, Andre T, Achille E, et al：FOLFIRI followed by FOLFOX6 or the reverse sequence in advanced colorectal cancer；a randomized GERCOR study. J Clin Oncol 22：229-237, 2004.
28) Kabbinavar F, Hurwitz HI, Fehrenbacher L, et al：Phase II, Randomized trial comparing bevacizumab plus fluorouracil（FU）/leucovorin（LV） with FU/LV alone in patients with metastatic colorectal cancer. J Clin Oncol 21：60-65, 2003.
29) Hurwitz H, Fehrenbacher L, Novotny W, et al：Bevacizumab plus irinotecan, fluorouracil, and leucovorin for metastatic colorectal cancer. N Engl J Med 350：2335-2342, 2004.
30) Cunningham D, Humblet Y, Siena S, et al：Cetuximab（C225）alone or in combination with

irinotecan (CPT-11) in patients with epidermal growth factor receptor (EGFR)-positive, irinotecan-refractory metastatic colorectal cancer (MCRC). Proc ASCO 22 (abstr #1012) : 252, 2003.
31) Tabernero JM, Van Cutsem E, Sastre J, et al : An international phase II study of cetuximab in combination with oxaliplatin/5-fluorouracil (5-FU)/folinic acid (FA) (FOLFOX-4) in the first-line treatment of patients with metastatic colorectal cancer (CRC) expressing Epidermal Growth Factor Receptor (EGFR) ; Preliminary results. Proc ASCO 23 (abstr #3512) : 248, 2004.
32) Bismuth H, Adam R, Lévi F, et al : Resection of nonresectable liver metastases from colorectal cancer after neoadjuvant chemotherapy. Ann Surg 224 : 509-522, 1996.
33) Adam R, Delvart V, Pascal G, et al : Rescue surgery for unresectable colorectal liver metastases downstaged by chemotherapy ; a model to predict long-term survival. Ann Surg 240 : 644-658, 2004.
34) Tanaka K, Adam R, Shimada H, et al : Role of neoadjuvant chemotherapy in the treatment of multiple colorectal metastases to the liver. Br J Surg 90 : 963-969, 2003.
35) Allen PJ, Kemeny N, Jarnagin W, et al : Importance of response to neoadjuvant chemotherapy in patients undergoing resection of synchronous colorectal liver metastases. J Gastrointest Surg 7 : 109-117, 2003.
36) Adam R, Pascal G, Castaing D, et al : Tumor progression while on chemotherapy ; A contraindication to liver resection for multiple colorectal metastases ? Ann Surg 240 : 1052-1064, 2004.
37) Tanaka K, Shimada H, Kubota K, et al : Effectiveness of prehepatectomy intra-arterial chemotherapy for multiple bilobar colorectal cancer metastases to the liver ; A clinicopathologic study of peritumoral vasculobiliary invasion. Surgery 137 : 156-164, 2005.
38) Doria MI Jr, Shepard KV, Levin B, et al : Liver pathology following hepatic arterial infusion chemotherapy ; Hepatic toxicity with FUDR. Cancer 58 : 855-861, 1986.
39) Hohn D, Melnick J, Stagg R, et al : Biliary sclerosis in patients receiving hepatic arterial infusions of floxuridine. J Clin Oncol 3 : 98-102, 1985.
40) Kemeny N, Daly J, Oderman P, et al : Hepatic artery pump infusion ; toxicity and results in patients with metastatic colorectal carcinoma. J Clin Oncol 2 : 595-600, 1984.
41) Parikh AA, Gentner B, Wu TT, et al : Perioperative complications in patients undergoing major liver resection with or without neoadjuvant chemotherapy. J Gastrointest Surg 7 : 1082-1088, 2003.
42) Erce C, Parks RW : Interstitial ablative techniques for hepatic tumours. Br J Surg 90 : 272-289, 2003.
43) Weaver ML, Atkinson D, Zemel R : Hepatic cryosurgery in treating colorectal metastases. Cancer 76 : 210-214, 1995.
44) Crews KA, Kuhn AJ, McCarty TM, et al : Cryosurgical ablation of hepatic tumors. Am J Surg 174 : 614-617, 1997.
45) Adam R, Akpinar E, Johann M, et al : Place of cryosurgery in the treatment of malignant liver tumors. Ann Surg 225 : 39-50, 1997.
46) Seifert JK, Morris DL : Prognostic factors after cryotherapy for hepatic metastases from colorectal cancer. Ann Surg 228 : 201-218, 1998.
47) Ruers TJM, Joosten J, Jager GJ, et al : Long-term results in treating colorectal metastases with cryosurgery. Br J Surg 88 : 844-849, 2001.
48) Matsukawa T, Yamashita Y, Arakawa A, et al : Percutaneous microwave coagulation therapy in the liver tumors ; A 3-year experience. Acta Radiol 38 : 410-415, 1997.
49) Liang P, Dong B, Yu X, et al : Prognostic factors for percutaneous microwave coagulation therapy of hepatic metastases. Am J Roentgenol 181 : 1319-25, 2003.
50) Shibata T, Niinobu T, Ogata N, et al : Microwave coagulation therapy for multiple hepatic metastases from colorectal carcinoma. Cancer 89 : 276-284, 2000.
51) Seki T, Wakabayashi M, Nakagawa T, et al : Percutaneous microwave coagulation therapy for solitary metastatic liver tumors for colorectal cancer ; a pilot clinical study. Am J Gastroenterol 94 : 322-327, 1999.
52) Solbiati L, Ierace T, Tonolini M, et al : Radiofrequency thermal ablation of hepatic metastases. Eur J Ultrasound 13 : 149-158, 2001.

53) Oshowo A, Gillams A, Harrison E, et al:Comparison of resection and radiofrequency ablation for treatment of solitary colorectal liver metastases. Br J Surg 90：1240-1243, 2003.
54) Abdalla EK, Vauthey JN, Ellis LM, et al:Recurrence and outcome following hepatic resection, radiofrequency ablation, and combined resection/ablation for colorectal liver metastases. Ann Surg 239：825-827, 2004.
55) Finlay IG, Seifert JK, Stewart GJ, et al：Resection with cryotherapy of colorectal hepatic metastases has the same survival as hepatic resection alone. Eur J Surg Oncol 26：199-202, 2000.
56) Pawlik TM, Izzo F, Cohen DS, et al：Combined resection and radiofrequency ablation for advanced hepatic malignancies；Results in 172 patients. Ann Surg Oncol 10：1059-1069, 2003.
57) Wanebo HJ, Chu QD, Avradopoulos KA, et al:Current perspectives on repeat hepatic resection for colorectal carcinoma；A review. Surgery 119: 361-371, 1996.
58) Vaillant JC, Balladur P, Nordlinger B, et al：Repeat liver resection for recurrent colorectal metastases. Br J Surg 80：340-344, 1993.
59) Nordlinger B, Vaillant JC, Guiguet M, et al：Survival benefit of repeat liver resections for recurrent colorectal metastases；143 cases；Association Francaise de Chirurgie. J Clin Oncol 12：1491-1496, 1994.
60) Fernández TV, Shamsa F, Sugarbaker PH:Repeat liver resections from colorectal metastasis; Repeat Hepatic Metastases Registry. Surgery 117：296-304, 1995.
61) Adam R, Bismuth H, Castaing D, et al：Repeat hepatectomy for colorectal liver metastases. Ann Surg 225：51-60, 1997.
62) Yamamoto J, Kosuge T, Shimada K, et al:Repeat liver resection for recurrent colorectal liver metastases. Am J Surg 178：275-281, 1999.
63) Imamura H, Kawasaki S, Miyagawa S, et al:Aggressive surgical approach to recurrent tumors after hepatectomy for metastatic spread of colorectal cance r to the liver. Surgery 127：528-535, 2000.
64) Ike H, Shimada H, Togo S, et al：Sequential resection of lung metastasis following partial hepatectomy for colorectal cancer. Br J Surg 89：1164-1168, 2002.
65) Kemeny N, Daly J, Reichman B, et al:Intrahepatic or systemic infusion of fluorodeoxyuridine in patients with liver metastases from colorectal carcinoma-a randomized trial. Ann Intern Med 107：459-465, 1987.
66) Chang AE, Schneider PD, Sugarbaker PH, et al：A prospective randomized trial of regional versus systemic continuous 5-Fluorodeoxyuridine chemotherapy i n the treatment of colorectal liver metastases. Ann Surg 206：685-693, 1987.
67) Martin JK, O,Connell MJ, Wieand HS, et al:Intra-arterial floxuridine vs systemic fluorouracil for hepatic metastases from colorectal cancer — A randomized trial. Arch Surg 125：1022-1027, 1990.
68) Rougier P, Laplanche A, Huguier M, et al:Hepatic arterial infusion of floxuridine in patients with liver metastases from colorectal carcinoma;long-term results of a prospective randomized trial. J Clin Oncol 10：1112-1118, 1992.
69) Lorenz M, M陪ler H, Schramm H, et al:Randomized trial of surgery versus surgery followed by adjuvant hepatic arterial infusion with 5-fluorouracil and folinic acid for liver metastases of colorectal cancer. Ann Surg 228：756-764, 1998.
70) Kemeny N, Huang Y, Cohen AM, et al：Hepatic arterial infusion of chemotherapy after resection of hepatic metastases from colorectal cancer. N Engl J Med 341：2039-2048, 1999.
71) Kemeny MM, Adak S, Gray B, et al:Combined-modality treatment for resectable metastatic colorectal carcinoma to the liver;surgical resection of hepatic metastases in combination with continuous infusion of chemotherapy — an intergroup study. J Clin Oncol 20：1499-1505, 2002.
72) Kemeny N, Jarnagin W, Gonen M, et al：Phase I/II study of hepatic arterial therapy with floxuridine and dexamethasone in combination with intravenous irinotecan as adjuvant treatment after resection of hepatic metastases from colorectal cancer. J Clin Oncol 21：3303-3309, 2003.

2. 治　　療
11) 肝　移　植

嶋村　剛* 鈴木　友己 谷口　雅彦
山下健一郎 古川　博之 藤堂　省**

▶▶▶ はじめに

　肝細胞癌(ミラノ基準適合例), 肝芽腫, 類上皮血管内皮腫などの原発性肝悪性腫瘍は肝移植のよい適応とされる. 一方, 転移性肝悪性腫瘍(肝転移)は他臓器原発巣の全身性進展の一型であり, 術後の高率な再発から, 究極的な切除である全肝摘出・肝移植を行っても治癒しないと考えられている. しかし, 肝転移に対しても治癒あるいは症状の緩和を目的とした肝移植が少なからず行われる. 本稿では, 肝転移に対する肝移植の歴史, 現時点での適応と今後の展望について述べる.

▶▶▶ I. 肝転移に対する肝移植の歴史

　肝転移に対する肝移植の多くの試みが1980年代になされたといえる. 大腸癌, carcinoidなどのneuroendocrine tumor(NET), 腎癌, 髄膜腫, 平滑筋肉腫, 乳癌, 神経芽腫, メラノーマなど, 種々の肝転移に対する肝移植の成績が, 英国のCalneや米国のPennによって報告された[1)2)]. しかし, その成績は惨憺たるもので, Pennの報告では2年生存は41例中8例のみで, 5年生存の2例も再発生存というものであった. ドイツのPichlmayrも43例(大腸癌30, carcinoid4, 乳癌4, メラノーマ2, 褐色細胞種1, その他2)の成績について報告し, 術後1年, 2年での生存例は各々12例と6例にすぎず, 5年を越えたものはなかったとしている[3)].

　これらの報告は, 各疾患の症例数が少なかったことから, 種々の肝転移を同列に扱ったものであったが, 症例数が最も多い大腸癌肝転移のみを対象にした場合も同様であった. すなわち, 原発巣切除時に大動脈周囲リンパ節転移がなく, 転移が肝に限局している大腸癌肝転移28例を対象にしたViennaグループの報告では, 移植後の5年生存率は10%に満たず, 例外的に長期生存例が経験されるのみであった[4)](図74). さらに, 1968年から2001年までにEuropean Liver Transplant Registry(ELTR: 肝移植総数46,530例)に登録された

---

*北海道大学病院臓器移植医療部　助教授　　北海道大学大学院医学研究科外科治療学
(消化器外科・一般外科学分野)　**教授

臨床編

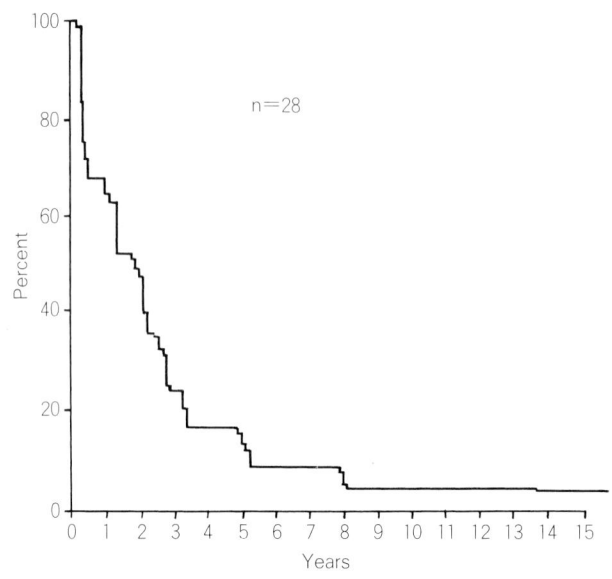

図74 大腸癌肝転移に対する肝移植後生存率
(Muhlbacher F ら：Transplantation of the liver, 2005[4] による)

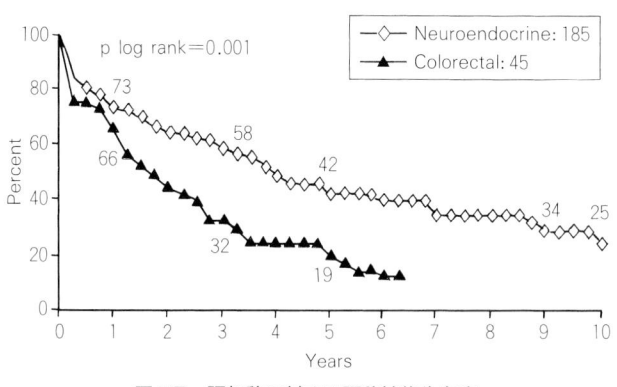

図75 肝転移に対する肝移植後生存率
(European Liver Transplantation Registry, 1998[5] による)

大腸癌肝転移45例の5年生存率も19％と極めて低率で，10年生存例は得られなかった[5]（図75）．これらの事実から，現在，大腸癌など腺癌の肝転移に対する肝移植は治療の選択肢として考慮されていない．

一方，1980年代の試みによって，肝移植で良好な予後が期待される疾患群も明らかとなった．1989年に米国PittsburghとKing's collegeグループから報告された各々5例と4例のNET肝転移に対する肝移植成績がそれである[6][7]．観察期間が短かったものの（観察期間7〜38ヵ月），各々60％と50％の生存が得られ，NET肝転移は他の肝転移に比べて移植後の成績が良好である可能性が示唆された．1993年にIwatsukiらは，1981年から

の10年間に経験した上腹部全臓器移植を含む22例のNET肝転移移植例について報告した．結果は無再発生存率45%，1年，2年，3年，4年の無再発生存例は各々3, 2, 2, 3例であり，これを裏付ける結果であった[8)9)]．その理由として，肝移植以外の種々の治療が可能なNET症例の5年生存率は25〜35%で，肝転移が生じたのちも比較的緩徐に進行する腫瘍の生物学的特性が挙げられた[10)-12)]．以上の結果，1994年AASLD（American Association for the Study of Liver Diseases）から「大腸癌・胃癌・乳癌の肝転移に対する肝移植は減少傾向にあるが，緩徐に進展するcarcinoidや他のNETは肝移植の適応になりうる」という肝移植の実施に関するconsensus statementが発表された．

▶▶▶ II. Neuroendocrine tumor（NET）肝転移に対する肝移植

NET肝転移に対する肝移植の成績について，一施設での実施数が少ないことからLe Treutは1997年に多施設報告を行った[14)]．対象は1989年から1994年までにフランス国内で実施されたNET肝転移に対する肝移植症例31例で，NETをnon-carcinoid apudomaとcarcinoidに分けて検討した．結果はnon-carcinoid apudomaの1, 3, 4年生存率が38%，15%，8%であったのに対し，carcinoidの1, 3, 5年生存率は80%，80%，69%と有意に高率であった．さらに，原発部位別の検討で，膵原発症例の予後は不良であったとしている．一方，Lehnertは103例の文献的考察から，術後5年の生存率と無再発生存率は各々47%と24%で，39例が中央値23ヵ月で無再発生存中であると報告した[15)]（**表33，図76**）．この結果は，2001年末までにELTRに登録された185例の成績とほぼ同様（5年生存率42%）で，現時点でのNET肝転移に対する肝移植全体の成績と言ってよい[5)]（**図75**）．Lehnertは，さ

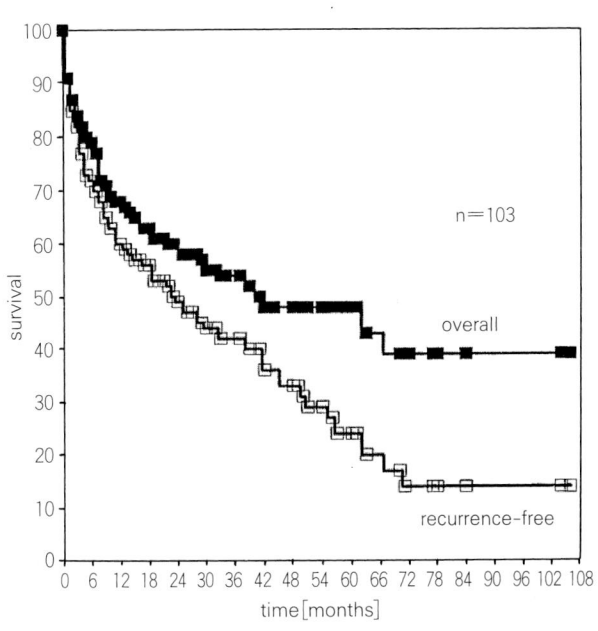

図76 Neuroendocrine tumor 肝転移に対する肝移植後生存率
(Lehnert T : Transplantation, 1998[15)] による)

臨 床 編

表33 Neuroendocrine tumor 肝転移症例103例における臨床的因子と肝移植後成績[15]

	Year n	1	2	3	4	5	P
				(%)			
Overall	103	68	60	53	57	47	
Recurrence free	103	60	48	42	33	24	
Sex							
Men	43	67	54	51	42	42	0.17
Women	42	67	64	55	51	51	
Not reported	18	72	65	55	55	55	
Age							
< 50 years	48	80	72	65	56	56	0.006
50 years or more	37	51	41	38	33	33	
Not reported	18	72	65	55	55	55	
Hormone							
Carcinoid	36	69	63	59	50	50	0.31
Gastrinoma	14	63	48	32	24	24	
Other hormones	16	74	74	74	74	74	
Nonfunctioning	20	63	49	37	37	37	
Not reported	17	64	64	64	64	64	
Location of primary							
Bowel small/large	21	76	76	76	69	69	0.07
Pancreas	48	61	44	35	30	30	
Lung	8	89	76	76	57	57	
Other locations	6	63	63	31	31	31	
Primary not detected	5	80	80	53	53	53	
Not reported	15	67	67	67	67	67	
Symptoms							
Yes	44	70	61	53	48	48	0.97
No	37	69	63	55	45	45	
Not reported	22	61	48	48	48	48	
Previous treatment of liver metastases							
Chemotherapy	41	62	56	47	36	36	0.25
Liver resection	10	70	70	53	53	53	0.59
Somatostatin	23	87	76	76	67	59	0.03
No treatment	22	71	61	48	48	48	
Not reported	24	75	59	59	59	59	
Additional organ resection							
UAE*/Whipple	39	50	40	31	31	31	0.02
Pancreas alone	7	100	75	75	75	75	
Any other organ	8	63	50	50	50	50	
Non/lymph node Dissection	47	79	74	68	58	58	
Not reported	2	—	—	—	—	—	

*UAE, upper abdominal exenteration. (Lehnert T : Transplantation, 1998[15] による)

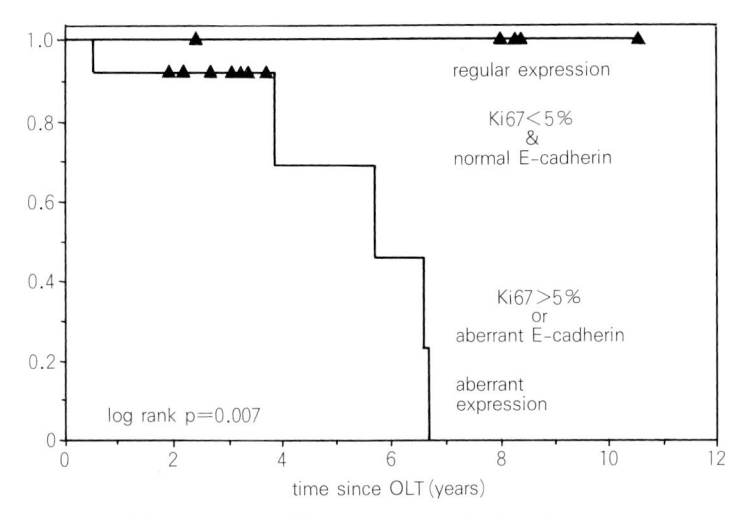

図77 Ki67ならびにE‐cadherinと肝移植後生存率
(Jens Rら：Transplantation, 2002[16]による)

らに予後に影響を及ぼす因子を検討し，単変量解析では年齢(50歳)・膵切除や上腹部全臓器切除などの他臓器切除の併施・原発部位が，多変量解析では年齢・他臓器切除の併施が各々有意な因子であるとした．Le Treutの報告と異なり組織型による予後の差は認められず（carcinoidの5年生存率50% vs 全体47%），年齢が若く，複雑でない手技で切除可能な場合は，組織型や原発部位にかかわらず肝移植をすべきと結論している（これらの5年生存率は66%）．Le Treutの報告で膵原発症例の予後が不良な理由として，これらでは移植時に高頻度に他臓器切除が行われていた可能性がある．en bloc切除の原則から外れるが，症例によっては原発巣切除と肝移植をsecond stepで行うことも考慮する必要があろう．

　上述のように，NET肝転移に対する肝移植後の成績を左右する臨床的因子として，組織型・原発部位・年齢・肝移植時の他臓器合併切除などが挙げられる．一方，近年，腫瘍の生物学的な悪性度から，その移植適応を決定しようとする試みもなされている．すなわちJensらは，細胞増殖能，転移能，アポトーシスの指標として各々Ki 67, E‐cadherin, p53を選択し，その組織染色結果から予後予測を行った[16]．その結果，前述の臨床的因子はいずれも予後予測因子とならず，Ki 67陽性細胞数，E‐cadherin染色パターン，リンパ転移の有無のみが有意な因子であったとしている．事実，Ki 67陽性細胞数が5%以下で，かつE‐cadherinが細胞膜上に染色される正常パターン5例の平均生存期間が90ヵ月（10年生存率は100%）であったのに対し，いずれか一つでも逸脱した12例の平均生存期間は46ヵ月と明らかに劣っていた（図77）．Ki 67陽性細胞数が10%以上あるいは組織学的に低分化の症例を移植適応から除外している施設からは，9例中8例が平均22ヵ月生存中（6例は無再発）という極めて良好な成績も報告されている[17]．

　教室では，27歳男性の膵non‐functioning NETの肝転移に対し，生体肝移植を施行した．2003年4月に膵尾部腫瘍と多発性肝転移が認められた症例で，2003年6月に膵体尾部切除＋横行結腸切除＋肝核出術を施行．その後，肝病変が制御困難となったため，2004年9月に生体肝移植を施行した（図78）．移植適応決定に際して，膵切除時の摘出標本を用い

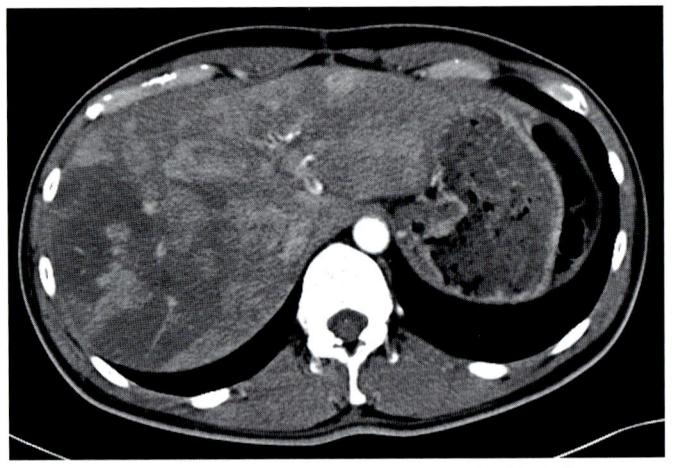

図78 Neuroendocrine tumor 肝転移症例（自験例）

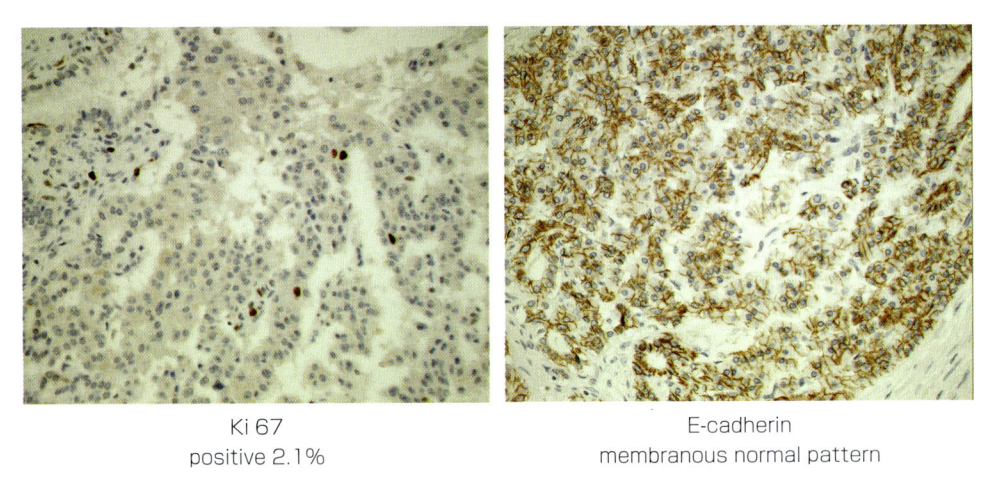

Ki 67
positive 2.1%

E-cadherin
membranous normal pattern

図79 自験例における Ki67 ならびに E - cadherin 免疫染色

て Ki 67 および E - cadherin の組織染色を行い，Ki 67 陽性細胞 2.1％かつ E - cadherin 染色は細胞膜に限局した正常型であることを確認し手術を行った．術後 10 ヵ月の現在，腫瘍再発を認めていない（図79）．

▶▶▶ III. 今後の展望

　良好な予後が期待される症例が判明したことで，ヨーロッパや米国では年間約 20 例の肝転移に対する肝移植が施行されている[5)18)]．しかし，脳死肝移植では臓器不足から長期間の待機は避けられず，その間の腫瘍進展は無視できない．carcinoid 症例での検討であるが，診断から移植手術までの期間が 77 ヵ月の英国 King's college の報告[19)] と 21 ヵ月のフランスの多施設研究[14)]を比較すると，生存の中央値は各々 20 ヵ月（6 例中 5 例再発）と 57 ヵ月（11 例中 4 例再発）で，待機時間の長期化に伴い予後は明らかに不良となっている．このことは

逆に，適時の移植実施によって移植後の予後が改善する可能性を示している．

さらに，ホルモン産生性NETの症状の緩和にOctreotideが有用とされるが，同薬剤には抗腫瘍効果も報告されており，肝移植とあわせた計画的な使用による併用効果が期待される[20]．とくに生体肝移植には，適時の手術実施と計画的な薬物療法がともに可能な利点がある．わが国でこれまでに6例の肝転移に対する生体肝移植が施行されており，Mount Sinaiからも3例[21]の報告がある．症例数の増加により，生体肝移植の領域から新しい知見が得られるものと思われる．

また，最近になりgastrointestinal stromal tumor（GIST）の肝転移に対する肝移植の有用性も報告されている[22]．GISTの臨床経過は多様であるが，緩徐な進展を示す症例はNET同様，肝移植の適応になるかもしれない．さらに，GISTでは，Imatiniv[23]との併用効果も期待される．今後，症例の蓄積が待たれる．

▶▶▶ おわりに

過去の数多くの試みにより，肝転移に対する肝移植の適応に一つの方向性が示された．しかし，生体肝移植による適時の手術実施・術前術後の計画的薬物療法などにより，今後新しい基準が確立される可能性がある．さらに，究極的な切除である肝移植では，全肝摘出時に体内に腫瘍細胞の残存がなければ理論上再発しない．血中・骨髄中の遊離癌細胞（micrometastasis）を捉え，これを制御することが可能となれば新たな展開が訪れるであろう[24]．

■文　献■

1) Calne RY：Liver transplantation ; The recent Cambridge - King's College Hospital experience. Clin Transpl 51：1987.
2) Penn I：Hepatic transplantation for primary and metastatic cancers of the liver. Surgery 110：726, 1991.
3) Pichlmayr R：Is there a place for liver grafting for malignancy ? Transplant Proc 20：478, 1988.
4) Muhlbacher F, Rockenschaub SR：Liver transplantation for metastases of the liver. In ; Transplantation of the liver, Busuttil RW and Klintmalm GK eds, pp233, Elsevier Saunders, Philadelphia, 2005.
5) Adam R, for the European Liver Transplant Registry：European Liver Transplant Registry Data Analysis Booklet 05/68 - 12/01. Available at http://www.eltr.org
6) Makowka L, Tzakis A, Mazzaferro V, et al：Transplantation of the liver for metastatic endocrine tumors of the intestine and pancreas. Surg Gynecol Obstet 168：107, 1989.
7) Arnold JC, O,Grady JG, Bird GL, et al：Liver transplantation for primary and secondary hepatic apudomas. Br J Surg 76：248, 1989.
8) Iwatsuki S, Tzakis A, Todo S, et al：Liver transplantation for metastatic hepatic malignancies. Hepatology 18：723, 1993.
9) Iwatsuki S：Liver transplantation for metastatic hepatic malignancy. In：Transplantation of the liver, Busuttil RW and Klintmalm GK eds, pp130, WB Saunders, Philadelphia, 1996.
10) Moertel CG, Johnson CM, McKusick MA, et al：The management of patients with advanced carcinoid tumors and islet cell carcinomas. Ann Intern Med 120：302, 1994.
11) Ihse I, Persson B, Tibblin S：Neuroendocrine metastases of the liver. World J Surg 19：76, 1995.
12) Eckhauser FE, Cheung PS, Vinik AI, et al：Nonfunctioning malignant neuroendocrine tumors

of the pancreas. Surgery 100：978, 1986.
13) Consensus statement on indications for liver transplantatin. Hepatology 20：63S, 1994.
14) Le Treut YP, Delpero JR, Dousset B, et al：Results of liver transplantation in the treatment of metastatic neuroendocrine tumors — A 31-case French multicenter report. Ann Surg 225：355, 1997.
15) Lehnert T：Liver transplantation for metastatic neuroendocrine carcinoma — An analysis of 103 patients. Transplantation 66：1307, 1998.
16) Jens R, Matthias BJ, Reinhard VW, et al：Ki 67, E-cadherin, and p53 as prognostic indicators of long-term outcome after liver transplantation for metastatic neuroendocrine tumors. Transplantation 73：386, 2002.
17) Olausson M, Friman S, Cahlin C, et al：Indications and results of liver transplantation in patients with neuroendocrine tumors. World J Surg 26：998, 2002.
18) Available at http://www.unos.org
19) Routley D, Ramage JK, McPeake J, et al：Orthotopic liver transplantation in the treatment of metastatic neuroendocrine tumors of the liver. Liver Transpl Surg 1：118, 1995.
20) Arnold R, Trautmann ME, Creuzfeldt W, et al：Somatostatin analogue octreotide and inhibition of tumour growth in metastatic endocrine gastroenteropancreatic tumours. Gut 38：430, 1996.
21) Florman S, Toure B, Kim L, et al：Liver transplantation for neuroendocrine tumors. J Gastrointest Surg 8：208, 2004.
22) Cameron S, Ramadori G, Fuzesi L, et al：Successful liver transplantation in two cases of metastatic gastrointestinal stromal tumors. Transplantation 80：283, 2005.
23) Van Oosterom AT, Judson I, Verweij J, et al：Safety and effecacy of Imatinib (STI 571) in metastatic gastrointestinal stromal tumours；A pahse I study. Lancet 358：1421, 2001.
24) Sutcliff R, Maguire D, Murphy P, et al：Detection and clinical significance of bone marrow micrometastases in patients undergoing liver transplantation for hepatocellular carcinoma. Transplantation 80：88, 2005.

3. 臓器別
1) 大腸癌

渡邉 聡明　名川 弘一*

▶▶▶ I. 大腸癌肝転移に対する治療

　大腸癌の肝転移に対する治療は，外科治療，化学療法および熱凝固療法に大別される．外科治療，化学療法などによる Randomized controlled study は未だ行われていないが，これまでの報告では外科切除が長期生存を望める治療法であると考えられており，全身化学療法あるいは肝動注療法による長期生存は非常にまれであることが知られている[1)-4)]．熱凝固療法にはマイクロ波凝固壊死療法（MCT；microwave coagulation therapy）とラジオ波組織熱凝固療法（RFA；radio‐frequency ablation）がある．熱凝固療法は低侵襲性の利点があり，局所制御効果および長期生存例も報告されているが，現在のところ十分な症例集積や長期成績の報告がなく，有効性の評価は定まっていない[5)6)]．本稿では，本邦で得られている全国規模での大腸癌肝転移に関する治療成績を中心に，肝転移に対する治療につき概説する．

▶▶▶ II. 外科切除の適応

　肝切除の適応基準に関しては現在広くコンセンサスが得られたものはないが，多くの報告では局所再発，肝以外の遠隔臓器転移，肝門リンパ節転移がなく，肝転移巣が治癒的に切除可能な症例を適応としている[7)]．しかし，報告では肺転移があっても行うもの，局所再発の同時切除を報告しているものもある．したがって，現時点では局所コントロールができて肝外病巣の治癒的切除が可能な場合は適応と考えられ，大腸癌治療ガイドラインでは以下の5項目が肝切除の適応基準とされている[8)]．
　(1) 耐術可能
　(2) 原発巣が制御されているか，制御可能
　(3) 肝転移巣を遺残なく切除可能
　(4) 肝外転移がないか，制御可能
　(5) 十分な残肝機能
　これらの適応基準を満たさず切除不能な肝転移に関しては，ガイドラインでは，全身状

東京大学大学院医学系研究科臓器病態外科学（腫瘍外科学）　助教授　*教授

態が一定以上に保たれる場合（PS 0-2）は肺動注療法, 全身化学療法を単独または併用を考慮し, 全身状態が不良な場合（PS≧3）は適切な対症療法（BSC；best supportive care）を行うとしている．

▶▶▶ III. 外科切除の成績

1. 全国アンケート調査結果

本邦における大腸癌肝転移に関する全国規模でのデータとして, 大腸癌研究会におけるアンケート調査結果が報告されている[9]. 第47回大腸癌研究会では大腸癌肝転移が主題の一つとして取り上げられ, 本邦における大腸癌肝転移の治療の現況を知る目的で同時性肝転移に関するアンケート調査が行われた. その結果, 全国128施設から3,212例の症例が解析され, 大腸癌同時性肝転移症例に対する治療成績が検討された. 治療に関しては, 肝切除, 動注化学療法, 全身化学療法について, それぞれの単独あるいは組み合わせの治療に関して検討した結果, 大腸癌取り扱い規約に基づいたH1, H2, H3のすべてのstageで外科的切除が最も有効であったと報告されている[10]（図80〜82）.

H1症例では, 5年生存率が切除単独群：40.1%, 切除＋動注化学療法群：38.6%, 切除＋全身化学療法群：40.4%であったのに対して, 動注化学療法単独群では17.4%, 全身化学療法単独群では0%であり, 切除例の治療成績が補助療法の有無にかかわらず良好であった（図80）. また, H2症例の5年生存率でも, 切除例（切除単独群：33.7%, 切除＋動注化学療法群：34.4%）は, 非切除例（動注化学療法単独群：16.4%, 全身化学療法単独群：1.6%）よりも良好な成績であった（図81）. しかし, 切除例の中でも切除＋全身化学療法群（16.1%）の遠隔成績は動注単独群とほぼ同等であった. H3症例はH1, H2症例

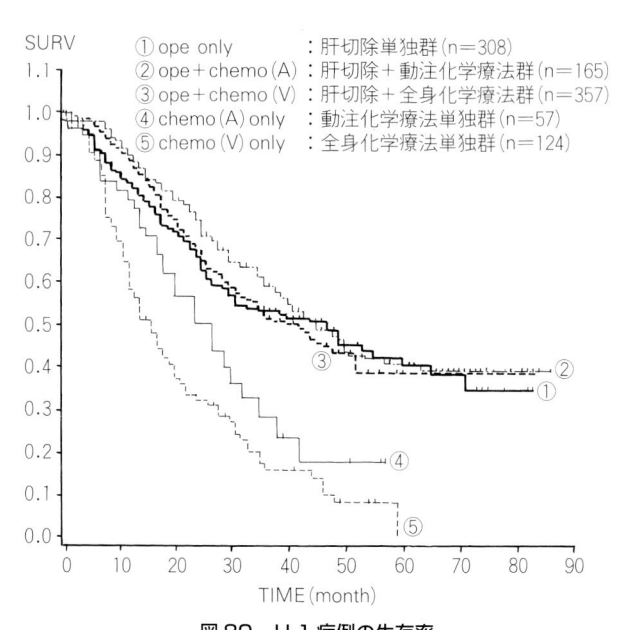

図80　H1症例の生存率
（河原正樹ら：日本大腸肛門病会誌, 1999[9] より引用改変）

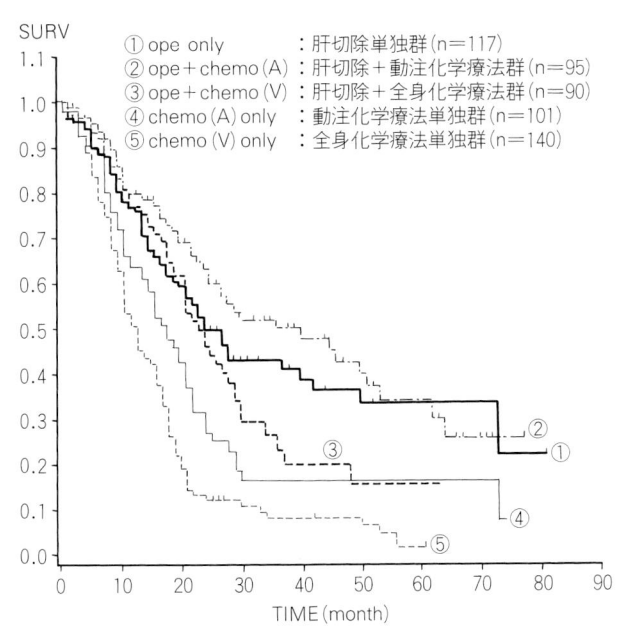

図81　H 2 症例の生存率
（河原正樹ら：日本大腸肛門病会誌，1999[9]）より引用改変）

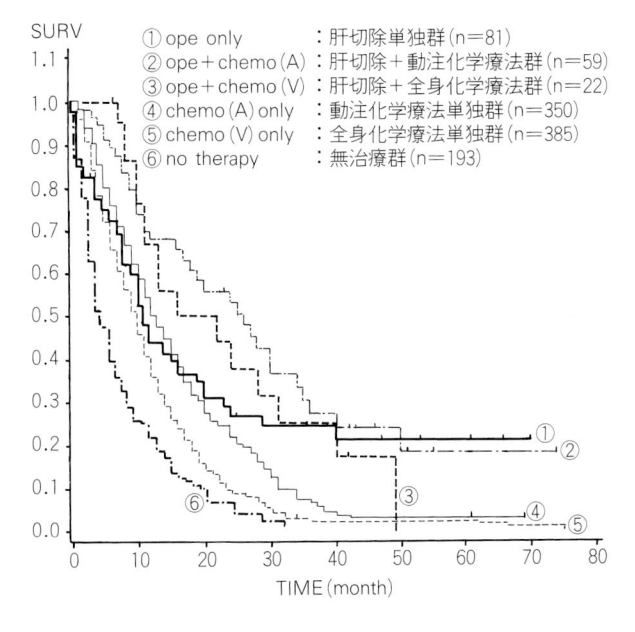

図82　H 3 症例の生存率
（河原正樹ら：日本大腸肛門病会誌，1999[9]）より引用改変）

に比して治療成績は不良であるが，H 2 症例と同様に 5 年生存率では切除例（切除単独群：20.9％，切除＋動注化学療法群：17.6％）が，非切除例（動注化学療法単独群：2.3％，全身化学療法単独群：1.9％）よりも良好な成績を示している（**図82**）．

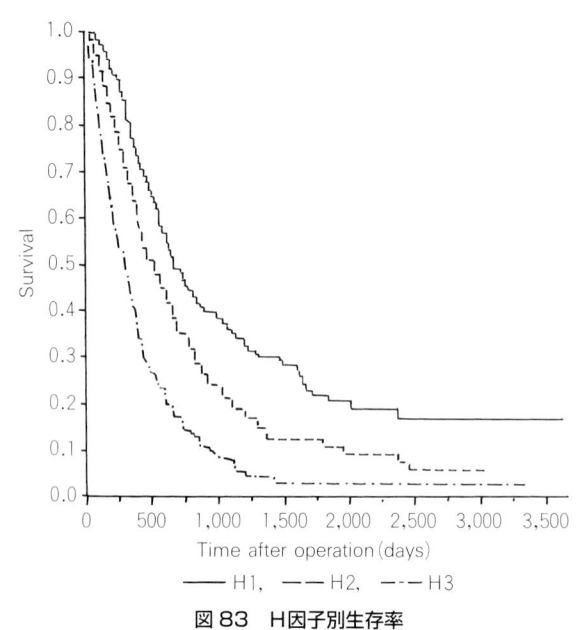

臨床編

図83 H因子別生存率
(河原正樹ら：日本大腸肛門病会誌，2003[11] より引用)

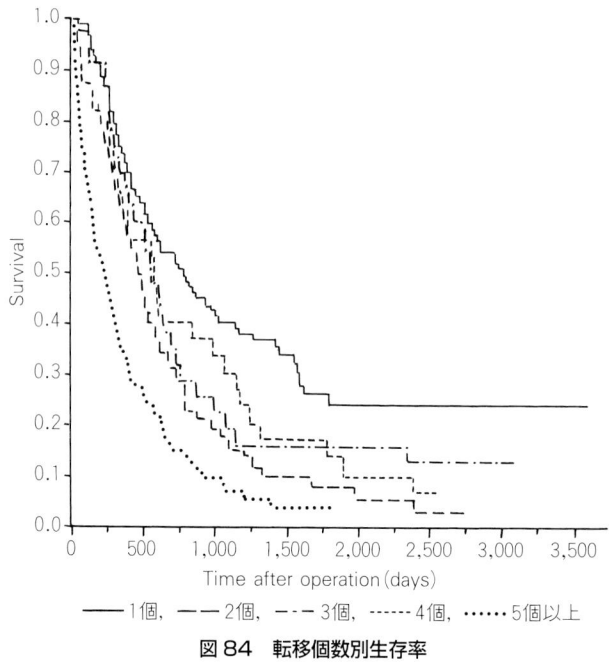

図84 転移個数別生存率
(河原正樹ら：日本大腸肛門病会誌，2003[11] より引用)

　これらの症例に対しては，その後の追跡調査が行われ，その結果が2003年に報告されている[11]．この第二報の結果でもH stage別，転移個数別，転移腫瘍径別に治療法別の検討が行われているが，すべてのstageで外科的切除が最も有効であり，とくにH1症例，転移

個数3個以下，転移腫瘍径2.0cm以下の症例では，外科的切除を第一選択とすべきであると結論されている．また，H stage 別の5年生存率は，H1：22.4％，H2：12.9％，H3：3.6％），転移個数別では，転移個数1個：25.4％，2個：7.5％，3個：15.6％，4個：16.5％，5個以上：3.4％と，いずれも stage が上がるに従い不良な治療成績を示している（図83, 84）．

2．大腸癌治療ガイドライン

大腸癌治療ガイドラインでは，肝転移の新たな grading の成績が示されている8）．これは，従来の大腸癌取り扱い規約に基づいた分類とは異なり，肝転移巣の大きさ，個数および原発巣の所属リンパ節転移の3因子を用いた分類であるが，いずれの grade でも肝切除例が非切除例に比して良好な5年生存率が示されている（図85）．

▶▶▶ IV．肝転移の治療方針

以上のように，これまでの報告，全国アンケート調査結果，大腸癌治療ガイドラインの新たな grading などから，肝転移に対する外科切除の有効性が示されている．しかし，外科切除はあくまで肝転移，他臓器転移，原発巣の局所コントロール，全身状態などの状況を総

HX：肝転移が不明
H0：肝転移を認めない
H1：肝転移巣4個以下かつ最大径が5cm以下
H2：H1, H3以外
H3：肝転移巣5個以上かつ最大径が5cmを超える

肝転移のGrade

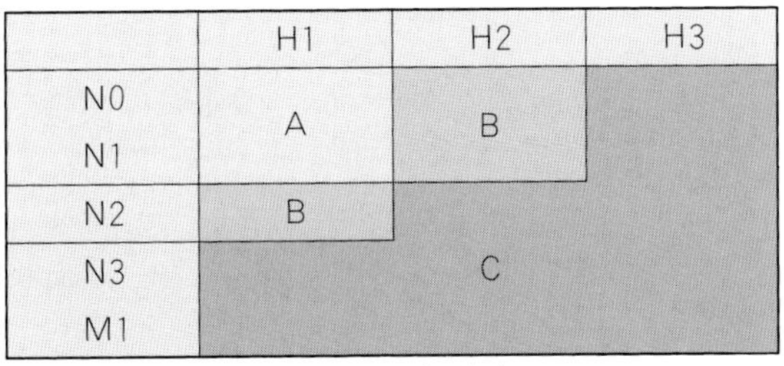

	H1	H2	H3
N0 N1	A	B	
N2	B		
N3 M1		C	

注1：Nは原発巣のリンパ節転移度である
注2：原発巣のリンパ節転移が不明の場合はGradeを決めない

各Gradeの5年生存率

Grade	全症例	肝切除例	非切除例
A	50.3％	52.9％	14.3％
B	24.5％	29.6％	7.7％
C	6.7％	10.4％	0.0％

図85 新たな肝転移 grade と生存率
（大腸癌研究会編：大腸癌治療ガイドライン　医師用2005年度版，金原出版，2005[8] より引用）

臨 床 編

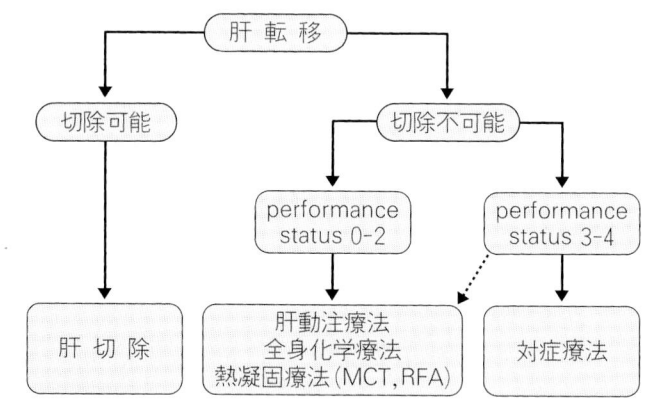

図86 肝転移の治療方針

MCT : microwave coagulation therapy
RFA : radio - frequency ablation
(大腸癌研究会編:大腸癌取扱い規約　第6版，金原出版，1998[10]
より引用)

合的に判定してその適応を決定するのが重要である．これらの点を踏まえて，大腸癌肝転移に対しては，現在の大腸癌治療ガイドラインでは以下のような治療方針が示されており，これらの指針に基づいて肝転移の治療計画を組むことが妥当であると考えられる(図86)[12]．

■文　　献■
1) Scheele J, Stangl R, Altendorf - Hofmann A : Hepatic metastases from colorectal carcinoma : impact of surgical resection on the natural history. Br J Surg 77 : 1241 - 1246, 1990.
2) Minagawa M, Makuuchi M, Torzilli G, et al : Extension of the frontiers of surgical indications in the treatment of liver metastases from colorectal cancer : long - term results. Ann Surg 231 : 487 - 499, 2000.
3) Saltz LB, Cox JV, Blanke C, et al : Irinotecan plus fluorouracil and leucovorin for metastatic colorectal cancer. Irinotecan Study Group. N Engl J Med 343 : 905 - 914, 2000.
4) Hurwitz H, Fehrenbacher L, Novotny W, et al : Bevacizumab plus irinotecan, fluorouracil, and leucovorin for metastatic colorectal cancer. N Engl J Med 350 : 2335 - 2342, 2004.
5) 別府　透，松田貞士，前田健晴ほか：転移性肝癌へのマイクロ波凝固療法の応用．外科治療 83 : 237 - 242, 2000.
6) Shibata T, Niinobu T, Ogata N, et al : Microwave coagulation therapy for multiple hepatic metastases from colorectal carcinoma. Cancer 89 : 276 - 284, 2000.
7) 田中邦哉，松尾憲一，渡会伸治ほか：転移性肝癌；大腸癌肝転移に対する肝切除と補助療法．消化器外科 27 : 1777 - 1790, 2004.
8) 大腸癌研究会編：II. 治療法の種類と治療方針の解説．3. 血行性転移の治療方針．大腸癌治療ガイドライン　医師用　2005年度版，pp24 - 27，金原出版，東京，2005.
9) 河原正樹，北條慶一：本邦における大腸癌同時肝転移に対する治療の現況－全国アンケート調査結果－(第47回大腸癌研究会)．日本大腸肛門病会誌 52 : 107 - 118, 1999.
10) 大腸癌研究会編：臨床病理学的事項．大腸癌取扱い規約　第6版，pp8 - 29，金原出版，東京，1998.
11) 河原正樹，加藤知行，森　武生ほか：本邦における大腸癌同時性肝転移に対する治療の現況（第2報）－全国アンケート追跡調査結果－．日本大腸肛門病会誌 56 : 55 - 61, 2003.
12) 大腸癌研究会編：I. 治療方針．3. 血行性転移の治療方針．大腸癌治療ガイドライン　医師用　2005年度版，pp11，金原出版．東京，2005.

3. 臓器別
2）胃癌

山田　靖哉　　野田　英児　　六車　一哉
澤田　鉄二　　大平　雅一　　平川　弘聖*

▶▶▶ はじめに

　消化器癌において，肝転移は比較的頻度の高い転移であり，予後を左右する重要な因子である．胃癌において，開腹時に肝転移を認める症例は6.9〜12.9％に認められ，剖検例では29.8％〜48.0％に認められると報告されている[1]．肝転移は原発巣の違いにより予後が異なるため，その原発巣により治療法が異なる．大腸癌肝転移症例では，原発巣切除術および肝切除術により比較的良好な予後が報告されており，肝切除術が第1選択されるべき治療法として確立されている．一方，膵癌肝転移症例では，原発巣も含め切除されることは少なく化学療法を中心とした治療が行われている．胃癌肝転移症例では，原発巣については多くの施設で切除が行われているが，肝切除術の有効性は明確ではなく，確立された治療法とは言い難い．また，近年の新規抗癌剤の開発により，胃癌肝転移の治療法については再検討する必要があると考えられる．そこで，胃癌肝転移症例の臨床病理学的特徴，診断法，治療法および予後について，これまでの報告および当科で経験した症例についての検討をもとに概説する．

　なお，肝転移の程度については，胃癌取り扱い規約の旧分類（改訂第12版[2]）を用いている（H0：肝転移をまったく認めないもの，H1：一葉のみに転移を認めるもの，H2：両葉に少数散在性に転移を認めるもの，H3：両葉にわたり多数散在性に転移を認めるもの）．

▶▶▶ I. 胃癌肝転移症例の臨床病理学的特徴

　胃癌肝転移症例の臨床病理学的特徴をこれまでの報告と，当科で経験した胃癌同時性肝転移症例131例の検討結果（**表34**）と比較して概説する．

1．占居部位

　胃癌肝転移症例の原発巣の占拠部位は下部領域に多いとされるが[3-5]，当科で経験した胃癌同時性肝転移症例131例の検討では，上部21例（16.1％），中部59例（45.0％），下部51

大阪市立大学大学院医学研究科腫瘍外科学教室　*教授

表34 臨床病理学的因子（同時性肝転移症例131例）

占拠部位	上部：21 (16.1)	中部：59 (45.0)	下部：51 (38.9)	
肉眼的分類	0型：4 (3.1) 4型：9 (6.8)	1型：5 (3.8) 5型：4 (3.1)	2型：26 (19.8)	3型：83 (63.4)
組 織 型	tub1：17 (13.0) sig：2 (1.5)	tub2：25 (19.1)	Pap：26 (19.8)	Por：61 (46.6)
肝 転 移	H1：51 (39.0)	H2：40 (30.5)	H3：40 (30.5)	
深 達 度	sm：3 (2.3) si：18 (13.7)	mp：7 (5.3)	ss：15 (11.5)	se：88 (67.2)
リンパ節転移	n0：14 (10.8) n4：5 (3.7)	n1：63 (48.1)	n2：38 (29.0)	n3：11 (8.4)
腹膜播種	P0：81 (61.9)	P1：50 (38.1)		
ly 因 子	ly0：25 (19.1)	ly1：42 (32.1)	ly2：51 (38.9)	ly3：13 (9.9)
V 因 子	v0：26 (19.8)	v1：44 (33.6)	v2：56 (42.7)	v3：5 (3.9)

（　）内数字は％

例(38.9%)であり，同時期に切除した胃癌非肝転移症例の占拠部位の比率と大きな違いはなく，肝転移症例に特徴的な占拠部位は認めなかった．

2. 肉眼的分類

肉眼的分類では，限局型の2型に多いとされているが[3)5)]，3型に多いという報告もある[6)]．当科の検討では0型4例(3.1%)，1型5例(3.8%)，2型26例(19.8%)，3型83例(63.4%)，4型9例(6.8%)，5型4例(3.1%)と3型に多かった．

3. 病理組織学的因子

組織型では分化型に多いとされている[5)6)]．当科の検討において，肝転移症例では68例(51.9%)が分化型であり，同時期の非肝転移症例では1,402例(46.0%)とやや分化型が多い傾向があるが，有意差は認めなかった．しかし，分化型のなかで乳頭腺癌の割合が肝転移症例において有意に多かった．また，肝転移を来しやすい特殊な胃癌として，AFP産生胃癌[7)]や，肝細胞類似のいわゆる胃の肝様腺癌（hepatoid adenocarcinoma of stomach）[8)]などがある．そのほかの病理組織学的因子については，肝転移症例では深達度の進んだ症例が多く，脈管侵襲が強く，リンパ節転移，腹膜播種の率が高いと報告されている．当科における肝転移症例の検討でも，壁深達度についてはse症例が67.2%を占め，深達度の深いものが多かった．リンパ管侵襲，血管侵襲についても有意に陽性例が多かった．腹膜播種を認める症例も38.1%に認め，高率に播種性転移を認めた．リンパ節転移についても，10.8%の症例のみ陰性であり，ほとんどの症例でリンパ節転移を認めた．以上のように，胃癌肝転移症例は，肝転移以外の因子においても進行している症例が多く，肝転移のみならず，リンパ節転移や腹膜播種を同時に認める症例が多いと考えられる．

II. 診　　断

　胃癌肝転移の診断には，超音波検査，CT，MRIなどが用いられる．原発性肝癌と転移性肝癌の違いは診断可能であるが，転移性肝癌のなかで原発巣の違いを診断することは困難であり，同じ胃癌の肝転移でも異なった画像を呈することがある．胃癌の肝転移の診断には造影CTが行われることが多く，一般に内部がlow densityでリング状造影効果をうける病変として描出される．肝転移検出率の最も高い検査として経動脈性門脈造影下CT（CT during arterioportgrahy；CTAP）あるが，侵襲が大きく質的診断が困難な場合がある．最近では，MRI用造影剤として，超常磁性酸化鉄（superparamagnetic iron oxide；SPIO）を用いた造影MRIが行われている．この造影剤を用いたMRI検査はCTAPより低侵襲であり，同等の検出率を有しており有用な検査と考えられる．

III. 治療法と予後

　胃癌肝転移症例は，肝転移を認めるのみならず，広範なリンパ節転移や，腹膜播種を伴っている症例が多く，その他の臨床病理学的因子からみても非常に進行した症例が多い．当科における肝転移症例の予後を検討したところ，1年生存率32.1%，3年生存率13.7%，5年生存率9.6%であった（図87）．非肝転移症例の予後は，1年生存率84.7%，3年生存率70.4%，5年生存率64.2%であり，肝転移症例が有意に予後不良であった．肝転移の程度で予後を検討したところ，H1症例では1年生存率42.5%，3年生存率20.3%，5年生存率12.7%であり，H2症例では1年生存率26.8%，3年生存率8.9%，5年生存率8.9%，H3症例では1年生存率23.4%，3年・5年生存率0%であった（図88）．H1症例はH3症例と比べて有意に予後良好であったが，H1症例とH2症例，H2症例とH3症例との間では統計学的有意差は認めなかった．腹膜播種の有無による予後を検討したところ，腹膜播種を認めない症例の予後がやや良好である傾向が認められたが，有意差は認めなかった（図

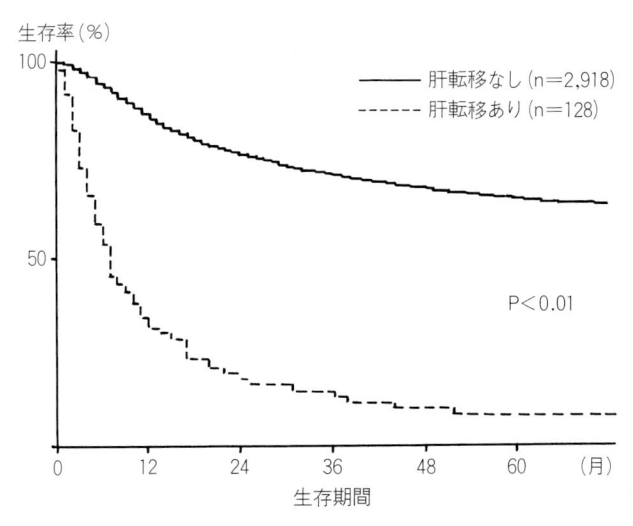

図87　肝転移の有無別生存率

臨床編

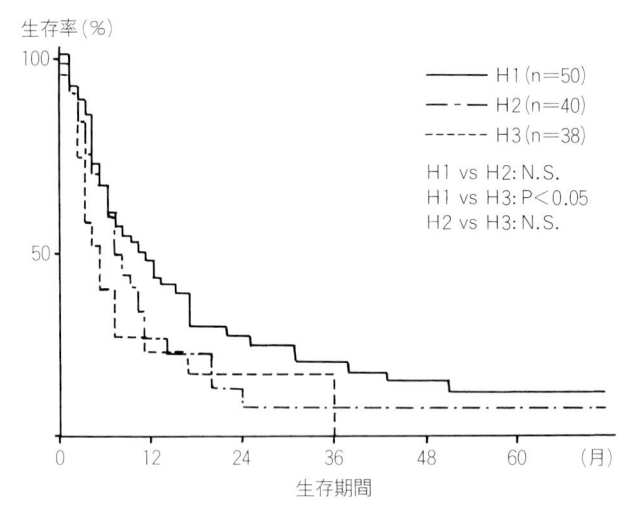

図88 H因子別生存率

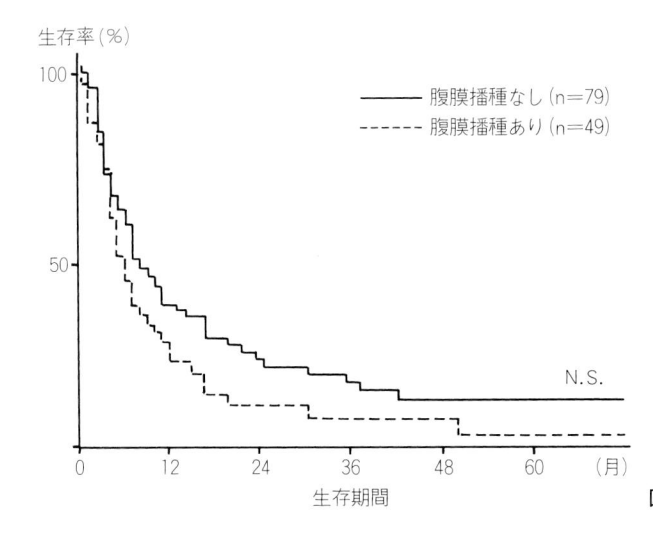

図89 腹膜播種に有無による生存率

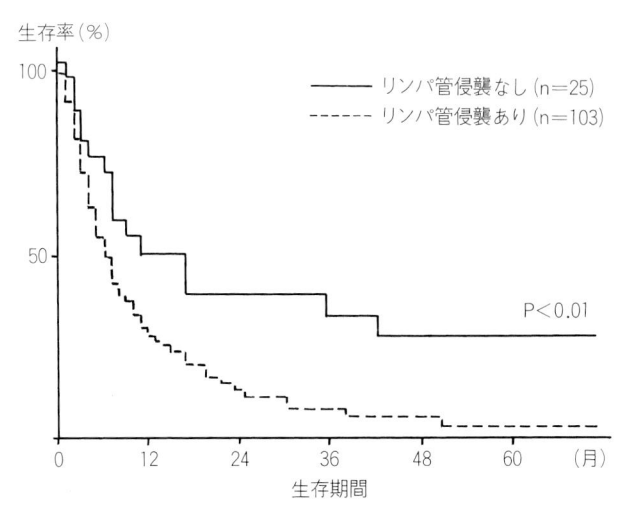

図90 リンパ管侵襲の有無による生存率

89). また，血管侵襲の有無では予後に差は認めなかったが，リンパ管侵襲の有無では，リンパ管侵襲を認めない症例の予後が有意に良好であった（図90）．これらの臨床病理学的因子を多変量解析したところ，リンパ管侵襲のみが独立した予後因子と考えられた．

　このように胃癌において，肝転移は局所転移というよりはむしろ全身転移の1つの現れとしてとらえられ，治療についてはその点を考慮して行う必要がある．治療法については全身あるいは肝動注化学療法が中心的治療であり，症例によっては肝切除術や，マイクロ波凝固療法，ラジオ波焼灼療法が行われている．大腸癌肝転移に対しては積極的な肝切除が行われ良好な成績が報告されているが，胃癌肝転移に対する肝切除術の意義については未だ明確ではなく，有効性を示す報告と意義は認められないとする報告がみられる．宮崎ら[9]は，胃癌肝転移40例に肝切除を行い，5年生存率18%と報告している．また，異時性肝転移でかつ肝切除時に10mm以上のsurgical marginが確保できた症例の5年生存率は37%と良好な成績を報告している．しかし，Imamuraら[10]は，胃癌肝転移切除例17例の2年，3年，5年生存率はそれぞれ22%，22%，0%と報告しており，肝切除を行う患者の選択には注意を要すると述べている．このように，胃癌肝転移に対する肝切除の治療成績についてはばらつきがあり，意義については明確でないのが現状である．しかし，肝切除による長期生存例も報告されており，症例の適切な選択が必要であると考えられる．肝切除の適応については，現在のところ，(1)原発巣については根治術ができる，(2)肝転移以外には遠隔転移を認めない，(3)肝切除後の肝機能が保たれ肉眼的根治度Bが得られることなどが手術適応と考えられる．また，症例によっては経皮的局所治療であるマイクロ波凝固療法やラジオ波焼灼療法なども肝切除と同等の効果が期待できる．

　化学療法については，局所化学療法として肝動注化学療法や，全身化学療法が行われている．肝動注化学療法は肝局所のコントロールは良好であるが，他病変については効果がないため，転移が他臓器になく，肝に限局している症例に対して適応となる．5-FU, adriamycin, mitomycin Cの3剤を用いたFAM療法が代表的治療であり，奏功率73%と報告されている[11]．また，CDDP, MMC, 5-FUを用いたPM療法も行われており，奏功率73.9%と報告されている[12]．肝動注化学療法の奏功率については良好な成績が報告されているが，予後の改善については明らかではなく，また全身化学療法との比較試験でないため，有効性について明らかとは言い難い．しかし，局所コントロールと言う点では有用であり，他の治療法との併用により予後が改善される可能性が期待される．

　全身化学療法は，肝転移に特別な化学療法が行われているのではなく，肝転移を含めた進行・再発胃癌に対する化学療法がおこなわれている．しかし，生存期間を指標とした臨床的有用性に関して明らかなエビデンスは認めておらず，胃癌の化学療法については標準的な治療が確立されていないのが現状である．これまで日本においてはFP(5-FU＋CDDP)療法が行われることが多く，当科でも進行・再発胃癌に対してlow dose FP療法を行い，奏功率50%，生存中央値5.5ヵ月という成績であった[13]．その他の薬剤としては，CPT-11(カンプトテシン), Taxan(タキソール，タキソテール)などが単独あるいは併用療法で用いられている．最近では，その高い奏功率と経口投与できる簡便性からTS-1がfirst lineとして頻用されるようになった．その単独での奏功率は44〜49%で，生存中央値は7.4〜8.9ヵ月と報告されている[14)15]．さらに，TS-1をベースとしたTS-1＋CDDPなどの臨床試験が行われ，良好な成績が報告されている[16]．今後，これらの臨床試験の結果，標準的治療が

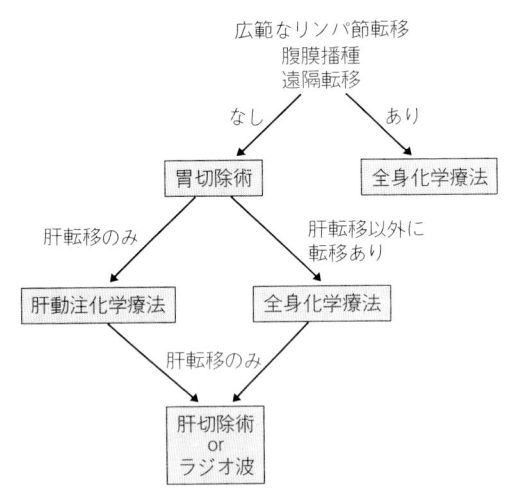

図91 胃癌肝転移症例の治療方針

確立されることが期待される.

最後に,現在の当科での胃癌肝転移に対する治療方針を図91に示す.肝転移を除いて,原発巣の根治的手術が望める症例に対しては,原則的に原発巣切除を行っている.その後,転移が他臓器になく,肝に限局している症例に対しては肝動注化学療法を行っており,肝以外にも転移巣を認める症例に対しては全身化学療法を行っている.術前に広範なリンパ節転移,腹膜播種,遠隔転移を認める症例に対しては,原発巣からの出血や通過障害がない場合は原発巣切除を行わず全身化学療法を行っている.これらの肝動注化学療法や全身化学療法の効果が認められ,肝にのみ転移が残存している症例に対しては肝切除術やラジオ波焼灼療法を行っている.

▶▶▶ おわりに

胃癌肝転移に対する治療方針は確立されておらず,積極的肝切除を行う施設や,原発巣切除を行わず化学療法を先行させている施設などさまざまであり,治療法を標準化するに至っていない.胃癌肝転移症例に対する治療方針を確立するためには,まず化学療法の確立が必要であり,新規抗癌剤の開発および新しい治療法の確立が必要と考えられる.今後,化学療法が確立され,手術療法やその他の治療法を組み合わせた集学的治療を行うことにより,胃癌肝転移症例の予後が改善されることが期待される.

■文　　献■
1) 曽和融生,加藤保之,芳野裕明ほか:肝転移の検討－とくに髄様型低分化腺癌と核DNAとの関連について－.日消外会誌 21:32-37,1988.
2) 胃癌研究会編:胃癌取り扱い規約,改訂12版,金原出版,東京,1993.
3) 西　満正,田村竜男:肝転移胃癌の臨床的研究.癌の臨床 8:433-442,1962.
4) 山田栄吉,宮石成一,黒柳弥寿雄ほか:胃癌の肝転移.外科 36:349-357,1974.
5) 太田博俊,高木国夫:胃癌肝転移例の検討.消化器外科 4:999-1004,1981.
6) 橋本　謙,掛川輝夫,武田仁良ほか:肝転移を有する胃癌に対する臨床的検討.日消外会誌 19:752-756,1986.

7) 久保俊彰, 曽和融生, 西村昌憲ほか：血清α-fetoprotein陽性原発性胃癌症例の臨床病理学的検討. 日消外会誌 22：1761-1767, 1989.
8) 石倉 浩, 水野一也, 社本幹博ほか：胃の肝様腺癌；疾患単位の提唱とその臨床病理学的特性. 胃と腸 22：75-83, 1987.
9) 宮崎 勝, 安蒜 聡, 伊藤 博ほか：胃癌肝転移の治療. 外科 62：671-674, 2000.
10) Imamura H, Matsuyama Y, Shimada R, et al：A study of factors influencing prognosis after resection of hepatic metastases from colorectal and gastric carcinoma. Am J Gastroenterology 96：3178-3183, 2001.
11) Arai Y, Endo T, Sone Y, et al：Management of patients with unresectable liver metastases from colorectal and gastric cancer employing an implantable port system. Cancer Chemother Pharmacol 31（suppl）：99-102, 1992.
12) 米村 豊, 大山繁和, 鎌田 徹ほか：肝転移を有する胃癌の予後因子. 癌と化学療法 17：2063-2069, 1990.
13) Chung YS, Yamashita Y, Inoue T, et al：Continuous infusion of 5-fluorouracil and low dose cisplatin infusion for the treatment of advanced and recurrent gastric adenocarcinoma. Cancer 80：1-7, 1997
14) Sakata Y, Ohtsu A, Horikoshi N, et al：Late phase II study of novel oral fluoropyrimidine anticancer drug S-1（1M tegafur-0.4M gimestat-1M otastat potassium）in advanced gastric cancer patients. Eur J Cancer 34：1715-1720, 1998.
15) Koizumi W, Kurihara M, Nakano S, et al：Phase II study of novel oral fluoropyrimidine anticancer drug S-1, a novel oral derivative of 5-fluorouracil, in advanced gastric cancer. Oncology 58：191-197, 2000.
16) Koizumi W, Tanabe S, Saigenji K, et al：Phase I/II study S-1 combined with cisplatin in patients with advanced gastric cancer. Br J Cancer 89：2207-2212, 2003.

臨床編

3. 臓器別
3) 膵　癌

大東　弘明* 　江口　英利* 　石川　治**

▶▶▶ はじめに

　切除，非切除を問わず，肝転移は膵癌では最も高頻度に認められる進展様式であり，その対策は膵癌の遠隔成績向上において不可欠である．そこで，本稿では切除後の肝転移再発防止対策と，すでに肝転移している症例に対する治療法を紹介する．

▶▶▶ I. 膵癌切除後の肝転移再発防止対策

　膵癌切除後再発は肝転移と局所再発が主であるが，拡大郭清や放射線療法などの対策が精力的に行われ，局所再発の減少を認めるようになってきた．一方，放射線化学療法施行例においても肝再発率は40%以上[1]と相変わらず高い．術前や術後の放射線化学療法によって局所制御が向上した結果，再発形式が遠隔転移，とくに肝転移再発率が相対的に増加したことが指摘され[2]，生存率の改善には肝転移再発の防止が焦眉の課題となっている．
　われわれが膵癌切除後の肝転移再発例において，転移巣の径の変化をCTで経時的に測定し，その増大曲線から転移成立時期を逆算したところ，いずれの症例も転移巣の形成時期は術前と考えられ，開腹時肝転移陰性と判断されても，すでに微小転移が形成されている可能性が強く示唆された[3]．また，術前放射線療法併用例では，局所の制御は良好で局所再発は認められなかったにもかかわらず，肝転移再発率は照射非併用例と差がなく，微小な局所再発が癌転移の供給源になっているとは考えがたいことから，やはり術前からすでに肝転移巣が形成されていたものと推察される．したがって，肝転移(−)で根治切除できた症例にこそ，周術期における肝転移対策は遠隔成績改善において不可欠である．従来，全身的な補助化学療法で肝転移再発を減少，防止し得たという報告はなく，積極的な肝転移予防対策として，肝照射や局所化学療法が試みられてきた．

1. 予防的肝照射
　Wileyら[4]が局所進行膵癌に対して5 FU(15mg/kg/day)を総肝動脈から2週間持続投与する膵・肝動注と膵に対する放射線療法を行い，さらに肝照射(1.5Gy×13；20Gy)を併用

大阪府立成人病センター消化器外科　*医長　**副院長

したところ,肝転移を初再発とする頻度は6％に低下した.また,Komakiら[5]も非切除例に対し原発腫瘍に対する放射線化学療法に肝照射(1.8Gy×13fraction:23Gy)を行い,肝転移を初再発形式とする頻度は13％に低下したと報告している.一方,切除例においても予防的肝照射が試みられてきた.Evansら[6]は,術前に5FU(300mg/m²/day)を併用した膵への照射(50Gy)に23.4Gy(1.8Gy×13fraction)の肝照射を行った.しかし,術前治療に関連した肝不全死を11例中2例に認めたうえ,7例の切除例において肝転移の発生は5例(71％)と高率であった.Yeoら[7]も切除後に5FUとロイコボリンを併用した膵腫瘍床への照射と全肝照射(23～27Gy)の併用を試みたが,肝照射を加えることによる遠隔成績の改善は認められなかった.菱沼ら[8]も切除後に全肝照射(2Gy×10;20Gy)あるいは22Gy(1.1Gyを1日2回照射)を試みている.肝転移発生は25例中9例(36％)であったが,無肝転移再発生存率は非肝照射例に比べ有意に良好であったと報告している.肝照射による肝転移抑制および遠隔成績の改善効果はまだ明らかでないが,gemcitabineなどを併用した肝照射も試みられ良好な成績も報告されつつあり,今後の検討が待たれる.

2. 局所化学療法

Begerら[9]は,切除不能膵癌に対するceliac artery infusion(CAI)が良好な効果を上げたことから切除例にも試み,肝転移防止効果が得られたと報告した.Seldinger法によってカテーテル先端を腹腔動脈に留置し,mitoxantron, leucovorin, 5FU, cisplatinumを用いた動注化学療法を5日間行った後,カテーテルを抜去する.これを4週間の休薬期間を置きながら繰り返す方法で,カテーテル留置の煩雑さはあるものの,肝再発率は17％と著しく低く,遠隔成績の改善も得られたと報告している.Yamaueら[10]も門脈合併切除を行って切除した症例に対して,Seldinger法によってカテーテル先端を総肝動脈に留置して肝動注化学療法を行った.彼らは切除で得た腫瘍組織を用いて抗癌剤感受性試験を行い,その結果に従って選択した抗癌剤を動注化学療法に用いたところ,化学療法を行わなかった5例では全例で肝再発を認めたのに対し,予防的肝動注を施行した8例では5例に再発を認めながらも肝転移は1例も認めず,肝動注化学療法施行によって遠隔成績の有意な改善が得られたと報告している.Nakayama[11]やTakeda[12]らのグループは,膵癌切除例で術直後から経門脈的に5FUを250mg/dayで3～4週持続投与したところ,腫瘍におけるThymidilate Synthase(TS)の発現陽性例あるいはDihydropyrimidine dehydrogenase(DPD)陰性例において,有意な生存期間の延長を認めている.彼らの報告では,肝転移の発生を抑制できたか否かについては詳細不明であるが,Yamaueらと同様に抗癌剤の選択も重要な要素であることが示唆された.Takahashiら[13]はmitomycin C 10mgを術中に経門脈投与した34例では肝転移再発が65％と他の報告と同様であったが,術中および術後6日まで5FUを250mg/dayで持続門脈内投与した25例では肝転移再発が23％に減少しており,5FUの持続門脈内投与が肝転移再発を防止する可能性を示した.

このように,動注,門注のいずれも肝転移防止対策として有効性が示唆されている.われわれが切除不能膵癌に対して行った膵動注療法例[14]でも肝転移発生頻度が著しく低かったことから,膵に動注された高濃度の抗癌剤が長期間反復して経門脈的に肝へ還流することが転移早期の肝転移病巣に効果があったのではないかと考えられ,経門脈経路が有用であると推察された.しかし,肝における転移病巣は種々の段階にあると考えられ,癌細胞

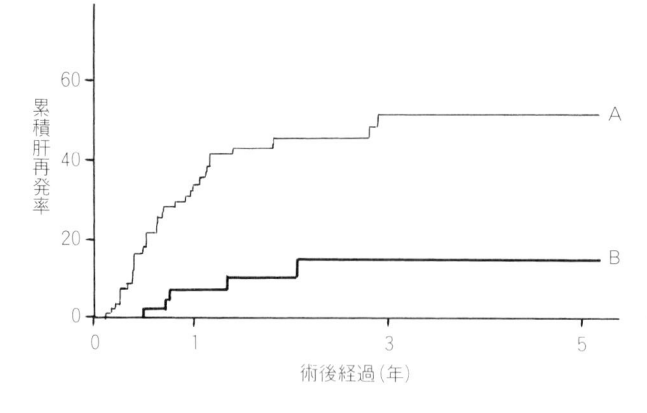

図92 T3～4症例における累積肝再発率

Aは切除（D$_{2a}$）単独例，Bは2-channel化学療法施行例における累積肝再発率を示す．切除単独では肝再発率は51％であったが，2-channel化学療法施行例では15％と有意に低率であった（p＜0.001）．

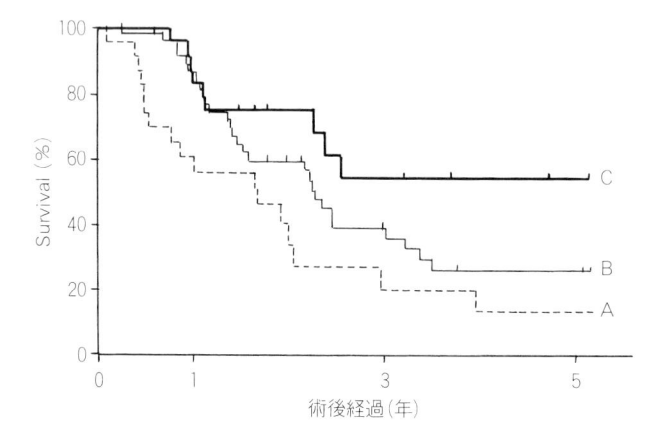

図93 補助療法施行例の遠隔成績

放射線療法（A），2-channel化学療法（B）および両者の併用例（C）の5年生存率はおのおの13％，25％，54％であった．放射線療法のみの併用では切除単独と比べて遠隔成績の改善が得られなかったが，放射線療法と2-channel化学療法の両者を併用することで成績は有意に改善された（p＜0.001）．

が門脈内に浮遊あるいは着床しつつある段階では経門脈的抗癌剤投与が有効で，すでに肝実質内に浸潤し動脈血支配が確立しつつある病巣には経肝動脈的投与が有効と考えられる．切除時に不顕性転移病巣があるとすれば，種々の段階にあると考えられることから，われわれは肝動脈および門脈の両経路から投与することで，すべての段階にある転移巣に対応することを狙った．切除時，開腹下に胃十二指腸動脈および門脈末梢にカテーテルを留置し，術直後から経肝動脈，門脈の両経路からおのおの5FU 125mg/dayを28日間持続投与（総投与量7,000mg）した．なお，単剤で最も奏功率が高かったことと，血管障害性に乏しく安全であることから5FUを選択した．また，in vitroの系で，比較的低濃度でも長時間接触すれば高濃度投与と同様の殺細胞効果[3]が得られたことから，4週間持続投与することとした．この方法によって，肝転移は有意に抑制され，T3以上の進行癌において遠隔成績も有意な改善を認めた（**図92**）．

膵頭十二指腸切除後であるため過大な侵襲を伴う治療は困難であるが，本治療法における副作用は軽微でhepaplastin testなどの止血機能検査で若干の低下を認めるものの，重篤な肝障害なども見られず治療継続は容易であった．

進行膵癌に対するこのような予防的肝転移対策も，切除後早期に局所再発していてはその有用性を十分に発揮されず，局所遺残の防止対策がなされてはじめて肝転移防止，さらには遠隔成績改善の効果も認められる．また，予防的肝転移対策による肝転移の減少は，

再発例における局所再発率を相対的に増加させたため，局所制御はより一層重要な課題となってきた．そこで，われわれは局所制御を向上させるための放射線化学療法と肝転移防止を目的とした化学療法の併用を試みたところ，肝転移および局所再発の両者に対する防止効果が得られ，その遠隔成績はおのおの単独実施に比べ有意に良好であった（図93）．進行膵癌においても放射線療法など局所制御対策も併せて行うことで，局所化学療法による肝転移防止の意義は一層高まると考えられる[15]．

▶▶▶ II. すでに肝転移を有する進行膵癌

　進行症例の多い膵癌では，診断時すでに肝転移を来していることが少なくなく，このような症例に対する治療も大きな課題である．従来，全身的化学療法の成績は不良で，肝転移巣に対する動注化学療法なども試みられてきた．肝動注に加えて膵原発巣に対して局所療法を行った症例では，肝動注単独に比べて有意に良好な成績が得られ，とくに膵原発巣への動注と放射線療法併用例の成績は優れていた．Homma ら[16]は，膵周囲の動脈を血管造影下に coil を用いた塞栓術を施し，膵の支配動脈を単一にしたうえで動注カテーテルを留置して治療効果を高める工夫を行っているが，肝転移を有する症例には膵動注に加え肝動注カテーテルを留置して，肝膵の両者を目標にした動注化学療法を行い16ヵ月以上の平均生存期間を得ている．このように，進行膵癌症例では肝転移だけでなく局所制御も併せて行うことが重要と考えられ，切除不能例でも局所腫瘍制御が遠隔成績の改善に大きくかかわるという膵癌の特殊性を示している．

　近年，gemcitabine が膵癌に用いられるようになり，従来の5FUなどに比べ良好な成績が報告されるようになり，局所投与でなくとも肝転移に対する効果も認められつつある．最近では，TS-1との併用で肝転移に対して著効を奏した症例も報告され，遠隔成績の改善につながるか否かの検討が待たれる．

■文　　献■

1) Foo ML, Gunderson LL, Nagorney DM, et al：Patterns of failure in grossly resected pancreatic ductal adenocarcinoma treated with adjuvant irradiation ＋／－ 5 fluorouracil. Int J Radiat Oncol Biol Phys 26：483-489, 1993.
2) Yeung RS, Weese JL, Hoffman JP, et al：Neoadjuvant chemoradiation in pancreatic and duodenal carcinoma；A phase II Study. Cancer 72：2124-2133, 1993.
3) 大東弘明, 石川　治, 佐々木洋ほか：膵癌切除後の肝転移防止をめざした2-channel化学療法．肝胆膵 31：613-618, 1995.
4) Wiley AL Jr, Wirtanen GW, Mehta MP, et al：Treatemnt of probable subclinical liver metastases and gross pancreatic carcinoma with hepatic artery 5-fluorouracil infusion and radiation therapy. Acta Oncol 27：377-381, 1988.
5) Komaki R, Wadler S, Peters T, et al：High-dose local irradiation plus prophylactic hepatic irradiation and chemotherapy for inoperable adenocarcinoma of the pancreas；A preliminary report of a multi-institutional trial (Radiation Therapy Oncology Group Protocol 8801). Cancer 69：2807-2812, 1992.
6) Evans DB, Abbruzzese JL, Clealy KR, et al：Preoperative chemoradiation for adenocarcinoma of the pancreas；excessive toxicity of prophylactic hepatic irradiation ［see comments］. Int J Radiat Oncol Biol Phys 33：913-918, 1995.
7) Yeo CJ, Abrams RA, Grochow LB, et al：Pancreaticoduodenectomy for pancreatic adenocarcin-

oma；postoperative adjuvant chemoradiation improves survival － A prospective, single-institution experience. Ann Surg 225：621-633；discussion 633-636, 1997.
8) 菱沼正一, 尾形佳郎, 富川盛啓ほか：膵癌術後補助放射線化学療法—われわれの行っている 5 - FU 併用予防的全肝照射の治療成績. 外科治療 84：292-299, 2001.
9) Beger HG, Gansauge F, Buchler MW, et al：Intraarterial adjuvant chemotherapy after pancreaticoduodenectomy for pancreatic cancer；significant reduction in occurrence of liver metastasis. World J Surg 23：946-949, 1999.
10) Yamaue H, Tani M, Onishi H, et al：Locoregional chemotherapy for patients with pancreatic cancer intra - arterial adjuvant chemotherapy after pancreatectomy with portal vein resection. Pancreas 25：366-372, 2002.
11) Nakayama S, Takeda S, Kawase Y, et al：Clinical significance of dihydropyrimidine dehydrogenase in adjuvant 5 - fluorouracil liver perfusion chemotherapy for pancreatic cancer. Ann Surg 240：840-844, 2004.
12) Takeda S, Inoue S, Kaneko T, et al：The role of adjuvant therapy for pancreatic cancer. Hepatogastroenterology 48：953-956, 2001.
13) Takahashi S, Ogata Y, Miyazaki H, et al：Aggressive surgery for pancreatic duct cell cancer；feasibility, validity, limitations. World J Surg 19：653-659；discussion 660, 1995.
14) Ohigashi H, Ishikawa O, Yokoyama S, et al：Intra - arterial infusion chemotherapy with angiotensin - II for locally advanced and nonresectable pancreatic adenocarcinoma；further evaluation and prognostic implications. Ann Surg Oncol 10：927-934, 2003.
15) Ohigashi H, Ishikawa O, Eguchi H, et al：Feasibility and E. cacy of Combination Therapy With Preoperative and Postoperative Chemoradiation, Extended Pancreatectomy, and Postoperative Liver Perfusion Chemotherapy for Locally Advanced Cancers of the Pancreatic Head. Annals of Surgical Oncology 12：629-636, 2005.
16) Homma H, Doi T, Mezawa S, et al：A Novel Arterial Infusion Chemotherapy for the Treatment of Patients with Advenced Pancreatic Carcinoma after Vascular Supply Distribution via Superselective Embolization. Cancer 89：303-313, 2000.

3. 臓器別
4) 膵内分泌腫瘍

木村　康利　　平田　公一[*1]　　信岡　隆之　　水口　徹
佐々木　文[*2]　　向谷　充宏[*3]　　桂巻　正

▶▶▶ はじめに

　膵癌取り扱い規約(第5版)[1]によると，膵内分泌腫瘍とは膵・消化管ホルモン産生腫瘍であると定義されている．産生ホルモンは必ずしも1種類でなく数種類を同時に産生することがある．ホルモン過剰症状がみられるものを症候性(機能性)腫瘍，みられないものを非症候性(非機能性)腫瘍と呼ぶ．膵内分泌腫瘍は，「毛細血管に接して索状，リボン状，敷石状に増殖する，(偽)ロゼッタ形成を伴う充実性腫瘍で，ときに出血による囊胞形成をみる」と記されている．電子顕微鏡的所見としての chromogranin，synaptophysin などの内分泌マーカーの存在と細胞内膵ホルモン陽性像が病理組織診断として重要である．悪性度の指標として，血管侵襲，周囲組織への浸潤の程度，核分裂像の多寡を挙げられるが，組織所見のみでの良悪性の判定は難しく，肝転移などの臨床的因子によって，時を経て判断されることもある．

▶▶▶ I. 膵内分泌腫瘍の転移頻度

　膵内分泌腫瘍の転移頻度・経路は組織型により異なるが，転移先としては肝とリンパ節に集約される[2,3]．Soga らが集計した国内・外1,857例の症例集積研究[2]では，肝転移を52.6～85％，リンパ節転移を25～52.7％に認めると報告した．Hosotani らの Japan Pancreatoduodenectomy Study Group が行った368例のアンケート調査結果[3]では，悪性例を全症例中の37.6％に認め，機能性内分泌腫瘍で24.1％，非機能性内分泌腫瘍で58.5％と，前者でその頻度が少なかった．また，悪性例の44.9％で開腹手術時に何らかの転移巣が存在し，そのほぼすべてが肝転移とリンパ節転移巣であったとしている．組織型別にその頻度をみると，gastrinoma では肝・リンパ節転移が約8割と多く，次いで非機能性内分泌腫瘍の約4割，somatostatinoma，glucagonoma が続く(ともに約3割)．機能性内分泌腫瘍では肝・リンパ節転移の頻度はほぼ同等であるが，非機能性内分泌腫瘍では肝転移を高頻度に生じる．

札幌医科大学医学部外科学第1講座　[*1]教授　[*2]同　病理部　[*3]函館協会病院外科

▶▶▶ II. 膵内分泌腫瘍の肝転移例に対する考え方

　膵内分泌腫瘍は，前述のごとく肝転移，リンパ節転移を来しやすいものの，遠隔転移，腹膜播種，骨転移などは比較的稀である[3]．一般に発育が緩徐（slow growing）であるため，進行した病期であっても治療対象臓器が限定され局所コントロールが可能という状況では，切除が患者にとって有益である[1)-7)]．肝転移切除症例の5年生存率は70％以上と良好で，肝転移巣に対し治癒切除，あるいは ablation などの局所制御を施行しえなかった症例との予後に有意差を認めたとする報告が散見されている[6)7)]．しかし，非機能性内分泌腫瘍では，ホルモン分泌に伴う症状に乏しいため，肝転移を有するなどの進行症例が多い[3)4)]．肝転移病巣とともに原発巣をも完全摘出するには，血管合併切除を伴う膵頭十二指腸切除や，肝・膵同時切除などの拡大手術が必要となりうる．このことは他の機能性内分泌腫瘍の進行例であっても同様であるが，肝転移巣の状況，患者の背景により拡大手術については耐術不能と判断した際は，姑息手術（主腫瘍摘出など）の選択が正当化される．腫瘍の完全摘出が困難であったとしても遺残病巣に対する薬物療法が存在する．すなわち，原発巣と転移リンパ節のみを切除し，肝転移巣は補助療法での加療を行うものである．膵内分泌腫瘍は cytoreductive surgery が有効である数少ない腫瘍である[6)]．実際，治癒切除症例の5年生存率は非治癒切除症例のそれと大差なく，約70％と良好とする報告がみられ，肝切除後小転移巣が遺残しても，これらに対して内科的治療を積極的に行うと，担癌状態と言えども生存期間を延長しうる[7)]．

▶▶▶ III. その他の治療

1．肝動注療法
　一般に膵内分泌腫瘍の肝転移巣は，肝動脈からの造影によって濃染される hypervascular な腫瘍であることから，肝動脈塞栓・経動脈的治療によって奏功することが多い．とくにホルモン過剰症状を呈する機能性膵内分泌腫瘍では90％の症例に症状を緩和させ，30〜90％の症例に50％以上の腫瘍縮小効果をもたらしたと報告されている．塞栓材料としては，Gelfoam®，Lipiodol®などが繁用され，doxorubicin や cisplatin などの抗癌剤が混合・塞栓されることが多い[7)]．

2．凝固焼灼による局所療法
　画像診断により描出可能な肝転移巣に対しては，エタノール注入，ラジオ波による凝固焼灼，凍結治療などが試みられている．これまで多数症例を実施した報告はないものの，肝動注療法が不可能な症例や，これに奏功しない病変に対してのオプションとして重要である．

3．抗癌剤およびその他の薬剤を用いた全身化学療法
　膵島腫瘍に対して，streptozotocin（STZ），doxorubicin，dimethyl-triazenoimidazole（DTIC）が良く知られている．これまでの最も良好な成績を示した報告としては，STZ＋

doxorubicinの併用療法によるもので，奏功率69％，生存期間2.2年としている[8]．最近になって新たにインターフェロン - αが有効と報告されている[9]．ホルモン検査値の減少（約50％），腫瘍縮小・不変例の頻度が高く，動脈塞栓術や上記抗癌剤が奏功しない症例に試みる価値があると思われる．その他の薬剤として，ソマトスタチンレセプターの拮抗薬（Octreotide）が知られて，殺細胞効果については明らかでないものの関連症状の緩和に有用である．また，ホルモン分泌過剰症状を抑える薬剤として，insulinomaに対してはdiazoxide，verapamil，propranol，phenytoinが，gastrinomaに対してはH$_2$ - blockerやproton - pump inhibitorが利用されている[7]．

4．肝移植

前述のごとく，本腫瘍は増殖速度が緩徐であり，肝臓に対する親和性が高い．したがって，肝外病変のコントロール可能な症例において，肝転移巣がコントロール不能な際は，肝移植が考慮されうる．しかし，これまでの報告では，移植後の生存率，移植肝への再発率などから，その適応を慎重に選択すべきとの意見が散見される[10]．最近では，高分化な腫瘍，増殖活性の低いものといった，腫瘍の生物学的悪性度から選択基準を設定することで，術後の移植肝再発を軽減し，良好な予後を期待できるとする報告がある[11]．

▶▶▶ IV．症例提示

症例 1

患者：60歳，女性．

治療経過：1995年12月，膵体尾部切除，肝S5部分切除施行（metastatic islet - cell carcinoma, int, ly 0, v 2, n 0, H 1）．術後補助化学療法（5 - FU/CDDP）を施行した．1996年8月，多発肝転移を生じ，これに対し動注リザーバー留置，5 - FU/MMCによる肝動注化学療法を行った．以後，小転移巣の出現と消失を繰り返し，上記2者を交互に併用した．2000年3月，肝転移巣の増大を認め，epirubicinに変更し小康を保ったが，2003年1月，再度増悪を認めた．以後，塞栓物質の追加（スフェレックス®）により再度縮小を認めたが，2004年1月には腹腔内リンパ節転移巣が出現，現在も緩徐な増大を観察中である（図94）．

症例 2

患者：72歳，女性．

治療経過：1996年12月，膵頭十二指腸切除術施行（islet - cell carcinoma, med, INF β, ly 2, v 2, ne 1, S 2, n 1）．術後補助化学療法（5 - FU/CDDP）を施行した．

2002年8月，S7に肝転移を指摘され（図95）精査を行った．画像診断ではS7領域のみならず，小病変を散見した（図96）．2002年9月，肝部分切除（図97），その後にラジオ波による経皮的焼灼術を施行した．以後，経過観察中であるが新生病変を認めない．

臨床編

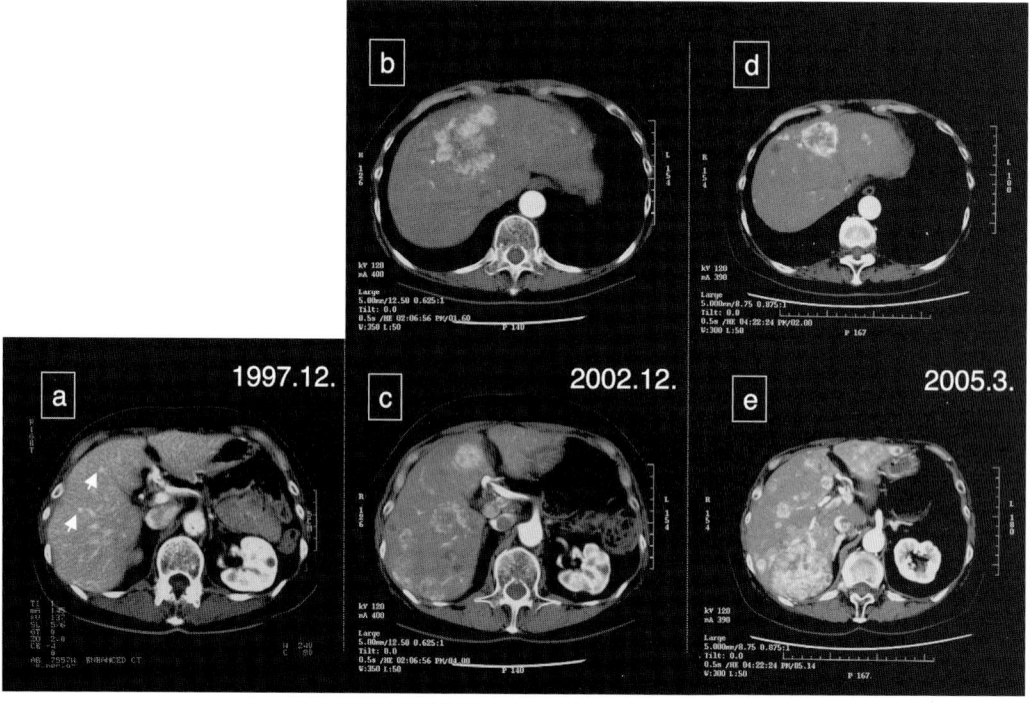

図94 症例1における肝転移巣の経過

a：初回手術から2年経過経過後の造影CT．肝内に多発する小転移巣（↑）は，5-FU/MMCの動注治療により，この時点で小康を保ち明らかな増大傾向を示していない．

b，c：初回手術から7年経過後の造影CT．2000年3月より転移巣の増加・増大を認め，使用薬剤をepirubicinに変更したが，肝両葉にわたる転移巣は緩徐に増大を続けた．このCT所見を契機に再度化学療法としてのレジメ変更を考慮した．2003年1月より塞栓物質としてスフェレックス®を追加し，chemoembolization（×1/月）を行った．

d，e：chemoembolization後，内側区域，前区域，外側区域の転移巣は縮小を示したが，2004年1月に腹腔内リンパ節再発が出現，2005年3月のCTでは，後区域の転移巣が増大していた．動脈系側副血行路が介在しているものと推測し血流改変を計画した．

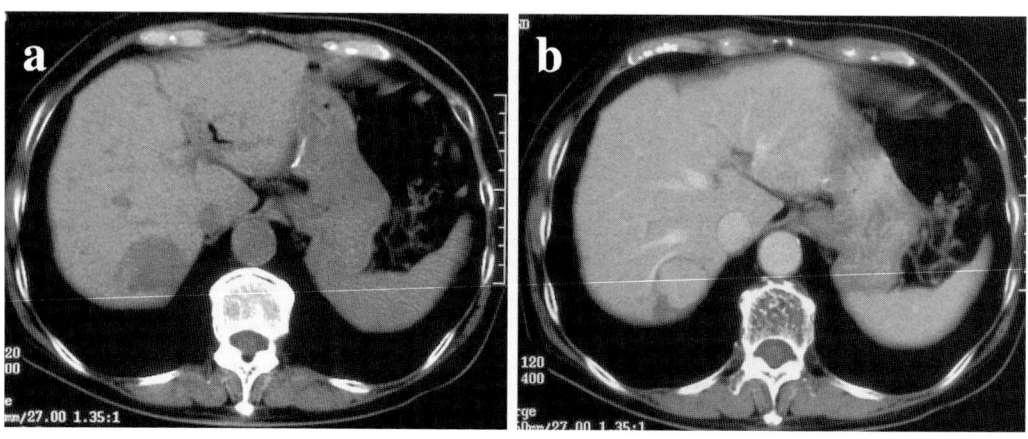

図95 症例2の肝転移出現時のCT

S7に境界明瞭，plainにて周囲の非転移部肝実質より低吸収を示し（a），enhanceにて周囲肝実質と同等の吸収値を示す腫瘤を認めた（b）．

3. 臓器別 — 4) 膵内分泌腫瘍

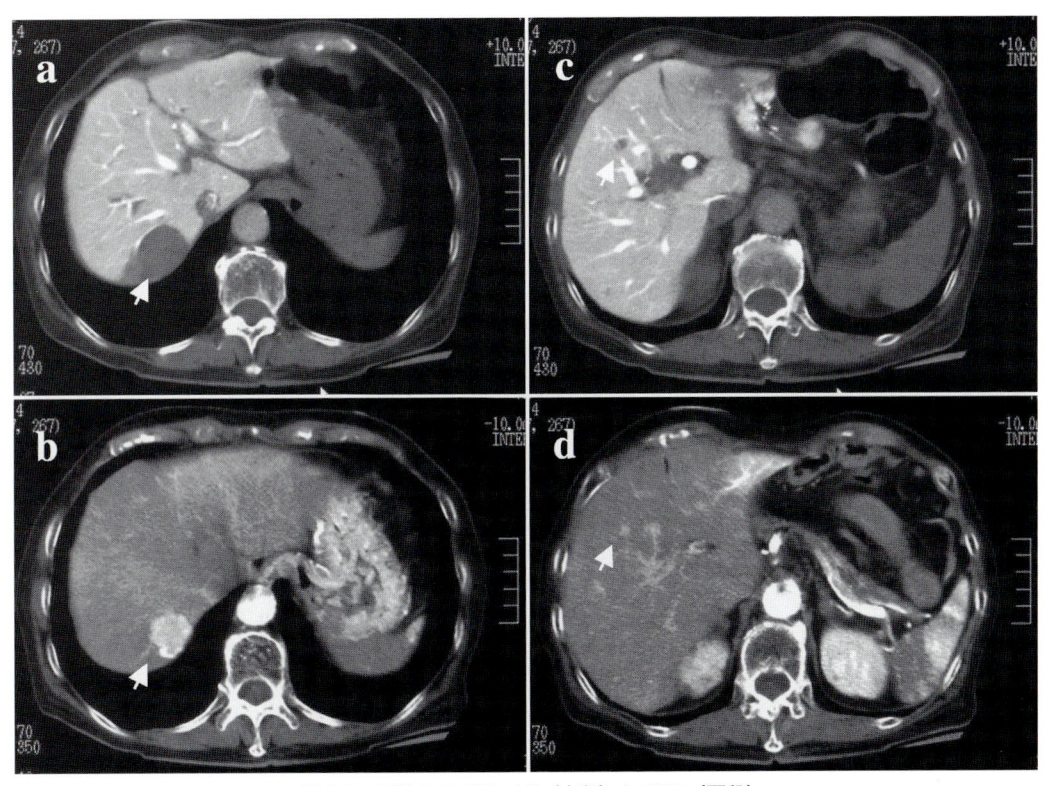

図96 症例2のCT‑AP（上段）とCTA（下段）
a, c：CTAPにて肝転移巣は類円形のperfusion defectとして描出された．S7の腫瘍より末梢側の defectは，腫瘍近隣の小門脈への腫瘍栓の存在を示唆した．
b, d：肝転移巣は造影効果に富む腫瘤であり，CTAにてこれらは強く濃染した．

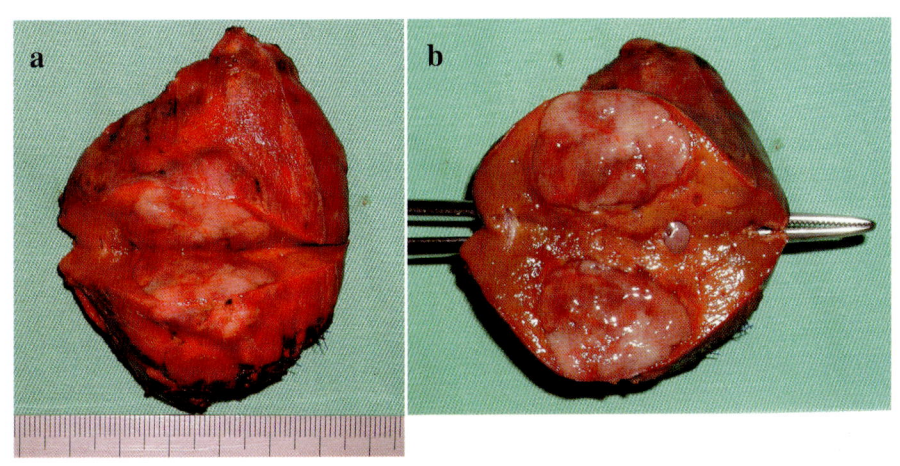

図97 症例2の切除標本
S7病変に対し肝部分切除を施行，他の小病変は経皮的治療を選択した．
a．腫瘍は弾性軟，肝表面より突出していた．
b．標本割面では，皮膜を有し，境界明瞭な膨張性腫瘍であった．内部は白色，一部赤色を呈し，軽度の壊死を示唆した．

307

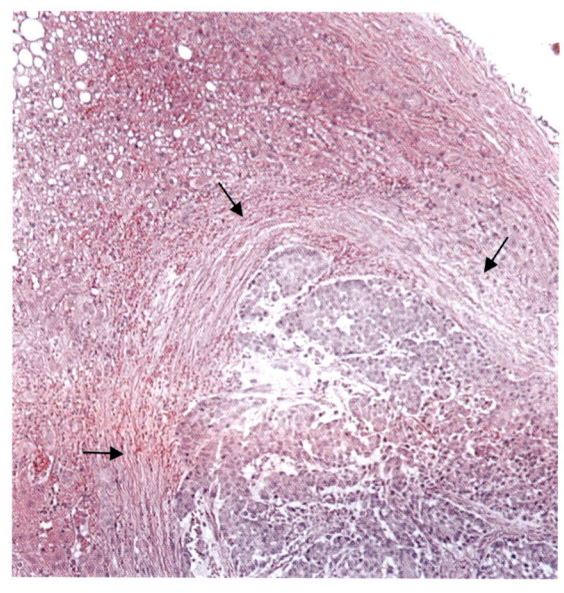

臨床編

図 98
病理組織学的所見では，周囲肝実質の小門脈（↑）に腫瘍塞栓を有す高分化型内分泌細胞癌であった．

▶▶▶おわりに

　膵内分泌腫瘍の肝転移例に対する治療を概説した．担癌状態でも長期生存が可能であること，根治切除により治癒可能な症例が存在することを念頭に置き，きめ細かな診断と患者へのインフォームド・コンセントのもと，バランスの良い治療法選択とその実施に徹することが，より良い成績を得ることにつながると考えられる．

■文　献■

1) 日本膵臓学会登録委員会：日本膵臓学会膵癌登録調査報告－20年間の総括－．膵臓 18：101 - 169, 2003.
2) Soga J, Yakuwa Y：Pancreatic endocrinomas；statistical analysis of 1,857 cases. J Hepatobiliary Pancteat Surg 1：522 - 529, 1994.
3) Japan Pancreatoduodenectomy Study Group：Surgical management of endocrine tumor of the pancreas in Japan. J Hepatobiliary Pancteat Surg 4：295 - 303, 1997.
4) 土井隆一郎，藤本康二，河本　泉ほか：消化器癌に対する標準的治療・21 －われわれはこう考える－膵内分泌腫瘍．消外 24：1981 - 1987, 2001.
5) Charles AGP, Jonathan SL：Current Concepts in Functioning Endocrine Tumors of the Pancreas. World J Surg 28：1231 - 1238, 2004.
6) 木村　理：非機能性膵内分泌腫瘍の診断と治療の現況．日消病会誌　101：373 - 381, 2004.
7) 石川　治，大東弘明，江口英利ほか：膵内分泌腫瘍の進行例に対する治療．消化器画像 7：79 - 82, 2005.
8) Moertel CG, Lefkopoulo M, Lipsitz S, et al：Streptozocin-doxorubicin, streptozocin-fluorouracil or chlorozotocin in the treatment of advanced islet-cell carcinoma. N Engl J Med 326：519 - 523, 1992.
9) Fjallskog ML, Sundin A, Westlin JE, et al：Treatment of malignant endocrine pancreatic tumors with a combination of ∂-interferon and somatostatin analogs. Med Oncol 19：35 - 42, 2002.
10) Lang H, Schlitt HJ, Schmidt H, et al：Total hepatectomy and liver transplantation for metastatic neuroendocrine tumors of the pancreas － a single center experience with ten patients. Langenbecks Arch Surg 384：370 - 377, 1999.
11) Ahlman H, Friman S, Cahlin C, et al：Liver transplantation for treatment of metastatic neuroendocrine tumors. Ann N Y Acad Sci 1014：265 - 269, 2004.

3. 臓器別
5）肝癌の肝内転移

別宮 好文　幕内 雅敏*

▶▶▶ はじめに

　肝細胞癌の予後は，画像診断の向上や手術手技の工夫により，近年大幅に改善されてきたが[1]，術後の残肝再発は大きな問題点として残されている．小さな肝細胞癌であっても，切除後の顕微鏡的検索で，門脈侵襲が41％，肝内転移が31％に存在すると報告されている[2]．したがって，亜区域切除に代表される支配門脈域の解剖学的切除術は，肝内転移を有する肝細胞癌の長期成績を向上させると考えられる．さらに，肝細胞癌の肝内転移は，門脈浸潤とともに予後不良因子の一つと考えられており，その制御は肝細胞癌の予後を改善するキーポイントである[3)-7)]．

　本稿では，肝内転移の定義，手術適応，手術手技，予後について自験例を中心に述べる．

▶▶▶ I．肝内転移の定義

　肝細胞癌の肝内転移(intrahepatic metastasis)は「原発性肝癌取扱い規約」[8]において，次のように定義されている．
　　1）門脈腫瘍栓あるいは，これを基盤として増殖したと考えられる癌病変
　　2）最大の癌腫の近傍に多く，離れるに従って数が少なくなるような癌病変群
　　3）孤立性の癌病変でも，最大の癌腫の近傍にあり，それに比して明らかに小さく，かつ組織型がそれと同等か，分化度が低い癌病変

　上記の1）〜3）の項目に該当しない肝細胞癌の複数病変は多中心性発生(multicentric occurrence)による原発巣と考える．しかし，実際の臨床では，肝内転移か多中心性発生による原発巣か決定困難な病変もまれではない．近年，B型肝炎ウイルスに関しては，ウイルスDNAの肝細胞癌DNAへの組み込みパターンやp53などの癌関連遺伝子の変異パターン，マイクロアレイを用いた遺伝子発現パターンの解析によって，肝内転移と多中心性発生の原発巣を鑑別する試みがなされている[9)-13)]．C型肝炎ウイルスに関しては，コア蛋白の癌原性が示唆されるものの，遺伝子発現パターンから転移巣と原発巣を区別することは困難と考えられている[14]．

東京大学大学院医学系研究科臓器病態外科学（肝胆膵外科）　講師　*教授

▶▶▶ II. 手術適応

　肝細胞癌に対する肝切除は，背景に慢性肝炎や肝硬変が存在することが多いため，肝機能障害の程度と腫瘍条件のバランスを考えなければならない．当科での肝障害度評価は，腹水の有無，血清総ビリルビン値，ICG-R15値で行い，血清総ビリルビン値が正常（1.0mg/dl以下）の場合には，ICG-R15値に応じて肝切除の切除範囲を決定している．図99に当科における肝機能からみた肝切除の適応を示す[15]．

　肝内転移を合併している肝細胞癌の手術適応は，肝内転移の存在している区域，亜区域の範囲と肝障害の程度によって決定される．すなわち，主腫瘍と肝内転移の存在している区域，亜区域を系統的に切除することができ，その手術が上記の肝障害度評価で安全に行えると判断した場合は積極的に肝切除を行っている．

　また，肝右葉に大きな主腫瘍が存在し，右葉に肝内転移が複数ある場合，右肝切除の適応となるが，切除後の肝左葉の容積に応じて門脈塞栓術を術前に行う必要がある．すなわち，ICG-R15値が10％以下で残存する肝左葉が非癌部全肝容積の40％以下，またはICG-R15値が10％～20％で残存する肝左葉が非癌部全肝容積の50％以下の場合には，門脈右枝の塞栓術を行って，それぞれ40％以上，50％以上に肝左葉が肥大したのち手術を行っている[16]．以下に具体例を示す．

　症例1は78歳男性，C型慢性肝炎で，術前CT像では肝右葉前区域を中心に10cmの主腫瘍と前区域に2個，後区域に1個の肝内転移を認める（図100）．ICG-R15値が9.2％で右肝切除後の残肝容積が38％のため，門脈塞栓術を行った．2週間後，残肝容積が45％になったのを確認して右肝切除を行い，術後のT. Bilの最高値は1.6mg/dlで，順調に経過して退院した．図101に切除標本を示す．前区域に2個の肝内転移が認められる．

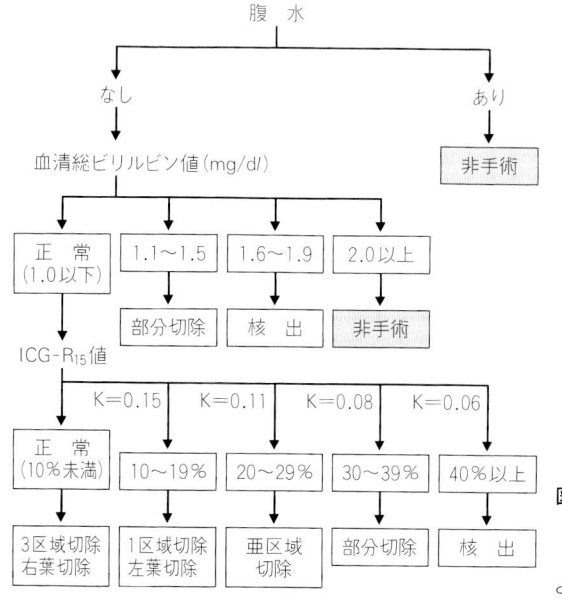

図99　肝細胞癌の肝機能からみた肝切除の適応
（Koike Kら：Oncology, 2002[14]より引用）

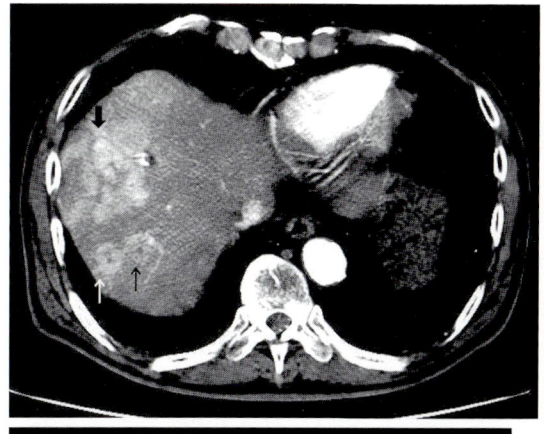

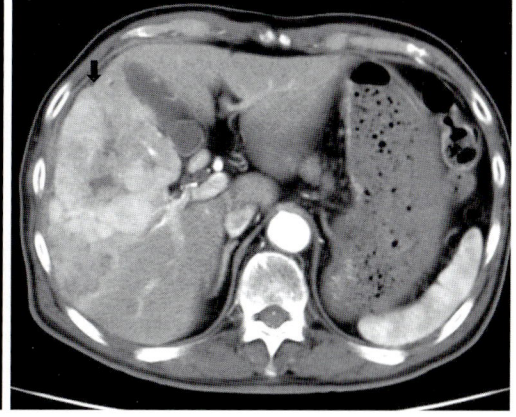

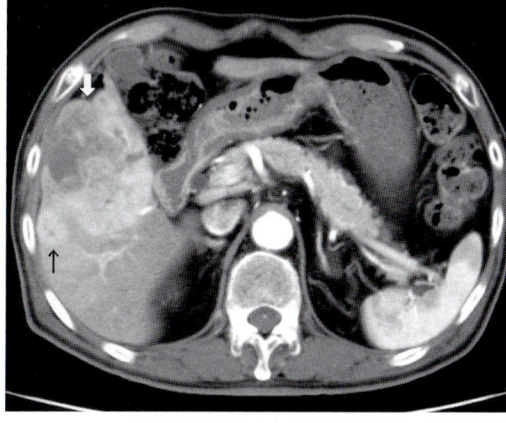

図100　症例1のCT像
　左上図　前区域の主腫瘍（太矢印）とS8の肝内転移（細矢印）2個が認められる．
　右上図　前区域を中心に後区域にまたがる巨大な主腫瘍（太矢印）が認められる．
　左下図　後区域に肝内転移が1個認められる（細矢印）．
　太矢印は主腫瘍，細矢印は肝内転移を示す．

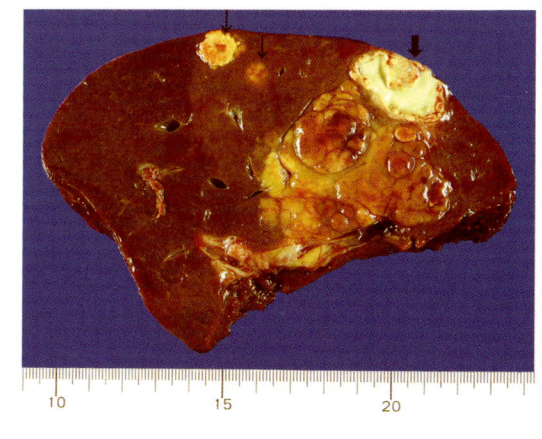

図101　症例1の切除標本の割面
　主腫瘍（太矢印）と2個の肝内転移（細矢印）が認められる．

▶▶▶ III. 手術手技

　肝細胞癌の肝切除は，腫瘍の経門脈性進展を考慮して，肝機能が許す限り当該門脈枝支配領域の解剖学的切除を行うべきである[17)-19)]．その根拠として，当科における5cm以下の肝細胞癌初回治癒切除症例138例の解析結果が挙げられる[20)]．この解析では，138例を解剖

臨床編

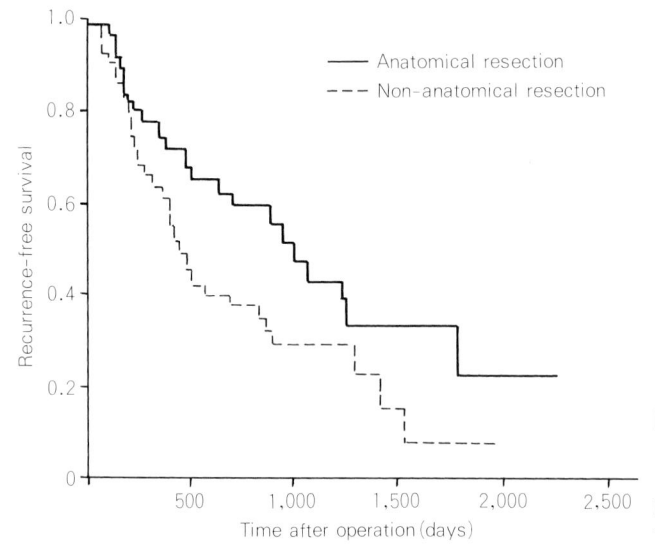

図102 解剖学的肝切除と非解剖学的肝切除の無再発生存期間の比較
解剖学的肝切除の方が非解剖学的肝切除に比べて有意に無再発生存期間が良好であった．(p=0.012)

学的切除82例と非解剖学的切除56例に分けて，それぞれの無再発生存率を比較した（図102）．解剖学的切除の無再発生存率のほうが，非解剖学的切除に比べて有意に良好であった（P = 0.012）．さらに，当科における5 cm以下の肝細胞癌初回治癒切除症例272例の解析で，2年以内の肝内再発に寄与するさまざまな因子を多変量解析した結果，有意な危険因子として非解剖学的切除，血清AFP値＞32ng/ml，顕微鏡的血管浸潤の3因子が同定された[21]．以上より，術前診断で肝内転移が同定されなくても，腫瘍の存在する門脈域を解剖学的に切除することは極めて有意義と考えられる．

　肝内転移は経門脈性進展の結果と考えられるから，肝内転移を伴う肝細胞癌の手術術式も，当然のことながら主腫瘍とすべての肝内転移の存在する門脈支配領域を解剖学的に切除することが理想である．しかし，肝機能障害の程度によっては解剖学的切除を断念し，より小範囲の切除を余儀なくされることもまれではない．

　解剖学的肝切除は，切除する肝容積に応じて右肝切除，左肝切除から領域切除（Sectoriectomy），区域切除，亜区域切除（たとえば，P8腹側枝の支配領域の切除）まで存在する．ここでは，自験例で解剖学的肝切除の実際を紹介する．

1. S5区域切除＋S6亜区域切除

　症例2は64歳男性．非B非C慢性肝炎に発生したS5/6の径6 cmの肝細胞癌で，近傍に肝内転移を伴う（図103）．ICG-R15値は15%であるから，S5区域切除とS6亜区域切除を行う方針とした．術中写真を図104に示す．肝表面に白色結節として肝内転移が散見される．S5には通常3～5本の門脈枝があり，これらをすべて染色するのは困難であるため，counterstaining identification techniqueを用いる[22]．本症例もP8腹側枝から2本，P8背側枝が分枝する直前の前区域枝本幹から2本のP5が分枝していたため，P5が分枝したすぐ末梢側のP8腹側枝とP8背側枝をそれぞれ染色してS5とS8の境界を同定した．さらに，腫瘍を栄養するP6の枝が分枝したすぐ末梢側で後区域枝本幹を染色して，S6の切除領域を非染色域として同定した．図105に電気メスでマーキングした肝表面の術中写真を示す．

3. 臓　器　別－5) 肝癌の肝内転移

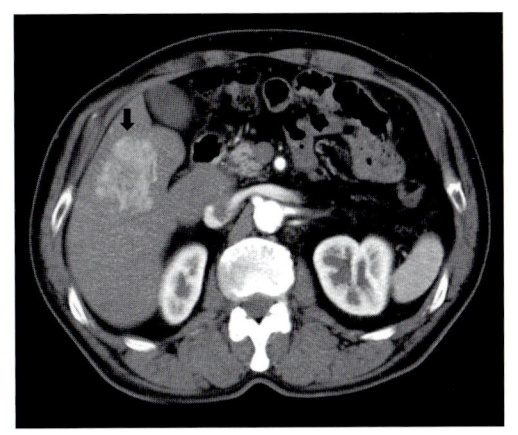

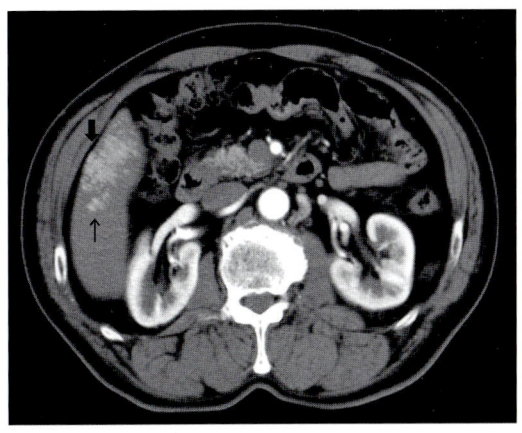

図 103　症例 2 の CT 像
左図：S5/6 の主腫瘍（太矢印）．右図：主腫瘍（太矢印）と S6 の肝内転移（細矢印）

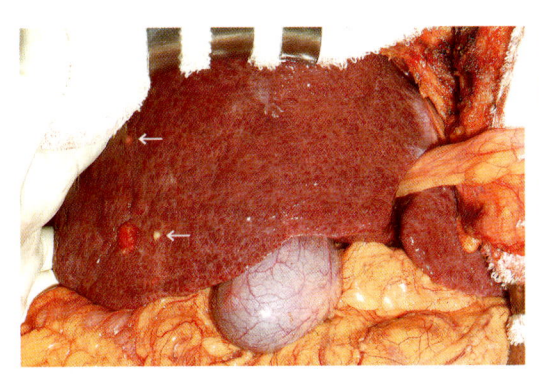

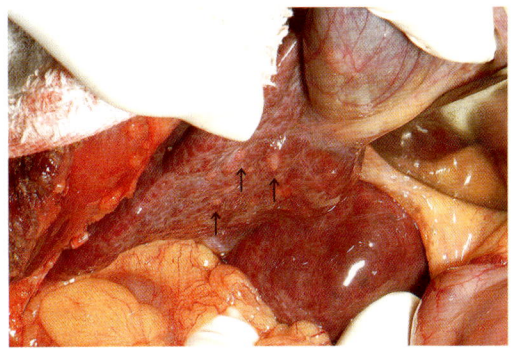

図 104　症例 2 の術中写真
左図：肝表面に肝内転移が 2 個認められる（矢印：肝内転移）．
右図：肝下面に肝内転移が多数認められる（矢印：肝内転移）．

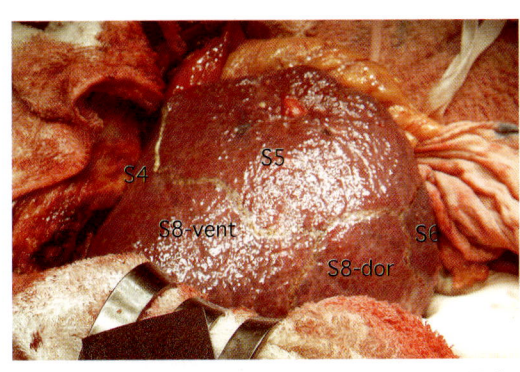

図 105　Counterstaining technique を用いて同定した切除範囲の術中写真

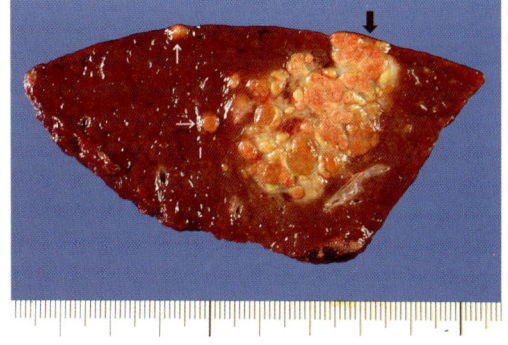

図 106　症例 2 の切除標本の割面
主腫瘍と 2 個の肝内転移が認められる．

　図 105 の S8‐vent，S8‐dor，S6 の領域がそれぞれ P8 腹側枝領域，P8 背側枝領域，P6 領域を示す．**図 106** に腫瘍の割面を示す．肝内転移が 2 個認められる．

313

臨床編

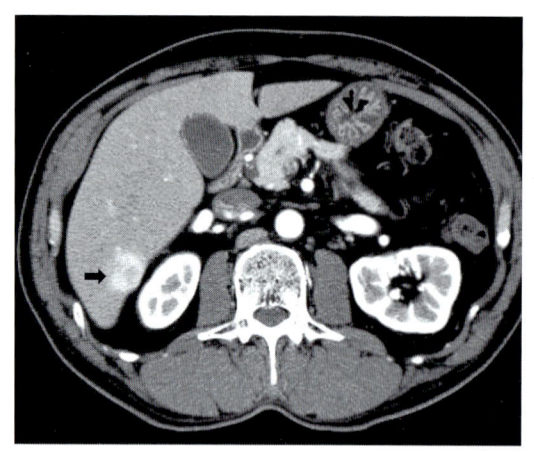

図107　症例3のCT像
S7に径2.4cmの腫瘍（太矢印）が認められる．

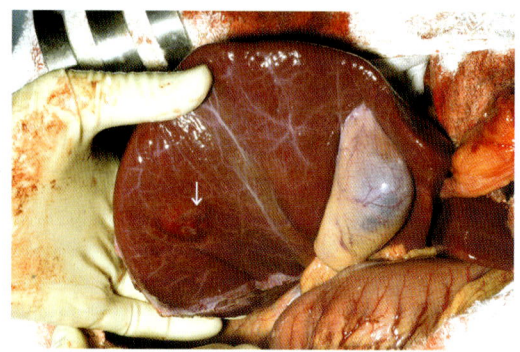

図108　症例3の肝下面より見た術中写真
腫瘍（白矢印）がS7の肝表に突出するように認められる．

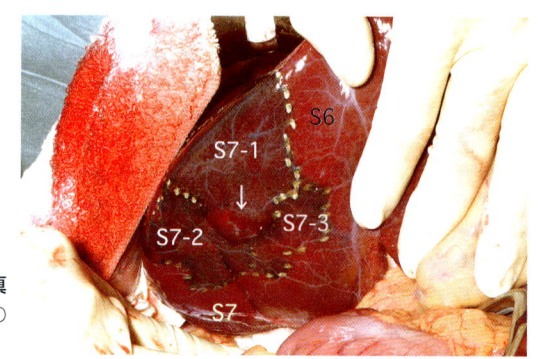

図109　症例3の染色後の術中写真
S7-1，S7-2，S7-3はそれぞれP7の3本の分枝の支配領域を示す．白矢印は腫瘍を示す．

2．S7亜区域切除

　一つの区域をすべて解剖学的に切除すると切除肝容積が大きすぎる場合には，当該門脈区域枝の腫瘍栄養分枝のみを別々に染色して，亜区域切除を行う手術手技である．以下に具体例を示す．
　症例3は56歳男性．C型慢性肝炎に発生したS7の径2.4cmの肝細胞癌である（図107）．ICG-R15値は22％であることよりS7の一部を解剖学的に切除する方針とした．術中写真を図108に示す．腫瘍はS7の肝表面に突出するように存在している．腫瘍を栄養するP7の分枝3本を別々に染色して，切除範囲を決定した．図11に電気メスでマーキングした後の肝下面より見た術中写真を示す．図109のS7-1，S7-2，S7-3がそれぞれP7の3本の分枝の支配領域を示す．

3．S3＋S4切除

　症例4は73歳男性．C型肝硬変に発生したS4の径4.5cmの肝細胞癌である（図110）．腫瘍は門脈臍部に接している．このような肝細胞癌は，門脈左枝の分岐形態から明らかなように，経門脈的にS4のみならずS3にも転移しやすい[23]．ICG-R15値は16％で左肝切除可能であるが，左葉の相対的肥大により左葉切除は50％の肝切除量となるため，S3＋S4切除を行った．図111に肝離断面を示す．中肝静脈と左肝静脈が全長にわたって離断面に

3. 臓　器　別 − 5) 肝癌の肝内転移

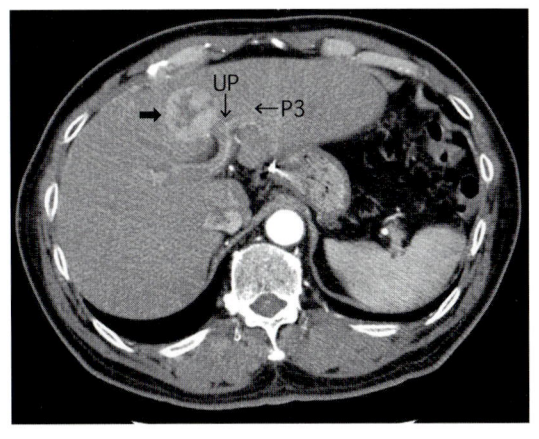

図110　症例4のCT像
Umbilical portion に接して腫瘍（太矢印）が存在している．

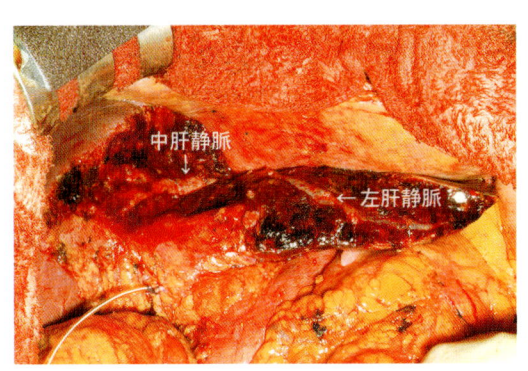

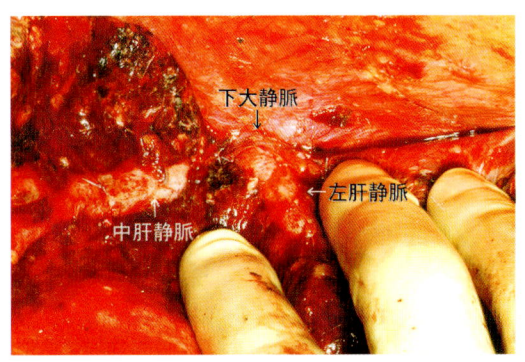

図111　症例4の肝離断面
左図：中肝静脈と左肝静脈が全長にわたって露出している．
右図：中肝静脈と左肝静脈の合流部及び肝上部下大静脈が露出している．

露出しており（図111左），中肝静脈と左肝静脈の合流部ならびに肝上部下大静脈前面が露出している（図111右）．

▶▶▶ IV. 肝内転移を伴う肝細胞癌の予後

　肝細胞癌の肝切除後の予後不良因子として，肉眼的または顕微鏡的門脈浸潤とともに，肝内転移の有無が挙げられている[3)〜7)]．この2つの因子は，肝内転移の定義から明らかなように，肝細胞癌の肝内進展様式（経門脈性進展）を別の側面から見た結果に過ぎないといえよう．言い換えれば，肝内転移や門脈腫瘍栓を有する肝細胞癌は，肝機能の許す限り解剖学的肝切除を行うことが，予後を改善する最も有効な手段である．

▶▶▶ おわりに

　肝細胞癌の肝内転移の定義，手術適応，手術術式，予後について，自験例を中心に概説した．慢性肝炎や肝硬変を合併した肝細胞癌においては，肝機能の許す限り当該門脈域を解剖学的に切除することこそ，外科側の予後改善因子として最も重要である．

■文　　　献■

1) Takayama T, et al：Early hepatocellular carcinoma as an entity with a high rate of surgical cure. Hepatology 28（5）：1241-1246, 1998.
2) Takayama T, et al：Systematic resection for Hepatocellular carcinoma. Nippon Geka Gakkai Zassi 99（4）：241-244, 1998.
3) Makuuchi M, et al：Surgery for small liver cancers. Semin Surg Oncol 9（4）：298-304, 1993.
4) Vauthey JN, et al：Factors affecting long-term outcome after hepatic resection for hepatocellular carcinoma. Am J Surg 169（1）：28-34 ; discussion 34-35, 1995.
5) Yamanaka N, et al：Prognostic factors after hepatectomy for hepatocellular carcinomas ; A univariate and multivariate analysis. Cancer 65（5）：1104-1110, 1990.
6) Nagasue N, et al：Incidence and factors associated with intrahepatic recurrence following resection of hepatocellular carcinoma. Gastroenterology 105（2）：488-494, 1993.
7) Ikai I, et al：Reevaluation of prognostic factors for survival after liver resection in patients with hepatocellular carcinoma in a Japanese nationwide survey. Cancer 101（4）：796-802, 2004.
8) The General Rules for the Clinical and Pathological Study of Primary Liver Cancer Nov. 2000 (The 4th Edition) Ed by Liver Cancer Study Group.
9) Hsu HC, et al：Clonality and clonal evolution of hepatocellular carcinoma with multiple nodules. Hepatology 13（5）：923-928, 1991.
10) Matsumoto Y, et al：Multicentric occurrence of hepatocellular carcinoma ; diagnosis and clinical significance. J Hepatobiliary Pancreat Surg 8（5）：435-440, 2001.
11) Ng IO, et al：Determination of the molecular relationship between multiple tumour nodules in hepatocellular carcinoma differentiates multicentric origin from intrahepatic metastasis. J Pathol 199（3）：345-353, 2003.
12) Sakamoto M, et al：Multicentric independent development of hepatocellular carcinoma revealed by analysis of hepatitis B virus integration pattern. Am J Surg Pathol 13（12）：1064-1067, 1989.
13) Yamamoto T, et al：Determination of the clonal origin of multiple human hepatocellular carcinomas by cloning and polymerase chain reaction of the integrated hepatitis B virus DNA. Hepatology 29（5）：1446-1452, 1999.
14) Koike K, et al：Molecular mechanism of viral hepatocarcinogenesis. Oncology 62（Suppl 1）：29-37, 2002.
15) 幕内雅敏ほか：肝硬変合併肝癌治療のStrategy. 外科治療 29：1530-1536, 1987.
16) Kubota K, et al：Measurement of liver volume and hepatic functional reserve as a guide to decision-making in resectional surgery for hepatic tumors. Hepatology 26（5）：1176-1181, 1997.
17) Makuuchi M, H Hasegawa and S Yamazaki：Ultrasonically guided subsegmentectomy. Surg Gynecol Obstet 161（4）：346-350, 1985.
18) Makuuchi M, et al：The value of ultrasonography for hepatic surgery. Hepatogastroenterology 38（1）：64-70, 1991.
19) Takayama T, et al：Surgical resection ; Diagnosis and Treatment of Hepatocellular Carcinoma, Livraghi T et al (eds), p279-293, Greenwich Medical Media, London, 1997.
20) Imamura H, et al：Prognostic significance of anatomical resection and des-gamma-carboxy prothrombin in patients with hepatocellular carcinoma. Br J Surg 86（8）：1032-1038, 1999.
21) Imamura H, et al：Risk factors contributing to early and late phase intrahepatic recurrence of hepatocellular carcinoma after hepatectomy. J Hepatol 38（2）：200-207, 2003.
22) Takayama T, et al：A new method for mapping hepatic subsegment ; counterstaining identification technique. Surgery 109（2）：226-229, 1991.
23) Kawasaki S, et al：A new alternative hepatectomy method for resection of segments 3 and 4 of the liver. Surg Gynecol Obstet 175（3）：267-269, 1992.

3. 臓器別
6) 肺癌

矢野　聖二　　曽根　三郎*

▶▶▶ I. 肺癌と肝転移

　肺癌は年々増加しており，現在わが国の悪性新生物による死亡原因の第1位となっている．肺癌の死亡率が高い最大の要因は，早い段階で形成される転移である．真の早期癌であれば手術で治癒が期待できるが，肺癌の70～80％は診断時にすでに進行癌であり，多くの症例が遠隔転移を有している．しかも，その転移は多臓器にわたるため，治療をさらに困難にしている．肝転移は，脳転移，肺転移，副腎転移，骨転移などとともに肺癌で好発するが，肝転移のコントロールに難渋し，肝転移の制御が患者の予後を左右する場合も少なくなく，肺癌の肝転移コントロールは重要である．

▶▶▶ II. 肺癌肝転移の治療

　肝転移を有する肺癌症例に対しては，IV期の標準的治療である抗癌剤による全身化学療法が行われる．また，手術不能または再発非小細胞肺癌に対しては，上皮成長因子受容体（EGFR）阻害薬であるゲフィチニブ（商品名：イレッサ）が2002年7月に承認されており，肝転移を有するIV期症例に使用できる．ゲフィチニブの有効性と関連の高い因子として，女性，腺癌，非喫煙歴，東洋人，良好な全身状態，癌細胞が発現するEGFRの活性型変異が知られている[1]．有害事象として，重篤な急性肺障害／間質性肺炎や肝障害などが発生しうる．ゲフィチニブ有効例は，脳転移または癌性髄膜炎で再発すること多いことが最近報告され[2]注目されるが，肝転移のコントロールに難渋する場合も少なくない．抗癌剤やゲフィチニブなどによる全身薬物療法で原発巣や他臓器の転移が制御され肝転移のみが問題となる症例，または原発巣の摘出後肝転移で再発した症例には，抗癌剤の肝動脈注入やラジオ波凝固療法（RFA）などの局所療法も行われる．

　以下に，ゲフィチニブ治療中肝転移のみが増大し，肝転移制御のため抗癌剤の肝動脈注入またはRFAを行った自験例を提示する．

　症例は66歳の女性で，喫煙歴はない．左上葉原発の非小細胞肺癌（腺癌，T4N2M1，IV

徳島大学病院呼吸器・膠原病内科　講師
*徳島大学大学院ヘルスバイオサイエンス研究部分子制御内科学　教授

臨床編

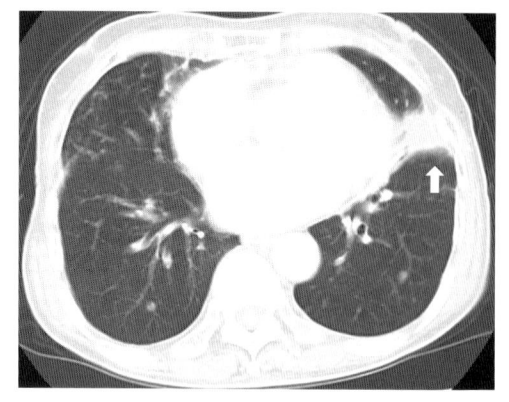

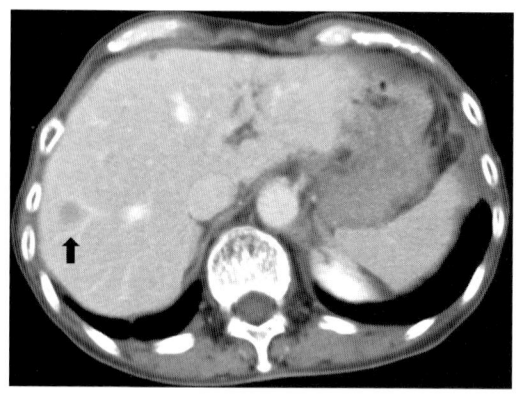

肺原発巣　　　　　　　　　　　肝転移巣

ゲフィチニブ治療前

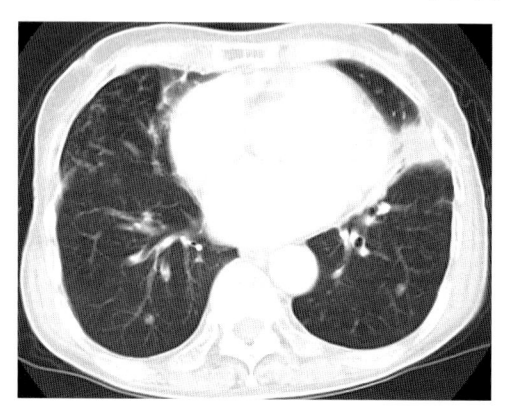

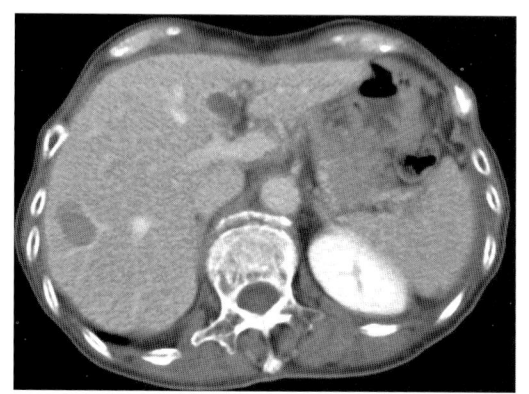

8ヵ月後

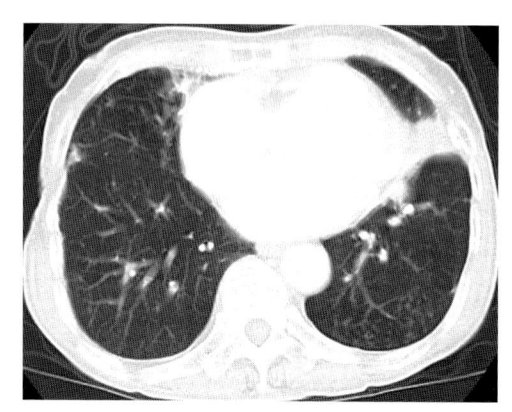

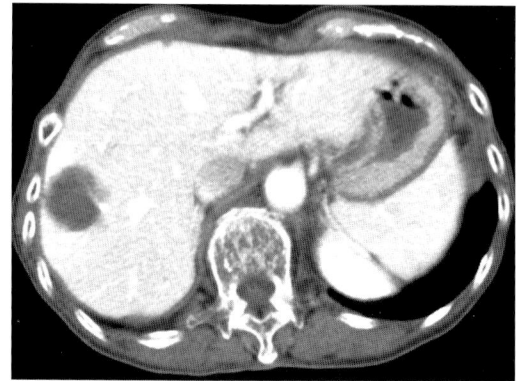

肝 RFA 1ヵ月後

図 112　ゲフィチニブ治療中に増大した肝転移に対しRFA治療を実施した非小細胞肺癌症例
　ゲフィチニブ治療にて肺原発巣と肝転移巣（矢印）の増大は阻止された．しかし，8ヵ月後に肝転移巣の増大が認められたため，ゲフィチニブ治療を継続し，肝転移巣に対しRFAを実施した．肝RFAの1ヵ月後には治療による低吸収域を認める．

3. 臓 器 別 － 6) 肺癌

期)で，診断時に肺内転移がみられ，近医において各種抗癌剤治療(カルボプラチン＋ビノレルビンを2コース，カルボプラチン＋ゲムシタビンを2コース，カルボプラチン＋パクリタキセルを3コース)を実施されたが，骨髄毒性のため治療継続困難となり，肝転移も出現したため当科に紹介された．文書による同意を得た後ゲフィチニブ(250mg)治療を開始した．肺原発巣と肝転移巣の安定化が得られたが，ゲフィチニブ治療開始8ヵ月後に肝転移のみが増大したため，ゲフィチニブ治療を継続しながら消化器内科にて肝転移巣に対するRFAを実施した(図112)．RFA実施翌日には，凝固部位がCTにおいて低吸収域として描出された．以後ゲフィチニブ治療のみで約半年間病勢を維持している．

▶▶▶ III. 肺癌肝転移の分子機構の解析

1. 肺癌の多臓器転移モデルの作製

上述したように，肺癌治療の最大の障壁は，診断時に既に形成されている多臓器転移である．肺癌多臓器転移に対する有効な治療法開発を目的に，われわれはSCIDマウスを用いた多臓器転移モデルを作製し，転移の分子機構を解明すべく研究を行っている．

まず，SCIDマウスに静注する系を試みたが，ヒトの肺癌細胞株はマウスでは非常に造腫瘍性が低く，転移巣は形成されなかった．また，肺内への同所移植も試みたが，原発巣とリ

組織型	細胞株	転移形成					
		骨	肺	肝	腎	リンパ節	
小細胞癌	H69	−	−	++	+	+++	
	H69/VP	−	−	++	+	+++	→図A
	SBC-3	−	−	++	−	++	
	SBC-5	++	+	++	−	+	→図B
	OS3-R5	−	−	+++	−	−	
腺癌	PC-14	−	+++	+	+	−	
	PC14PE6	−	++++	+	+	−	→図C
	A549	−	++	−	−	−	
	ACC-LC-319	+	+++	+++	−	−	
扁平上皮癌	RERF-LC-AI	−	−	++	+	−	→図D
	H226	−	+++	−	−	−	

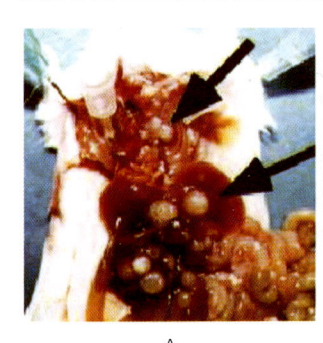

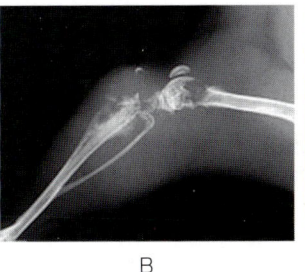

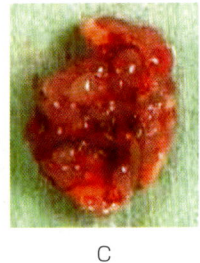

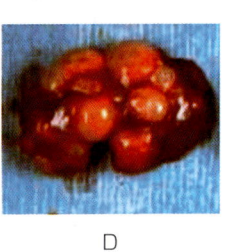

図113 NK細胞除去SCIDマウスにおけるヒト肺癌細胞株の転移パターン
小細胞癌株はおもに肝，腎，リンパ節転移を，腺癌は肺転移や癌性胸水を形成する．このパターンは臨床の肺癌の転移パターンと似通っており，臨床を反映したモデルであると考えられる．

ンパ節転移は形成されるものの遠隔転移は形成されなかった．そこで，SCIDマウスにマウスIL-2Rβ鎖抗体を腹腔内投与しNK細胞を除去した後，腫瘍細胞を静注することで100％のマウスに多臓器転移が形成されるモデルを作製した[3]．

このモデルにおいては，小細胞癌株はおもに肝，腎，リンパ節転移を形成し，SBC‐5細胞はさらに肺や骨にも転移を形成する．腺癌は肺転移や癌性胸水を形成する（図113）．このパターンは臨床の肺癌の転移パターンと非常によく通っており，臨床を反映したモデルであると考えられる．

2．肝転移特異的に発現の上昇している遺伝子群の同定

症例提示したように，肺癌において治療効果に臓器間格差がしばしばみられる．癌転移は癌細胞と臓器微小環境との相互反応の上に成り立っているが，臓器微小環境は臓器ごとに多様であり，多様な臓器微小環境により癌細胞の遺伝子変化が起こり，抗癌剤または分子標的薬に対する感受性が修飾されている可能性がある．そこで，上記モデルを用い，肺癌細胞の遺伝子発現が転移臓器ごとに異なっているか否かを検討した．SBC‐5の肺，肝，腎，骨の転移結節の癌細胞からRNAを回収し，cDNAマイクロアレイで遺伝子発現を解析し臓器ごとに比較した．興味深いことに，SBC-5の遺伝子発現パターンは臓器ごとに異なっており，癌細胞の遺伝子発現が臓器微小環境により修飾された可能性が示唆された[4]．表35に肝特異的に発現が上昇していた遺伝子を示す．真の肝転移制御因子を同定するために，これらの遺伝子発現を変化させることで肝転移形成に変化が生じるか否かについて現在検討を進めている．肝転移関連因子が同定できれば，その因子を標的に有効な肝転移阻害療法が開発できると思われる．

3．サイトカイン遺伝子導入による肝転移抑制

臓器微小環境を修飾するようなサイトカインの遺伝子導入を行った癌細胞の転移形成が臓器により異なるかを検討した．まず，マクロファージの活性化因子であるM‐CSFを肺癌細胞株に遺伝子導入した場合，多臓器転移モデルにおいて肝転移やリンパ節転移は抑制

表35　肝特異的転移関連候補因子

機能	遺伝子記号	遺伝子名	発現比
細胞接着	CDH2	cadherin 2, type 1, N‐cadherin (neuronal)	3.01
細胞骨格	MYPT1	myosin phosphatase, target subunit 1	3.00
リモデリング	P4HA1	prolyl 4-hydroxylase, alpha‐1 subunit	3.11
サイトカイン	LIF	leukemia inhibitory factor	3.49
代謝	PDK1	pyruvate dehydrogenase kinase, isoenzyme 1	6.21
	LDHB	lactate dehydrogenase B	3.37
転写	DDX15	DEAD/H (Asp‐Glu‐Ala‐Asp/His) box polypeptide 15	3.26
	BHLHB2	basic helix‐loop‐helix domain containing, class B, 2	5.45
神経形成	GPM6B	glycoprotein M6B	3.87
	STMN2	Stathmin‐like 2	3.78
その他	SLC2A1	solute carrier family 2, member 1	3.11

NK細胞除去SCIDマウスにSBC-5を静注し，5週後に形成された肝，肺，腎，骨の転移巣からマイクロダイセクション法で癌細胞のみを回収し，癌細胞の遺伝子発現をDNAマイクロアレイで解析し，他臓器と比較し肝転移巣において発現比率が3倍以上上昇していた遺伝子を抜粋した（文献4を改変）．

されたが,腎転移は抑制されなかった[5]. 常在マクロファージは,腎には少ないが肝には多数存在することから,肝転移抑制の機序としては,癌細胞から産生されたM-CSFによりマクロファージが活性化され,癌細胞を傷害したと推測された.

以上の結果から,臓器微小環境の違い(マクロファージの数やおそらく質的な違い)によって,サイトカイン遺伝子導入による抗転移作用には臓器間格差が生じうる可能性とともに,サイトカイン反応性における肝転移の特異性が示唆され興味深い.

4. 分子標的薬による転移抑制の臓器間格差

前述のように,非小細胞肺癌に対する分子標的薬としてEGFR阻害薬ゲフィチニブが臨床で使用されている.しかし,その奏功率は約20%であり,肝転移のみ制御困難となる症例も経験されることから,ゲフィチニブに次ぐ分子標的薬の開発が待望されている.

そこで,最も先行して臨床開発が進められた分子標的薬であるMMP(マトリックスメタロプロテアーゼ)阻害薬の転移抑制効果を上記転移モデルで検討した[6]. 肺転移を形成するPC14PE6, H226はgelatinase(MMP-2またはMMP-9)を高発現していた.担癌マウスに腫瘍細胞接種当日からMMP-2とMMP-9に選択的阻害活性を有するMMP阻害薬(ONO-4817)を1%混餌食として連日投与した.ONO-4817によるMMP阻害により,肺転移モデルにおいてMMP(gelatinase)活性の高い細胞株の肺転移は抑制された.興味深いことに,多臓器転移モデルにおいてはMMP(gelatinase)を発現していない株(SBC-3/DOXとRERF-LC-AI)の腎転移とリンパ節転移は抑制されなかったが,肝転移は抑制された(**表36**). Film *in situ* zymography(FIZ)法を用いて *in vivo* のMMP(gelatinase)活性を検討した結果を加味すると,(1)肺においては肺実質のMMP活性はなく,腫瘍自身が発現するMMPが転移形成およびMMP阻害薬の反応性に重要である,(2)肝においては肝実質が高いMMP活性を有しMMP発現の低い腫瘍の転移形成を促進している,(3)腎のMMP発現は弱く,腫瘍細胞自身のMMP発現が弱い場合MMP阻害薬の転移抑制効果がみられないと考えられる.このように,肝転移に対する分子標的としては,癌細胞のみならず肝微小環境が発現する転移促進因子も標的になりうると思われる.

表36 MMP阻害薬の転移抑制効果と臓器間格差

細胞株 (MMP-2発現)	治療	転移結節:Median (Range)			
		肺	肝	腎	リンパ節
PC14PE6 (+++)	Control MMP阻害剤	13 (3〜19) 4* (2〜17)			
SBC-3/DOX (−)	Control MMP阻害剤		77 (10〜150) 49 (6〜102)*	1 (0〜4) 0 (0〜3)	4 (0〜8) 4 (0〜7)
RERF-LC-AI (−)	Control MMP阻害剤		129 (73〜>150) 70 (21〜>150)*	34 (18〜49) 21 (9〜44)	3 (0〜12) 3 (0〜9)

MMP阻害薬(ONO-4817)は,MMP-2を発現したPC14PE6の肺転移を抑制した.MMP阻害薬は,MMP-2を発現しないSBC-3/DOXやRERF-LC-AIの腎転移やリンパ節転移を抑制しなかったが,肝転移を抑制した.

臨床編

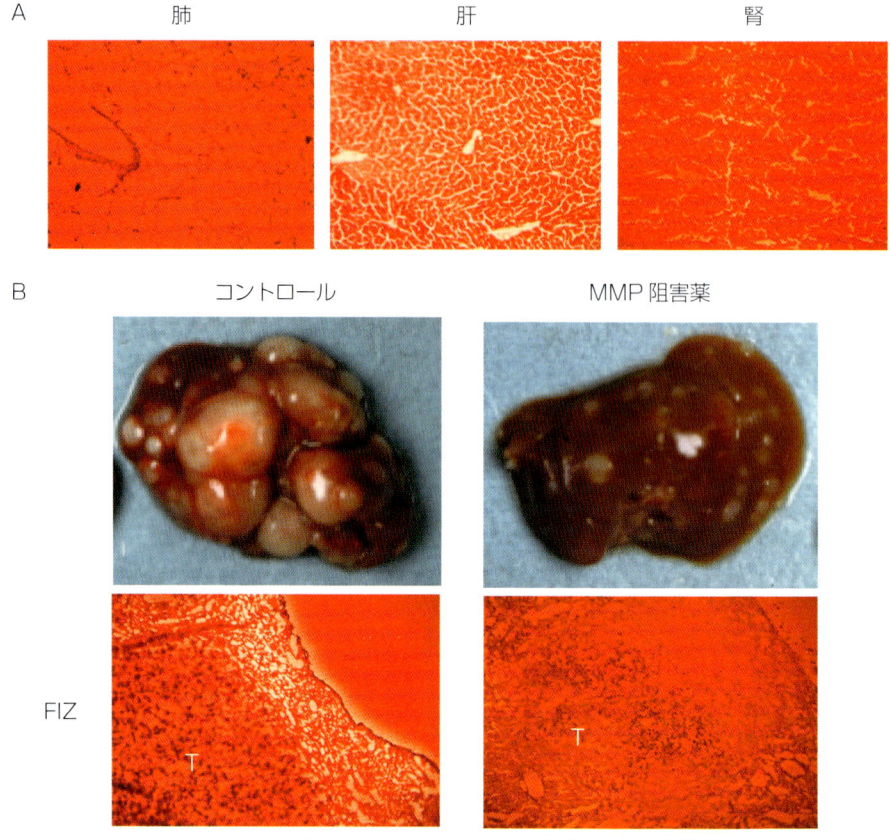

図114　肝のGelatinase活性とMMP阻害薬の肝転移抑制効果
A. 正常臓器のgelatinase活性：film in situ zymography（FIZ）にて，正常肝にgelatinase活性が認められる（白色の抜けている部分）が肺や腎には認めない．
B. MMP阻害薬の肝転移抑制効果：SBC-3/DOXの肝転移がMMP阻害薬により抑制され，肝転移巣周辺のgelatinase活性も抑制されている．T：腫瘍

▶▶▶おわりに

　肝転移は肺癌において高率に発生し，その制御は臨床上非常に重要である．一般的には抗癌剤やゲフィチニブによる全身薬物療法が行われる．原発巣の摘出後肝転移で再発した症例や，全身薬物療法で原発巣や他臓器の転移が制御され肝転移のみが問題となる症例には，抗癌剤の肝動脈注入やラジオ波凝固療法（RFA）などの局所療法も行われ，これらの治療を組み合わせた集学的戦略が必要であろう．さらに，肝転移の克服にはその分子機構の特性に基づいた新たな分子標的治療の開発が急務である．

　　　　　■文　　献■
　1）Janne PA, Engelman JA, Johnson BE：Epidermal growth factor receptor mutations in non-small-cell lung cancer；implications for treatment and tumor biology. J Clin Oncol 23：3227-3234，2005.

2) Omuro AM, Kris MG, Miller VA, et al：High incidence of disease recurrence in the brain and leptomeninges in patients with nonsmall cell lung carcinoma after response to gefitinib. Cancer 103：2344-2348, 2005.
3) Yano S, Nishioka Y, Izumi K, et al：Novel metastasis model of human lung cancer in SCID mice depleted of NK cells. Int J Cancer 67：211-217, 1996.
4) Kakiuchi S, Daigo Y, Ishikawa N, et al：Prediction of sensitivity of advanced non-small cell lung cancers to gefitinib (Iressa, ZD1839). Hum Mol Genet 13：3029-3043, 2004.
5) Yano S, Nishioka Y, Nokihara N, et al：Macrophage colony-stimulating factor-gene transduction into human lung cancer cells differentially regulates metastasis formations in various organ microenvironments of NK-cell depleted SCID mice. Cancer Res 57：784-789, 1997.
6) Shiraga M, Yano S, Yamamoto A, et al：Organ heterogeneity of host-derived matrix metalloproteinase expression and its involvement in multiple-organ metastasis by lung cancer cell lines. Cancer Res 62：5967-5973, 2002.

臨床編

3. 臓器別
7) GIST・カルチノイド

西田　俊朗

▶▶▶ はじめに

「がん」のなかでも比較的稀ではあるが，外科的治療がその治療体系のなかで重要な役割を果たし，比較的進行の遅い腫瘍から，急速な進展を示す腫瘍までさまざまな悪性度を含む腫瘍群がある．このなかで，代表的な二つの腫瘍（消化管間質腫瘍とカルチノイド）の肝転移に対する治療戦略に関して述べる．

▶▶▶ I. Gastrointestinal Stromal Tumor(GIST)と肝転移

Gastrointestinal Stromal Tumor(GIST：消化管間質腫瘍)は，多くはKITを発現する紡錘形あるいは類上皮形腫瘍細胞からなる消化管の間葉系腫瘍で，食道から直腸まで幅広く分布する比較的稀な腫瘍である[1]．本邦と欧米では診断時，あるいは術後再発としての肝転移の頻度は異なる．消化器癌検診の進んでいる本邦では同時性肝転移は10%以下であり，異時性肝転移も20〜30%程度であるが，欧米では診断時30〜50%に遠隔転移（ほとんどが肝転移）を認め，術後肝転移を含む再発率も60%以上に認める．

GISTの治療体系はイマチニブ（グリベック）登場前後で大きく異なっている[2]．イマチニブ以後の現在では，図115に示すように，(1)根治可能症例に関しては，外科的切除が第一選択である．(2)一方，転移を伴うGIST，切除不能GIST，再発GISTに対してはグリベックが第一選択になっている．以下，GISTの肝転移巣に対する診断と治療に関して述べる[3,4]．

▶▶▶ II. GISTの肝転移の診断

GISTの肝転移の診断にはCTが最も有用である．術前のスクリーニングCTはthin-sliceで行えば5mm以下転移巣も十分発見可能である．とくに，イマチニブ使用後は正常肝に比しCT値が低下するため，容易に発見される．一般的にGISTの肝転移は多発性両葉性である．単純CTでは肝実質に比較し低吸収域として現れ，造影早期で周辺より実質内に向

大阪大学大学院医学系研究科臓器制御外科学講座　講師

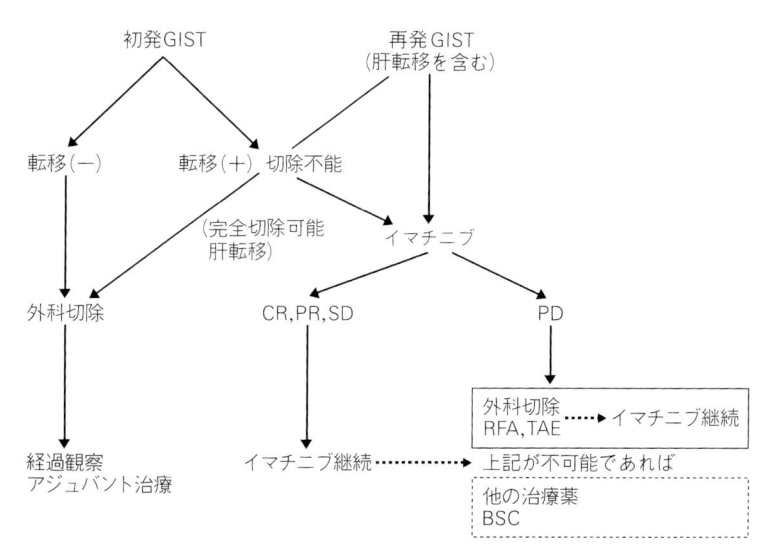

図 115 GIST の治療体系（概略）
初発と再発に分けて GIST の治療の概略を示す.
CR：complete response, PR：partial response, SD：stable disease, PD：progressive disease, RFA：radiofrequency ablation, TAE：transarterial embolization, BSC：best supportive care.

かい造影効果が広がり，門脈相では比較的強い造影効果のある病変となる．したがって，造影剤投与で逆に CT が上昇し，病変が確認しにくくなることがある．比較的小さく，悪性度の低い GIST は，造影剤で均一造影される腫瘍として認められ，大きい GIST あるいは悪性度の高い GIST は不均一に造影され，不整形で，内部に壊死や出血を伴う[5]．

GIST の肝転移の診断時に，以後の治療を決めるうえで重要なことの一つに腹膜播種病変の有無がある．GIST の転移は，ほとんどの症例で腹腔内に限局することが多い[1)2)5]．しかし，多くの肝転移症例はしばしば同時に腹膜播種を伴い，単に肝転移の治療のみでは予後の改善が望めない．GIST においては，肝転移，腹膜播種，腫瘍破裂，他臓器浸潤は同じ程度の予後の悪さ（臨床的悪性度）を示す．今ひとつ重要なことは根治術後のフォロー計画である．NIH コンセンサスカンファで提唱されたリスク分類において，高リスク群に分類される腫瘍や，上記の 4 つの臨床的悪性所見の少なくとも一つを持った GIST は，根治切除後でも再発率は非常に高く（再発率は前者で 50％〜80％，後者で 80％〜90％以上），これらに対しては再発頻度の比較的高い術後 3 年までは年 2 〜 3 回以上のフォローアップ CT が必要であろう．その他のリスク群では再発頻度は低くなり，年 1 〜 2 回で十分と考えられる．再発時期は手術後 5 年以内が多いが，稀に 10 年を越えた後に再発するものもある．

▶▶▶ III. GIST の肝転移の治療

肝転移を伴う GIST の治療の第一選択はイマチニブである[2)3]．しかし，肝転移巣が限局し数も限られている場合，手術単独あるいは外科切除を先行しイマチニブを追加する治療（アジュバント治療）も考えられる．いずれにしても，この分子標的治療薬の適応は KIT タ

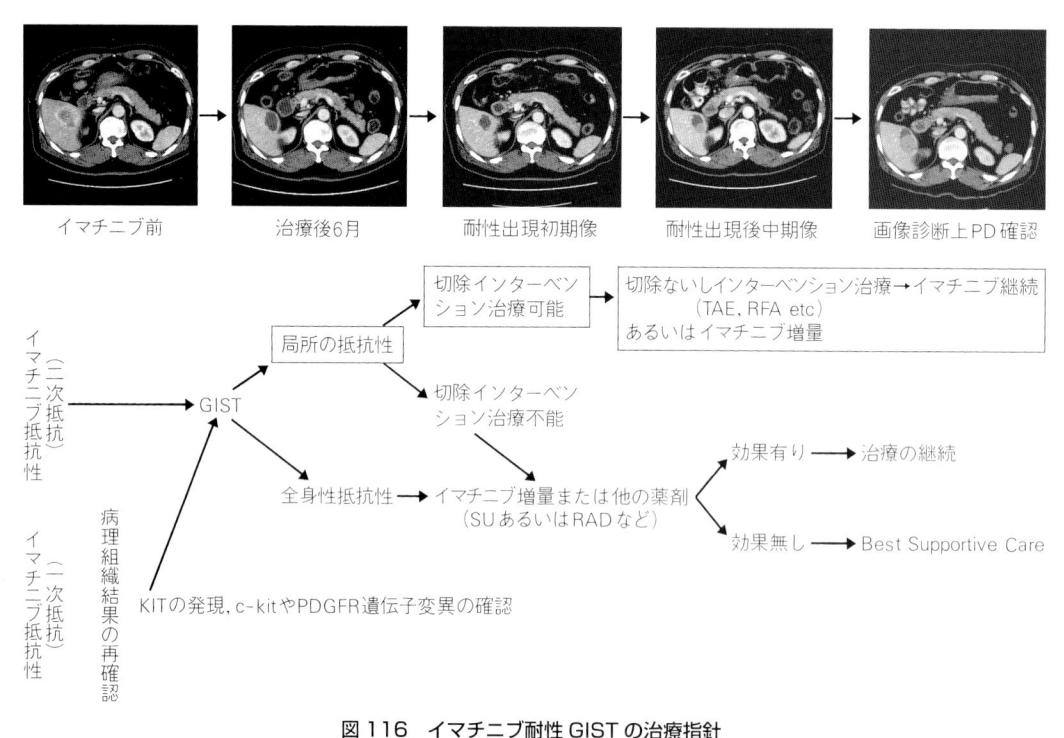

臨床編

図116 イマチニブ耐性GISTの治療指針
上段にはCT評価に基づく，肝転移GISTに対するイマチニブの治療効果と耐性出現の典型的な一例を示す．
下段にはイマチニブ耐性GISTの治療戦略を示す．

ンパク質陽性GISTとなっており，事前に組織を採取（肝転移巣からの針生検標本でも，原発巣の生検あるいは切除標本でも）し，病理学的にKITタンパク質陽性GISTであることを確認する必要がある．KITタンパク質陰性の場合，KIT遺伝子とPDGFRα遺伝子の変異を確認することが望ましい．イマチニブの奏功率は，免疫組織学的KITタンパク質の発現率よりも遺伝子変異の有無と場所(Genotyping)に左右されるため，どちらかというと，遺伝子変異を確認することを勧める．

肝転移巣におけるイマチニブ治療効果判定は比較的容易である．投与前に比し単純CTでより低吸収となり，また造影剤を投与しても造影効果を認めない．治療効果判定上最も鋭敏で早期に診断できる手段としてはFDG-PETがある．Baseline FDG-PETで集積が認められても，イマチニブ治療効果が認められる症例では数日でFDG-PETの集積が消失する．イマチニブの奏功率は50〜60％で，病変コントロール率は約80％である．しかし，重要なことは，イマチニブだけでは本当の意味のCR(Complete Response：腫瘍の消失)は期待できないことである．したがって，現在考えられる最も積極的な集学的治療は，患者の状態が許すようなら，図115の点線で示すようにイマチニブ奏功期間中に積極的に外科切除を行い，肉眼的にすべてのGISTを取り除いてしまうことが望ましい．また，切除後はイマチニブを継続することが望ましい．現在，このイマチニブ＋外科治療の安全性と効果に関する臨床検討が欧米と本邦で行われている．

次にイマチニブ治療中の再燃の診断と治療に関して述べる．典型的にはイマチニブ耐性はclonalに生じ，その半数で遺伝子変異のあるKITないしPDGFRα遺伝子のキナーゼ領

表37 Gastroenteropancreatic neuroendocrine tumors の WHO 分類と解釈

1a	Well - differentiated neuroendocrine tumor
	benign
	benign or low grade malignant（uncertain malignant potential）
1b	Well - differentiated neuroendocrine carcinoma
	low grade malignant
1b	Poorly differentiated neuroendocrine carcinoma
	high grade malignant

域に第二の遺伝子変異を生じ，耐性が生じる．耐性病変の治療に対しては，耐性病変が局所性で患者の performance status（PS）が良ければ，積極的な外科治療（外科切除や RF）とイマチニブの継続が勧められる．そうでない場合は，耐性が肝内多発性で PS が良ければ，肝動脈塞栓術（TAE）も勧められる．TAE はイマチニブ以前のデータでは，13～70％に奏功を認め，進行までの中央値は 8～12 ヵ月であった．より全身性の場合，あるいはこれらの治療効果が期待できない場合は，現在臨床試験中の SU11248 や AMG706 などの治験に入ることが勧められる．

▶▶▶ IV．Neuroendcrine tumors の分類と Carcinoid

　カルチノイド腫瘍と言う言葉が頻用されるが，今日では一般的に gastroenteropancreatic neuroendcrine tumors（GEP-NETs）と呼ばれる．WHO 分類では「カルチノイド」と言う用語は用いられず，**表37**に示したように分類される[6]．大きく分けて，1a が従来カルチノイドと呼ばれる腫瘍で，1b は悪性カルチノイドあるいは atypical carcinoid と呼ばれる腫瘍，2 は undifferentiated neuroendocrine carcinoma に当たる．これらは各臓器で発生原因，あるいは形態やホルモン分泌能の有無で幾つかに亜分類されることが多い（例えば，胃では 4 タイプの GEP-NETs が存在し，Type 1 は悪性貧血に伴うもので，最も多く小さい腫瘍が多発する．Type 2 は MEN-1（Zolinger-Ellison 症候群）に伴うもので，多発し優性遺伝形式を示す．Type 3 は，いわゆる「散発性カルチノイド」で単発で男性に多く，Type 4 は synaptophysin のみ陽性のことが多い undifferentiated neuroendocrine carcinoma である）．GEP-NETs は EC（enterochromaffin）細胞由来，G（gastrin）細胞由来など，少なくとも 12 種類以上の異なる gastroenteropancreatic system の内分泌細胞に由来する．カルチノイド腫瘍の分類として，foregut（肺，胃，十二指腸，上部空腸，膵臓），midgut（下部空腸，回腸，虫垂，盲腸），hindgut（大腸）carcinoids と臨床病理学的に分けたことがあったが，これも今日では不明確な定義として用いられなくなっている．本稿では，GEP-NETs のなかで I 型腫瘍（従来「カルチノイド」呼ばれていた腫瘍，胃であれば Type 3 までの腫瘍）の肝転移の治療について述べる．また，本稿では用語としてもこのカテゴリーに対して「カルチノイド」を用いた．

▶▶▶ V．「カルチノイド腫瘍」の診断

　壁深達度が進行するにつれ，組織学的悪性度が増すに従って，「カルチノイド」のリンパ

臨床編

節転移や同時性(肝)転移を伴う頻度は高くなる[7].「カルチノイド」の予後規定因子としては，(1) 解剖学的発生部位（虫垂が最も良く，以下気管支肺，直腸，小腸，大腸，膵臓の順），(2) 組織型（「カルチノイド」は undifferentiated neuroendocrine carcinoma より予後が良い），(3) 壁深達度・腫瘍径（粘膜下層以深に浸潤するものは予後が悪い），(4) 以下の悪性所見を持つ腫瘍は悪性度が高い（構造異形や細胞異型，組織学的血管ないしリンパ管侵襲，細胞分裂増数 ≧ 2/10HPF，Ki67染色細胞数の増加，腫瘍細胞の脱分化（chromogranin A 発現消失），p53 の過剰発現）．肝転移の診断は，他の転移性肝腫瘍同様に一般的には腹部エコー（感度 46 ～ 88%），CT/MRI（感度 42 ～ 78%）で存在診断される[7]．血管造影は，今日では単なる診断目的には使われない．「カルチノイド」特有であり，特異度が高い診断手段として Somatostatin シンチグラフィー（感度 90%）と血中 chromogranin A 濃度や尿中 5 HIAA の測定が挙げられる．80% 以上の「カルチノイド」が Somatostatin 受容体－とくに sst 2 を発現しており，この受容体に親和性の高いソマトスタチンアナログ（Lanreotide や Octretide，最近はより"universal somatostatin analogue"の SOM230 の開発も行われている）にアイソトープラベルして診断と治療に使用することができる．Somatostatin シンチグラフィーと CT/MRI の組み合わせで 95% 以上の肝転移が診断可能である．最終的な確定診断方法としては，転移巣の fine-needle aspiration cytology や core biopsy がある．

▶▶▶ VI. 転移性肝カルチノイドの治療

転移性肝カルチノイドに対する治療戦略の概要を図117に示す[8)9)]．原則，肉眼的に根治切除可能な腫瘍は，performance status（PS）が良好であれば切除が推奨される．根治手術後には症状の改善と予後の改善が認められ，最近では5年生存が 50% ～ 79% にまで改善し

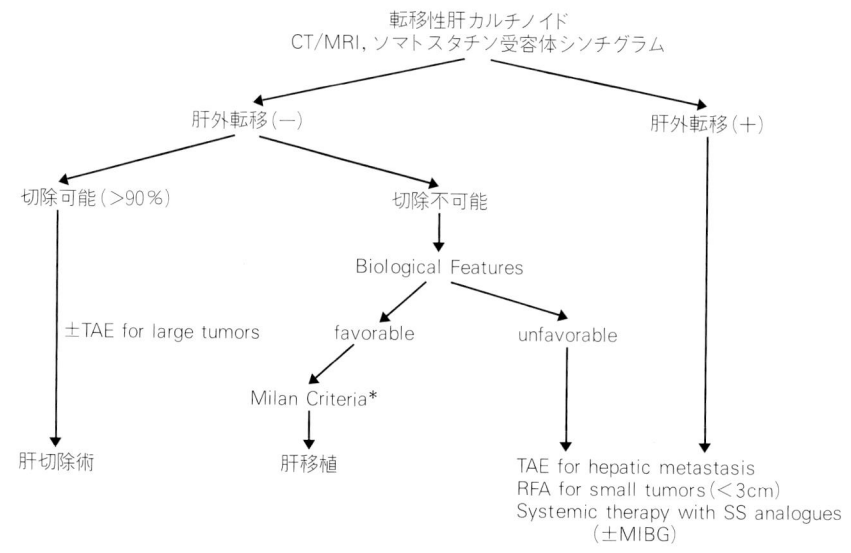

図117 転移性肝カルチノイドの診断と治療
転移性肝カルチノイドの治療の概略を示す．

ている．根治手術が望めない場合でも，外科的に大きな腫瘍を切除（surgical debulking）しても症状の改善が望め，報告によっては予後の改善が可能であると言われている．外科的切除前に肝動脈塞栓術(TAE)を行えば腫瘍縮小効果があり，切除が容易になるとともに切除率の向上が認められる．肝移植は図117に示すとおり，厳密にミラノ基準に基づいて行えば90～100％で症状が改善し，53～70％の5年生存が期待できる．

切除の不能並びに遠隔転移を伴った腫瘍に対しては以下の治療が考えられる．

1．TAEあるいは肝動脈化学塞栓療法

大きな肝転移を持ち，カルチノイド症候群を呈するものに対しては90％の症例で，症状の改善が認められる．予後の改善に関しては，確定的ではない．

2．放射線治療

^{131}I-MIBG(meta-iodobenzylguanidine)治療では60％以上に症状の改善が見られたが，腫瘍縮小効果は少なかった．[111]In octreotide or lanreotide や ^{90}Y-octreotide あるいは ^{90}Y-DOTATOC or ^{177}Lu-DOTA を使用するようになって，かなりの頻度で腫瘍縮小効果が見られている．ただし，ソマトスタチン受容体の発現とそのタイプが重要である．

3．Radiofrequency ablation or cryosurgery

これらは3cm以下の肝転移巣のコントロールに有用である．

4．ソマトスタチンアナログ療法

Somatostatinより血中半減期の長いLanreotideやOctreotide(ともにソマトスタチン受容体のサブタイプsst 2とsst 3 & sst 5に親和性高い)，並びにそれらのLARの開発に伴い，臨床症状が改善される．しかし，約0.5～1年でその効果はなくなる．

5．全身化学療法

インターフェロンαはカルチノイド症状を緩和し，ホルモンの分泌を抑制，免疫能を上昇させ，抗血管新生作用を介して腫瘍増殖を抑制する効果がある．5-FU，CDDP，doxorubicinなどcytotoxic agentsの単独あるいは組み合わせ治療にstreptozotocinを加えた治療で腫瘍縮小効果が認められる．しかし，予後改善は不明で，副作用が強い．最近臨床開発されつつある抗血管新生作用を持つ，分子標的治療薬も治療効果を持つ可能性がある(VGEFR阻害剤のSU11248やAMG706など)．

▶▶▶ VII．カルチノイド症候群の治療

カルチノイド症候群(発作性皮膚紅潮，ペラグラ様皮膚炎，腹痛や激しい下痢，気管支収縮症状，右心系弁膜症)は，肝転移を伴うと発症頻度が高くなる[10]．ブラディキニン，ヒスタミンなどの生理活性を持つ物質の血中への漏出がその原因である．外科領域で注意しなければならないものにcarcinoid crisisがある．仮説ではあるが，カルチノイド腫瘍はβ受容体を発現しており，手術などでこの受容体が刺激されると，腫瘍細胞から前述の生理活

性物質が大量に放出され，低血圧や気管支収縮症状が生じる．したがって，カルチノイド症候群を伴う症例の治療前には octreotide の予防投与が行われる．

カルチノイド症候群の治療には，前記のカルチノイドの治療に加え，それぞれの症状に対し以下のような薬剤が使用される．

　下　　痢　止瀉薬，セロトニン拮抗薬（シプロヘプタジンなど）
　気管支症状　グルココルチコイド，フェノチアジン
　皮 膚 症 状　ニコチン酸製剤，ヒスタミン拮抗薬

▶▶ おわりに

肝転移を伴う GIST の治療は，その原因遺伝子の特定と分子標的治療の確立に伴い，外科治療と標的治療薬を中心とした薬物療法を併用した集学的治療の時代に入っている．カルチノイドは比較的緩徐な進展を示すものが多く，積極的な外科治療が重要な役割を果たしている．いずれの腫瘍も，薬物療法のみでも外科的治療のみでも根治は望みがたく，集学的治療による症状と予後の改善が望まれる．

■文　献■

1) 西田俊朗，廣田誠一：GIST Educational Book．メデイカルレビュー社，2003．
2) Dematteo RP, Heinrich MC, El-Rifai WM, et al：Clinical management of gastrointestinal stromal tumors；before and after STI-571．Hum Pathol 33：466-477，2002．
3) Demetri GD, Benjamin R, Blanke CD, et al：NCCN Task Force Report；Optimal management of patients with gastrointestinal stromal tumor(GIST)－Expansion and update of NCCN clinical practice guideline．JNCCN 2 (Supplement 1)：s1-s26，2004．
4) Blay J-Y, Bonvalot S, Casali P, et al：Consensus meeting for the management of gastrointestinal stromal tumors；Report of the GIST Consensus Conference of 20-21 March 2004, under the auspices of ESMO．Ann Oncol 16：566-578，2005．
5) Nishida T, Hirota S：Biological and clinical review of stromal tumors in the gastrointestinal tract．Histol Histopathol 15：1293-1301，2000．
6) Kloppel G, Perren A, Heitz PU：The gastroenteropancreatic neuroendocrine cell system and its tumors；the WHO classification．Ann N Y Acad Sci 1014：13-27，2004．
7) Zuetenhorst JM, Taal BG：Metastatic carcinoid tumors；a clinical review．Oncologist 10：123-131，2005．
8) Sutcliffe R, Maguire D, Ramage J, ET al：Metastatic carcinoid tumors；a clinical review．Am J Surg 187：39-46，2004．
9) 金　守良：転移性肝カルチノイド腫瘍に対する治療方針．外科治療 92：184-189，2005．
10) 石橋みゆき：カルチノイド症候群．医学と薬学 41：586-590，1999．

3. 臓器別
8) 血液腫瘍, 悪性リンパ腫

松永　卓也　　新津洋司郎*

▶▶▶ はじめに

　血液腫瘍はしばしば肝臓に浸潤するが, 肝臓病が死因となることは稀である. 悪性リンパ種はホジキン病と非ホジキンリンパ腫の2つに大別されるが, その予後を決定付けるのは組織型や病期であり, 肝臓への浸潤のみでは予後不良因子にはならない[1].
　門脈血栓症は, 骨髄増殖性疾患や悪性リンパ腫を代表とするリンパ増殖性疾患の合併症として発症することがあり, 門脈圧亢進症や食道静脈瘤を引き起こす[2]. 肝静脈血栓症やBudd-Chiari症候群も骨髄増殖性疾患[3]やリンパ増殖性疾患[4]の合併症として発症することがある. "特発性"の肝静脈あるいは門脈血栓症の症例は, 高率に潜在性の骨髄増殖性疾患に罹患していることが推測されている[3].
　肝脾腫大は, 濾胞性リンパ腫などの進行期低悪性度B細胞性非ホジキンリンパ腫によく認められる所見である. 肝臓原発の非ホジキンリンパ腫は極めて稀であるが, 大細胞型Bリンパ腫が主体で免疫不全者に発症することが多い. 臨床所見としては, 右季肋部痛, 食欲不振, 嘔気, 凝固異常, 黄疸を伴わない肝酵素の上昇などが認められる[5]. 閉塞性黄疸は, 門脈近傍のリンパ節腫大, 胆管もしくは膵臓原発の非ホジキンリンパ腫に発症し得る. 造影CTで造影されないlow densityの腫瘤が肝原発非ホジキンリンパ腫の特徴である. 肝原発の非ホジキンリンパ腫は, 孤立性が2/3, 多発性が1/3で瀰漫性は稀である[5]. 稀に, 非ホジキンリンパ腫の肝臓浸潤が, 肝不全の診断を契機に発見されることがある[6].

▶▶▶ I. ホジキン病

　典型的組織像として門脈領域から瀰漫性に広がるリンパ球, 大型の白色調の類上皮細胞, 好酸球, 形質細胞およびReed-Sternberg細胞が認められる. 肝臓外原発のホジキン病と診断された患者において, 肝臓組織切片に明らかなReed-Sternberg細胞が認められなくても, 直径1mm以上の門脈域拡大, 急性胆道炎様の変化, 門脈域の浮腫および異型リンパ球優位のリンパ球浸潤は肝転移を示唆する所見である. これらの変化が検出された場合には, 多数の切片標本から確定診断に有用なReed-Sternberg細胞を探索すべきである[7].

札幌医科大学医学部内科学第4講座　　*教授

▶▶▶ II. 非ホジキンリンパ腫

　門脈域に浸潤が認められることが多い．小細胞リンパ腫(small cell lymphocytic lymphoma)においては，一見正常に見える多数のリンパ球の単調な増殖が認められる．肝浸潤の強いリンパ腫においては，門脈領域に浸潤後さらに腫瘍状小結節を形成する．大細胞型リンパ腫細胞が肝類洞に浸潤することがある．

▶▶▶ III. 肝転移の鑑別診断

　肝転移巣の検出は難しく，とくに肝腫大がないときは極めて困難である．発熱，黄疸および脾腫があるときは検出率が向上する．非特異的であるが，血清γ-GTPおよびトランスアミナーゼの上昇は示唆的所見である．局所的な欠損像が超音波，CTおよびMRI検査で検出されることがある．CT所見が正常であっても，肝生検によりホジキン病組織が検出されることがある．

▶▶▶ IV. 悪性リンパ腫における黄疸

　肝浸潤により，肝臓内に大きな腫瘤を形成することがある．巨大肝内病変は黄疸の原因となる．組織学的所見は確定診断に必須である．胆道系閉塞はホジキン病よりも非ホジキンリンパ腫で高率に認められる[8]．それは可動性が乏しい肝門部リンパ節腫大による胆道圧排のためであることが多く，総胆管に沿って存在するリンパ節では稀である．ときに乳頭部周辺リンパ節が胆道閉塞に関与していることがある．また，胆管原発の悪性リンパ腫が原因であったとする報告[9]もある．検査としては，内視鏡的あるいは経皮経肝胆管造影法があり，その際，擦過細胞診を行うことは意義がある．原発巣がどこであっても，胆管閉塞症の原因として悪性リンパ腫を念頭におくとよい．稀に，特発性肝内胆汁うっ滞性の黄疸の原因がホジキン病[10]および非ホジキンリンパ腫[11]で認められることがある．その発症機序は肝あるいは胆管圧排とは無関係であり，組織学的には細胆管性胆汁うっ滞の所見である．これらの変化は治療との関連はないとされている．組織学的に肝内細胆管の欠損が認められることがある[10]．稀に，溶血により重篤な黄疸が引き起こされることがあり，その際はCoombs試験陽性の自己免疫性溶血性貧血が原因であることがある．化学療法は黄疸の原因となりうる．十分量の抗癌剤が投与された場合は，ほとんどすべての薬剤が原因となりうる．そのなかでも頻度が高いのは，メソトレキセート，6-メルカプトプリン，シトシンアラビノシド，プロカルバジンおよびビンクリスチンである．また，肝臓への放射線照射量が35Gyを超えると，黄疸の原因となりうる．

▶▶▶ V. 肝転移の治療

　黄疸の有無にかかわらず，悪性リンパ腫症例に一般的に施行されている強力な多剤併用化学療法を行う．これによって黄疸を併発している悪性リンパ腫の予後は改善される．同

様に，特発性胆汁うっ滞を伴う患者に対しても多剤併用化学療法を行う．ホジキン病に対してはABVD療法（アドリアマイシン，ブレオマイシン，ビンブラスチンおよびダカルバジン），非ホジキンリンパ腫に対してはCHOP療法（サイクロフォスファミド，アドリアマイシン，オンコビンおよびプレドニゾン）が第1選択となることが多い．黄疸が遷延するときは，低線量の局所照射によって黄疸を軽減させうることがある．肝外の胆道系閉塞を体外放射線照射によって治療する場合には，必要があれば内視鏡的あるいは経皮経肝的にステントを一時的に挿入するとよい．

▶▶▶ VI. 肝転移の過程における接着因子の役割

接着因子が細胞のtrafficや血管内皮細胞のtransmigration, hominおよび細胞外マトリックスを介した種々の組織へのlocalizationに関与することは周知の事実である．

LFA-1はインテグリンファミリーのメンバーで，リンパ球に発現している．LFA-1の発現を調節することで，マウスリンパ腫細胞株の培養肝細胞への浸潤[12]やリンパ腫の肝転移[13)14)]が変化することが報告されている．つまり，抗LFA-1モノクローナル抗体はマウスおよびヒトのリンパ腫細胞の肝浸潤を抑制する[15)16)]．ICAM-1はイムノグロブリンファミリーのメンバーで，LFA-1のリガンドであり肝転移に関与する．ICAM-1の過剰発現は，悪性リンパ腫の進展を促進する[17)]．LFA-1を高発現しているリンパ腫細胞は，肝類洞の血管内皮細胞に発現しているICAM-1との接着を介して肝転移を引き起こす．すなわち，悪性リンパ腫細胞のLFA-1はICAM-1との接着を介して血管内皮細胞に接着するのみならず，肝臓へ定着する．血管内皮細胞におけるICAM-1の発現は，IFN-γ，IL-1, TNF-αなどのサイトカインによって増強される[18)]．血管内皮細胞上のICAM-1の強発現は，炎症過程の白血球[18)]と同様の機序で悪性リンパ腫細胞と血管内皮細胞との接着を促進する．Roosら[12)]は，腫瘍細胞のLFA-1と肝細胞のICAM-2との接着が肝転移を促進することを報告している．しかし，LFA-1はICAM-2よりもICAM-1に接着しやすい[19)]．肝類洞血管内皮細胞におけるICAM-1の発現は，悪性リンパ腫細胞と血管内皮細胞との強力な接着を誘導する結果，腫瘍細胞が肝実質細胞へ浸潤することを妨げている可能性がある．実際に，ICAM-1の発現が高いマウスに移植した悪性リンパ腫細胞は，肝類洞の門脈周囲にモザイク状に浸潤する[20)]が，ICAM-1の発現が低いマウスに移植した悪性リンパ腫細胞は，門脈周囲のモザイク状浸潤は来さず，門脈とは無関係にランダムな巣状の転移を示す[20)]．すなわち，血管内皮細胞のICAM-1発現が低い場合は，悪性リンパ腫細胞はLFA-1/ICAM-1 pathwayを介して門脈周囲領域の血管内皮細胞に接着することができない．その代わり，悪性リンパ腫細胞は直接あるいはICAM-2を介して肝実質細胞に浸潤し，増殖してクラスターや結節を形成する．

上述のように，抗LFA-1抗体および抗ICAM-1抗体は，*in vitro*において悪性リンパ腫細胞と血管内皮細胞との接着をブロックし[21)]，*in vitro*においてはヒト悪性リンパ腫細胞の増殖とマウス悪性リンパ腫細胞の転移を抑制する[15)16)22)]．肝転移および肝転移巣増大の予防の目的で，抗LFA-1抗体および抗ICAM-1抗体の投与は有効な可能性が推測される．

臨床編

■文　　献■

1) Bertil E, Glader MD, Frixos P, et al：Complication of hematopoietic neoplasms. Wintrobe's Clinical Hematology, 11th Editon, p1934, 2003.
2) Dubois A, Dauzat M, Pignodel C, et al：Portal hypertension in lymphoproliferative and myeloproliferative disorders ; hemodynamic and histological correlations. Hepatology 17：246-250, 1993.
3) Valla D, Casadevall N, Lacombe C, et al：Primary myeloproliferative disorder and hepatic vein thrombosis ; A prospective study of erythroid colony formation in vitro in 20 patients with Budd-Chiari syndrome. Ann Intern Med 103：329-334, 1985.
4) Bayraktar Y, Balkanci F, Kansu E, et al：Budd-Chiari syndrome ; analysis of 30 cases. Angiology 44：541-551, 1993.
5) Ohsawa M, Aozasa K, Horiuchi K, et al：Malignant lymphoma of the liver ; Report of five cases and review of the literature. Dig Dis Sci 37：1105-1109, 1992.
6) Thompson DR, Faust TW, Stone MJ, et al：Hepatic failure as the presenting manifestation of malignant lymphoma. Clin Lymphoma 2：123-128, 2001.
7) Dich NH, Goodman ZD, Klein MA：Hepatic involvement in Hodgkin,s disease ; clues to histological diagnosis. Cancer 64：2121-2126, 1989.
8) Feller E, Schiffman FJ：Extrahepatic biliary obstruction by lymphoma. Arch Surg 125：1507-1509, 1990.
9) Horny HP, Kaiserling E, Campbell M, et al：Liver findings in generalized mastocytosis ; a clinicopathologic study. Cancer 63：532-538, 1989.
10) Hubscher SG, Lumley MA, Elias E：Vanishing bile duct syndrome: a possible mechanism for intrahepatic cholestasis in Hodgkin,s lymphoma. Hepatology 17：70-77, 1993.
11) Watterson J, Priest JR：Jaundice as a paraneoplastic phenomenon in a T-cell lymphoma. Gastroenterology 97：1319-1322, 1989.
12) Roos E, Roosien FF：Involvement of leucocyte function-associated antigen-1 (LFA-1) in the invasion of hepatocyte cultures by lymphoma and T-cell hybridoma cells. J Cell Biol 105：553-557, 1987.
13) Grander B, Wang P, Einhorn S：Gamma-IFN induced cell adhesion in chronic myelogenous leukemia cells. Leukemia 8：299-304, 1994.
14) Stauder R, Greil R, Schulz TF, et al：Expression of leucocyte function-associated antigen-1 and 7F7 antigen, an adhesion molecule related to intercellular adhesion molecules-1(ICAM-1) in non-Hodgkin lymphomas and leukaemias ; possible influence of growth and leukaemic behaviour. Clin Exp Immunol 77：234-238, 1989.
15) Harning R, Myers C, Merluzzi VJ：Monoclonal antibodies to lymphocyte function-associated antigen-1 inhibit invasion of human lymphoma and metastasis of murine lymphoma. Clin Exp Metast 11：337-342, 1993.
16) Zahalka MA, Okon E, Naor D：Blocking lymphoma invasiveness with a monoclonal antibody directed against the β-chain of the leucocyte adhesion molecule (CD18). J Immunol 150：4466-4477, 1993.
17) Dolcetti R, Maestro R, Gasparotto D, et al：Adhesion molecule expression does not influence the leukemic behaviour of murine T-cell lymphomas. Leukemia 6：101S-105S, 1992.
18) Dustin ML, Staunton DE, Springer TA：Supergene families meet in the immune system. Immunol Today 9：213-215, 1988.
19) Albelda SM：Biology of disease ; Role of integrins and other cell adhesion molecules in tumor progression and metastasis. Lab Invest 68：4-17, 1993.
20) Kruger A, Umansky V, Rocha M, et al：Pattern and load of spontaneous liver metastasis dependent on host immune status studied with a lacZ transduced lymphoma. Blood 84：3166-3174, 1994.
21) Antonia SJJ, Uchida S, Cohen S, et al：Attachment of tumor cells to endothelial monolayers ; detection of surface molecules involved in cell-binding. Clin Immunol Immunopathol 53：281-285, 1989.
22) Rocha M, Kruger A, Umansky V, et al：Dynamic expression-changes in vivo of adhesion and costimulatory molecules determine load and pattern of lymphoma liver metastasis. Clin Cancer Res 2：811-820, 1996.

3. 臓器別
9) 食道癌

嶋田 裕

▶▶▶ はじめに

　食道癌の予後を決める因子はリンパ節転移で，そのウエイトは他の臓器に比し極めて高い．しかしながら，食道癌における遠隔臓器転移のなかで肝転移は，肺転移と同様に高い頻度を占める転移形態で難治性である．したがって，その克服は重要な課題である．本稿では，食道癌の肝転移の実態から，そのリスクファクターを解析するとともに，分子生物学的転移機構にふれ，最後に治療について概説する．

▶▶▶ I. 食道癌肝転移の臨床病理学的検討

1. 食道癌肝転移の全国登録

　The Japanese Society for Esophageal Diseases の Comprehensive registry of esophageal cancer in Japan[1] の1998年度集計では，2,502例中の TNM 規約上のリンパ節転移も含めた遠隔転移521例では283例(44.1%)がリンパ節転移で，遠隔臓器転移にしぼると肝転移78例(15.0%)，肺転移70例(13.4%)である．全症例を対象とすると，肝転移は3.1%に合併している．再発の観点からみると，955例の再発例の検討からリンパ節再発250例(26.2%)で，肝再発107例(11.2%)，肺再発102例(10.7%)，骨再発69例(7.2%)，局所再発104例(10.9%)，播種62例(6.5%)である．1999年度では，2,972例中の TNM 規約上のリンパ節転移も含めた遠隔転移504例の270例(53.6%)がリンパ節転移で，遠隔臓器転移にしぼると肝転移85例(16.9%)，肺転移69例(13.7%)である．全症例を対象とすると，肝転移は2.9%に合併している．再発の観点からみると，887例の再発例の検討からリンパ節再発186(21.0%)で，肝再発92例(10.4%)，肺再発70(7.9%)骨再発61(6.9%)，局所再発83(6.4%)，播種31(3.5%)である．したがって，食道癌ではリンパ節転移が最大の転移形態で，肝転移は食道癌症例の約3%に生じ，遠隔臓器転移の約15%，治療後の再発の約10%を占めている．

京都大学大学院医学研究科分子外科学（腫瘍外科学）　講師

2．食道癌肝転移の文献的考察

1977年の剖検報告では，食道癌の肝転移は胸部上部より胸部下部食道癌に生じやすい．上部の16.75(7/42)に対して，中部25.7%(36/140)，下部38.7%(43/111)．また，腹部リンパ節転移が56.6%(90/159)に認められている[2]．再発形式からの検討では，Ceでも肝転移が認められている[3]．最近の報告では，肝転移とリンパ節転移の有無および4個以上のリンパ節転移個数，深達度と有意な関連が報告されているが，腫瘍の局在とは関連が無く，腹部のリンパ節転移と有意な関連を認めるものの，胸部中部リンパ節転移と肝転移により強い関連が見られている[4]．

食道癌は壁内転移を来すことが知られているが，壁内転移と肝転移に有意な関連があり[5]，胃壁への浸潤では食道腫瘍の直接伸展より転移リンパ節からの胃壁浸潤に肝転移を来す確率が高い[6]．

欧米の検討では，147例のM1症例の検討から腺癌が扁平上皮癌に比し有意に肝転移を来しやすいことが報告されている．肝転移症例は有意に胸部下部食道癌に多いが，下部食道に腺癌が多いことから背景因子の偏りがある[7]．

3．自験例における食道癌肝転移の臨床病理学的検討

1983年以降の記載の明らかな食道癌肝転移症41例について検討した．平均年齢63.0歳で，男性35例，女性6例と，年齢性別には食道癌の通常の背景因子に大きな差を認めなかった．組織型では腺癌が2例で小細胞癌が1例以外は扁平上皮癌であった．腫瘍局在ではUt 4例(9.8%)以外はMt以下の症例で，明らかに中部以下の食道癌に偏っており，しかもUt症例では9個以上のリンパ節転移が2例に認められた．1例がpT1aであったが，ほかはすべてpT1b以深であった．残念ながら5年生存はなく，MSTは8.1ヵ月であった．

4．自験例における肝転移とリンパ節転移の関係

1981年から1992年の食道癌159例について，再発予測因子を赤池の情報量基準(AIC)にて検討した．リンパ節再発には関与が少ないが，血行性再発に関連する因子として，細胞培養可能性，腹部リンパ節転移が選択され，3領域郭清後の血行性再発の最大の危険因子は3個以上のリンパ節転移個数であった[8]．

この観点から1994年～2003年の食道癌373症例中の16例の肝再発を再検討した．16例全例にリンパ節転移が認められた．このうち9例でNo.1に転移を認め，11例でNo.1～No.3に転移を認め，胃噴門部および胃小彎リンパ節転移は肝転移の高危険群であった．No.16転移は2例に認められていた．胸部リンパ節転移と肝転移の関連ではNo.106recに6例，No.112に5例の転移を認めていたが，広範な転移の結果と考えられた．また，リンパ節転移個数では81%(13/16)で4個以上の転移が認められた．以前からNo.16への転移症例では血行性転移の危険群であることが報告され[9]，1981年以降のNo.16転移症例の12/28(42.9%)，No.16再発症例の5/9(55.5%)に血行性転移を認めたが，肝転移症例は6/28(21.4%)，No.16再発症例の2/9(22.2%)であった．

5．特殊組織型と肝転移

われわれの検討では，特殊型では血行性転移を来しやすいが，ほとんどが肺転移，骨転移

で，肝転移は小細胞癌の1例だけであった．低分化型扁平上皮癌のなかの一部に特殊型の成分が含まれている症例が2例認められた．文献的にはsmall cell carcinoma, malignant melanomaなど特殊型は血行性転移を生じやすいとされている．国立がんセンターの症例では，類基底細胞癌で再発が認められた7例は全例が血行性転移再発で，その原因として腫瘍が小さくても血管侵襲が認められることが上げられている[10]．森田らは，進行食道癌にpT1b食道類基底細胞癌を合併した肝転移食道癌で，肝転移はpT1b類基底細胞癌からのものであり，生物学的悪性度の違いを報告している[11]．食道小細胞癌は50％以上に遠隔転移を有しているとされるが，肝転移では化学療法により1年以上生存が7例報告され，文献的にFP, ETPや肝動注が肝転移を有する食道小細胞癌に効果が得られたと報告されている[12]．食道悪性黒色腫では，中村らの1991年以降のstageが明らかな治療が行われた16例の解析では56.3％（9例）に血行性転移を認め，37.5％（6例）に肝転移を来している[13]．当初から臓器転移が既にある症例では報告がなされていないと考えられ，これ以上に多くの症例が血行性転移を来しているものと推測される．Carcinosarcomaやadenoid cystic carcinomaも高頻度に肝転移を来すことが報告されている[14]．

▶▶▶ II. 食道癌肝転移の分子生物学的予測因子

食道癌の肝転移モデルはまだ報告されていない．したがって，実験的な分子生物学的因子の解明はなされていない．以下に臨床検体における分子生物学的解析について述べる．

1．分子生物学から見た食道癌の予後因子

分子生物学から見た食道癌の予後因子を解明するために，1987年から1995年に当科で根治切除を施行され，同時に複数の分子生物学的因子について検討が可能であった116例について評価した[15]．検討項目はp53, p16, p21/WAF, CyclinD1, Ki67, EGFR, VEGF, MDM2, Bcl2, E-Cadherin, MRP1/CD9の諸因子と細胞培養可能性の12項目とした．その結果，リンパ節転移，性別，細胞培養可能性，E-Cadherin発現状況が独立した予後因子であった．stepwise regression analysisによりCyclinD1が上記の4因子に加えて有意な予後因子であった．logistic regression analysisによる血行性転移の予測因子はリンパ節転移，CyclinD1, EGFRであった．

表38　食道癌血行性転移予測因子

因子	Odds Ratio	CI*95%	P
Age (>60)	1.39	0.80～2.53	0.276
Sex (male)	2.15	0.80～7.51	0.170
pT (>T1)	2.59	1.31～5.48	0.009
pN	1.95	1.02～3.87	0.048
E-Cadherin	1.56	0.87～2.80	0.134
CyclinD1	1.49	0.84～2.65	0.171

＊CI : confidence interval, n = 416

表39 食道癌リンパ節転移陽性症例における血行性転移予測因子

因子	Odds Ratio	CI*95%	P
Age (>60)	1.18	0.59～2.41	0.646
Gender (male)	2.7	0.69～18.98	0.208
Grading	0.76	0.32～1.69	0.519
pT (>T1)	1.56	0.69～3.92	0.309
E-Cadherin	0.89	0.43～1.80	0.75
CyclinD1	1.89	0.95～3.82	0.072

* CI : confidence interval, n = 212
(文献16を改変)

表40 食道癌肝転移予測因子

因子	Odds Ratio	CI*95%	P
Age (>60)	2.11	0.82～6.13	0.276
Sex (male)	1.07	0.28～7.05	0.170
pT (>T1)	2.42	0.75～10.93	0.009
pN	6.53	1.74～42.89	0.048
E-Cadherin	1.02	0.38～2.57	0.134
CyclinD1	0.84	0.32～2.13	0.171

* CI : confidence interval, n = 416

2. CyclinD1, E-Cadherin の多施設共同研究

多施設共同研究により CyclinD1 発現と E-Cadherin 発現が検討された416例の食道癌患者を集積した．その結果，CyclinD1 および E-Cadherin はそれぞれ独立した予後因子であった．血行性転移の予測因子は，深達度とリンパ節転移で CyclinD1 と E-Cadherin には関連がなかったが(表38)，リンパ節転移のある症例で CyclinD1 と血行性転移に関連が認められた(表39)[16]．この血行性転移中の肝転移について再検討を行ったところ，肝転移に関してはリンパ節転移のみが肝転移予測因子で，深達度，CyclinD1 は肝転移予測因子ではなかった(表40)．

3. Dysadherin

E-Cadherin について，塩崎らは E-Cadherin と食道癌・胃癌・大腸癌の血行性転移の関連を検討し，E-Cadherin 単独では説明できず，裏打ちタンパクである α Catenin と組み合わせて解析することにより，肝転移との関連が示唆されたことを報告している[17]．一方，加藤らは E-Cadherin 発現陰性と肝転移に有意な関連が認められたとしている[4]．しかしながら，検討症例数が少なく更なる解析が求められていた．

Dysadherin は，E-Cadherin の蛋白発現を抑制し，転移を促進する細胞膜糖タンパクとして広橋らにより新規にクローニングされた新たな細胞間接着関連分子である．Dysadherin を transfection した細胞は，SCID マウスの脾注肝転移モデルで肝転移能が亢進する[18]．Dysadherin は E-Cadherin 単独では説明がつかなかった血行性転移の機序の一部を説明するものとして注目され，膵癌[19]，大腸癌[20]，胃癌[21]で Dysadherin 発現と遠隔転移との関連が認められている．

食道癌では，Dysadherin 陽性症例は 29.1％で，Dysadherin は癌細胞の細胞膜に染色され，癌胞巣の周辺部または浸潤部に染色される傾向がある．Dysadherin 発現は，リンパ節転移や腫瘍深達度とは関連を認めず独立した予後因子であったが，期待された食道癌の再発形式とは関連が認められなかった[22]．食道癌で肝転移に限った解析でも，Dysadherin は解析できた肝転移・再発の 2/9（22％）に陽性であるに過ぎなかった．なお，正常食道では，Dysadherin は扁平上皮の基底膜にのみ陽性で，扁平上皮基底部の機能に重要な働きをしていると考えられる[22]．

4．Osteopontin

Osteopontin（OPN）は，マウス上皮細胞トランスフォームのマーカーとして同定された細胞外マトリックスの一種で，分子量約 33kDa の分泌型糖タンパク質である．組織により多様な糖鎖付加を受け 44-75kDa となり，RGD 配列を有し，受容体はインテグリンで分子中央部にトロンビン切断部位を有する．最近マイクロアレイを用いて肝癌の転移に寄与する遺伝子をスクリーニングしたところ，OPN が最も有意な遺伝子であったことが報告され，頭頸部癌でも予後因子であることが報告されている[23]．

われわれは，胃癌 295 例の検討で OPN 発現と血行性転移に関連を認めたことから[24]，食道癌での関与を検討した．食道癌では 50％（72/144）に OPN 発現が強陽性であるが，食道癌では血行性転移と OPN に関連は認められなかった[25]．しかしながら，食道癌の肝再発からみると 75％（6/8）で OPN 強発現を認めた．また，血中 OPN 値が 450ng/ml 以上である症例は 69％（71/103）で予後不良であるが[26]，肝再発で解析できた 80％（4/5）で血中 OPN が 450ng/ml 以上であった．症例数が少なく断定的なことは言えないが，食道癌肝転移でも OPN が関与している可能性がある．

5．sLeX，sLeA，E-Selectin

癌細胞表面のシアリルルイス A と X（以下 sLeA，sLeX）抗原は血管内皮に発現する E-Selectin のリガンドであり，sLeA，sLeX と E-Selectin の接着が癌細胞の転移形成の最初の重要なステップとされ，血行性転移への関与が示唆されてきた[27]．食道癌 125 例の検討では sLeA，sLeX 発現はともに有意の血行性転移予測因子であり，リンパ節転移のなかでも TNM 分類で M 因子とされる遠隔リンパ節転移が血行性転移の危険因子であった[28]．135 例の検討では，血中 E-Selection 高値（56ng/ml 以上）は血行性転移の危険因子で，さらに食道壁内転移およびリンパ節転移が E-Selectin とともに血行性転移の有意な危険因子であった[29]．これらの検討のなかで血行性転移を肝転移に絞ると，sLeA，sLeX および E-Selectin レベルと肝転移とは関連が認められず，壁内転移に肝転移との関連を認めた．

6．血中遊離癌細胞

われわれは 70 例の検討から，血中癌細胞陽性（SCC mRNA をターゲット）症例は予後不良であることを既に報告しているが[30]，121 例の長期予後との観察でも血中遊離癌細胞の存在は再発と有意な関連があり，血行性転移にも関連を認めた．しかしながら，検討できた肝転移の症例数が 9 例と少なく，肝転移単独の指標にはならなかった．

7. 細胞培養と血行性転移

 生物学的因子として細胞の単層培養可能性が術後早期の食道癌の血行性再発の予測因子であるが，その分子生物学的機構は解明されていない．異なった環境に適応できる能力と，素早く足場を見つけて増殖する能力を持った細胞集団であると血行性転移を来しやすいと考えられる[8]．

▶▶▶ III. 食道癌の肝転移に対する治療

 食道癌の肺転移は，長期生存が得られる症例があり積極的に切除の対象としているが，肝転移は多発が多く肝切除の対象ではない．たとえ病巣をコントロール後に切除できたとしても多発肝再発を来す[31]．また，化学療法に対する反応性も高くなく，予後不良である．しかしながら，長期生存が得られているのはいずれも集学的治療が行われた症例であり，切除またはシスプラチンを中心とした全身投与か肝動注が行われていた症例である[32)〜35]．nedaplatin＋5FUで肝転移全例にPRが得られたとの報告[36]や，肝転移に対する照射療法に効果が得られた症例も報告されている[37]．したがって，一度は切除を含めた集学的治療を検討してみるべきと考えられるが，検討症例がいずれも少なく個々の症例に応じて検討すべきである．

▶▶▶ IV. 食道癌に対する臨床試験の評価

 JCOG 9204では，手術単独と食道切除後の5FU＋CDDP療法のphase IIIが行われた．手術単独122例中54例が再発し，このうち11例が肝転移であったが，食道切除後の化学療法群120例中36例が再発し，このうち12例が肝転移であった．食道切除後の化学療法では再発が減少したが，減少したのはリンパ節転移で，肝転移の減少は得られなかった[38]．
 JCOG 9407では，遠隔転移症例に対して5FU＋CDDP療法のphase IIが行われたが，response rateは原発巣33％(7/21)，肺転移36％(9/25)に対して肝転移2.5％(2/16)と，肝転移はFP療法に対して抵抗性である[39]．
 Kelsenらは，術前FP療法後の食道切除と手術単独のphase IIIを行い，有意差はないが($p=0.21$)，術前加療群で遠隔転移再発41％(51/124)に対して手術単独群では遠隔転移再発50％(64/129)と，術前化学療法群で遠隔転移の抑制効果を報告している．しかしながら，遠隔転移には遠隔リンパ節転移と肺転移を含んでおり，肝転移に対する効果については定かではない[40]．
 以上の臨床試験の検討から，現状では食道癌の肝転移に有効なプロトコールは存在しない．

▶▶▶ おわりに

 食道癌の血行性転移の予測因子は，4個以上のリンパ節転移，腹部大動脈周囲リンパ節転移，胃上部リンパ節転移，頸部リンパ節転移，特殊組織型，血中浮遊癌細胞，細胞培養可能性，壁内転移，CyclinD1，SleA，sLeX，E-Selectin(表41)．肝転移の予測因子は3〜4

3. 臓器別 — 9) 食道癌

表41 食道癌血行性転移予測因子

- リンパ節転移4個以上
- 噴門・小彎リンパ節転移
- 大動脈周囲リンパ節転移
- 頸部リンパ節転移
- 血中癌細胞
- 細胞培養可能性
- 下部食道癌
- 壁内転移
- 特殊組織型
- CyclicD1
- sLeA, sLeX
- E - Selectin

表42 食道癌肝転移予測因子

- リンパ節転移4個以上
- 噴門部・小彎リンパ節転移
- 下部食道癌
- 壁内転移
- Osteopontin

個以上のリンパ節転移，胃上部リンパ節転移，下部食道癌，壁内転移，osteopontin 発現または高値などが上げられる（**表42**）．

しかしながら，現行の化学療法では肝転移の制御は不十分であり，肝転移が予測できたとしても制御は難しい．したがって，マイクロアレイなどによる食道癌肝転移責任因子の同定と，それをターゲットとした分子標的治療の開発が望まれる．

■文　　献■

1) The Japanese Society for Esophageal Diseases：Comprehensive registry of esophageal cancer in Japan (1998, 1999).
2) 葛西洋一, 佐野文男, 秦 温信ほか：食道癌肝転移の検討. 癌の臨床 29：995 - 1000, 1983.
3) 藤田博正：食道癌切除例の再発形式に関する検討―剖検例を中心に―. 日外会誌 85：17 - 28, 1984.
4) Kato H, Miyazaki T, Nakajima M, et al：Prediction of hematogenous recurrence in patients with esophageal carcinoma. Jpn J Thorac Cardiovasc Surg 51：599 - 608, 2003.
5) Kato H, Tachimori Y, Watanabe H, et al：Intramural metastasis of thoracic esophageal carcinoma. Int J Cancer 50：49 - 52, 1992.
6) Doki Y, Ishikawa O, Kabuto T, et al：Possible indication for surgical treatment of squamous cell carcinomas of the esophagus that involve the stomach. Surgery 133：479 - 485, 2003.
7) Quint LE, Hepburn LM, Francic IR, et al：Incidence and Distribution of distant metastasis from newly diagnosed esophageal carcinoma. Cancer 76：1120 - 1125, 1995.
8) 嶋田 裕, 神田雄史, 和形隆志ほか：食道癌における転移再発規定因子. 日消外会誌 27：2273 - 2278, 1994.
9) Shimada Y, Imamura M, Sato F, et al：Indication of the abdominal para-aortic lymph - node dissection for patients with esophageal squamous cell carcinoma. Surgery 132：93 - 99, 2002.
10) 井垣弘康, 加藤抱一：特殊組織型の食道癌. 胃と腸 40：354 - 362, 2005.
11) 森田大作, 木村幹彦, 神藤英二ほか：肝転移を伴った sm 食道類基底細胞癌の1例. Gastroenterological Endoscopy 47：974 - 977, 2005.
12) 辻江正徳, 柴田信博, 野村 孝ほか：化学療法にて完全寛解が得られ23ヵ月生存した Stage IVb 食道小細胞癌の1例. 癌と化学療法 30：271 - 275, 2004.
13) 中村 努, 井手博子：消化管悪性黒色腫. 癌と化学療法 30：619 - 625, 2003.
14) Kimura H, Konishi K, Kawamura T, et al：Esophageal sarcomas；Report of three cases. Dig Surge 16：244 - 247, 1999.
15) Shimada Y, Imamura M, Watanabe G, et al：Prognostic factors of oesophageal squamous cell carcinoma from the perspective of molecular biology. Br J Cancer 80：1281 - 1288, 1999.
16) Research committee on malignancy of esophageal cancer：Japanese Society for esophageal diseases；Prognostic significance of cyclinD1 and E - cadherin in patients with esophageal squamous cell carcinoma － Multiinstitutional retrospective analysis －. Am J Coll Surg 192：708-718, 2001.
17) 塩崎 均, 五福淳二, 井上雅智ほか：細胞間接着分子カドヘリン―臨床例におけるカドヘリン発現と転移の相関―. 消化器系癌（食道癌・胃癌・大腸癌）. 日本臨床 53：1602 - 1606, 1995.
18) Ino Y, Gotoh M, Sakamoto M, et al：Dysadherin, a cancer-associated cell membrane glycoprotein, down - regulates E - Cadherin and promotes metastasis. Proc Natl Acad Sci 99：365 - 379, 2002.
19) Shimamura T, Sakamoto M, Ino Y, et al：Dysadherin overexpression in pancreatic ductal

adenocarcinoma reflects tumor aggressiveness: Relationship to E-cadherin expression. J Clin Oncol 21 : 659-667, 2003.

20) Aoki S, Shimamura T, Shibata T, et al : Prognostic significance of dysadrenia expression in advanced colorectal carcinoma. Br J Cancer 88 : 726-732, 2003.

21) Shimada Y, Yamasaki S, Hashimoto Y, et al : Clinical significance of dysadherin expression in gastric cancer patients. Clin Cancer Res 10 : 2818-2823, 2004.

22) Shimada Y, Hashimoto Y, Kan T, et al : Prognostic significance of dysadherin expression in esophageal squamous cell carcinoma. Oncology 67 : 73-80, 2004.

23) Ye QH, Qin LX, Forgues M, et al : Predicting hepatitis B virus-positive metastatic hepatocellular carcinomas using gene expression profiling and supervised machine learing. Nat Med 9 : 419-423, 2003.

24) Shimada Y, Ito T, Tanaka E, et al : Clinical significance of osteopontin in gastric cancer. 6th International Gastric Cancer Congress, Yokohama 2005.

25) Shimada Y, Ito T, Tanaka E, et al : Clinical significance of osteopontin in upper gastrointestinal tract cancer. 96th Annual Meeting of American Association for Cancer Research, Anaheim 2005.

26) Shimada Y, Watanabe G, Kawamura J, et al : Clinical significance of osteopontin in esophageal squamous cell carcinoma ; Comparison with common tumor markers. Oncology 68 : 285-292, 2005.

27) Kannnagi R, Izawa M, Koike T, et al : Carbohydrate-mediated cell adhesion in cancer metastasis and angiogenesis. Cancer Sci 95 : 377-384, 2004.

28) Makino T, Shimada Y, Maeda M, et al : Carbohydrate antigens as a risk factor for hematogenous recurrence of esophageal squamous cell carcinoma patients. Oncol Rep 8 : 981-985, 2001.

29) Shimada Y, Maeda M, Watanabe G, et al : High serum soluble E-Selectin levels are associated with postoperative haematogenic recurrence in esophageal squamous cell carcinoma patients. Oncol Rep 10 : 991-995, 2003.

30) Kaganoi J, Shimada Y, Kano M, et al : The detection of circulating oesophageal squamous carcinoma cells in peripheral blood and its impact on prognosis. Br J Surg 91 : 1055-1960, 2004.

31) Yamamoto T, Tachibana M, Kinugasa S, et al : Esophagectomy and hepatic arterial chemotherapy following hepatic resection for esophageal cancer with liver metastasis. J Gastroenterol 36 : 560-563, 2001.

32) 金子和弘, 伊藤絃朗, 伊東友弘ほか. 食道癌肝転移例に対し, Nedaplatin (NDP) ＋5FU＋放射線療法が有効であった1例. 癌と化学療法 28 : 831-834, 2001.

33) Nakajima Y, Nagai K, Kawano T, et al : Therapeutic strategy for postoperative liver metastasis from esophageal squamous cell carcinoma ; Clinical efficacy of and problem with hepatic arterial infusion chemotherapy. Hepato-gastroenterology 48 : 1652-1655, 2001.

34) Hanasaki K, Kuroda T, Wakabayashi M, et al : Hepatioc metastasis from esophageal cancer treated by surgical resection and hepatic arterial infusion chemotherapy. Hepato-gastroenterology 45 : 201-205, 1998.

35) Iwahashi M, Tanimura H, Nakamorei M, et al : Clinical evaluation of hepatic arterial infusion of low dose-cddp and 5-FU with hyperthermotherapy ; A preliminary study for liver metastases from esophageal and gastric cancer. Hepato-gastroenterol 46 : 2504-2510, 1999.

36) Yoshioka T, Gamoh M, Shineha R, et al : A new combination chemotherapy with Cis-diammine-glycolatoplatinum (Nedaplatin) and 5-fluorouracil for advanced esophageal cancers. Internal Medicine 38 : 844-848, 1999.

37) Ikeda Y, Niimi M, Kan S, et al : Conformal radiation therapy for liver metastasis of esophageal carcinoma. Hepato-gastroenterology 50 : 532-534, 2003.

38) Ando N, Iizuka T, Ide H, et al : Surgery Plus Chemotherapy Compared With Surgery Alone For Localized Squamous Cell Carcinoma of the Thoracic Esophagus ; A Japan Clinical Oncology Group Study-JCOG9204. J Clin Oncol 21 : 4592-4596, 2003.

39) Hayashi K, Ando N, Watanabe H, et al : Phase II evaluation of protracted infusion of cisplatin and 5-Fluorouracil in advanced squamous cell carcinoma of the esophagus ; a Japan Esophageal Oncology Group (JEOG) Trial (JCOG9407). Jpn J Clin Oncol 31 : 419-423, 2001.

40) Kelsen DP, Ginsberg R, PaJak TF, et al : Chemotherapy followed by surgery compared with surgery alone for localized esophageal cancer. N Engl J Med 339 : 1979-1984, 1998.

3. 臓器別
10) 泌尿器科癌

後藤 健　内藤 誠二*

▶▶▶ はじめに

泌尿器癌における肝転移は進行した病期の症例に見られることが多く，外科的切除や経皮的局所療法など肝転移に対する局所的治療の対象となる症例はこれまで少なかった[1)2)]．以下に，泌尿器各癌における肝転移の生物学的位置づけや治療の現況などについて概説する．

▶▶▶ I. 腎癌

腎癌の肝転移は，一般に病期が進行して複数臓器に転移を有する症例に見られることが多く，肝内にも多発性病変として見られることが多い（図118）．剖検例を検討した報告によると，転移を有する腎癌症例に占める肝転移の割合は40％であったが，そのなかで肝に転移が限局されるものはわずか0.5％であった[3)]．Maldaysらによる転移を有する腎癌181例の解析おいて，肝は肺，軟部組織，骨についで4番目に多い転移臓器であった．全体の60％が複数臓器に転移があり，40％が単一の臓器に転移が限局していた．一臓器に転移が限局している群の72％は肺であり，肝に限局しているものは5.5％であった．予後改善因子

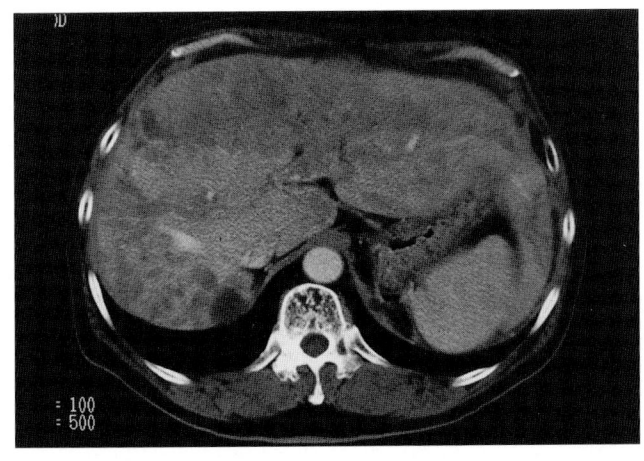

図118　腎癌の肝転移症例
65歳，男性．左腎癌（pT3bN0M0）術後8ヵ月でリンパ節転移が出現し，その6ヵ月後に肝に複数の転移が出現した．術後18ヵ月で癌死した．

九州大学大学院医学研究院泌尿器科学講座　*教授

としては，腎摘から転移の出現までの期間が長いこと，performance status(PS)が良好なことと並んで，転移臓器が肺に限局していることであった[1]．また，田中らは肝に転移を有する腎癌に対する臨床的検討を行った．腎摘から肝転移が出現するまでの期間の長さが重要であり，腎摘後1年6ヵ月以内に肝転移が出現する群(早期群)と腎摘後6年以上経って肝転移が出現する群(晩期群)とに分けられたが，晩期群のほうが予後良好であった[5]．

　腎癌の場合，一般に化学療法や放射線療法の治療効果が高くないため，転移を有する腎癌に対してはインターフェロンをはじめとしたサイトカイン療法が中心となっている．Motzerらは，インターフェロンαを中心とした初期治療における転移を有する腎癌の予後因子を検討した[6]．多変量解析を行ったところ，LDH，ヘモグロビン，カルシウム，PS，診断から治療までの期間の5因子において予後に有意差を認めた．これらの因子の該当項目数により予後を規定する3つのリスクグループに分けた．転移臓器に関する検討も行われており，肝転移の有無は肺，縦隔，後腹膜リンパ節，骨への転移に比べ，統計学的有意差は認めなかったものの予後不良の傾向であった．最近報告された，Motzerの予後因子に対するvalidation studyにおいては，肝転移は有意な予後不良因子とされている[7]．

　治療対象となる症例は限られているが，近年，腎癌の肝転移に対して肝切除術が行われた症例に関する国内外の報告が散見される[8]-[12]．肝切除に対する明確な治療適応は定まっていないものの，肝切除により予後が改善される条件としては以下があげられる．
　(1) 肝以外に転移を認めないこと
　(2) 全身状態が良好で，肝硬変などの肝機能障害を認めないこと
　(3) 完全切除可能であること
　(4) 腎摘から肝転移出現までの期間が長いこと(2年以上)
　(5) 病理組織学的診断において肉腫様腎癌ではないこと

肝の切除範囲については，報告によって予後に差異がみられる．肝右3区域切除を施行しても予後良好な例[13]も見られることから，肝予備能を慎重に評価したうえで，切除範囲を決めることが肝要と思われる．

▶▶▶ II. 胚細胞癌

　胚細胞癌の90％以上は精巣に発生するが，後腹膜，縦隔などから発生するものもある．病理組織学的には非セミノーマとセミノーマとに大別される．胚細胞癌の転移はリンパ節が最も多く，次いで肺，肝，骨，脳の順となっている[14][15]．

　5,000例以上の転移を有する進行性胚細胞癌の予後を原発巣，転移巣，腫瘍マーカーの値などによりgood/intermediate/poorの3群に分類したInternational Germ Cell Consensus Classification(IGCCC)のリスク分類において，肝を含めた肺以外の臓器転移を有する群は，非セミノーマではpoor prognosis群，セミノーマではintermediate prognosis群に分類されている[14]．セミノーマにおいては，全例がgood prognosis群とintermediate prognosis群のみに分類されるため，肝転移を有する症例は両病理組織において最も予後不良の群に分類されることになる．Intermediate prognosis群では5年生存率が79％，5年非再発生存率が75％であり，Poor prognosis群では5年生存率が48％，5年非再発生存率が41％であった．

1970年代のシスプラチンをベースにした化学療法の導入以降，進行性胚細胞癌の予後は大きく改善された．現在ではブレオマイシン，エトポシド，シスプラチン併用療法（BEP療法）が導入化学療法として用いられている．導入化学療法後に後腹膜リンパ節に残存病変が認められる場合は，後腹膜リンパ節郭清術が行われる．肝に残存病変がする場合，外科的に切除可能であると考えられる場合には，他病変とともに肝切除が行われることがある[16]．Hahnらによると，化学療法後に肝病変が残存した57例に肝切除を施行したところ，残存肝病変の病理組織学的診断は51％が奇形腫であった．明らかな悪性所見を有する腫瘍組織は30％に認められた．30％の症例に合併症が見られたが，周術期の死亡例はなかった．奇形腫から肉腫が発生する可能性もあることから，腫瘍マーカーが正常化している症例で外科的に完全切除が期待できる場合には，積極的に肝切除を行うべきであると述べている．また，Rivoireらは，胚細胞癌の肝転移に対し肝切除術を施行した37例の予後について検討したところ，予後不良因子として原発巣が pure embryonal carcinoma であること，肝転移の直径が30mm以上であること，切除した肝病変に病理組織学的に悪性所見がみられることをあげた．一方，肝病変が直径10mm以下のものでは，切除組織のほとんどが病理組織学的には壊死物質のみであったことから，肝切除の適応としては病変の大きさが10mm以上で30mm以下の症例を推奨している[16]．一方，早期の肝切除術に対して否定的な見解も存在する．Coplanらは，導入化学療法により腫瘍マーカーが正常化し，肝のみに画像上病変が残存する7例に対し，肝切除を行わず無治療で経過観察したところ，6例はさらに病変は縮小した．これらの症例の生命予後は，肝切除を施行された報告例と差はなかったとしている[17]．われわれの施設においても，化学療法後に肝に微小な残存病変を認めた症例に対し無治療で経過をみているが，病変は縮小傾向にある（**図119a，b**）．胚細胞癌の肝転移に対する肝切除については，病変の大きさや全身状態などを考慮して慎重に決めるべきであろう．

▶▶▶ III. 膀胱癌

膀胱癌の30％は，初発時に筋層以上に浸潤する浸潤性膀胱癌と診断される．さらに転移性膀胱癌は，生存期間の中央値が1年と予後不良である[18]．367例の浸潤性膀胱癌の剖検例を解析したところ，68％に転移が見られ，転移臓器としては肝（47％）はリンパ節（90％）に次いで頻度が高く，以下肺（45％），骨（32％），腹膜（19％）の順であった[19]．

転移を有する膀胱癌に対しては，M・VAC療法を中心とした化学療法が行われることが多いが，リンパ節転移に比べると肝転移や骨転移は一般に治療効果が低いといわれている[20]．また，肝に限局して転移することは少なく，肝転移症例は一般に全身状態も不良であることが多い．そのため，膀胱癌の肝転移に対して肝切除が行われることは極めてまれである[21]．

▶▶▶ IV. 前立腺癌

限局性前立腺癌に対しては，前立腺全摘術や放射線療法などの局所療法が選択されることが多いが，転移を有する前立腺癌に対しては一般にホルモン療法が行われる．ホルモン

臨床編

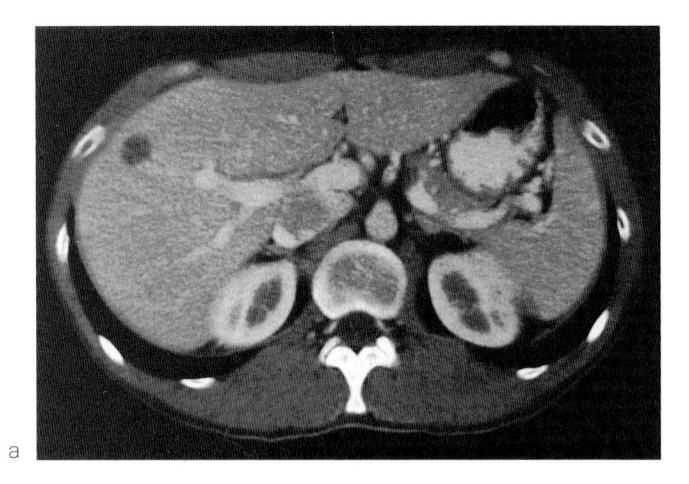

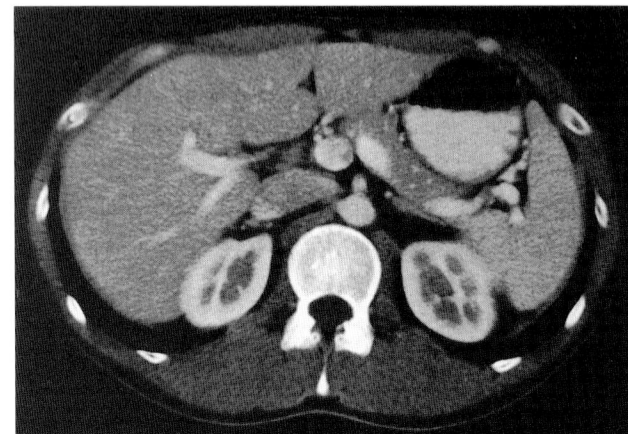

図119 胚細胞癌の肝転移症例
29歳,男性.左精巣胚細胞癌(pT1N0M0,セミノーマ)術後12ヵ月で,後腹膜リンパ節と肝に転移を認めた(図a).BEP療法を4コース施行し,後腹膜リンパ節はCRとなり,肝病変は直径8mmに縮小した(図b).この後無治療で経過を観察したが,3ヵ月後,病変はさらに縮小していた.

抵抗性の前立腺癌に対して化学療法が行われることもあるが,一般に治療効果は高くない.556例の転移を有する前立腺癌の剖検の報告によると,リンパ節以外の転移巣としては骨(90％)が最も頻度が高く,次いで肺(45％),肝(25％)の順であった[22].リンパ節,骨以外の臓器に転移がある場合,予後はより不良である.わが国の前立腺癌取扱い規約において,遠隔転移についてはリンパ節,骨,他の部位の3つに分けた病期分類が採られている[23].前立腺癌の場合,骨転移の疼痛に対して除痛目的に放射線療法が行われることはあるが,骨以外に孤在性に転移巣を認めることは極めてまれであり,一般に肝を含む転移巣に対する局所療法はほとんど行われていないのが現状である.

▶▶▶おわりに

これまで泌尿器癌の肝転移のなかで,肝切除の対象になりうるのは腎癌および胚細胞癌の一部であると考えられてきた.しかし,最近の肝細胞癌および大腸癌の肝転移に対するラジオ波焼灼療法(radiofrequency ablation;RFA)のめざましい改良および普及により,今後泌尿器癌の肝転移においても局所療法の対象となる症例が増加することが予想される[24].

■文　　献■

1) Schwartz SI：Hepatic resection for noncolorectal nonneuroendocrine metastases. World J Surg 19：72-75, 1995.
2) Gillams AR：Radiofrequency ablation in the management of liver tumours. Eur J Surg Oncol 29：9-16, 2003.
3) Saitoh H, et al：Possible metastatic routes via portacaval shunts in renal adenocarcinoma with liver metastasis. Urology 37：598-601, 1991.
4) Maldazys JD, et al：Prognostic factors in metastatic renal carcinoma. J Urol 136：376-379, 1986.
5) 田中良典ほか：肝臓に腫瘍性病変を有する腎細胞癌の検討. 日泌尿会誌 80：229-235, 1989.
6) Motzer RJ, et al：Interferon-alfa as a comparative treatment for clinical trials of new therapies against advanced renal cell carcinoma. J Clin Oncol 20：289-296, 2002.
7) Mekhail TM, et al：Validation and extension of the Memorial Sloan-Kettering prognostic factors model for survival in patients with previously untreated renal cell carcinoma. J Clin Oncol 23：832-841, 2005.
8) Stief CG, et al：Surgery for metachronous solitary liver metastases of renal cell carcinoma. J Urol 158：375-377, 1997.
9) Bennett BC, et al：Surgical resection for management of renal cancer with hepatic involvement. J Urol 154：972-974, 1995.
10) Fujisaki S, et al: Hepatectomy for metastatic renal cell carcinoma. Hepato-Gastroenterology 44：817-819, 1997.
11) 澤田　傑ほか：腎細胞癌孤立性肝転移の1切除例. 日消誌 99：1092-1096, 2002.
12) 菊地英次ほか：外科切除しえた色素嫌性腎細胞癌術後肝転移の1例. 泌尿紀要 44：715-717, 1998.
13) 青柳貞一郎ほか：肝右3区域切除を行った腎細胞癌. 泌尿器外科 6：1025-1026, 1993.
14) The international germ cell cancer collaborative group；International germ cell consensus classification；a prognostic factor-based staging system for metastaic germ cell cancers. J Clin Oncol 15：594-603, 1997.
15) Mead GM, et al：The second medical research council study of prognostic factors in nonseminomatous germ cell tumors. J Clin Oncol 10：85-94, 1992.
16) Rivoire M, et al：Multimodality treatment of patients with liver metastases from germ cell tumors. Cancer 92：578-587, 2001.
17) Copson E, et al：Liver metastases in germ cell cancer；defining a role for surgery after chemotherapy. BJU Int 94：552-558, 2004.
18) Saxman SB, et al：Long-term follow up of a phase III intergroup study of cisplatin alone or in combination with methotrexate, vinblastine, and doxorubicin in patients with metastatic urothelial carcinoma；a cooperative group study. J Clin Oncol 15：2564-2569, 1997.
19) Wallmeroth A, at al：Patterns metastasis in muscle-invasive bladder cancer (pT2-4)；an autopsy study on 367 patients. Urol Int 62：69-75, 1999.
20) Sengerov L, et al：Predictive factors of response to cisplatin-based chemotherapy and the relation of response to survival in patients with metastatic urothelial cancer. Cancer Chemother Pharmacol 46：357-364, 2000.
21) Harrison LE, et al：Hepatic resection for noncolorectal, nonneuroendocrine metastases；a fifteen-year experience with ninety-six patients. Surgery 121：625-632, 1997.
22) Bubendorf L, et al：Metastatic patterns of prostate cancer；an autopsy study of 1,589 patients. Human Pathol 31：578-583, 2000.
23) 日本泌尿器科学会　日本病理学会編：前立腺癌取扱い規約（第3版）.
24) 横山雄一郎ほか：経皮的治療, 特にRFAの有用性について. 癌と化学療法 31：2105-2109, 2004.

臨床編

3. 臓器別
11) 婦人科癌

植田　政嗣

▶▶▶ はじめに

　肝臓は肺に次ぐ転移の好発臓器であり，悪性腫瘍は発生部位や種類にかかわらず肝転移を来す可能性がある．肝転移は門脈系を介する血行性転移の好発臓器であり，門脈領域癌，ことに大腸癌では第一次転移臓器（初発転移）として発見されることが多い．この場合は，転移数が比較的少なく，限局性であることが多いため，肝転移治療が適切に行われれば長期生存や治癒が期待できる．したがって，大腸癌肝転移に対しては，これまで外科的切除など積極的な治療が試みられてきた．一方，卵巣癌など婦人科癌からの肝転移は消化器癌からの転移に比べて頻度は低く，肝転移を認めた時点で他部位転移を有する場合がほとんどであり，肝転移巣も両葉に多数散在することが多い[1]．したがって，治療としては原発巣に感受性の高い薬剤による全身化学療法あるいは肝動注療法が選択されることになる．本稿では婦人科癌の肝転移について，その治療法や予後を中心に自験データをまじえて概説する．

▶▶▶ I. 全身化学療法

　大腸癌からの初発遠隔転移巣の40％が肝臓であるのに対して，婦人科癌からの初発遠隔転移巣が肝臓である頻度は，子宮頸癌で4％[2]，卵巣癌でも14.8％[3]と低く，肝転移診断時には既に他臓器への多発転移巣を有する状態となっていることから[4]，しばしば全身化学療法が選択されてきた．化学療法剤としてはCisplatin（CDDP）ベースのレジメンが用いられることが多く，再発例ではCDDPに代えてCarboplatin（CBDCA）が用いられることもある．併用薬剤としてはEtoposideやIrinotecan（CPT-11），Ifosfamideや5-fluorouracil（5-FU）が用いられるが，最近ではTaxolも頻用される[5,6]．婦人科癌からの肝転移に対して全身化学療法を行った場合，子宮頸癌からの肝転移に対する一次局所効果（CR＋PR）は，Bonnefoiらによると16～40％，卵巣癌からの肝転移に対しては45％であった[7]．また，肝転移出現後に全身化学療法を行った場合の生存期間については，子宮頸癌からの肝転移の場合の生存期間は中央値が9ヵ月（1～24ヵ月），卵巣癌の場合13.4ヵ月（0～122ヵ月）

大阪医科大学応用外科系講座産婦人科学　助教授

と報告されている[4]．

一方，消化器癌で他臓器転移を併存する場合には5-FUを主体とした全身化学療法が施行され，奏功率は10～20％程度であった．その後，5-FUのDNA合成阻害経路を増強させるために外因性葉酸を補充するleucovorin＋5-FU療法が登場し，このbiochemical modulationによる有効性が報告された．また最近では，第3世代のプラチナ製剤であるOxaliplatinの効果が注目されている．Oxaliplatinは，本邦で開発された第3世代のプラチナ製剤であり，Cisplatinとは交叉耐性がなく異なる抗腫瘍スペクトラムを有する．単剤での奏功率はfirst lineとして20～24％，5-FU耐性となった症例のsecond lineとして10％程度であるが，欧州の大規模な第III相試験では，leucovorin，5-FUとの三剤併用療法で50％以上の奏功率が得られている[8]．今後，感受性の問題が残されてはいるが，婦人科癌肝転移例への効果があるかもしれない．

▶▶▶ II. 動注化学療法

肝臓は，その血流の70～80％は門脈から，20～30％を肝動脈から受けるという二重支配を受けながら，しかも転移巣は例外なく肝動脈由来であるという点から，肝動注療法という独特の治療法が開発され，その奏功率が高いことが報告されてきた．しかも肝抽出率の高い薬剤を使えば，最初の肝臓内流入で薬剤の大半が肝で代謝されることから，消化器癌の肝転移例では5-FUが賞用されてきた[8]．しかし，婦人科癌の肝転移病変に対する動注化学療法については，症例報告が散見されるのみで，その局所制御率や生存率，あるいは全身化学療法との比較などに関する報告は極めて少ない．

最近，坂本ら[9]は，子宮頸癌，体癌，卵巣癌の肝転移例11症例における肝動注療法の効果を報告している．これらは肝転移診断後，まずは全身化学療法が行われ，その結果肝臓以外の転移部位が制御されており，肝転移病変のみ増大傾向が認められた症例である．薬剤としてはCDDP，CBDCA，Doxorubicin，Epirubicin，Mitomycin-C，5-FUが各々単剤あるいは3～4剤の組み合わせで用いられている．その結果，子宮頸癌で75％（3/4例），体癌で50％（2/4例），卵巣癌で33％（1/3例）の一次局所制御効果が得られたとしている．また，治療後生存期間の中央値は子宮頸癌で12ヵ月（6～33ヵ月），体癌で23ヵ月（13～33ヵ月），卵巣癌で17ヵ月（5～43ヵ月）であった．これらの症例では，いずれも経過観察中は動注療法以外の積極的な治療は行われておらず，特記すべき有害事象もみられなかったことから，少なくとも肝臓以外の部位が制御されているならば，肝動脈注療法の有用性は高いと考えられる．これは肝転移を積極的に治療することによって，局所のみならず生命予後を延長する可能性を示唆しており興味深い．また，山本ら[10]は，再発した卵巣明細胞癌肝転移巣に対してDSM（degradable starch microspheres）を併用したCDDPによる肝動注療法を試み，second line chemotherapyとして生存期間の延長や奏功率の向上は得られにくいが，腫瘍発育を遅らせる効果は期待できるとしている．婦人科癌の肝転移例は，ほとんどが多発転移を伴う難治例である．根治が困難である以上，Dormant therapy（休眠療法）としての肝動注療法あるいは全身化学療法との併用効果を今後は模索していくべきであろう．

▶▶▶ III. 肝切除術

　転移が肝に限局しており，切除範囲，残肝機能ならびに患者の耐術能から治癒切除が可能と判断されれば，肝切除術が選択される．また，他臓器転移を伴っていてもそれらが制御可能であったり，肝切除が患者の予後改善に寄与すると判断されれば，相対的適応として施行されることもある．肝切除自体は近年の技術的な進歩に加えて，本来，転移性肝癌の肝機能が正常であることから，広範囲の肝切除でも安全に施行できている[8]．大腸癌肝転移における肝切除術の最近の5年生存率は28〜48%と報告されているが，治癒切除の対象となるのは大腸癌肝転移全体の20%程度に過ぎない．

　婦人科癌では，肝切除術の対象となる症例は極めて少ない．他臓器への多発転移や腹腔内播種を伴っている例が多いこと，抗癌剤感受性が比較的高い癌腫が多いことなどから，まずは全身化学療法が試みられる．Chiら[11]は20例の婦人科癌の肝転移症例において，肝切除後の生存期間の中央値は27ヵ月（8〜94ヵ月）であり，20例のうち8例に全身化学療法を併用していたにもかかわらず，9例（75%）で術後12ヵ月に再発したと報告している．一方，田中ら[12]は大腸以外を原発とする転移性肝癌に対する肝切除の意義を検討し，肝外転移を伴うものでも卵巣癌症例の長期予後が期待できると報告し，症例によっては複数回の肝部分切除を推奨している．このように婦人科癌肝転移例における肝切除の意義は諸家により意見が異なるものの，症例を慎重に選択し，適切な化学療法を併用することにより，生存期間の延長を期待できるかもしれない．

▶▶▶ IV. 婦人科癌の進展制御

　上述したように，婦人科癌の肝転移例では診断時点で他臓器への多発転移をきたしている場合がほとんどであり，肝転移巣も両葉に多数散在することが多く，極めて難治性である．多剤併用化学療法を含む種々の集学的治療が試みられているもののその効果は不十分であり，癌細胞に直接的に作用する既存抗癌剤や放射線療法の限界が次第に明らかになってきた．したがって，このような転移・再発例の治療成績をより向上させるためには，難治例の病態を的確に把握するとともに，その発育・進展を予知し制御し得る新たな戦略を模索する必要がある．われわれは，これまで婦人科癌における血管新生と浸潤・転移の関連性に着目して研究を行い，vascular endothelial growth factor（VEGF）familyやthymidine phosphorylaseが婦人科癌の発育・進展に密接に関与することを報告してきた．なかでもVEGF-Cは，血管新生のみならずリンパ管増生因子としても注目されており，種々の固形癌のリンパ行性転移に密接に関連している可能性がある[13)-15)]．これまでtumor dormancy therapyの観点から，VEGFをはじめとする血管新生因子やプロテアーゼを分子標的にしたさまざまな創薬が世界中でなされてきたが，残念ながら現在のところ実際に臨床応用されているものはほとんどない．そこで，われわれは既に臨床的に実施可能な方法を種々試みてきた．すなわち，動注化学療法がアポトーシスを誘導し腫瘍血管新生を抑制すること[16)]，フッ化ピリミジン製剤，なかでも5′-dFUrdが浸潤・転移能の亢進した細胞に選択的に殺細胞効果を示すこと[17)-19)]，matrix metalloproteinase（MMP）阻害剤であるUbenimexが

MMP-2,7の発現と活性化の抑制により癌細胞の浸潤能を低下させること[20]，などを報告してきた．しかし，これらの効果は極めて限定的であり，難治性婦人科癌の発育・進展を長期間にわたって制御するには不十分であった．

既存の抗癌剤で殺細胞効果に優れ，長期反復投与が可能で血管新生抑制効果をも有する薬剤があれば，難治性癌の実地臨床において理想的であろう．一方，最近Taxane製剤の血管新生抑制効果が注目されている．Taxolは卵巣癌化学療法における第一選択薬として賞用されており，その薬理作用として血管新生や浸潤・転移抑制効果が証明されれば，難治性婦人科癌の予後向上に資するものと思われる．そこで，Taxolの血管内皮細胞に対する生理作用とともに，卵巣癌細胞の浸潤動態に与える影響を基礎的に検討した．その結果，Taxolは極めて低濃度でウシ大動脈血管内皮細胞(BAEC)の増殖および管腔形成能を阻害し，VEGFやbasic fibroblast growth factor(bFGF)と拮抗した(図120, 121)．これはヒト臍帯

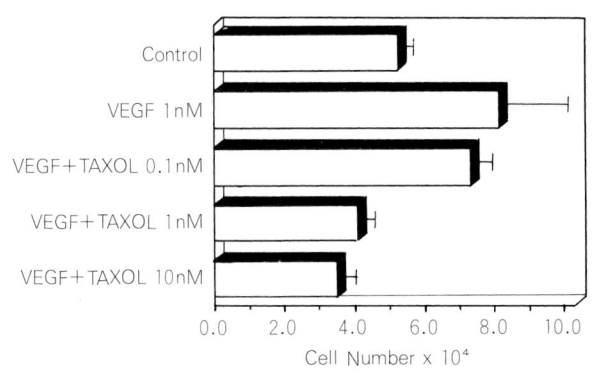

図120　VEGFで刺激されたBAECの増殖能に対するTaxolの効果

VEGF（1 nM）で刺激されたBAECの増殖能をTaxolは極めて低濃度（1〜10nM）で抑制した．

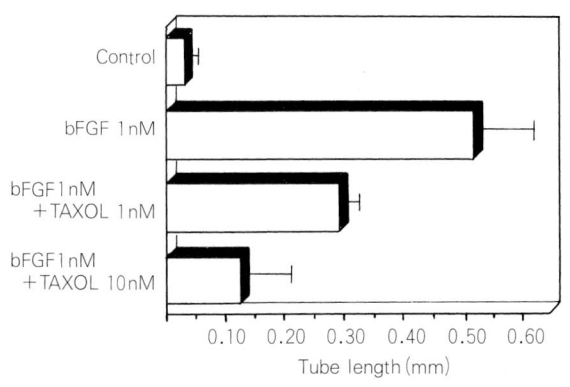

図121　bFGFで刺激されたBAECの管腔形成能に対するTaxolの効果

bFGF（1 nM）で刺激されたBAECの増殖能をTaxolは極めて低濃度（1〜10nM）で抑制した．

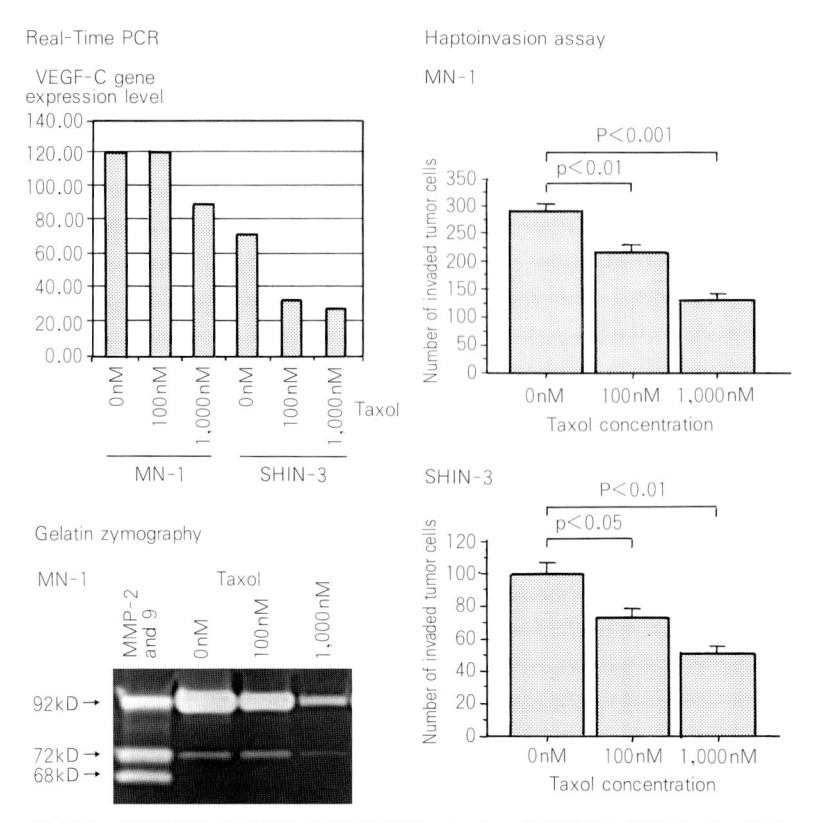

図122 卵巣癌細胞の VEGF-C 遺伝子発現, in vitro 浸潤能および MMP-2, 9 活性に対する Taxol の効果

VEGF-C 高発現卵巣癌株 MN-1, SHIN-3 における VEGF-C 遺伝子発現を Real-Time PCR 法で, in vitro 浸潤能を haptoinvasion assay で, MMP-2, 9 活性を zymography で評価した. 両株の VEGF-C 遺伝子発現および in vitro 浸潤能は Taxol により濃度依存性に抑制された. また, MN-1 における MMP-2, 9 活性も Taxol により濃度依存性に抑制された.

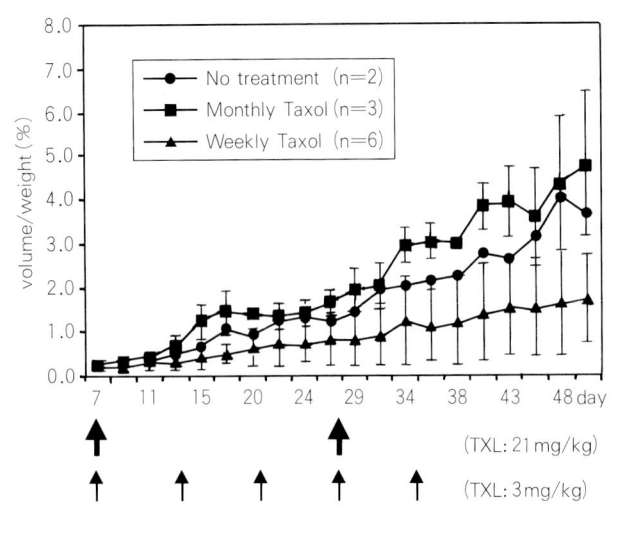

図123 Taxol 耐性卵巣癌細胞 KF28TX のヌードマウス移植腫瘍に対する Monthly あるいは Weekly Taxol の効果

Weekly Taxol は KF28TX 移植腫瘍の増殖を有意に抑制した.

静脈血管内皮細胞(HUVEC)でも同様の効果がみられた．また，臨床的血中到達濃度で卵巣癌細胞の VEGF‐C 産生能や浸潤能をも抑制した(図 122)．さらに，Taxol 耐性卵巣癌細胞のヌードマウス移植腫瘍に対して低用量反復投与で抗腫瘍効果を示した(図 123)．したがって，Taxol は投与法を工夫することにより，卵巣癌をはじめとする難治性婦人科癌の抗血管新生療法に用い得る可能性があるものと考えられた[6)21)-23)]．実際，肝実質転移を伴った卵巣癌 IV 期例に対して TJ(Taxol + CBDCA)療法を繰り返し行うことにより，長期生存が得られたとの報告もあり[24)]，今後は Taxane 製剤の肝動注療法への応用も検討課題と思われる．

▶▶▶ おわりに

本稿では，婦人科癌肝転移例に対する治療法の現況や今後の展望について，最近の国内外での報告を中心に自験データをまじえて概説した．肝転移に関する臨床および基礎的研究は内科，外科領域が先んじており，婦人科領域での報告は未だ少ないのが現状である．婦人科癌は消化器癌とは抗癌剤感受性スペクトラムが異なっており，また発癌過程や遺伝子変化についてもさまざまな相違がみられる．転移・再発例には，婦人科腫瘍の特性をよくふまえたうえで集学的治療を行う必要がある．従来の化学療法，放射線療法，免疫療法などに加えて，抗血管新生療法などの新たな対癌戦略を併用することにより相乗効果が得られる可能性もあり，難治性婦人科癌に対するより多角的な検討が望まれる．

■ 文　　献 ■

1) Jemal A, Thomas A, Murray T, et al：Cancer statistics, 2002. CA Cancer J Clin 52：23‐47, 2002.
2) Humberto F, Carlos AP, Perry WG, et al：Distant metastases after irradiation alone in carcinoma of the uterine cervix. Int J Radiat Oncol Biol Phys 24：197‐204, 1992.
3) Munkarah AR, Hallum AV 3rd, Morris M, et al：Prognostic significance of residual disease in patients with stage IV epithelial ovarian cancer. Gynecol Oncol 64：13‐17, 1997.
4) Kim GE, Lee SW, Suh CO, et al：Hepatic metastases from carcinoma of the uterine cervix. Gynecol Oncol 70：56‐60, 1998.
5) 工藤隆一，寒河江悟：再発卵巣がんの治療．癌と化学療法 19：1991‐1997, 1992.
6) 植田政嗣：卵巣癌における血管新生と分子標的治療．日産婦誌 56：1283‐1295, 2004.
7) Bonnefoi H, A,Hern RP, Fisher C, et al：Natural history of stage IV epithelial ovarian cancer. J Clin Oncol 17：767‐775, 1999.
8) 奥野清隆：転移性肝癌の治療．消化器癌治療の広場，消化器癌のトピックス No.8, 2002.
9) 坂本隆吏，永田　靖，荒木則雄ほか：婦人科癌肝転移に対する動注療法の経験．Jpn J Intervent Radiol 19：388‐392, 2004.
10) 山本和宏，有本　博，楢林　勇ほか：卵巣癌の肝転移における DSM 併用肝動注療法は有用か？ Radiol Frontier 7：153‐155, 2004.
11) Chi DS, Fong Y, Venkatraman ES, et al：Hepatic resection for metastatic gynecologic carcinomas. Gynecol Oncol 66：45‐51, 1997.
12) 田中邦哉，渡会伸治，永野靖彦ほか：大腸以外を原発とする転移性肝癌に対する肝切除の意義．日臨外会誌 63：2890‐2896, 2002.
13) Ueda M, Terai Y, Kumagai K, et al：Correlation between thymidine phosphorylase expression and invasion phenotype in cervical carcinoma cells. Int J Cancer 91：778‐782, 2001.
14) Ueda M, Terai Y, Yamashita Y, et al：Correlation between vascular endothelial growth factor‐C expression and invasion phenotype in cervical carcinomas. Int J Cancer 98：335‐343, 2002.

15) Ueda M, Hung YC, Terai Y, et al：Vascular endothelial growth factor-C expression and invasive phenotype in ovarian carcinomas. Clin Cancer Res 11：3225-3232, 2005.
16) Ueda M, Ueki K, Kumagai K, et al：Apoptosis and tumor angiogenesis in cervical cancer after preoperative chemotherapy. Cancer Res 58：2343-2346, 1998.
17) Ueda M, Kumagai K, Ueki K, et al：Growth inhibition and apoptotic cell death in uterine cervical carcinoma cells induced by 5-fluorouracil. Int J Cancer 71：668-674, 1997.
18) Ueda M, Ueki M, Terai Y, et al：Stimulatory effects of EGF and TGF-α on invasive activity and 5'-deoxy-5-fluorouridine sensitivity in uterine cervical-carcinoma SKG-IIIb cells. Int J Cancer 72：1027-1033, 1997.
19) Ueda M, Fujii H, Yoshizawa K, et al：Effects of sex steroids and growth factors on invasive activity and 5'-deoxy-5-fluorouridine sensitivity in ovarian adenocarcinoma OMC-3 cells. Jpn J Cancer Res 89：1334-1342, 1998.
20) Ueda M, Ueki M, Fujii H, et al：Ubenimex (Bestatin) inhibits invasion and matrilysin activation of human uterine cervical adenocarcinoma OMC-4 cells. Int J Gynecol Cancer 7：289-295, 1997.
21) 植田政嗣：血管新生阻害剤による婦人科悪性腫瘍の分子標的治療. 産と婦 70：49-58, 2003.
22) 植田政嗣：卵巣癌と血管新生. 産婦治療 90：951-958, 2005.
23) Ueda M, Terai Y, Kanda K, et al：Tumor angiogenesis and molecular target therapy in ovarian carcinomas. Hum Cell 18：1-16, 2005.
24) 久野 敦, 上田万莉, 花岡有為子ほか：Neoadjuvant chemotherapyが奏功した卵巣癌IV期の一症例. 産婦中四会誌 48：129-134, 2000.

3. 臓器別
12) 骨軟部腫瘍

楠崎 克之　松原 孝夫　松峯 昭彦　内田 淳正*

▶▶▶ はじめに

　悪性骨軟部腫瘍は比較的まれな腫瘍であるだけでなく，発生母地になる組織が多彩であるために非常に多くの種類の腫瘍が含まれる．それぞれの腫瘍は特徴的な生物学的振る舞いをするため，悪性骨軟部腫瘍としてひとまとめに論ずることには無理がある．ここでは悪性骨腫瘍と悪性軟部腫瘍に分けて，それぞれ代表的な腫瘍の肝転移について述べる．

　もともと四肢や後腹膜，腹腔内を除く体幹部の骨軟部に発生する悪性骨軟部腫瘍は，多くの癌腫とは異なりリンパ行性の遠隔転移はまれで，ほとんどは血行性転移を示す．そのため転移の標的臓器は肺が中心になり，骨がそれに続く．悪性骨軟部腫瘍で肝転移を示すのは多くは，後腹膜や腹腔内に発生した悪性軟部腫瘍で門脈を介した転移によるものが多い．しかし，なかには血行性転移であるにもかかわらず，肺転移を生じないで体循環に乗って肝に転移を生じる腫瘍もある．その機序についてはまだ明らかではないが，本稿では悪性骨軟部腫瘍の肝転移についての実態を明らかにして，その診断治療について言及する．

▶▶▶ I. 発生頻度

　過去の報告を見ると，対象症例に後腹膜および腹腔内の軟部腫瘍を含むかどうかによって肝転移の発生頻度は大きく異なっている．最近の報告でMemorial Sloan-Kettering Cancer Center(MSKCC)の外科[1]から出されたものでは，4,270例の肉腫(sarcomaとだけ記載されており，骨腫瘍を含むかどうかについては不明である)のなかで331例(7.75%)に肝転移を認めたが，うち131例は消化管に発生したgastrointestinal stromal tumor(GIST)や平滑筋肉腫であった．これに対し2003年に新潟大学の整形外科からの報告[2]では，535例の悪性骨軟部腫瘍のうち23例(4.3%)に肝転移を認めた．このうち軟部腫瘍は303例中17例(5.6%)で，骨腫瘍は232例中6例(2.6%)であった．悪性骨腫瘍のなかでは骨肉腫の肝転移の頻度が高く113例中3例(2.7%)であった．骨肉腫については，韓国のグループの報告[3]で134例中2例(1.5%)に肝転移を認めている．このように悪性骨軟部腫瘍の肝転移の発生

三重大学医学部整形外科学教室　*教授

頻度には，腫瘍の種類，発生部位などに大きく左右される．しかし，大きな傾向としては軟部腫瘍のほうが骨腫瘍よりも肝転移の頻度が高く，軟部腫瘍のなかでは門脈血流にのりやすい後腹膜，腹腔内に発生したものが肝転移を生じやすい．肝転移の発生頻度は原発腫瘍の発生頻度に依存することが多いが，脂肪肉腫は肺外転移を生じやすく肝転移も少なくないことから，肝臓との親和性が高い悪性骨軟部腫瘍の代表と言える．

▶▶▶ II. 診　　　断

前述したように，悪性骨軟部腫瘍の遠隔転移の最大の標的臓器は肺であり，その他の臓器への転移は極端に少ないため，実際の臨床では転移巣の検索はまず胸部単純X線検査を行い，転移が疑われる場合には胸部単純CTを行う．そのほかの部位については症状がなくても行うことがあるものとしてはシンチグラフィーがある．骨腫瘍の場合は骨シンチグラフィーで全身の検索を行うことがある．タリウムシンチグラフィーは，高悪性度の骨軟部腫瘍で集積がある場合には全身の転移巣の検索に有用である．最近ではPETも使用できるようになってきたがルティーンに行うことはない．肝転移は，無症状で進行するため早期発見することは重要であるが，発生頻度が極めて低いので症状のない患者さんにCTやMRIで定期的に肝臓を検索することの費用対効果と患者侵襲を考えると，これを強く勧めることはできない．ただし，後腹膜や消化器の肉腫や肺外転移の多い脂肪肉腫では，患者さんに十分説明をして同意を得てから行うことは問題ないと考える．

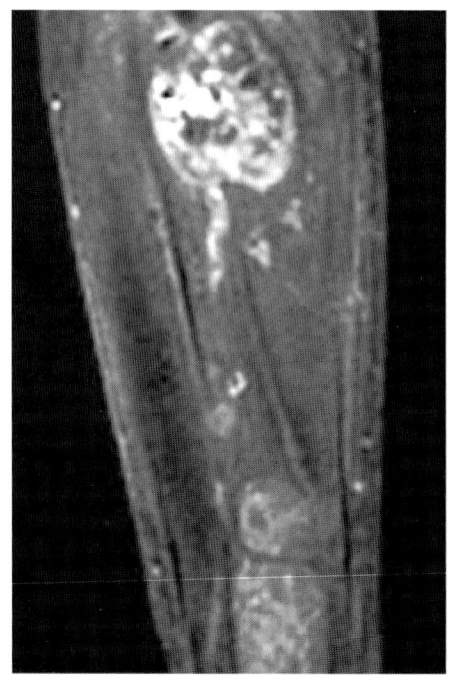

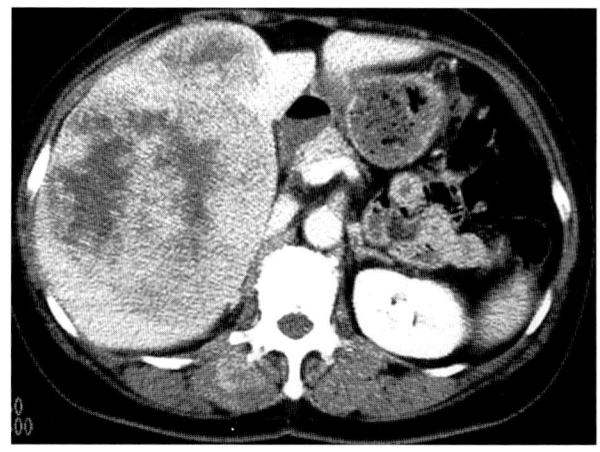

図125　同症例の肝転移病巣（造影CT）

図124　下腿部に発生した平滑筋肉腫症例（MRI T2強調画像＋脂肪抑制）
腫瘍発見時既に肺，肝，骨に多発性の転移巣を伴っていた．

▶▶▶ III. 治　　療

　悪性骨軟部腫瘍では，肝に限らず遠隔転移を生じた症例の生命予後は極めて不良である．しかし，骨肉腫では化学療法後に肺転移を生じた症例では，転移巣の数が少ない場合は肺切除により生命予後が明らかに改善することが知られている[4]．肝転移でも前述のMSKCCのグループの報告では，肝切除を行った患者の生存率はしなかった患者に比較して統計学的に有意に改善していた[3]．特に他の臓器に転移がなく肝への単発転移例で，切除可能症例の予後は良好である．ほかの侵襲的治療としては，ラジオ波による焼却や肝動脈塞栓がある[4]．

　化学療法は原発腫瘍で効果のあるものを選択するが，多くの場合薬剤耐性であり，無効なことが多い．

■文　　献■
1) DeMatteo RD, Shah A, Fong Y, et al：Results of hepatic resection for sarcoma metastatic to liver. Ann Surg 234：540-548, 2001.
2) 生越　章，堀田哲夫，畠野宏史ほか：骨軟部肉腫の転移様式．臨整外 38：773-778, 2003.
3) Kim SJ, Choi J-A, Lee SH, et al：Imaging findings of extrapulmonary metastases of osteosarcoma. J Clin Imaging 28：291-300, 2004.
4) Abdalla EA, Pisters PW：Metastasectomy for limited metastases from soft tissue sarcoma. Current Treatment Options in Oncology 3：497-505, 2003.

臨床編

3. 臓器別
13) 小児腫瘍

岩川真由美

▶▶▶ はじめに

癌登録事業が難行している日本で，小児腫瘍肝転移の正確な発生率を知ることは大変難しい．元来，成人に比し著しく頻度の低い小児腫瘍のなかで，ほんの1〜2％が肝に発生する．また，小児腫瘍はいわゆる上皮性癌の頻度は低く，成人で見られる転移性肝癌はほとんどない．小児腫瘍で最も多いのは血液腫瘍，すなわち白血病およびリンパ腫で，次いで中枢神経腫瘍があり，成人の癌である肺癌，胃癌，大腸癌，乳癌などは通常，小児での発生はなく，その転移もない．つまり，小児腫瘍肝転移例は罹患者数としては非常に少ないと言える．例えば，2001年大阪府悪性新生物登録事業(地域がん登録事業)の成績を見ると(http://www.mc.pref.osaka.jp/ocr/ocr/nenpo/nenpo68)，癌の年齢階級別罹患率で14歳以下の肝臓における悪性腫瘍罹患率は人口10万人対0である(**表43**)．一方，小児三大固形

表43 大阪府における年齢階級別罹患率（人口10万対）；主要部位別，性別　2001年

性	年齢階級	全部部位	食道	胃	結腸	直腸	肝臓	胆嚢	肺	乳房	子宮(1)	子宮(2)	膀胱	リンパ組織	白血病
男	0〜14	11.4	0.0	0.0	0.0	0.0	0.0	0.0	0.2	-	.	.	0.0	1.6	4.0
	15〜29	9.6	0.0	0.8	0.8	0.3	0.1	0.2	0.0	-	.	.	0.1	1.0	2.1
	30〜39	32.6	0.0	6.9	3.3	0.2	1.9	0.2	3.3	-	.	.	0.5	1.9	2.5
	40〜49	130.0	4.8	33.6	11.5	9.7	13.5	3.0	16.1	-	.	.	3.0	5.2	3.2
	50〜59	432.5	26.3	98.7	40.5	33.1	59.7	7.6	61.6	-	.	.	9.9	10.4	7.3
	60〜69	1,135.1	65.3	236.7	100.4	70.6	175.7	23.9	180.9	-	.	.	31.8	30.3	14.6
	70〜79	2,228.0	84.0	421.9	197.8	96.6	323.0	55.8	477.3	-	.	.	64.9	63.8	28.3
	80〜	3,302.7	70.8	661.0	287.9	127.2	257.9	146.4	770.2	-	.	.	142.8	117.6	45.6
女	0〜14	9.6	0.0	0.0	0.0	0.0	0.0	0.0	0.0	0.0	0.0	0.0	0.0	0.5	3.2
	15〜29	12.6	0.0	0.4	0.2	0.1	0.1	0.1	0.1	2.5	2.8	1.6	0.0	0.9	1.0
	30〜39	63.4	0.0	6.1	2.2	1.4	0.5	0.2	1.7	28.5	15.7	9.8	0.3	1.3	2.2
	40〜49	191.5	1.0	22.0	13.1	6.9	3.8	1.8	6.3	93.7	27.5	20.8	0.4	2.8	3.0
	50〜59	313.6	3.4	38.5	30.5	14.9	9.5	5.4	25.9	87.5	31.9	29.9	2.8	8.2	6.1
	60〜69	536.6	8.2	79.7	64.1	28.6	53.2	19.9	53.4	85.3	26.3	25.0	6.0	18.7	7.6
	70〜79	956.3	10.9	144.2	133.1	39.9	116.4	45.7	116.7	92.1	24.9	22.6	15.8	39.0	13.2
	80〜	1,569.8	21.1	257.7	209.7	54.8	141.2	103.8	241.3	76.9	42.2	42.2	35.8	62.7	18.4

放射線医学総合研究所フロンティア研究センター第3研究グループ

腫瘍と言えば，神経芽腫，ウィルムス腫瘍，肝芽腫であり，その神経芽腫，ウィルムス腫瘍において，肝は転移好発部位である．小児腫瘍の肝転移は，特徴的な臨床像を呈するので，その概要を理解することは，生物学的に非常に興味深い研究テーマであると同時に，臨床での判断を誤らないために重要である．本稿では，神経芽腫，ウィルムス腫瘍の肝転移を中心に，その臨床像，診断，治療について述べる．

▶▶▶ I. 神経芽腫の肝転移

神経芽腫は小児固形腫瘍のうち最も頻度が高く，またその幼児発症例で予後が非常に悪いことより，重要な疾患である．長年，日本における乳児マススクリーニングの是非が論議されていたが，その間，基礎・臨床両面における日本の貢献度は高く，平成16年，マススクリーニング中止が決定された今もなお，日本の臨床医，基礎研究者の責任は重大である．その肝転移例は，腫瘍生物学的に非常に特徴あるもので，成人の上皮性癌肝転移とは全く異なる性質を示す．

1．神経芽腫の頻度

神経芽腫は，小児悪性腫瘍において白血病に次ぐ発生頻度を示し，また小児固形悪性腫瘍においては最も高い発生頻度を示す代表的な小児腫瘍である．日本小児外科学会悪性腫瘍委員会の委員会報告によれば，2003年には225例が登録されており，最近20年間の平均では毎年同程度登録されてきた．症例数が20年間の出生数減少と無関係なのは，登録率の上昇とマススクリーニングによるものだと分析されている．神経芽腫は従来，出生数1万人に一人とされていたが，1988年マススクリーニング開始後，約5千人に一人の割合となった．生後6ヵ月神経芽腫マススクリーニングは，その効果が不十分ということで，昨年2004年3月をもって中止となった．

2．神経芽腫の臨床像

神経芽腫は，発症年齢，病期，発生部位，さらに腫瘍の分子生物学的解析によるN-myc増幅の有無などによって，全く異なる臨床像や予後を呈する．例えば，眼窩転移を有する幼児神経芽腫症例が，骨髄移植を伴う化学療法にも不応で，死の転帰を迎えることもあるのに比べて，肝転移及び骨髄転移を有する乳児神経芽腫症例が自然治癒することもある．神経芽腫の発症年齢は半数以上が2歳以下で，そのほとんどが8歳以下である．近年の出生前診断の普及に伴い，超音波診断にて診断され，出生直後にその治療選択を迫られる場合もある．

3．神経芽腫の発生

神経芽腫は胎生期の神経堤を起源とし，全身の交感神経系由来組織のどこにでも発生可能な腫瘍である．その半数は副腎髄質由来だが，ほかに傍脊椎，後縦隔，頸部，骨盤などの神経節から発生する．正常の発生過程では，神経堤から副腎髄質および交感神経節が分化発生し，神経芽細胞は交感神経節細胞へと分化する．この神経芽細胞が未熟なまま腫瘍性増殖を呈するのが神経芽腫である．神経芽腫は母組織である交感神経細胞の機能を有し

ているが，カテコラミン代謝系が不完全なため，褐色細胞腫と異なり高血圧を呈することはほとんどない．一方，この不完全な代謝系により，代謝経路の中間代謝産物すなわちVMA(vanilmandelic acid)，HVA(homovanilic acid)，ドーパミンなどが尿中に多量に排出されることとなる．そのほか，血清NSE(neuron specific enolase)，VIP(vasoactive intestinal peptide)などが高値を示すことがある．興味深いことに，このような未熟な神経芽細胞の結節in situ neuroblastomaは胎生期には多数存在しているらしい．通常は出生前後に何らかのシグナルにより消退するこの神経芽細胞が，一部の症例においてのみ神経芽腫となるのであろう．神経芽腫はまた，神経堤に関係する他の病態，例えばヒルシュスプルング病，オンディーヌの呪い，神経線維腫症，Beckwith-Weidemann症候群，胎児性アルコール症候群などと合併する症例もある．in situ neuroblastomaの存在，予後良好な乳児神経芽細胞，そして予後不良な幼児神経芽細胞を，発生の時系列で考えあわせ，遺伝子カスケードあるいはパスウェイ，そしてシグナルプログラム研究を行い，発癌メカニズムを解明することは非常に興味深い．解明に期待が寄せられる．

4．神経芽腫の分子生物学特徴

1番染色体のLOH，および短腕における欠失が高頻度で報告されている．進行例においてはN-myc遺伝子増幅があり，腫瘍の悪性度，増殖能，治療抵抗性にも関与する．N-myc増幅のない幼児例では，MDR-1遺伝子の発現が予後不良と関連している．DNA量では二倍体型腫瘍は予後が悪く，過二倍体型腫瘍は予後良好症例とされている．乳児肝転移例などが含まれる病期IV-Sではtrk-Aが高発現している．また，多くの腫瘍で発現するCD44の発現は予後良好症例と関連している．

5．神経芽腫の肝転移：乳児神経芽腫

幼児神経芽腫は初発時から転移を有するため，「進行神経芽腫」と呼称され予後不良である．経験豊かな臨床医と基礎研究者による病態解明・予後改善が急務の疾患である．転移臓器は骨・骨髄・リンパ節で，肺への転移はまれである．一方，乳児神経芽腫は，大部分が予後良好であり，その生存率は90％近くである．2003年には，マススクリーニング施行中であり，約148例の乳児が登録されている．新生児期の先天性神経芽腫例では，腹部膨満，とくに肝腫大が目立ち，皮下の転移性結節が特徴的である．乳児期では肝，皮下，骨髄の転移が多く，とくに肝腫大による腹部膨満や呼吸障害などが見られる．これらは病期IV-Sの特徴的な症状である．病期IV-Sは，原発腫瘍がI期またはII期であり，肝，骨髄，皮膚のいずれかに病巣があるものを特別に分類したものである．転移があるにもかかわらず予後良好であり，自然消退例も報告されている．よって，肝転移巣は通常，外科切除の対象とはならない．神経芽腫は，分子生物学的にそのリスクが3種に分類され（表44），病期IV-Sはその低リスク群に入る．低リスク群とは，多くの病期I，II，IV-Sが属し，その定義は以下のごとくである．すなわち，乳児例で1番染色体の異常があり，N-mycは1コピー以下の増幅であり，過倍体型DNA量で，trk-Aの高発現を呈し，血清NSAは正常で，フェリチンは低下していて，さらに腫瘍組織におけるShimada分類で予後良好群に属する症例群である．trk-Aは，神経成長因子(nerve growth factor；NGF)の高親和性受容体の遺伝子である．NGFは交感神経節細胞の生存と分化に関与する．trk-Aを強く発現す

表44 神経芽腫分類

神経芽腫日本小児外科学会分類

I	原発臓器に限局する腫瘍.
II	局所浸潤するが，正中線を越えない腫瘍．または同側リンパ節転移あり．
III	正中線を超える腫瘍．または対側リンパ節転移あり．
IVA	遠隔リンパ節，骨，眼窩，実質臓器に転移あり．
IVB	原発巣は病期IIIで，骨髄，肝，皮膚のみに転移あり．
IV-S	原発巣は病期I，IIで，骨髄，肝，皮膚のみに転移あり．

神経芽腫国際分類

1	完全切除された腫瘍で，同側リンパ節転移なし．組織学的な腫瘍残存は問わない．（切除腫瘍内にリンパ節転移部があっても，腫瘍とともに一塊切除されていれば病期1とする）
2A	不完全切除された腫瘍で，同側リンパ節転移なし．
2B	完全または不完全切除された腫瘍で，同側リンパ節転移あり．
3	正中線を越え切除不要な腫瘍．または一側性腫瘍で対側リンパ節転移あり．または正中部腫瘍で両側性浸潤（切除不能）または両側リンパ節転移あり．
4	遠隔リンパ節，骨，骨髄，肝，皮膚，他臓器に転移あり．ただし，病期4-Sは除く．
4-S	原発巣は病期1，2で，骨髄，肝，皮膚のみに転移あり．（1歳未満に限る．）

る腫瘍は，NGF依存性が高く分化しやすい．一方，もし，NGFが不足するとアポトーシスを生じると考えられている．病理組織学的分類のShimada分類とは，予後因子として用いられる病理分類であり，腫瘍における間質の量と腫瘍細胞の分化度，そして核分裂崩壊像を示す細胞数に基づいて評価される．この分類によれば，乳児神経芽腫では腫瘍細胞の分化度や間質の発達は予後とは関係せず，核分裂崩壊像のみが予後不良となる．90％以上の乳児神経芽腫はShimada分類の予後良好群に入る．治療は，低リスク群に属する多くの病期IV-S乳児肝転移症例に対しては原発巣手術のみであり，中間群，高リスク群に属する病期IV-S群は化学療法併用となる．化学療法剤としてはcyclophosphamide, doxorubicin, carboplatin, etoposideなどが用いられる．

▶▶▶ II. ウィルムス腫瘍肝転移

小児三大固形腫瘍のうち，ウィルムス腫瘍も肝に転移することが知られている．ウィルムス腫瘍は腎芽腫と呼ばれ，胎生期の後腎原基細胞の集団から発生した腫瘍で，一般に予後良好な疾患であり2年生存率は90％を越える．全体のうち約10％の症例が，肺，肝，病期IV遠隔転移症例であるが，肝転移症例であってもその予後は悪くない．ちなみに，ウィルムスは1899年，最初に報告したドイツの病理・外科医 Max Wilmsにちなんだ名前である．

表45 ウィルムス腫瘍を合併する病態

WAGR症候群（= aniridia - Wilms tumor association）
Beckwith - Wiedemann症候群（= EMG症候群）
Denys - Drash症候群
Perlman症候群
Klippel - Trenaunay症候群
Simpson - Golabi - Behmel症候群
Bloom症候群
Poland症候群
Down症候群
Marfan症候群
Sotos症候群
Dandy - Walker症候群
deLange症候群
Fanconi症候群
神経線維腫症
ataxia - telangiectasia
結節性硬化症
染色体異常（trisomy13, 8, deletion 11p）

1．ウィルムス腫瘍の頻度

 日本小児外科学会悪性腫瘍委員会の報告によれば，小児のウィルムス腫瘍は2003年の登録症例は35例であり，過去20年間に及ぶ平均年間登録数も39例である．1990年，the International Agency for Research on Cancerが50カ国以上を対象に行った研究では，百万人あたりのウィルムス腫瘍発生率はアメリカ黒人で10.9，アメリカ白人で8.5，インド人で3.8，日本人で3.2，中国人で2.5であり，国別・人種別差を認め，アジア人では低い発生率であった．

2．ウィルムス腫瘍の臨床像

 初発症状としては腹部腫瘤，血尿，発熱がある．腹部腫瘤は小児腹部腫瘍の共通の症状であり，痛みを伴わない腹部膨満として認められることが多いが，腫瘍内の出血や消化管の圧排などにより強い腹痛が主訴となることもある．腹部膨満により，腹壁の静脈が怒張して腹部を横切るのがみえることもある．偶然の事故により腫瘍破裂が起こり，急激な腹部膨満，貧血，腹痛を訴えて来院することもある．また，腫瘍による消化管圧迫による便秘，下痢，食思不振や疲れやすさを主訴とすることもある．一方，腎髄質に存在する腫瘍が腎盂・腎杯に至れば肉眼的血尿を呈する．また，腫瘍から生産されるレニンによる高血圧をみることがある．発症年齢としては4歳以下の乳幼児に好発するが，新生児の症例も小学校高学年の症例もある．

 ウィルムス腫瘍は奇形合併率が高いので，ウィルムス腫瘍を高率に合併する症候群を診察する際には，慎重に腫瘍発見に努めることが肝要である．合併奇形を**表45**にまとめた．

 ウィルムス腫瘍の診断および原発巣の局所進展の診断や転移の診断には，画像診断が重要な役割を果たす．超音波診断，CTスキャン，MRIが用いられ，肺転移の診断には，胸部X線検査に加え，胸部CTスキャンを用いる．

3．ウィルムス腫瘍の病理像

ウィルムス腫瘍において腫瘍の病理組織像は重要で，favorable histology と unfavorable histology が主な分類であり，多くのものは favorable histology に属し，約10％のものが unfavorable histology を示す．このなかには，退形成 anaplasia，腎明細胞肉腫 clear cell sarcoma of the kidney(CCSK)，腎悪性横紋筋肉腫様腫瘍 malignant rhabdoid tumor of the kidney(MRTK)があり，後二者は病理組織診断にてウィルムス腫瘍と鑑別される．本来，これらは独立した疾患であるが，「小児の腎腫瘍」としてウィルムス腫瘍治療グループのなかで取り扱われてきた経緯がある．しかし，MRTK は非常に予後不良であり，ウィルムス腫瘍とは独立した疾患としての治療法の開発が急務である．

4．ウィルムス腫瘍の発生

ウィルムス腫瘍は，胎生第5週初めに出現する後腎芽細胞が，その多分化能を腎発生の後期以降まで保持して，さらに何らかの原因により癌化したものと考えられている．この未分化な細胞群は nephrogenic rest と呼ばれ，異常遺残腎芽細胞の巣状結節である．その発生機構は以下のように理解できる．正常な腎発生過程では髄質が形成され，次いで皮質のネフロン形成が外側へ向かってに起こる．したがって，腎葉深部の nephrogenic rest は，腎発生のごく早期に髄質が形成された頃に深部に取り残されたもの，一方，腎葉辺縁の nephrogenic rest は，皮質形成時期に未分化のまま表層に沿って取り残されたものと仮定される．ウィルムス腫瘍発生には数個の遺伝子が関係すると推測される．WT1は染色体11p13に存在する Wilms tumor suppressor gene とされる遺伝子で，ウィルムス腫瘍，無虹彩症，泌尿生殖器系異常，精神発達遅延を合併する WAGR syndrome 患児で欠失が認められた．WT1は10個の exon からなり，45～49 kDa のタンパクを encode する．一方，WT2は11p15に存在し，Beckwith‐Wiedmann syndrome(BWS)発症に関与している．BWS はウィルムス腫瘍はもちろん，肝芽腫，副腎皮質癌などの多種の腫瘍発生とかかわる．この分野は Genomic imprinting 研究と相まって目下世界中で研究が盛んである．WAGR 症候群や Denys‐Drash 症候群では，胎生早期の多分化能腎芽細胞の変異により nephrogenic rest が生じたと考えられ，片側WT1の片失(WAGR症候群)あるいは点突然変異(Denys‐Drash症候群)がある．一方，遺残腎組織に腎葉辺縁の nephrogenic rest を認める組織は，blastemal cell, tubule といった成分のみからなり，Beckwith‐Wiedmann 症候群児や半身肥大症児にみられる腫瘍に合併してみられ，WT2遺伝子の変異との関連が注目されている．ウィルムス腫瘍とくに両側性の治療に際して，このような病理像に遭遇したときは本病像が良性であることを決して忘れてはならない．

5．ウィルムス腫瘍の肝転移：病期Ⅳ

転移の部位としては肺が最も多く，次いで肝，骨に遠隔転移を有することがあり，全体の約10％以下の頻度で起こるとされている．肝の転移巣は一般に化学療法の対象であり，根治的な腎原発腫瘍摘出，腫瘍床への照射に引き続き多剤併用の化学療法を6ヵ月間施行する．病理像が faborable histology あるいは unfavorable histology with focal anaplasia の場合は，actinomycin-D, vincristine, doxorubicin を用い，diffuse anaplasia の場合は vincristine, doxorubicin, etoposide, cyclophosphamide を用いる．4年生存率はそれぞれ約90％，

表46 分類ウィルムス腫瘍

ウィルムス腫瘍小児外科悪性腫瘍分類

病期	
I	腎に限局
II	腎周囲に限局
III	腹腔内の隣接臓器に限局
IV	遠隔転移あり
V	両側性 Wilms 腫瘍

Staging Criteria : national Wilms, Tumor Study 5

Stage	Description
I	A tumor limited to the kidney and completely resected. The renal capsule rupture or violation. The vessels of the renal sinus are free of disease.
II	A tumor that extends beyond kidney but is completely resected. There may be regional extension of tumor related to penetration of the capsule or invasion of the renal sinus. Blood vessels outside the renal sinus may contain tumor. The tumor may be violated by a biopsy or sustain spillage of tumor that is confined to the flank area. When the resection is completed, there should be no microscopic evidence of tumor at or beyond the margins of resection.
III	There is residual tumor confined to the abdomen or lymph nodes in the renal hilum or pelvis, penetration of tumor through the peritoneal surface, tumor implants on the peritoneal surface, either gross or microscopic tumor at or beyond the margin of the surgical resection, or an incomplete resection because of local infiltration into vital structures ; finally, there may be generalized tumor spread that is not confined to the flank area.
IV	Hematogenous metastatic disease to lung, liver, bone, or brain or lymph node metastases outside the abdomen or pelvis. Pulmonary nodules observed on chest CT must be biopsied for definitive diagnosis of stage IV disease.
V	Bilateral renal involvement at diagnosis. The tumors on each side must be staged individually according to the above noted criteria.

表47 International Neuroblastoma Staging System

Stage	Description
1	Localized tumor confined to the area of origin; complete excision, with or without microscopic residual ; ipsilateral and contralateral lymph nodes negative
2	
A	Unilateral tumor with incomplete excision ; ipsilateral and contralateral lymph nodes negative
B	Unilateral tumor with complete or incomplete excision ; positive ipsilateral regional lymph nodes ; contralateral lymph nodes negative
3	Tumor infiltrating across the midline with or without lymph node involvement ; or unilateral tumor with contralateral lymph node involvement;or midline tumor with bilateral lymph node involvement
4	Dissemination of tumor to distant lymph nodes, bone, bone marrow, liver, or other organs
4-S	Localized primary tumor as defined stage 1 or 2 with dissemination to liver, skin, or bone marrow

82％である．

III. ほかの小児腫瘍の肝転移

　血液疾患のリンパ腫は肝に病変を形成する．固形腫瘍では，横紋筋肉腫，胎児性癌，卵黄嚢癌，peripheral primitive neuroectodermal tumor(PPNET)，膵芽腫，脳腫瘍などの転移が報告されている．

　補足であるが，転移性でない小児原発性肝腫瘍としては，肝芽腫，血管内皮腫，間葉性過誤腫，胎児性肉腫，稀に胆管原発横紋筋肉腫，平滑筋肉腫，卵黄嚢癌がある．

■文　献■
1) 日本小児外科悪性腫瘍委員会：委員会報告：小児の外科的悪性腫瘍，2003年登録症例の全国集計結果の報告．日小外誌 41：51-82, 2005.
2) Brodeur GM, Seeger RC, Barrett A, et al：International criteria for diagnosis, staging, and response to treatment in patients with neuroblastoma. J Clin Oncol 6：1874-1881, 1988.
3) Shimada H, Chatten J, Newton WA Jr, et al：Histopathologic prognostic factors in neuroblastic tumors；definition of subtypes of ganglioneuroblastoma and an age-linked classification of neuroblastomas. J Natl Cancer Inst 73：405-416, 1984.

臨床編

3. 臓器別
14）他臓器転移を伴う肝転移

上野　秀樹　　橋口陽二郎　　望月　英隆*

▶▶▶ はじめに

　多くの癌腫において，転移病巣が肝臓のみならず肝外臓器にも存在する場合はsystemic diseaseと判断され，肉眼的に認識しうる病変以外の不顕性転移の存在が想定される．したがって，治療の柱は全身化学療法となり，各癌腫特有のレジメンによる治療が行われる．
　一方，大腸癌に代表されるように，肝外臓器の転移を伴う肝転移症例において，外科治療が予後延長に寄与する癌腫も存在する．本稿においては，肝外臓器転移を伴う肝転移症例の外科治療の適応およびその成績を，大腸癌とそれ以外の癌腫にわけて概説する．

▶▶▶ I. 大腸癌

1．肺転移を伴う肝転移
1）歴　　史

　大腸癌において最も頻度の高い肝外転移形式は肺転移であるが，1980年代後半より肺転移病巣と肝転移病巣を切除された症例のなかに，長期予後を得る症例が存在することが認識されるようになった．Goyaらは，1989年に肝肺切除5症例中1例が無再発5年生存を得たことを報告している[1]．1990年代の前半になり，10例前後の肝肺切除症例をまとめた報告がMemorial Sloan-Kettering Cancer CenterやMayo Clinicといった先駆的な治療施設からなされ[2,3]，これらにおいても肝肺切除の意義が確認された．
　1990年代の後半になり肝肺切除の報告は増え，50例を越える症例を経験する施設も存在するようになった[4]．表48には20症例以上の経験症例に基づく報告を挙げた．現在でも肝肺転移の外科治療適応に関してはcontroversialであり，施設間の手術適応には大きな相違が存在すると考えられが，治療の対象となった症例においては概ね10～40％の5年生存率が報告されている[4-10]．
　肝肺切除による合併症に関しては，術式と周術期管理がともに進歩した現在，肝切除と肺切除を行うことによる死亡リスクは少なく，術死は皆無であるとする報告が大勢を占める[4-6]．

防衛医科大学校第1外科学講座　*教授

表48 大腸癌症例における肝・肺切除の手術成績と予後因子・手術適応基準

報告者（年）	全症例（肝，肺転移が異時性に出現する症例を含む）		肝・肺同時出現症例		予後因子	手術適応基準
	症例数	予後	症例数	予後		
Regnardら (1998)	43（肝切除先行）	最終転移巣切除からの5生率：11%	−	−	CEA，肺転移個数，肝肺転移出現時期	正常範囲のCEA値と肝切除後長期経過後の肺転移出現
Murataら (1998)	30	最終転移巣切除からの5生率：44%	10	最終転移巣切除からの5生率：22%	肝・肺転移出現時期，肺転移分布	−
Robinsonら (1999)	25	最終転移巣切除からの5生率：9%	−	−	年齢，肝転移個数，DFI	若年，単発肝転移の先行，長いDFI
Kobayashiら (1999)	47	最終転移巣切除からの5生率：31%	21	初回転移巣切除からの5生率：22%	肺転移個数	肺転移が単発，肝転移が少数
Nagakura (2001)	27	初回転移巣切除からの5生率：27%	10	初回転移巣切除からの5生率：0%	肝肺転移出現時期	肝肺転移の異時出現
Headrick (2001)	58	初回肺切除からの5生率：30%	−	−	CEA	胸腔内LN腫大なくCEA正常域
Saito (2002)	26（肝切除先行）	初回肺切除からの5生率：34%	−	−	肺門・縦隔LN腫大，CEA	単発性肝転移，同時性両側性の肺転移は適応外

2）予後因子・手術適応

　肝肺切除が行われた症例における予後因子に関しては，肝転移個数[7)10)]や肺転移の個数[8)]や分布[10)]，両病変の出現時期[5)7)9)]，腫瘍マーカー（CEA）[4)5)]などが重要であると報告されている（表48）．これらは肝肺転移切除症例に特有のものではなく，肝転移および肺転移のそれぞれに対する手術後の予後因子とoverlapするものである．

　このなかで臨床上最も重視されるものは，肝，肺それぞれの転移程度であろう．肝単独転移症例における手術適応は拡大される傾向にあり，従来の肝転移病巣3個までを手術適応とするという従来の基準から[11)]，1990年代以降はH2，H3といった個数の多いものにも肝切除が行われ，一定の成績が上げられている[12)]．これに対し肝肺転移症例における肝転移個数に関しては，現在でも単発ないしは少数を適応とする意見が優勢である[7)8)]．

　一方，肺転移個数からみた肝肺転移症例の手術適応に関しては，片側性のみを適応と主張する意見や[10)]，さらには単発のみを適応とする意見[8)]もみられる．すなわち，肺単独転移においては，両側性肺転移症例の肺切除も，また複数回の肺切除も良好な予後に結びつくとするなど積極的な意見がみられるが[13)]，肝転移を伴う場合の手術適応に関しては，より慎重な態度が推奨されている．肺門・縦隔リンパ節腫大があるものを適応外とするHeadrickらやSaitoらの主張は[4)10)]，肺単独転移症例における適応に関しても同様な意見が一般的[14)]であることからも受容されよう．

3）肝肺転移同時出現症例の手術適応

　上記のごとく，大腸癌の肝肺転移に肝肺切除が有効であることは次第に明らかになりつつあるが，これまでの報告はいずれも肝肺転移が異時性に存在する症例を多く含むものである．肝肺転移の出現時期は外科治療成績に大きな影響を及ぼすが[9)]，肝肺転移が同時に存在する症例に対する外科的治療の有効性は，症例の蓄積が各施設とも乏しく（表48），十

分に検証されているとは言い難い[15]。

肝肺同時転移症例の外科治療成績に関しては，11施設からなる Metastatic Lung Tumor Study Group of Japan からの報告が検索しうる限りで最も多くの症例数を検討している[8]。47例の肝肺切除症例を解析したこの報告は，初回転移巣切除時を基点とした5年生存率を，肝転移発見時期が肺転移に先行する25症例における50%に対して，肝肺転移が同時性に存在する21例において22%としている。一方，肝肺転移が同時に存在する症例に対する外科治療には慎重であるべきとの見解もある。Nagakuraらは，異時出現症例の5年生存率44%に対して同時出現症例の5年生存例が皆無であることを報告し，肝肺転移が同時期に出現する症例に対する外科治療には否定的な意見を述べている[9]。

2．肺転移以外の肝外転移を伴う肝転移に対する手術適応

肺以外の血行性転移病変の合併が術前に判明している肝転移症例を，積極的に外科治療の適応とする施設は少ないと思われる。大腸癌は肝臓，肺臓の順に血行性進展し，それより downstream の臓器に転移が存在する場合は，より systemic disease としての性質を強く帯びるとする cascade theory が根本に存在するからである[16]。

現状では腹膜播種，肝門部リンパ節転移，骨盤再発巣といった肝外転移巣が肝転移巣とともに切除されていることが，肝切除の治療成績に関する文献から窺われる[17]。これらの多くは開腹後に判明し，合併切除した転移病巣と考えられるが[18]，長期生存が得られる症例も経験されている。235症例の肝切除症例の予後を検討した Minagawa らの報告では，肝外病変合併13症例の予後は，非合併222症例と比較し悪いものの統計学的有意差はなく，とくに限局した腹膜播種が存在する症例においては肝病巣との合併切除により3年を越える平均生存期間が示されている。

肺転移以外の肝外病変を肝転移とともに切除することの妥当性に関して系統的な検討は現在ほとんど皆無であり，今後の症例蓄積に基づく解析結果が待たれるところである。

▶▶▶ II. 大腸癌以外の癌腫に由来する肝転移

1．肝切除の適応癌腫と予後

前述のごとく，肝切除が大腸癌以上に積極的に行われている癌腫はない。これは大腸癌と他の癌腫の，転移に関する生物学的態度の違いによる。すなわち，大腸癌以外の癌腫の肝転移は，血行性転移のみならず腹膜播種や遠隔リンパ節転移などの肝外病変を高率に合併するために，局所療法である外科治療の適応となる症例が極めて限定される。例えば，同じ消化器癌であっても，胃癌由来の肝転移症例で肝切除の適応となるものは高々2%前後でしかない[19]。

一方，大腸癌以外の癌腫においても，肝切除により完全摘出が完遂された場合，長期予後を得る症例が存在することは確かである。大腸癌以外の癌腫に由来する肝転移の外科治療成績に関しては，Schwartz[20] と Büchler ら[21] の総説に詳しい。転移が肝に限局する場合であっても手術が治療選択肢とならない膵癌，肺癌などの癌腫が存在する一方，胃癌[19]，乳癌[22]，肉腫[23]，婦人科癌[24]，メラノーマ[25] などにおいては肝転移病変が外科治療の対象となることがあり，報告によりその成績には幅があるが，治癒切除症例の5年生存率は20%

前後，もしくはこれを上回ると報告されている[21]．

　Elias ら[26]，Harrison ら[27]，Ercolani ら[28] がそれぞれ単一施設における比較的多くの症例の解析を行っている．Elias らは，乳癌，neuroendocrine tumor，精巣腫瘍，肉腫，胃癌，メラノーマ，胆嚢癌といった大腸癌以外の腫瘍由来の肝転移を切除した147症例を解析し，36％の5年生存率を報告している[26]．Harrison らは，96例の大腸癌・neuroendocrine tumor 以外の癌腫を genitourinary cancer（腎癌，副腎癌，子宮癌，卵巣癌，精巣癌），soft tissue tumor（乳癌，メラノーマ，肉腫），gastrointestinal tumor（胃癌，膵癌）に分類し，肝転移切除後の予後がこれらの間で異なることを明らかにしている[27]．すなわち，genitourinary cancer の症例の肝切後5年生存率は60％に達するのに対し，gastrointestinal tumor 症例において40ヵ月以上の生存は皆無であり，soft tissue tumor 症例の成績はこの中間（5生率26％）に位置するとしている．また，142例の大腸癌・neuroendocrine tumor 以外の癌腫の肝切除症例を検討した Ercolani らも，genitourinary cancer 由来の肝転移症例において良好な肝切後予後が得られる一方で，gastrointestinal tumor 症例の予後が極めて不良であることを報告している[28]．

2．Cytoreductive surgery の意義

　肝外病変が存在する肝転移症例にも外科治療が選択肢となる癌腫は，cytoreductive surgery の概念が存在する癌腫である．neuroendocrine tumor 由来の肝転移症例はその代表であり，肝転移と肝外臓器病変の合併切除がしばしば行われている[26)29]．47例を検討した Elias らは，すべての病巣を肉眼的に取り残しなく切除することが可能か否かが手術適応を決定するうえで大事であるとし，病巣数，大きさ，存在部位の重要性はこれに劣るとしている[30]．Mayo clinic の Sarmiento と Que は，neuroendocrine tumor の肝切除に関する review を行い，原発巣がコントロールされていること，患者の performance status が良好なこと，肝外病巣の広がりが限られていることを手術適応条件と述べている[31]．

　また，卵巣癌も化学療法を組み合わせることにより，予後延長が期待でき，cytoreductive surgery の意義が存在する腫瘍とされる[24]．肝転移と肝外転移病巣が完全切除された場合の生存平均値を50ヵ月とする報告もある[32]．

　一方，cytoreductive surgery の意義が存在しない癌腫における肝転移の手術に関しては，例えば本邦からの報告が多い胃癌では肝外病変がない単発肝転移症例のみが適応とされている[19)33)34)] ことから理解されるように，より慎重な態度がとられている．すなわち，肝外病変を合併する肝転移症例は手術適応外とする考えが一般的である[35]．前述の Harrison らの報告をみても，最も肝切除の手術適応となる genitourinary tumor 症例においても，肝単発病変のみが手術適応であると述べられている[27]．

　これに対し，婦人科領域の癌腫を検討した Tangjitgamol らは，たとえ卵巣癌以外でも肝外病変の存在が外科治療の意義を完全に否定するものでないと主張している[24]．手術以外に有用な治療法が存在しない症例において，肝病変および肝外病変が切除可能と判断された場合，手術が選択されることは現時点では誤りではないと考えられる．前述のごとく，大腸癌以外の癌腫において，肝病変と肝外病変が限局し，ともに切除可能なケースはまれであるが，このような症例の蓄積により今後外科治療選択の是非が明らかになろう．また，各癌腫において近年化学療法の進歩が著しいが，化学療法の進歩によって将来的に外科治

療の意義付けが変わることも考えられる．これまでの奏功率を凌駕する抗癌剤の出現により，cytoreductive surgery の意義が存在する癌腫が新たに出現した場合，肝外病変を有する肝転移症例といえども外科治療の対象となる癌腫が出現する可能性は否定できないからである．

▶▶▶おわりに

肝外病変を伴う肝転移症例に対する治療法の主軸は全身化学療法である．このなかで，大腸癌をはじめとする一部の癌腫に外科治療の意義が認められている．しかしながら，この大腸癌においてさえも，とくに肝肺同時出現症例に対する外科治療の経験は，先駆的な施設でもその経験は統計的解析に耐える症例数には達していないのが現状である．

肝外病変を外科治療の適応外とする考えがないわけではない．456症例という豊富な経験症例を解析した Memorial Sloan-Kettering Cancer Center はこの考えを主張する施設の一つであり，肝外病巣の存在を絶対的な contraindication と主張する．しかしながら，彼らの施設において得られている肝外病変合併切除症例の5年生存率13％が[18]，他の治療により達成できるかは疑問である．この問題を解決する手段として，RCT(randomized controlled trial)を組むことは倫理面からも困難であり，これまで試みられることはなかった．本稿では報告されている外科治療成績を提示したが，現段階で手術適応などに関して結論的なことを述べられないことは理解いただけよう．今後の症例の蓄積および全国規模での症例集積と解析が望まれる．

■文　献■

1) Goya T：Surgical resection of pulmonary metastases from colorectal cancer；10-year follow-up. Cancer 64：1418-1421，1989．
2) Smith J, Fortner J, Burt M：Resection of hepatic and pulmonary metastases from colorectal cancer. Surg Oncol 1：399-404，1992．
3) Gough D, Donohue J, Trastek V, et al：Resection of hepatic and pulmonary metastases in patients with colorectal cancer. Br J Surg 81：94-96，1994．
4) Headrick J, Miller D, Nagorney D, et al：Surgical treatment of hepatic and pulmonary metastases from colon cancer. Ann Thorac Surg 71：975-980，2001．
5) Regnard J-F, Grunenwald D, Spaggiari L, et al：Surgical treatment of hepatic and pulmonary metastases from colorectal cancers. Ann Thorac Surg 66：214-219，1998．
6) Murata S, Moriya Y, Akasu T, et al：Resection of both hepatic and pulmonary metastases in patients with colorectal carcinoma. Cancer 83：1086-1093，1998．
7) Robinson B, Rice T, Strong S, et al：Is resection of pulmonary and hepatic metastases warranted in patients with colorectal cancer？ J Thorac Cardiovasc Surg 117：66-76，1999．
8) Kobayashi K, Kawamura M, Ishihara T：Surgical treatment for both pulmonary and hepatic metastases from colorectal cancer. J Thorac Cardiovasc Surg 118：1090-1099，1999．
9) Nagakura S, Shirai Y, Yamato Y, et al：Simultaneous detection of colorectal carcinoma liver and lung metastases does not warrant resection. J Am Coll Surg 193：153-160，2001．
10) Saito Y, Omiya H, Kohno K, et al：Pulmonary metastasectomy for 165 patients with colorectal carcinoma；a prognostic assessment. J Thorac Cardiovasc Surg 124：1007-1013，2002．
11) Scheele J：Hepatectomy for liver metastases. Br J Surg 80：274-276，1993．
12) Minagawa M, Makuuchi M, Torzilli G, et al：Extension of the frontiers of surgical indications in the treatment of liver metastases from colorectal cancer；Long-term results. Ann Surg 231：487-499，2000．
13) Sakamoto T, Tsubota N, Iwanaga K, et al：Pulmonary resection for metastases from colorectal

cancer. Chest 119：1069 - 1072, 2001.
14) Inoue M, Kotake Y, Nakagawa K, et al：Surgery for pulmonary metastases from colorectal carcinoma. Ann Thorac Surg 70：380 - 383, 2000.
15) Fusai G, Davidson B：Management of colorectal liver metastases. Colorectal Disease 5：2 - 23, 2003.
16) Weiss L, Grundmann E, Torhorst J, et al：Haematogenous metastastic patterns in colonic carcinoma；An analysis of 1541 necropsies. J Pathol 150：195 - 203, 1986.
17) Fong Y, Fortner J, Sun R, et al：Clinical score for predicting recurrence after hepatic resection for metastatic colorectal cancer；analysis of 1001 consecutive cases. Ann Surg 230：309 - 321, 1999.
18) Fong Y, Cohen A, Fortner J, et al：Liver resection for colorectal metastases. J Clin Oncol 15：938 - 946, 1997.
19) Okano K, Maeda T, Ishimura K, et al：Hepatic resection for metastatic tumors from gastric cancer. Ann Surg 235：86 - 91, 2002.
20) Schwartz S：Hepatic resection for noncolorectal nonneuroendocrine metastases. World J Surg 19：72 - 75, 1995.
21) Buchler (Germany) P, Pfannschmidt H, Rudek B, et al：Surgical treatment of hepatic and pulmonary metastases from non - colorectal and non - neuroendocrine carcinoma. Scand J Surg 91：147 - 154, 2002.
22) Selzner M, Morse M, Vredenburgh J, et al：Liver metastases from breast cancer；long - term survival after curative resection. Surgery 127：383 - 389, 2000.
23) DeMatteo R, Shah A, Fong Y, et al：Results of hepatic resection for sarcoma metastatic to liver. Ann Surg 234：540 - 548, 2001.
24) Tangjitgamol S, Beller CLU, Kavanagh J：Role of surgical resection for lung, liver, and central nervous system metastases in patients with gynecological cancer；a literature review. Int J Gynecol Cancer 14：399 - 422, 2004.
25) Rose D, Essner R, Hughes T, et al：Surgical resection for metastatic melanoma to th e liver. Arch Surg 136：950 - 955, 2001.
26) Elias D, Albuquerque Ad, Eggenspieler P, et al：Resection of liver metastases from a noncolorectal primary；indications and results based on 147 monocentirc patients. J Am Coll Surg 187：487 - 493, 1998.
27) Harrison L, Brennan M, Newman E, et al：Hepatic resection for noncolorectal, nonneuroendocrine metastases；a fifteen - year experience with ninety - six patients. Surgery 121：625 - 632, 1997.
28) Ercolani G, Grazi G, Ravaioli M, et al：The role of liver resections for noncolorectal nonneuroendocrine metastases；experience with 142 observed cases. Ann Surg Oncol 12：459 - 466, 2005.
29) Boudreaux J, Putty B, Frey D, et al：Surgical treatment of advanced-stage carcinoid tumors；lessons learned. Ann Surg 241：839 - 846, 2005.
30) Elias D, Lasser P, Ducreux M, et al：Liver resection (and associated extrahepatic resections) for metastatic well - differentiated endocrine tumors；a 15 - year single center prospective study. Surgery 133：375 - 382, 2003.
31) Sarmiento J, Que F：Hepatic surgery for metastases from neuroendocrine tumors. Surg Oncol Clin N Am 12：231 - 242, 2003.
32) Bristow R, Montz F, Lagasse L, et al：Survival impact of surgical cytoreduction in stage IV epithelial ovarian cancer. Gynecol Oncol 72：278 - 287, 1999.
33) Sakamoto Y, Ohyama S, Yamamoto J, et al：Surgical resection of liver metastases of gastric cancer；an analysis of a 17 - year experiene with 22 patients. Surgery 133：507 - 511, 2003.
34) Miyazaki M, Nakagawa HIK, Ambiru S, et al：Hepatic resection of liver metastases from gastric carcinoma. Am J Gastroenterol 92：490 - 493, 1997.
35) Laurent C, Rullier E, Feyler A, et al：Resection of noncolorectal and nonneuroendocrine liver metastases；late metastases are the only chance of cure. World J Surg 25：1532 - 1536, 2001.

索 引

欧文索引

A

ablation 209, 211
ABO (H) 血液型物質 34
ABVD 療法 333
AC 230
ADAM 16
AFP 105, 158
AFP 産生胃癌 292
AFP‐L3 分画 158
AIO regimen 267
α Catenin 338
alpha fetoprotein 105
Angiogenesis 80
Angiopoietin 82
anoikis 59
anthracycline 230
APOE 148
apoptosis resulting from loss of cell-matrix interaction 59
Arg‐2 81
Arg‐2 RNA 85
atypical carcinoid 327
Avastin 122, 227

B

basic fibroblast growth factor 351
Bcr‐Abl 119
bevacizumab 227, 259, 267
bFGF 351
biochemical modulation 349
Bortezomib 122
Bull's eye sign 172
B16 悪性黒色腫細胞 65
B モード 172
B モードエコー 175

C

CA125 160
CA15‐3 159
CA19‐9 29, 156, 157
CA72‐4 157
CAF 230
camofur 227
cancer stem‐like cell 108
capecitabine 227
carboplatin 348
carcinoid 279
CBDCA 348
CCL19/ELC 78
CCL21/SLC 78
CCR7 78
CD20 抗原 118
CDDP 229, 348
cDNA マイクロアレイ 320
CEA 156, 157, 159, 222, 224
CEA‐mRNA 115
Cell Cluster 21
cetuximab 228, 261, 267
chemotaxis 59
CHOP 療法 333
chromogranin 303
chronomodulation 267
cisplatin 229, 304, 348
CK 116
CMF 230
colony stimulating factor‐1 78
complete response 326
counterstaining identification technique 312
COX2 阻害剤 122
CPT‐11 226, 227, 229
CR 326
crossfire effect 221
cryoablation 209, 212, 214, 269
cryoshock 214
CSF‐1 78
CT 162, 170, 356
CT during arterial portography 179
CT during arteriography 293
CT during hepatic arteriography 181
CTAP 117, 179, 293
CTCL1/Gro 77
CTHA 181

CXCL10/IP‐10 78
CXCL12/SDF‐1α 78
CXCL8/IL‐8 77, 78
CXCR4 78
cyclin dependent kinase inhibitor p21 14
CyclinD1 338
cyclophosphamide 230
CYFRA 160
cytoreductive surgery 304, 369

D

DC 254
de Gramont regimen 267
decetaxel 229
dendritic cell 254
5'‐DFUR 227
digital subtraction angiography 178
dimethyl‐triazenoimidazole 304
DNA のメチル化 34
DNA マイクロアレイ 36, 107, 139, 140, 141, 142, 143, 144
docetaxel 230
dormant therapy 349
downstaging 267
doxorubicin 230, 304
doxyfluridine 227
DSA 178
DSM 349
DTIC 304
DUPAN‐2 158
Dysadherin 338

E

E‐cadherin 281, 337, 338
E‐selectin 339
E‐カドヘリン 19, 21
E‐セレクチン 29, 32
EC 230
ECM 23
EGFR 14, 227, 261, 317
EGFR ファミリー 119
EGFR 阻害薬 317
EMT 59

373

索　引

epidermal growth factor receptor　227, 261
epigenetic gene silencing　34
epirubicin　230
epithelial-mesenchymal trnasition　59
ErbB-2　159
extracellular matrix　23

F

¹⁸F　223
FAM療法　295
FDG　185
FDG-PET　170, 326
FEC　230
fluorouracil　227, 230
5-fluorouracil　348
FOLFIRI　226, 228, 267
FOLFOX　226, 267
FOLFOX4　226, 228
FOLFOX6　226, 228
FP(5-FU＋CDDP)療法　295, 340
FT　227
5-FU　227, 229, 348
5-FU＋CDDP療法　340
5-FU持続動注療法　236

G

G-protein-coupled receptor　75
gastrinoma　303
gastroenteropancreatic neuroendcrine tumors　327
gastrointestinal stromal tumor　283, 324, 355
gastrointestinal tumor　369
gefitinib　120
Gelfoam®　304
genitourinary cancer　369
genotyping　326
GEP-NETs　327
GIST　119, 210, 283, 324, 355
glucagonoma　303
GnT-III　73
GnT-V　69
GPCR　75
G蛋白共役型レセプター　75

H

HAI　236

HB-EGF　12
HCFU　227
HDAC　123
hepatic satellite cells　54
hepatoid adenocarcinoma of stomach　292
HER2　119
HGF　12
HIF　35
HOX　89
HPLCパターン分析　126
hypoxia inducible factor　35

I

¹³¹I　220
¹²³I-MIBG　222
¹³¹I-MIBG　222
IFN-γ　128
IL-12　128
IL-12遺伝子治療　135
imatinib　119
in situ hybridization法　40
interferon-beta遺伝子治療　134
irrinotecan　226, 227
IVR-CT　182

J

Jour-Thomson効果　214

K

K-ras遺伝子のmutation　116
Ki67　281
KIT　324
KIT遺伝子　326
Kupffer細胞　94, 248

L

L-OHP　226, 227
L-セレクチン　31
LEF/TCF　89
leucovorin　226, 227
Levovist®　174
Lipiodol®　304
LV　226, 227

M

M-CSF　320
mac25/angiomodulin　78
MACS　116

magnetic-activated cell separation system　116
MASA　116
MAT　59
matrix metalloproteinase(MMP)　6, 50, 51
matrix metalloproteinase阻害剤　350
Mayo regimen　267
MCT　209, 211
mechanical-anatomical theory　8
MEN-1　327
mesenchymal-amoeboid transition　59
metaiodo-benzyl guanidine　222
methotrexate　230
MIBG　222
microwave ablation　269
microwave coagulation therapy　209
MMP　6, 45, 50, 51, 121, 321
MMP阻害剤　321, 350
Modified Cyclin G1遺伝子治療　135
MRI　166, 356
MT1-MMP　56
multidisciplinary therapy　270
mutant-allele-specific amplification　116

N

N型糖鎖　70
N-アセチルグルコサミン転移酵素V　69
N-カドヘリン　19
NCC-ST-439　29
neoadjuvant　267
NET　277
neuroendocrine tumor　277, 369
NF-κB　122, 128
NF-κB/Rel　87
NKT細胞　248
NK細胞　128
NSE　160
nucleotid 5"-nucleotid phosphodiesterase isozyme-V　117

O

octreotide　305
one shot療法　235

osteopontin 338
oxaliplatin 226, 227

P

P‐セレクチン 31
p38MAPK 128
p53 281
paclitaxel 229, 230
PDGF 55
PDGF‐BB 65
PDGFRα遺伝子 326
PEIT 209
percutaneous ethanol injection therapy 209
performance status 327
PET 170, 185, 356
PET CT 185
PI3 kinase 60
pit細胞 94
PIVKA‐II 158
plasticity 58
PLZF 16
PRL‐3 39, 148
ProGRP 160
promyelocytic leukaemia zinc finger protein 16
PS 327
PTEN 60

Q

QOL 125
quality of life 125

R

radiofrequency ablation 269
radiofrequency ablation therapy 209
^{186}Re 222
reversibility 58
RFA 200, 209, 212, 317
Rho family 58
RI 220
rituximub 118
RI標識抗体 221
RT‐PCR法 115

S

S‐1 227, 229
SAGEmap 148
SAGE法 40, 147
saltz regimen 267
scaffold 63
SCC 159
SCIDマウス 320
Sd^{a}血液型物質 35
seed and soil theory 8
serial analysis of gene expression法 40, 147
shedding 15
siRNA 42
sLeA 339
sLeX 339
SLX 29
^{153}Sm‐EDTMP 220
snail 89
soft tissue tumor 369
somatostatinoma 303
somatostatinシンチグラフィー 328
SPAN‐1 29, 158
SPIO 177, 293
SPIO‐MRI 117
SPIO造影MRI 169, 177
^{89}Sr 220
SSX 61
standardized uptake value 187
streptozotocin 304
STZ 304
superparamagnetic iron oxide 177, 293
SUV 185
synaptophysin 303

T

TAE 209
taxane 230
taxol 348
taxol＋CBDCA療法 353
^{99m}Tc 220, 222
tegafur 227
tegafur‐gimeracil‐oteracil 227
tegafur‐uracil 227
TGF‐α 12
TGF‐β 12, 55
Th1細胞由来サイトカイン 130
Th2細胞由来サイトカイン 130
Tie‐2レセプター 82
TIMP‐1 53
tissue inhibitor of metalloproteinase（TIMP）53
TJ療法 353
TLR4 128
toll‐like receptor 4 128
transcatheter arterial embolization 209
tumor suppressor 18
tumor survival factor actvity 14
two‐stage hepatectomy 266
TXL 229
TXT 229
T細胞 128

U

ubenimex 350
UDP‐ガラクトース輸送体 33
UFT 227
undifferentiated neuroendocrine carcinoma 327
unresectable 211

V

vascular endothelial growth factor 81, 227, 350
vasculogenesis 80
VCAM‐1 31
VEGF 65, 80, 81, 350
VEGF RNA 85
VEGF/VEGFRシグナル 122
VEGF‐C 350
VEGF‐R 81
VEGF‐VEGFR2 259

W

weekly high dose 236
WHF 236

Y

^{90}Y 221
Yttrium 221

Z

Zollinger‐Ellison症候群 327

索引

和文索引

あ

RI内用療法　220
RI標識抗体　221
アイスボール　214
アイソトープ治療　220, 221
亜区域切除　309
悪性褐色細胞腫　65, 222
悪性骨軟部腫瘍　355
悪性度予測　143
悪性貧血　327
悪性リンパ腫　332
　　　　　黄疸　332
アクチン　64, 65
アクチン線維　63, 64, 67
アルゴンガス　213, 214
α5β1インテグリン　73
α-カテニン　20, 338
アンジオポエチン　80

い

E-カドヘリン　19, 21
E-セレクチン　29, 32
胃癌　156, 210, 229, 279, 368
胃癌肝転移　229, 291
イットリウム　221
遺伝子情報　144
遺伝子治療　133, 134, 135
遺伝子発現解析　140
遺伝子発現情報　141
遺伝子発現パターン　142, 143
遺伝子発現プロファイル　139, 142, 143
遺伝子発現プロファイル解析　141, 143
伊東細胞　54
イマチニブ　324
　　　奏功率　326
　　　病変コントロール率　326
インターフェロン-α　305
インターロイキン　251
インテグリン　6, 23, 46, 72
インテグリンαvβ3　24

う

ウィルムス腫瘍　359, 361
鬱金　131

え

液体窒素　214
S5亜区域切除＋S6亜区域切除　312
S3＋S4切除　314
S7亜区域切除　314
N-アセチルグルコサミン転移酵素V　69
N型糖鎖　70
N-カドヘリン　19
NK細胞　128
L-セレクチン　31
遠隔転移　139, 142, 143
遠隔転移能　142
炎症性ケモカイン　75
炎症性サイトカイン　32

お

オキシラジカル　126
尾静注モデル　101
温清飲　129

か

解剖学的肝切除　193, 195
　　　　　リンパ節郭清　195
化学療法　348, 349, 357
可塑性　58
カテニン　19
　　　α-カテニン　20
　　　β-カテニン　19, 21, 89
カドヘリン　6, 72
　　　E-カドヘリン　19, 21
　　　N-カドヘリン　19
ガドリニウム造影MRI　166
可変性　58
カラードプラ法　172, 173
ガラクトース輸送体　33
カリフラワー型　172
カルチノイド　210, 327
カルポニン　65
カルポニンh1　64, 65, 67
肝移植　281, 282
肝外転移再発　197
肝外転移再発因子　194
肝芽腫　359
肝癌　158
　　　肝硬変合併肝癌　209
　　　肝内転移　158

癌臍　164
肝細胞癌　209
癌細胞の運動　58
癌細胞の浸潤　95
癌細胞の接着　58
癌細胞の転移機構　95
肝十二指腸間膜リンパ節転移　194
癌の浸潤　46
癌性胸水　320
肝生検　332
肝切除　210, 235, 285, 286, 357, 366
肝切除後残肝再発　196, 239
肝切除後の再発　196
肝切除術　350
肝切除術式選択　192, 193
肝切除断端距離　195
肝切除適応　192, 265, 310
肝切除予後因子　193
癌胎児性抗原（CEA）　222
肝抽出率　250
肝転移　24, 40, 50, 85, 128, 139, 143, 144, 366
　　　大きさ　193
　　　数　193
　　　自然史　9
　　　生物学的悪性度　194
　　　肉眼型分類　194
　　　予測診断　143
肝転移巣　192
　　　局所進展　192
　　　局所進展因子　194
　　　予後因子　193, 194
肝転移モデル　99
　　　胃癌　99
　　　膵臓癌　100
　　　大腸癌　99
癌転移モデル　143
肝動注　250
　　　免疫化学肝動注　251
　　　予防的肝動注　299
肝動注療法　349
肝動脈　67
肝動脈造影　178
肝動脈造影下CT　181
肝動脈塞栓術　209
肝動脈注入療法　250
肝動脈内持続動注療法　236
肝内転移　309

376

索　引

癌の悪性度予測　143
癌の遠隔転移　139, 142, 143
癌の幹細胞　108
癌の個性　139
癌の個性化診断・治療　142, 144
癌の再発　125, 142, 143, 144
癌の浸潤　350
癌の生物学的特徴　142
癌の多様性　139
癌の転移　125, 350
癌の包括的遺伝子解析　140, 144
肝肺切除　366
癌浮遊細胞　113
癌分子標的剤　118
漢方方剤　125
肝様腺癌　292
肝類洞　248, 332
　　　免疫　248
肝転移関連因子　106

き

基底膜　45
基底膜浸潤　47
機能性腫瘍　303
急速凍結後自然融解　215
休眠療法　349
胸腺由来T細胞　94
胸腺外分化機構　94
局所再発　212
局所進展　192

く

クッパー細胞　54
グライコミクス　70
グリソン鞘　164
グリソン鞘浸潤　164
グリベック　324

け

経肝動脈的投与　300
経口治療薬　227
系統的な分子生物学的研究　144
経動脈性門脈造影下CT　179
経皮的エタノール注入療法　209
経脈管転移モデル　101
経門脈経路　299
経門脈的抗癌剤投与　300
血管新生　80, 259, 350
血管新生因子　8

血管内皮細胞　28
血管平滑筋　65
血行性転移　69, 113, 239
血清E-セレクチン　32
血中CEA-mRNA　115
血中癌浮遊細胞　113
血中遊離癌細胞　339
ゲフィチニブ　317
ケモカイン　75
　　　炎症性ケモカイン　75
　　　恒常的ケモカイン　75
ケモタキシス　77
原発性肝癌　201

こ

恒常的ケモカイン　75
抗体治療　227, 256
高転移性バリアント細胞　101
5-FU　227, 229, 348
5-FU＋CDDP療法　340
5-FU持続動注療法　236
個性　139
個性化診断・治療　142, 144
骨腫瘍　355
骨シンチグラフィー　356
骨髄増殖性疾患　331
骨肉腫　355
コラーゲン　44, 54
根治的肝切除　195
　　　治療成績　195
　　　予後　195

さ

サージ法　147
サイトカイン　126
　　　炎症性サイトカイン　32
サイトカイン療法　344
サイトケラチン　116
再発　142, 143, 144
再発・転移　125
細胞移動　47
細胞運動　46, 58, 63
細胞外基質　44, 50
細胞外微小循環　44
細胞外マトリックス　23, 44
細胞骨格　63, 64, 65
細胞骨格分子　63
細胞接着　28, 58, 63
細胞培養　340

殺細胞効果　212
サテライト　194
サマリウム　220
残肝再発率　196

し

シアリル6-スルホルイスx　34
シアリルルイスa　29
シアリルルイスX抗原　70
シアリルルイスχ　29
シアル酸転移酵素　33
G蛋白共役型レセプター　75
磁気吸着分離システム　116
子宮癌　369
子宮頸癌　160, 348
子宮体癌　160, 349
シグナル　64
シグナル伝達　63
四君子湯　125
ジシアリルルイスa　34
自然史　9
自然融解　215
脂肪肉腫　356
四物湯　125
四物湯と黄連解毒湯の合剤　129
縦隔リンパ節転移　130
十全大補湯　125
術後化学療法　229
術前化学療法　228
腫瘍基底膜　48
腫瘍血管新生　56
腫瘍体積倍加時間　9
腫瘍ダブリングタイム　195
腫瘍マーカー　155
腫瘍免疫　97
消化管間質腫瘍　324
症候性腫瘍　303
小細胞肺癌　231
小児腫瘍　358
　　　肝転移　358
上皮-間葉転換　45
上皮成長因子受容体　317
上皮成長因子受容体阻害薬　317
上腹部全臓器移植　279
静脈侵襲　40
生薬を配合した漢方方剤　125
食道悪性黒色腫　337
食道癌　210, 335
　　　特殊組織型　336

377

索引

リンパ節転移個数　336
食道癌肝転移　335
食道小細胞癌　337
食道壁内転移　336, 339
食道類基底細胞癌　337
腎癌　211, 343, 369
　　予後因子　344
神経芽腫　359
神経周囲侵襲　194
神経内分泌腫瘍　210
進行転移性肝癌　201
浸潤　46, 47
シンチグラフィー　328
進展制御　350

す
膵癌　210
膵・消化管ホルモン産生腫瘍　303
膵内分泌腫瘍　303
ストロンチウム　220
スワインソニン　73

せ
精巣腫瘍　369
生体肝移植　281
生物学的悪性度　194
生物学的特性　239
生物学的特徴　142
石灰化　164
切除可能な肝外転移　192
切除不能　211, 235
　　肝外転移　192
　　肝転移　209
　　転移性肝癌　201
ゼラチンザイモグラフィー　71
セレクチン　7, 28
　　糖鎖リガンド　29
繊維化　58
潜在性肝転移　113
全身化学療法　225, 286, 348
前立腺癌　345

そ
造影エコー法　172, 174
造影US　174
増殖因子　8, 12
組織再構築　44
ソマトスタチン　328
ソマトスタチンアナログ　328

ソマトスタチンシンチグラフィー　328
ソマトスタチンレセプターの拮抗薬　305

た
体質　130
大腸癌　40, 85, 143, 155, 277, 366
　　外科治療　285
大腸癌肝転移　53, 85, 143, 191, 209, 225, 235
　　外科治療　191
　　外科治療の歴史　191
大腸癌治療ガイドライン　289
タグ　147
多臓器転移　319
多臓器転移モデル　319
多発肝転移　192, 217
ダブリングタイム　9
多様性　139
タリウムシンチグラフィー　356
胆管侵襲　194
胆嚢癌　369

ち
中皮細胞　67
超音波所見　172
超音波造影剤　174
チロシンフォスファターゼ　39

て
T細胞　128
低酸素誘導因子　35
低侵襲治療　209
低分子量G蛋白質 Rho family　58
テクネチウム　220, 222
鉄性造影剤　177
転移　125
転移個数　288
転移腫瘍径　288
転移性肝癌　85, 200, 209
転移メカニズム　139

と
当帰芍薬散　129
凍結治療　212
凍結融解壊死治療　209
糖鎖　69
糖鎖改変　71

糖鎖不全現象　33
同時性肝転移　194, 236
糖代謝　185
動注　299
動注化学療法　235, 286, 349
動注後肝切除　237
糖転移酵素　33, 69
糖トランスポーター　33
特殊組織型　336
ドミナントネガティブ体　36
トランスレーショナルリサーチ　133, 134
トランス活性化　16

な
内皮細胞　65
内用療法　220
軟部腫瘍　355

に
二期的肝切除　266
肉腫　368
乳癌　159, 229, 277, 368
乳癌肝転移　229
人参養栄湯　125

ね
熱凝固治療　214, 285
粘液変性　163

の
脳死肝移植　282
嚢胞　164

は
ハーセプチン療法　230
バイオインフォマティクス　142
肺癌　159, 210
　　小細胞肺癌　231
　　非小細胞肺癌　231
胚細胞癌　344
肺小細胞癌　159
肺切除　366
肺腺癌　159
肺大細胞癌　159
肺転移　40, 320, 366
肺扁平上皮癌　159
発現パターン　142
発現プロファイル　142

索　引

ひ

P-セレクチン　31
B16悪性黒色腫細胞　65
Bモード　172
Bモードエコー　175
非機能性腫瘍　303
非症候性腫瘍　303
非小細胞肺癌　231
微小塞栓　7
微小転移　113, 128
ヒストンの脱アセチル化　34
ヒストン脱アセチル化酵素　123
脾注モデル　99, 101
ヒトゲノム　139, 140
非ホジキンリンパ腫　331, 332
百日咳毒素　75

ふ

フィブロネクチン　44
フォスファターゼ阻害剤　42
副腎癌　369
腹膜中皮細胞　65
腹膜播種　67
フコース転移酵素　33
婦人科癌　160, 348, 350, 368
婦人科領域の癌　211
フッ素　223
ブドウ糖　185
部分肝切除　193
プレニル化　39
プレニル化阻害剤　39
プロテアーゼ　47
プロテアソーム　36
プロテアソーム阻害剤　122
プロテオーム解析　107
分子生物学的因子　105
分子標的　63, 118
分子標的療法　258
分泌型HB-EGF　13
分泌型MMP　51

へ

平滑筋　67
平滑筋型アクチン　65
平滑筋細胞　64
平滑筋肉腫　355
β-カテニン　19, 21, 72, 89
壁内転移　336, 339

ヘテロ三量体G蛋白質　75
ヘテロ二量体　87
ペプチド療法　253
ヘリウムガス　214
ベルベリン　131
ペンタミジン　42

ほ

包括的　140, 144
膀胱癌　345
放射性同位元素　220
放射線
　α線　220
　γ線　220
　β線　220
補血　129
補剤　125
ホジキン病　331
補中益気湯　125
ホルモン療法　230

ま

マイクロ波凝固療法　209, 211
膜型HB-EGF　13
膜型MMP　51
マクロファージ　128
マトリックスプロテアーゼ　321
マトリックスプロテアーゼ阻害薬　321
マトリックスメタロプロテアーゼ　45, 50, 121
マトリプターゼ　71

み

脈管新生　80

め

メタロプテアーゼ　50
メラノーマ　368
免疫化学肝動注　251
免疫組織化学　41
免疫担当細胞　97

も

網羅的遺伝子発現解析　139, 144
網羅的分子生物学の研究　144
門注　299
門脈・肝静脈侵襲　194
門脈血栓症　331

門脈腫瘍栓　164
門脈塞栓術　266, 310
門脈注モデル　99, 101

や

ヤツガシラ型　172
宿主　63
宿主正常細胞　95

ゆ

ユビキチン化　36

よ

ヨウ素　220
予後因子　193
予後指標　142
予後予測　144
予測診断　139, 143
予防的肝照射　298
予防的肝動注療法　239, 299

ら

ラジオ波　357
ラジオ波焼灼療法　200, 211
　合併症　205
　治療成績　206
　奏功率　205
ラジオ波熱凝固療法　209, 317
ラジカルスカベンジャー　128
ラミニン　44
ラミニン5　46
卵巣癌　160, 210, 348, 369

り

リザーバーCTA　182
リスク分類　344
リピオドール　224
6-硫酸基転移酵素　34
隣接臓器直接浸潤　194
リンパ管侵襲　41
リンパ節郭清　196
リンパ節転移　41, 148, 197, 320
リンパ節転移個数　336

れ

レーザーマイクロダイセクション法　107
レニウム　222
レボビスト　174

癌転移のメカニズムがよくわかる
肝転移のすべて
ISBN4-8159-1742-6 C3047

平成17年12月20日 第1版発行

編 者	門 田 守 人
	松 浦 成 昭
発行者	松 浦 三 男
印刷所	服部印刷株式会社
発行所	株式会社 永 井 書 店

〒553-0003 大阪市福島区福島8丁目21番15号
電話(06)6452-1881(代表)／ファクス(06)6452-1882

東京店
〒101-0062 東京都千代田区神田駿河台2－4
電話03(3291)9717(代表)／ファクス03(3291)9710

Printed in Japan   ©MONDEN Morito & MATSUURA Nariaki, 2005

- 本書の複製権・翻訳権・上映権・譲渡権・公衆送信権(送信可能化権を含む)は，株式会社永井書店が保有します．
- JCLS ＜(株)日本著作出版権管理システム委託出版物＞
 本書の無断複写は著作権法上での例外を除き禁じられています．複写される場合には，その都度事前に(株)日本著作出版権管理システム(電話03-3817-5670，FAX03-3815-8199)の許諾を得て下さい．